高等教育医药类"十三五"创新型系列规划教材

医用化学

李东辉　马俊凯　主编

化学工业出版社

·北京·

内 容 提 要

《医用化学》全书共二十一章，涉及无机化学、分析化学、有机化学三大模块，主要内容包括：绪论，医用化学基础知识，溶液，电解质溶液，缓冲溶液，原子结构和分子结构，配位化合物，胶体、溶胶与高分子溶液，常见离子的定性分析，滴定分析法，分光光度法，有机化合物概述，烷烃和环烷烃，不饱和烃，芳香烃，醇、酚、醚、醛、酮，羧酸及其衍生物，含氮有机化合物和杂环化合物，主要生命物质基础以及天然有机化合物。每章均设置"阅读材料"，介绍与医学相关的化学知识，以期扩大学生的知识面。此外，每章后编写了习题，供学生自测与检验。全书内容可根据各专业实际安排的课时选用。

《医用化学》可作为高等院校护理、医学影像、康复医疗、生物医学工程、医学检验、中医、卫生管理等相关专业的基础课教材。

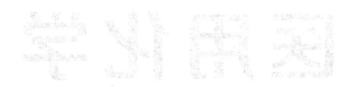

图书在版编目（CIP）数据

医用化学/李东辉，马俊凯主编． —北京：化学工业出版社，2020.8（2024.6重印）
高等教育医药类"十三五"创新型系列规划教材
ISBN 978-7-122-37108-9

Ⅰ．①医… Ⅱ．①李…②马… Ⅲ．①医用化学-高等学校-教材 Ⅳ．①R313

中国版本图书馆 CIP 数据核字（2020）第 091768 号

责任编辑：褚红喜　甘九林　　　　　　　装帧设计：关　飞
责任校对：王素芹

出版发行：化学工业出版社（北京市东城区青年湖南街13号　邮政编码100011）
印　　装：北京盛通数码印刷有限公司
787mm×1092mm　1/16　印张23¾　彩插1　字数579千字　2024年6月北京第1版第3次印刷

购书咨询：010-64518888　　　售后服务：010-64518899
网　　址：http://www.cip.com.cn
凡购买本书，如有缺损质量问题，本社销售中心负责调换。

定　价：58.00元　　　　　　　　　　　　　　　　　　版权所有　违者必究

《医用化学》编写组

主　　编　李东辉　马俊凯
副 主 编　张　霞　罗　伦　邱　彦　郭丽媛
参编人员：
　　　　　李东辉　厦门大学
　　　　　马俊凯　湖北医药学院
　　　　　张　霞　荆楚理工学院
　　　　　罗　伦　湖北医药学院
　　　　　邱　彦　厦门大学
　　　　　郭丽媛　湖北科技学院
　　　　　冯　春　湖北医药学院
　　　　　徐　伟　湖北医药学院
　　　　　张爱女　湖北医药学院
　　　　　张琼瑶　湖北医药学院

前言

化学是一门"中心"学科，在自然科学中起着承上启下的作用，是诸多学科如生物、医学、药学、环境、地球、农学等重要的基础课。特别是随着生命科学研究进入分子生物学和结构生物学时代，化学的重要性日益凸显。对于医学专业的学生，学习、掌握一定的化学理论、知识和技能是十分必要的。为适应教学新形势与改革的需要，我们对国内外相关教材进行了调研、学习，借鉴了先进的理念、经验和成果，编写了这本《医用化学》教材。

基础性、实用性和研究性是编写本教材的指导思想。

(1) 基础性。本书强调对基础知识、基本概念、基本原理、基础反应、基本计算的学习与掌握。

(2) 实用性。化学专业以外的学生更关注化学原理与其感兴趣的内容或专业领域的关系。因此，本书力图将理论与实际相结合，着眼于化学理论、知识的应用而非其详细推导过程。

(3) 研究性。大学的基础功能是传播知识，高级功能是创造知识。因此，考虑到大学学习的特点，本书在编写中，通过编写细节上的设计，在一定程度上体现科学研究的"味道"，希望对学生科学思维方式的培养有所裨益。

全书共二十一章，其中第一章为绪论，简要介绍化学与现代医学的密切关系，第二章为医用化学基础知识，简述较多基础化学的内容，注重与中学化学知识的衔接，第三章至第二十一章为各论部分，主要涉及：溶液，电解质溶液，缓冲溶液，原子结构和分子结构，配位化合物，胶体分散系，常见离子的定性分析，滴定分析法，分光光度法，有机化合物概述，烷烃和环烷烃，不饱和烃，芳香烃，醇、酚、醚，醛、酮，羧酸及其衍生物，含氮有机化合物和杂环化合物，主要生命物质基础以及天然有机化合物。每章设置"阅读材料"一至二则，简要介绍与医学相关的化学知识，以期扩大学生的知识面。全书内容可根据各专业实际安排的课时选用。

本教材编写分工如下：厦门大学李东辉编写第一、二、七、八、九章及附录；湖北医药学院罗伦和张爱女编写第三、四、五章；湖北医药学院冯春和张琼瑶编写第六、十、十一章；湖北医药学院马俊凯和徐伟编写第十二、十六、十七章；厦门大学邱彦编写第十三～十五章；湖北科技学院郭丽媛编写第十八、十九章；荆楚理工学院张霞编写第二十、二十一章。此外，厦门大学材料学院葛东涛教授、湖北医药学院化学教研室均为本书的部分章节提供了重要的基础资料，厦门大学医学院抗癌研究中心黄萍高级实验师、邓雅斌实验师承担了诸多章节插图的绘制；化学工业出版社的相关编辑对本书的出版给予了大力的支持和指导，在此一并表示感谢！

由于编者水平有限，书中疏漏之处恐难避免，恳请广大读者、同仁批评指正。

编者
2020年5月

目录

第一章 绪论 / 1

第一节 化学是一门中心学科 …………………………………………………………… 1
第二节 化学与医学 …………………………………………………………………… 2
    一、化学在医学中的作用 …………………………………………………………… 2
    二、现代医学与化学的紧密关系 …………………………………………………… 4
    三、为什么要学习医用化学 ………………………………………………………… 5
阅读材料　科学实验是化学之本 …………………………………………………… 6
              化学家的通式"C_4H_4" ……………………………………………… 6
习题 ……………………………………………………………………………………… 6

第二章 医用化学基础知识 / 7

第一节 化学是一门实验科学 ………………………………………………………… 7
    一、测量 ……………………………………………………………………………… 8
    二、物质的分类与鉴定 ……………………………………………………………… 14
    三、物质的分离 ……………………………………………………………………… 17
阅读材料 2-1　色谱-原子吸收联用技术 …………………………………………… 20
第二节 化学式和化学反应方程式 …………………………………………………… 21
    一、物质的量 ………………………………………………………………………… 21
    二、最简式与化学式 ………………………………………………………………… 21
    三、化学方程式与反应产率 ………………………………………………………… 24
阅读材料 2-2　化学反应的标记 ……………………………………………………… 26
第三节 生命中的化学元素 …………………………………………………………… 27
    一、生命元素的分类 ………………………………………………………………… 27
    二、微量元素的生理与生化功能 …………………………………………………… 29
    三、微量元素与人体健康 …………………………………………………………… 31
阅读材料 2-3　临床元素分析 ………………………………………………………… 34
习题 ……………………………………………………………………………………… 34

第三章 溶液 / 37

第一节 溶液组成量度的表示方法 …… 37
一、物质的量浓度 …… 37
二、质量浓度 …… 38
三、质量摩尔浓度 …… 38
四、摩尔分数 …… 39
五、质量分数 …… 39
六、体积分数 …… 39
七、浓度的相互换算 …… 39

第二节 溶液的渗透压 …… 41
一、渗透现象和渗透压 …… 41
二、溶液渗透压的计算 …… 42
三、渗透压在医学上的意义 …… 43

阅读材料 渗透压的实际应用及其在临床上的意义 …… 46
习题 …… 48

第四章 电解质溶液 / 50

第一节 电解质在溶液中的电离 …… 50
一、基本概念 …… 50
二、解离度与解离常数 …… 51
三、同离子效应和盐效应 …… 52

第二节 酸碱质子理论 …… 54
一、酸碱基本概念 …… 54
二、酸碱的共轭关系 …… 54
三、酸碱的物质形式 …… 55
四、酸碱反应与酸碱强度 …… 55

第三节 水溶液的酸碱性及 pH 值的计算 …… 57
一、水的质子自递反应 …… 57
二、共轭酸碱对 K_a 与 K_b 的关系 …… 58
三、一元弱酸、一元弱碱溶液的 pH 值计算 …… 58

阅读材料 电解质溶液与人体健康 …… 61
习题 …… 62

第五章　缓冲溶液 / 64

第一节　缓冲作用 …………………………………………………………………… 64
一、缓冲溶液的组成 ……………………………………………………… 64
二、缓冲作用的原理 ……………………………………………………… 64
第二节　缓冲溶液的 pH 值 ………………………………………………………… 65
一、亨德森-哈塞尔巴赫方程 …………………………………………… 65
二、缓冲溶液 pH 值的计算 ……………………………………………… 66
第三节　缓冲容量 …………………………………………………………………… 68
一、缓冲容量 ………………………………………………………………… 68
二、影响缓冲容量的因素 …………………………………………………… 69
三、缓冲溶液的配制 ………………………………………………………… 70
四、缓冲溶液在医学上的意义 ……………………………………………… 72
阅读材料　酸中毒和碱中毒 ……………………………………………………… 74
　　　　　　Good's 缓冲液 ……………………………………………………… 74
习题 …………………………………………………………………………………… 75

第六章　原子结构和分子结构 / 77

第一节　原子的结构 ………………………………………………………………… 78
一、原子的组成 ……………………………………………………………… 78
二、核外电子运动状态 ……………………………………………………… 79
三、核外电子的排布规律 …………………………………………………… 83
第二节　分子结构 …………………………………………………………………… 88
一、化学键 …………………………………………………………………… 88
二、共价键理论 ……………………………………………………………… 89
三、杂化轨道理论 …………………………………………………………… 92
四、分子间作用力 …………………………………………………………… 96
阅读材料　分子轨道理论 ………………………………………………………… 100
习题 …………………………………………………………………………………… 101

第七章　配位化合物 / 103

第一节　配位化合物的基本概念 ………………………………………………… 104
一、配位化合物的定义 …………………………………………………… 104

二、配位化合物的组成 ··· 104
　　三、配位化合物的命名 ··· 105
第二节　配位平衡 ··· 106
　　一、配离子的稳定常数 ·· 106
　　二、配位平衡的移动 ··· 107
第三节　螯合物 ·· 108
　　一、螯合物和螯合效应 ·· 108
　　二、影响螯合物的稳定性因素 ·· 108
　　三、配位滴定法简介 ··· 108
第四节　配位化合物在医学上的应用 ······································ 110
　　一、配位化合物在生命过程中的作用 ······························· 110
　　二、属于配合物的药物 ·· 110
　　三、配位化合物的其他生理作用 ····································· 111
　　四、配位化合物应用于临床检验 ····································· 112
阅读材料　时间分辨荧光免疫分析法 ······································ 112
习题 ··· 113

第八章　胶体、溶胶与高分子溶液 / 114

第一节　胶体的基本概念 ··· 114
　　一、分散系 ··· 114
　　二、分散系的分类 ·· 115
第二节　溶胶 ·· 115
　　一、溶胶的定义与特性 ·· 115
　　二、溶胶的分类 ··· 116
　　三、胶团的结构 ··· 116
　　四、溶胶的基本性质 ··· 116
第三节　高分子溶液 ··· 119
　　一、高分子化合物的分类 ··· 119
　　二、高分子溶液的特点 ·· 119
　　三、高分子溶液对溶胶的保护作用 ·································· 120
　　四、纳米医药简介 ·· 120
阅读材料　纳米科技的起源 ·· 122
习题 ··· 122

第九章　常见离子的定性分析 / 124

第一节　常见阳离子的定性分析 ·· 124
　　一、K^+ 的鉴定 ··· 125

二、Na^+ 的鉴定 ……………………………………………………………… 125
三、NH_4^+ 的鉴定 ……………………………………………………………… 125
四、Ba^{2+} 的鉴定 ……………………………………………………………… 125
五、Al^{3+} 的鉴定 ……………………………………………………………… 126
六、Pb^{2+} 的鉴定 ……………………………………………………………… 126
七、Cr^{3+} 的鉴定 ……………………………………………………………… 126
八、Mn^{2+} 的鉴定 ……………………………………………………………… 127
九、Fe^{3+} 的鉴定 ……………………………………………………………… 127
十、Fe^{2+} 的鉴定 ……………………………………………………………… 127
十一、Cu^{2+} 的鉴定 …………………………………………………………… 127
十二、Ag^+ 的鉴定 ……………………………………………………………… 128
十三、Hg^{2+} 的鉴定 …………………………………………………………… 128
十四、Hg_2^{2+} 的鉴定 ………………………………………………………… 128
十五、Co^{2+} 的鉴定 …………………………………………………………… 128
十六、Zn^{2+} 的鉴定 …………………………………………………………… 129

第二节 常见阴离子的定性分析 …………………………………………… 129
一、Cl^- 的鉴定 ………………………………………………………………… 129
二、Br^- 的鉴定 ………………………………………………………………… 129
三、I^- 的鉴定 …………………………………………………………………… 130
四、S^{2-} 的鉴定 ………………………………………………………………… 130
五、$S_2O_3^{2-}$ 的鉴定 ………………………………………………………… 130
六、SO_3^{2-} 的鉴定 …………………………………………………………… 130
七、SO_4^{2-} 的鉴定 …………………………………………………………… 131
八、NO_2^- 的鉴定 ……………………………………………………………… 131
九、NO_3^- 的鉴定 ……………………………………………………………… 131
十、PO_4^{3-} 的鉴定 …………………………………………………………… 132
十一、CO_3^{2-} 的鉴定 ………………………………………………………… 132

第三节 常见阳离子的系统分析法简介 …………………………………… 132
阅读材料 水中的重金属元素 …………………………………………………… 133
习题 ………………………………………………………………………………… 133

第十章 滴定分析法 / 135

第一节 滴定分析法概论 …………………………………………………… 135
一、滴定方法分类 ………………………………………………………………… 135
二、滴定分析法对化学反应的要求 ……………………………………………… 137
三、标准溶液和基准物质 ………………………………………………………… 137
四、滴定方式 ……………………………………………………………………… 139

五、滴定分析中的计算 …………………………………………………… 140
第二节　酸碱滴定法 …………………………………………………………… 141
　　一、酸碱指示剂 …………………………………………………………… 141
　　二、滴定曲线和指示剂的选择 …………………………………………… 144
　　三、酸碱标准溶液的配制与标定 ………………………………………… 149
第三节　酸碱滴定法的应用 …………………………………………………… 149
　　一、NaOH 的测定 ………………………………………………………… 149
　　二、乙酰水杨酸的测定 …………………………………………………… 150
　　三、食醋总酸度的测定 …………………………………………………… 150
阅读材料　非水滴定及其应用 ………………………………………………… 151
习题 ……………………………………………………………………………… 152

第十一章　分光光度法 / 154

第一节　分子光谱学基础 ……………………………………………………… 154
　　一、电磁辐射和电磁波谱 ………………………………………………… 154
　　二、电磁辐射与物质的相互作用 ………………………………………… 155
第二节　紫外-可见分光光度法 ………………………………………………… 156
　　一、物质颜色与吸收光的关系 …………………………………………… 156
　　二、吸收光谱 ……………………………………………………………… 157
　　三、朗伯-比尔（Lambert-Beer）定律 …………………………………… 157
　　四、Lambert-Beer 定律的适用范围 ……………………………………… 159
第三节　紫外-可见分光光度法的应用 ………………………………………… 160
　　一、定性分析 ……………………………………………………………… 160
　　二、纯度鉴定 ……………………………………………………………… 161
　　三、定量测定 ……………………………………………………………… 161
　　四、紫外-可见吸收光谱分析的条件选择 ………………………………… 163
阅读材料　紫外-可见分光光度法的应用实例 ………………………………… 164
习题 ……………………………………………………………………………… 166

第十二章　有机化合物概述 / 167

第一节　有机化合物和有机化学 ……………………………………………… 167
　　一、有机化学的研究对象 ………………………………………………… 167
　　二、有机化合物的特点 …………………………………………………… 168
　　三、有机化学在医学中的重要性 ………………………………………… 168
第二节　有机化合物中的结构理论 …………………………………………… 168

| 一、碳原子的特性 | 169 |
| 二、分子的化学结构与性质的关系 | 170 |

第三节　有机化合物共价键断裂方式和反应类型 ... 171
　　一、均裂与自由基反应 ... 171
　　二、异裂与离子型反应 ... 171

第四节　有机化合物的分类 ... 172
　　一、按碳架分类 ... 172
　　二、按官能团分类 ... 172

第五节　有机化合物的命名 ... 173
　　一、次序规则 ... 174
　　二、有机化合物的命名原则 ... 174

阅读材料　世界上第一种抗生素——青霉素 ... 176
　　　　　一种从中药中发现的神奇药物 ... 176
习题 ... 177

第十三章　烷烃和环烷烃 / 178

第一节　烷烃 ... 178
　　一、烷烃的结构 ... 178
　　二、碳原子的类型 ... 179
　　三、烷烃的命名 ... 179
　　四、烷烃的异构现象 ... 182
　　五、甲烷的卤化反应 ... 184

第二节　环烷烃 ... 185
　　一、环烷烃的分类和命名 ... 185
　　二、环烷烃的构造异构 ... 187
　　三、环烷烃的结构与构象 ... 188

第三节　立体化学基础 ... 190
　　一、平面偏振光和物质的旋光性 ... 190
　　二、对映异构体的构型 ... 191

阅读材料　对映异构在生命医学上的意义 ... 194
习题 ... 195

第十四章　不饱和烃 / 197

第一节　烯烃 ... 197
　　一、烯烃的结构和命名 ... 197

二、烯烃的构造异构 …… 198
　　三、烯烃的顺反异构 …… 198
　　四、烯烃和炔烃的命名 …… 199
第二节 烯烃的化学性质 …… 202
　　一、催化加氢 …… 203
　　二、亲电加成反应 …… 203
第三节 炔烃的结构和性质 …… 206
　　一、炔烃的结构 …… 206
　　二、炔烃的化学性质 …… 206
第四节 二烯烃和共轭效应 …… 207
阅读材料　花生四烯酸及其代谢产物 …… 209
　　　　　植物精油中的烯烃成分 …… 209
习题 …… 210

第十五章　芳香烃 / 212

第一节 芳香烃的分类和命名 …… 212
　　一、单环芳烃 …… 212
　　二、多环芳烃 …… 212
　　三、非苯型芳香烃 …… 213
第二节 苯及其同系物的结构 …… 213
第三节 芳香烃的化学性质 …… 214
　　一、苯环上的亲电取代反应 …… 214
　　二、取代苯亲电取代反应的定位规律 …… 216
阅读材料　内源性芳香类神经递质在医学上的意义 …… 220
习题 …… 221

第十六章　醇、酚、醚 / 223

第一节 醇 …… 223
　　一、醇的分类、命名和结构 …… 223
　　二、醇的物理性质 …… 224
　　三、醇的化学性质 …… 226
第二节 硫醇 …… 228
　　一、硫醇的结构、分类和命名 …… 228
　　二、硫醇的物理性质 …… 228
　　三、硫醇的化学性质 …… 228
第三节 酚 …… 229
　　一、酚的分类和命名 …… 230

二、苯酚的结构 ………………………………………………………………… 230
　　三、酚的物理性质 ………………………………………………………………… 230
　　四、酚的化学性质 ………………………………………………………………… 231
第四节　醚 ……………………………………………………………………………… 233
　　一、醚的分类和命名 ……………………………………………………………… 233
　　二、醚的结构 ……………………………………………………………………… 234
　　三、醚的物理性质 ………………………………………………………………… 234
　　四、醚的化学性质 ………………………………………………………………… 234
　　五、冠醚 …………………………………………………………………………… 237
第五节　与医学有关的代表物 ………………………………………………………… 237
　　一、甲醇 …………………………………………………………………………… 237
　　二、乙醇 …………………………………………………………………………… 237
　　三、丙三醇 ………………………………………………………………………… 238
　　四、苯甲醇 ………………………………………………………………………… 238
　　五、苯酚 …………………………………………………………………………… 238
　　六、甲酚 …………………………………………………………………………… 238
　　七、乙醚 …………………………………………………………………………… 238
阅读材料　茶叶与茶多酚 ……………………………………………………………… 239
　　　　　中国的酒文化与健康饮酒 ………………………………………………… 240
习题 ……………………………………………………………………………………… 240

第十七章　醛、酮 / 242

第一节　醛、酮的分类和命名 ………………………………………………………… 242
　　一、醛、酮的分类 ………………………………………………………………… 242
　　二、醛、酮的命名 ………………………………………………………………… 243
第二节　醛、酮的结构与性质 ………………………………………………………… 244
　　一、醛、酮的结构 ………………………………………………………………… 244
　　二、醛、酮的物理性质 …………………………………………………………… 244
　　三、醛、酮的化学性质 …………………………………………………………… 245
第三节　与医学有关的代表物 ………………………………………………………… 249
　　一、甲醛 …………………………………………………………………………… 249
　　二、乙醛 …………………………………………………………………………… 249
　　三、丙酮 …………………………………………………………………………… 249
　　四、樟脑 …………………………………………………………………………… 250
阅读材料　甲醛的危害 ………………………………………………………………… 250

习题 ········· 251

第十八章　羧酸及其衍生物 / 253

第一节　羧酸 ········· 253
　一、羧酸的结构和分类 ········· 253
　二、羧酸的物理性质 ········· 254
　三、羧酸的化学性质 ········· 255
　四、重要的羧酸 ········· 260

第二节　取代羧酸和羧酸衍生物 ········· 261
　一、羟基酸 ········· 261
　二、氧代酸（羰基酸） ········· 265
　三、酯、酰胺、酰卤 ········· 266
　四、脲、酰脲 ········· 272

阅读材料　前列腺素 ········· 274
　　　　　β-内酰胺类抗生素 ········· 274
习题 ········· 275

第十九章　含氮有机化合物和杂环化合物 / 277

第一节　芳香硝基化合物 ········· 277
　一、芳香硝基化合物的命名 ········· 277
　二、芳香硝基化合物的结构 ········· 277
　三、芳香硝基化合物的性质 ········· 278

第二节　胺类化合物 ········· 279
　一、胺的分类和命名 ········· 279
　二、胺的结构 ········· 280
　三、胺的物理性质 ········· 281
　四、胺的化学性质 ········· 282
　五、胺的代表化合物 ········· 286

第三节　季铵盐和季铵碱 ········· 288
　一、季铵盐和季铵碱的结构、制备与命名 ········· 288
　二、季铵盐和季铵碱的性质 ········· 289
　三、季铵盐和季铵碱的应用 ········· 289

第四节　杂环化合物的分类 ········· 290

第五节　六元杂环化合物 ········· 291
　一、吡啶 ········· 291

  二、喹啉和异喹啉 294
  三、其他六元杂环化合物 295
 第六节　五元杂环化合物 296
  一、吡咯、呋喃、噻吩 296
  二、吲哚 298
  三、其他五元杂环化合物 299
 阅读材料　维生素 302
 习题 305

第二十章　主要生命物质基础 / 306

 第一节　蛋白质 306
  一、蛋白质的分子组成 306
  二、蛋白质的分子结构 308
  三、蛋白质的变性 309
 第二节　糖类 309
  一、单糖 309
  二、二糖 311
  三、多糖 312
 第三节　核酸 313
  一、核酸的分类 313
  二、核酸的分子组成 314
  三、核酸的结构 315
 第四节　脂类化合物 315
  一、油脂 316
  二、类脂 317
 阅读材料　朊病毒蛋白与疯牛病 318
     DNA指纹技术 318
 习题 318

第二十一章　天然有机化合物 / 320

 第一节　概述 320
  一、天然有机化合物的生物合成 320
  二、天然有机化合物的提取和分离 321
  三、天然有机化合物的结构研究方法 321
 第二节　芳香类天然有机化合物 322
  一、苯丙素类 322

	二、黄酮类	324
	三、醌类	324
第三节	烃类天然有机化合物	325
	一、萜类和挥发油	325
	二、甾体化合物	326
	三、生物碱	327
阅读材料	黄曲霉素与中毒	328
	挥发油及其应用	328
习题		328

部分习题答案 / 330

附录 / 356

一、	国际单位制（SI）的基本单位	356
二、	SI 有关导出单位	356
三、	常用酸、碱的性质	357
四、	水的离子积常数	357
五、	弱电解质在水中的解离常数	357
六、	常见难溶化合物的溶度积（25℃）	359
七、	常见配离子的稳定常数	359
八、	紫外-可见分光光度法测定波长的选择范围	360
九、	罗马数字表	360
十、	希腊字母及其读音	360

参考文献 / 361

第一章 绪 论

第一节 化学是一门中心学科

化学是一门在原子、分子层次上研究物质的组成、结构、性质、反应及其变化规律,同时研究变化过程中的能量关系的科学。

化学研究既涉及存在于自然界的物质,如矿物、空气、海洋、动植物中所存在的化学物质,也涉及人类创造出来的新物质;既涉及自然界的变化、与生命相关的化学变化,也涉及化学工作者发明和创造的新变化。

1. 从生活、生产的角度看

化学与很多领域紧密关,在农业、电子、医药、生物学、环境、计算机、工程、地质、冶金以及很多相关领域起着重要的作用,并作出了巨大的贡献。化学工作者关心的问题是:物质的性质为什么千变万化?怎样才能够控制并最有效地利用这些化学性质来提高人们的生活水平、保障身体健康、提高产品质量以及保护环境?要回答这些问题,就需要创制新药、生产用于衣食住行的新材料、发明提高和保证粮食安全的新办法,等等。基于这一认识,R·布里斯罗在《化学的今天和明天》(*Chemistry：Today and Tomorrow*)一书中指出,化学在人类由古代穴居人的野蛮生活进化到现代世界的变化中起着"中心"的作用。化学的作用使人类可以与自然和谐相处,符合人类对未来的期望。

2. 从学科的相互关系看

随着社会的发展,分工越来越细,学科的分支也越来越多。比如,与化学相关的分支学科就有生物化学、药物化学、医学化学、环境化学、农业化学、植物化学、海洋化学、地球化学等。但追本溯源,所有的学科都来自自然科学的五大核心学科,即数学、物理、化学、生物、医学。如果将这五大学科的相互关系比作一条"河流",那么这条"河流"的走向是这样的:

$$数学 \rightarrow 物理 \rightarrow 化学 \rightarrow 生物 \rightarrow 医学$$

其中,化学处于中游的地位,起着连接上、下游的作用。

3. 从科学研究的角度来看

越往上游，学科所研究的问题越抽象；越往下游，涉及的问题越具体，涉及的对象越复杂。化学，正处在这一关系的中间，起着"承上启下"的作用。此外，学科的内在逻辑关系也指出，化学是一门中心学科。

第二节 化学与医学

一、化学在医学中的作用

1. 生命活动的研究

生命和化学的关系密不可分。因为，无论是地球上生命的起源，还是生命从诞生到结束的所有过程，最终都可以归结为化学运动。生命运动的本质实际上就是无时无刻发生着的无数化学反应的综合结果。人们每日所吃的食物通过种种化学反应最终转化为维持生命所需的化合物，如蛋白质、糖类化合物、脂肪、维生素、钙质和激素。可以说，如果没有化学反应，就没有生命。深入研究生命内在的各种化学变化和过程，人们就有可能解开种种生命之谜，进而使人类生活得更健康、更长寿。

生物化学是化学最重要的分支学科之一，它运用化学的方法和理论来研究生命。而源于生物化学的分子生物学是现代生命科学研究中最重要、最活跃的领域，其研究重点在于转运和传递基因信息的分子，即核糖核酸（RNA）和脱氧核糖核酸（DNA）。现代生物和医学科学中的一系列里程碑的发现就产生于生物化学与分子生物学领域。

生物体内消化、吸收、呼吸和排泄等生理现象都包含着复杂的化学变化；人体的基本营养物质如糖、脂肪、蛋白质、无机盐等的代谢同样也遵循化学的基本原理和规律。上述营养物质（糖、脂肪和蛋白质等）在体内的消化就是一系列典型的催化水解反应。

生物体内有许多化学物质，既非起营养作用，又非提供能量，也不是构成生物结构的成分，而是在细胞内、外传递信息，这类物质被称为化学信号分子。过去三十多年来，细胞信号系统的研究引起了广泛的兴趣和关注，"信号转导"的概念已深入到生命科学的各个领域。不仅细胞生物学、分子生物学、生物化学、生理学、免疫学等领域的科研工作者积极投身于这一领域的研究，而且引起了医学、化学、农学、环境科学等领域研究者的高度重视。

2. 疾病的诊断

现代医学诊断技术很多是根据化学的原理而建立的，还有一些与化学有着密切的关系，可以说，化学对于现代医学诊断具有不可或缺的重要性。

例如，生化分析仪是根据分析化学的原理为临床生化检验而研制出来的一种现代化的新型分析仪器。它使大量的临床生化检验工作从手工操作进入了机械化、自动化阶段，可以迅速地对体液如血清、尿液等进行多种项目的检验。由于速度快、准确性高以及能同时进行多指标检查，使人们有可能发现某些潜在的疾病，有助于对疾病作出早期诊断，使患者得到及时治疗。生化分析仪也适用于大量的普查工作，对预防医学具有积极意义。

又如，Mullis 博士于 1985 年提出的并获得 1993 年诺贝尔化学奖的聚合酶链式反应（polymerase chain reaction，PCR）是一种体外核酸扩增技术，通过四种核苷酸在高温聚合酶和激活剂镁离子的存在下进行体外核酸聚合扩增反应，对原始模板进行指数式放大，从而使原本难以检测的痕量核酸可以容易地被检测分析。这一技术目前已广泛应用于生物医学的众多领域，如直接测序、基因克隆、DNA 分型、点介导的突变、疾病研究及诊断、等位基因变异分析、食品污染及环境微生物检验等。PCR 技术在现代医疗检测中得到了广泛的应用，是最重要的"分子诊断"技术之一。

再如，酶联免疫吸附测定（enzyme-linked immunosorbent assay，ELISA）方法自 1971 年由瑞典斯德哥尔摩大学的科学家 Engvall 和 Perlmann 创建以来，已广泛应用于临床医学，动物检疫，食品科学，植物病理反应的毒、药物残留等分析领域。该方法在临床检验工作中也占有举足轻重的地位，在医学基础研究中也越来越发挥着重要作用。ELISA 的应用离不开底物（显色底物、荧光底物或化学发光底物）的使用，而无论是显色底物、荧光底物还是化学发光底物都是由化学家设计、合成出来的具有独特显色或发光功能的化合物。

3. 药物的创制

化学药物是化学对人类的最重要的贡献之一。人类的平均寿命一直在延长，其中一个很重要的原因就在于我们拥有了越来越多的药物。第一次世界大战时，医生能用的药物仅有十几种，时至今日可用的药物数不胜数。

历史上，化学药物长期占据着主导地位，时至今日化学制药行业仍是极其重要的。化学药物在临床用药中所占份额最大，依然有着良好的发展前景。随着有机化学和现代化学分离科学的兴起，化学药物既可通过化学合成，也可通过天然产物的提取与分离而获得。

药物的化学结构、化学性质以及纯度等直接影响药理作用和毒副作用；药物间的配伍也与药物的化学性质密切相关。因此正确合理地用药，需要化学知识。

在古代，人类在炼丹术、炼金术的实践中获得了初步的化学知识。从这个意义上讲，炼丹术可以说是"失败的医学，成功的化学"。

古今中外，有些医药学家本身就是化学家，而许多化学家则把制造药物、医治疾病作为自己毕生的追求。

李时珍（1518—1593）所著的《本草纲目》既是一本药学巨典，也是一个化学宝库。书中不但对药物的化学性质作了详尽描述，而且对于蒸馏、蒸发、升华、重结晶、灼烧等化学操作技术也都有详细记录。

中草药的医疗作用主要源于其中所含的某些化学成分。要研究化学成分，就必须具有无机化学、有机化学、分析化学等化学相关学科的知识。不仅中草药真伪劣优的鉴定常要采用化学的定性、定量方法，而且药用植物的栽培、采收、炮制、储藏等研究加工，也往往要采用化学的方法来测定在这些过程中有效成分的变化。

中医中药的现代化更离不开化学。例如，麻黄中的麻黄碱具有平喘作用、萝芙木中的利血平具有降压作用；蘑菇、茯苓所含的多糖具有一定的抑制肿瘤作用；海藻中的多糖具有降血脂作用；黄连中的盐酸小檗碱（黄连素，图 1-1）具有抗菌消炎的作用等。

以屠呦呦先生为代表的中国科研团队，发现了新型抗疟疾药青蒿素（图 1-2），挽救了全球特别是发展中国家数百万人的生命，屠呦呦先生也因此获得了 2015 年诺贝尔生理学或医学奖，成为首位获得诺贝尔奖的中国本土科学家。

4. 卫生监督

环境卫生、营养卫生、劳动卫生等工作，需进行水质分析、食品检验、环境监测等，这

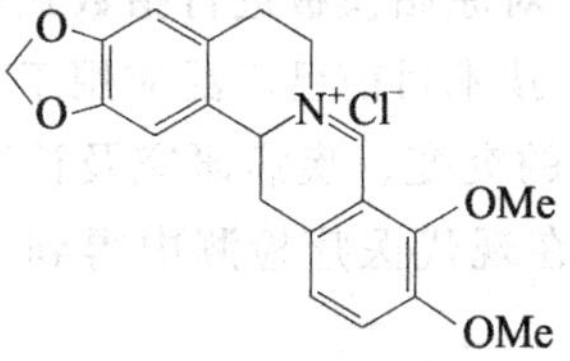

图 1-1 盐酸小檗碱（黄连素） 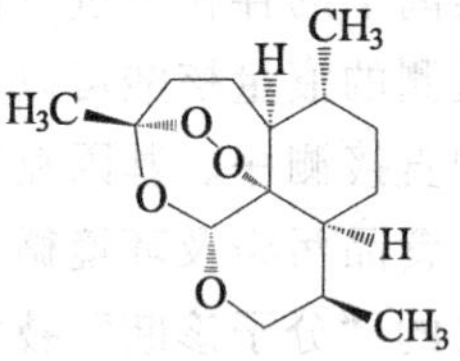　　　　　　　图 1-2 青蒿素

些工作都离不开基于分析化学原理的分离、检测和分析技术。

持久性有机污染物（persistent organic pollutant，POP）是指能够在大气环境中长距离迁移并能沉积回地球，对人类健康和环境具有严重危害的天然或人工合成的有机污染物质，具有长期残留性、生物蓄积性、半挥发性和高毒性等显著特性。因此，POP 的检测与处理是备受关注的全球性问题。光催化氧化法是目前处理 POP 的主要技术之一，而色谱分析法则是 POP 主要的分析方法，前者属于催化化学领域，而后者属于分析化学领域。

新闻曾多次报道工业染料"苏丹红"被滥用于食品。如在辣椒酱中添加苏丹红以使其显出鲜红色；在鸭饲料中添加苏丹红以产出"红心鸭蛋"。但是，苏丹红非食品色素，而是属于化工染色剂，主要用于石油、机油和一些工业溶剂的增色，也用于鞋、地板，以产生增光效果。苏丹红分子含有萘环和偶氮结构（图 1-3 为苏丹红Ⅰ的化学结构），研究表明，苏丹红类化合物具有致癌性，对肝肾器官具有明显的毒性作用。所以，采用分析化学的方法对苏丹红进行定量检测分析是食品检验中一项重要的日常工作。

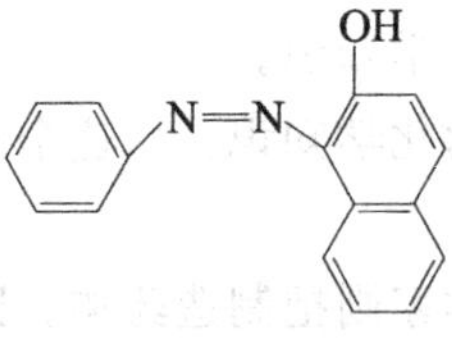

图 1-3 苏丹红Ⅰ 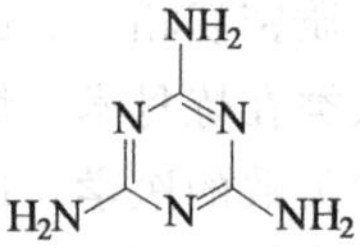　　　　　　　图 1-4 三聚氰胺

2008 年发生的"毒奶粉"事件迄今令人记忆犹新，其核心问题是在奶粉中添加了三聚氰胺（图 1-4）。中国国家食品质量监督检验中心指出，三聚氰胺属于化工原料，不允许添加到食品中。不法分子将三聚氰胺加入奶粉中，目的是为提高奶粉中蛋白质的含量，这一做法实际上是利用了食品蛋白质含量分析传统上采用的凯氏定氮法所存在的缺陷。凯氏定氮法的原理是通过在强酸、强电解质和强热的反应条件下，将所有形式的氮全部转化为无机氮（NH_4^+），再通过后续赶氨、滴定分析的实验步骤定量测定含氮量。由于蛋白质中氮约占 16%，据此可测定食品中蛋白质的含量。由图 1-4 可以看出，三聚氰胺的分子结构中含有 6 个氮原子，含氮量极高，为蛋白质含氮量的四倍以上。因此，在奶粉中添加三聚氰胺，就可以显著提高奶粉中"蛋白质的含量"。这一食品领域严重违法行为的典型案例深刻地告诫我们，科学是一柄双刃剑，作为科技人员，一定要秉承科学精神，严守职业道德。如果以自己掌握的科学技术谋取不法利益，不但为社会所唾弃，更会掉入犯罪的渊薮。

二、 现代医学与化学的紧密关系

化学作为一门中心科学（central science），它的成果对众多相关学科尤其是生物学、医学作出了巨大贡献。生物体归根到底是一个化学系统。化学家对生物大分子——核酸和蛋白质的研究取得的重大突破，不仅使生物化学发展迅速，而且由此诞生了分子生物学和结构生物学，并开始了对基因的研究，为根治人类所有疾病和延长寿命带来了光明。鉴于此，美国医学教授、诺贝尔生理学或医学奖（1959年）获得者肯伯格（A. Kornberg）指出，要把"生命理解为化学"。

被誉为"20世纪最伟大的化学家"的莱纳斯·卡尔·鲍林的科研经历堪称化学与医学紧密关联的经典。

众所周知，鲍林是著名的结构化学家，他因为对化学键理论以及复杂化合物物质结构阐释方面所作出的杰出贡献而获得诺贝尔化学奖。但是鲍林对科学的贡献绝非仅限于化学领域。他是一位兴趣广泛的科学家，一直对生命科学的问题怀着浓厚的兴趣，坚定地认为生命问题可以在分子水平上得到解释。为此，他带领他的科研团队积极投入到生命科学的研究中，以化学的原理、方法和技术研究生命问题，并取得了一系列杰出的研究成果，成为"分子生物学""分子医学"的奠基人之一。"镰刀型细胞贫血症"病因在分子水平上的成功解释，就是鲍林及其团队在生命科学领域取得的代表性成果。这一成果指出，血红蛋白一级结构第六位亲水性的谷氨酸，由于突变而成为疏水性的缬氨酸，虽然只是一个氨基酸发生改变，却由于疏水性的增强而使血红蛋白分子之间相互作用增强而相互"黏结"成为蛋白丝，蛋白丝相互纠缠从而导致红细胞变形（图1-5），变形的红细胞容易破裂，导致溶血。

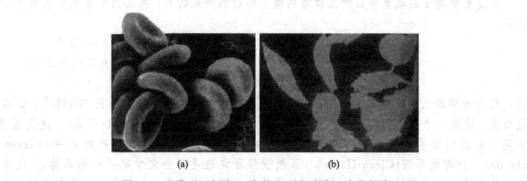

图1-5　正常型红细胞(a)与镰刀型细胞贫血症红细胞(b)

三、为什么要学习医用化学

掌握一定的化学知识是现代大学生的基本素养，可以用化学知识来解释自然现象、生活现象，解决工作中的问题。对于专门从事医疗卫生事业的学生而言，更具有重要的现实意义。

（1）在知识层面

医用化学的使命是研究生命的物质组成、结构、性质及其变化对生命活动的影响；研究、开发预防和诊治疾病的方法和技术；探索维护人类健康的科学方法。因此，对医学生来说，医用化学是大学阶段最重要的基础课之一。通过对医用化学的学习，可以掌握大学化学的基本知识、基本理论和基本技能，为后续相关课程如生物化学、生理学、病理学、药理学等的学习奠定坚实的理论、知识和实验技术基础。

（2）在实践层面

医用化学的内容与生活、临床实际都有一定关系。例如，通过"溶液"一章的学习，不仅可以知道如何配制溶液，更能认识到临床上准确地配制溶液的重要意义；学完"缓冲溶液"就可以知道为何说人体是一个"精密的缓冲体系"以及为什么我们每天吃很多酸性、碱性食物却不会引起酸中毒或碱中毒；学完"胶体分散系"就可以明白血液透析的原理等。

(3) 在思维层面

正如《化学中的今天和明天》所指出的，化学是一门中心的、实用的、创新的科学。通过《医用化学》理论和实验课的学习，对于培养学生的好奇心与求知欲、想象力与创造性、探索精神与挑战精神、思辨能力与实践能力将大有裨益。思维与实践能力的形成对一生的学习、生活和工作将产生积极、深远的影响。

> **阅读材料**
>
> 记住，你在学校中学到的许多珍贵知识都是前辈的成果，是世界各国人民呕心沥血、辛勤劳动的产物。现在这一切作为遗产传给你，望你予以继承、珍惜和丰富，并在有朝一日又可靠地传给后人。这样，我们这些凡人就在这种共同创造的永恒业绩中获得永生。
>
> ——A. 爱因斯坦
>
> **科学实验是化学之本**
>
> 化学是一门以实验为基础的科学，怎么强调和加强实验都不会过分。
>
> ——戴安邦
>
> 实验室是将来的圣庙，是一切财富之源，也是人类幸福之源。 ——巴斯
>
> 凡是希望对于现象背后的真理得到毫无怀疑的快乐的人，就必须知道使自己献身于实验。
>
> ——培根
>
> （摘自《化学发现的艺术》）
>
> **化学家的通式"C_4H_4"**
>
> 厦门大学的已故著名化学家张资珙教授有一次上课，在黑板上写下了"C_3H_3"，谁都能看出，这是一个化合物的分子式，但张教授却说这是一个化学家的分子式。这是用3个英文短语的首字母组成的，意思是：清醒的头脑（Clear-Head）、灵巧的双手（Clever-Hands）、洁净的习惯（Clean-Habit）。张教授解释说这是一个化学家必备的品格。这件事给他的学生前中国科学院院长卢嘉锡教授留下了深刻的印象，在后来漫长的岁月里，卢嘉锡教授一直以此来要求自己，检查自己。
>
> 后来，生物化学家贾宗超教授又作出补充，提出一个新的"CH"，即Curious-Heart（好奇心），完成了通式"C_4H_4"。对于通式"C_4H_4"，我们可以从化学的角度引申其意义：从其碳氢比看，C_4H_4具有高度不饱和性，因而具有很高的化学活性，对许多试剂高度敏感而易于发生化学反应。作为一个化学工作者，也应具有高度的活力，创造性地工作，对各种新的知识和现象高度敏感，积极主动地学习新的理论与技术。
>
> （摘自厦门大学化学化工学院院史宣传资料《化学科普集萃》）

习 题

1. 为什么说化学既是"实用的科学"又是"创造性的科学"？
2. 化学对于人们理解生命的本质有何贡献？
3. 化学对于分子生物学和现代生物技术的发展起到什么作用？
4. 为什么说科学实验是化学发现之本？
5. 请谈谈作为医学生对于化学学习的理解。
6. 化学对人们生活质量的提高有什么贡献？
7. 试举例说明化学被不法利用的危害。

第二章
医用化学基础知识

第一节 化学是一门实验科学

  化学最重要的特征在于其实践性，换言之，化学是一门实验科学。大学里的各种化学教学，都有着相应的实验课程。化学实验能使人们最直接地对化学变化、化学反应产生感性认知；是验证课堂所学的化学原理、化学方法的重要手段；是学习实验操作技能、培养职业规范、树立科学精神、形成科学思维方式的重要环节。

  纵观历史，人类的生命不断受到饥饿、疾病和自然灾害的威胁。在同这些灾难的斗争中，人类取得了一次又一次的胜利，这些成就的取得很大程度上归功于化学。粮食是人类生存、人口增长的根本，而化肥的出现对粮食的增产有着无可估量的作用。第一次世界大战期间，德国化学家 Fritrr Haber 就提出了将惰性的氮气转化为氨的实用技术。众所周知，氨是化肥（氮肥）的主要成分。利用化学方法获得的化学药物帮助人类战胜了种种疾病，大大地延长了人类的寿命。化学工业百年来源源不断地为人类的生活、生产提供多种多样、不可或缺的产品，如染料、香料、炸药、钢铁、金属、石油及其产品、纤维、能源材料、建筑材料、装饰材料、环保材料、发光材料、有机溶剂、表面活性剂、调味品、食用色素、化妆品、清洁用品等。随着社会的进步，人们对生活品质的要求也逐渐提高，身体健康、环境保护、食品安全、家居环境越来越受到人们的关心和重视，各种化学诊断技术、有害物质的检测与分析技术应运而生。然而不管是产品的生产还是检测技术的发明，都离不开最初的工作——化学实验。

  从科学研究的角度看，不论新的科学思想是怎样产生的，检验新思想正确与否的方法一直都遵循着过去三百年来对各科学都行之有效的办法——科学实验。我们常说的"科学方法"都是由经过精心设计、条件受到严格控制的实验室进行的实验开始的。一般而言，化学工作者的研究体系相对较为单纯，可能研究体系只包含一种纯物质，或者是由两至三种物质所组成的溶液。由这些体系所获得的分析测试结果，如果在理论上能够进行符合科学逻辑的解释，就可以得出结论，并应用于实验室之外的复杂体系。

  在医用化学这门基础性化学课程中，我们尽可能引入实验相关内容，以体现化学学科重于实验这一特性。本章将着重介绍与化学实验相关的概念、知识、数据处理，以及常用的化学实验器皿和装置。

一、测量

定量测定是化学实验室的常规工作,也就是说化学实验的过程和结果经常涉及用数字来表示长度、体积、质量及温度等物理量。以下内容将讨论这些物理量及其测量工具以及表示这些物理量的单位。

1. 物理量与测量器械

(1) 长度

大家都很熟悉米尺这种简单器械,它准确地再现长度的基本单位:米(m)。观察一杆米尺可以看到,它被划分成100等份,每一等份的长度是1厘米($1cm=10^{-2}m$)。进一步地,1厘米又被划分成10等份,每等份长度为1毫米($1mm=10^{-3}m$)。化学上常用两种单位表示微小粒子如原子、分子的大小,即埃(Å)和纳米(nm),$1Å=10^{-8}cm=10^{-10}m$,$1nm=10^{-7}cm=10^{-9}m$。

(2) 体积

日常生活、生产中常用的体积单位有立方米(m^3)、立方分米(dm^3)和立方厘米(cm^3)。化学实验室常用的体积单位为升(L)和毫升(mL),$1L=1dm^3$,$1mL=1cm^3$。化学中的色谱(如高效液相色谱、气相色谱)和现代生物医学研究中的分子生物学实验,经常需要移取微量体积的溶液,微升(μL)就是常用的单位,$1L=10^{-6}L$。随着现代科学的发展,产生了众多新的前沿的学科和技术领域,如微纳化学、生物芯片(包括微流控芯片)、显微注射等,则涉及更微小的体积,如纳升(nL)溶液的移取,$1nL=10^{-9}L$。

普通实验室量度体积用得最多的器皿是量筒(图2-1)。如果对准确度有更高要求,则可使用单标记移液管和刻度移液管(图2-2)或酸式滴定管和碱式滴定管(图2-3)。移液管是经

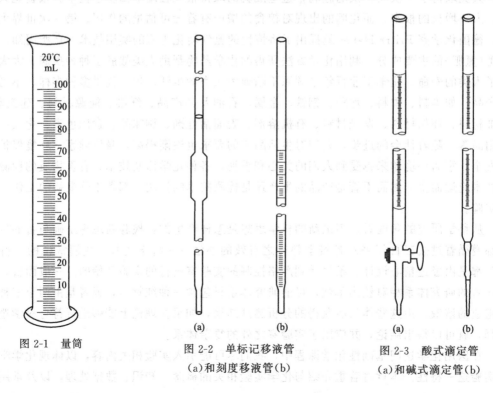

图2-1 量筒　　图2-2 单标记移液管(a)和刻度移液管(b)　　图2-3 酸式滴定管(a)和碱式滴定管(b)

过标定的，当它被液体充满到刻度后，将液体严格释放时，可得到一定体积的液体[如(25.00±0.01)mL]。在量取液体时，必须仔细观测液面的起、止刻度，以计算放出的液体体积。移液管、滴定管以及后面介绍的容量瓶都是精密的玻璃仪器，不能采用加热的方式进行烘干，而应采用吹干或自然晾干的方式进行干燥。

容量瓶(图 2-4)也是普通化学实验室常用的精密量具，当液体充满至刻于容量瓶细颈上的标线时，表示它容纳了一定体积的液体(如 25mL、50mL、100mL)。移液器(图 2-5)使溶液的移取操作变得更容易，可以根据实际需要选用不同量程的微量移液器，移取 0.1L～10mL 的溶液。

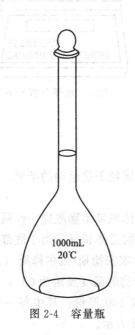

图 2-4 容量瓶

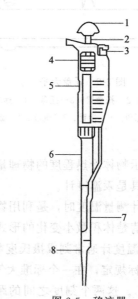

图 2-5 移液器

1—推动按钮；2—推动杆；3—卸枪头按钮；
4—调节轮；5—体积刻度转轮；6—吸液杆；
7—卸枪头器；8—一次性吸液枪头

(3) 质量

质量是物体所具有的一种物理属性，是物质的量的量度。在公制单位中常用克(gram, g)、千克(kilogram, kg)或毫克(milligram, mg)表示。$1kg=10^3g$，$1mg=10^{-3}g$。

科学实验中经常需要准确称量物质的质量，称量是实验的第一步，称量的准确与否直接关系到后续实验的正确性，乃至实验的成败，实验者务必予以最大程度的重视。

实验室里，样品的质量通常是用天平进行称量。天平是准确测定物质质量最常用也是最重要的计量仪器。常用的天平有托盘天平(也称药物天平)和分析天平。托盘天平(图 2-6)用于一般溶液的配制，用于称量几克到几十克样品，测量精度为 0.1g。使用时先在两边托盘放上称量纸，调整天平使其达到平衡，然后根据"左物右码"的规则进行称样。分析天平用于样品的精确称量，其精度可达 0.1mg。传统的分析天平有双盘电光天平、单盘电光天平。目前，由于实验条件的改善，大多使用电子分析天平(图 2-7)，电子分析天平的操作比传统的分析天平简单得多。应该指出，分析天平是精密仪器，日常的维护十分重要，天平室应放置干燥剂(通常是变色硅胶)，并及时更换。

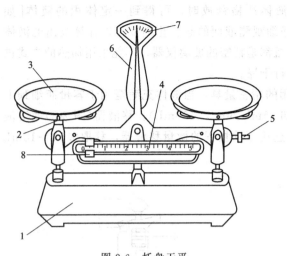
图 2-6 托盘天平
1—底座；2—托盘架；3—托盘；4—标尺；
5—平衡螺母；6—指针；7—刻度；8—游码

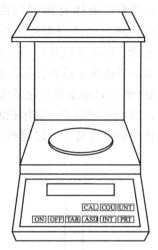
图 2-7 电子分析天平

（4）温度

温度是表示物体冷热程度的物理量，从微观上看是物质粒子热运动的结果。实验室中最常用的测温工具是汞温度计。

用汞温度计测量温度时，是利用物质随着温度上升而体积发生膨胀这一性质。温度计被设计成易于看清楚体积微小变化的形式。细长的毛细管柱的总体积只相当于底部贮汞槽体积的 2%～3%。温度计通常刻成摄氏度数以纪念瑞典天文学家安德斯·摄尔修斯（Anders Celsius）。摄氏温标规定，在一个标准大气压下，把冰水混合物的温度规定为 0℃，水的沸腾温度规定为 100℃。这两个刻度之间的距离被精确地划分成 100 等份，其中每一等份相应于 1℃。在大多数情况下，化学实验涉及温度时常以摄氏温度表示。

热力学温度或称开尔文(Kelvin)温度（开氏温度）是另一种常用的温度表示方式。开氏温度与摄氏温度的关系是：

$$K = t\,℃ + 273.15 \tag{2-1}$$

许多科学研究或计算都需要用到热力学温度，如本书后面的内容将介绍的渗透压的计算。

2. 有效数字

（1）有效数字的概念

每次实验都会涉及测量误差问题，误差的大小取决于测试仪器仪表的性能和实验工作者的操作技能。例如，若用 100mL 量筒量取 8mL 液体，那么量取液体的体积误差可能至少有 1mL；为了提高准确度，换用 10mL 小量筒进行量取，小量筒的刻度分得更细，量出的体积就可以落在预期值 8.0mL±0.1mL 范围内；如果使用移液管或滴定管，可获得更为准确的结果，测量误差可降低至 0.01mL。

从事科学实验的人员都有责任给出实验误差，这对于任何想进行重复实验以验证实验结果真实性、正确性的人员来说是必不可少的。上述实验结果可以表示为：(8±1)mL，大量筒；(8.0±0.1)mL，小量筒；(8.00±0.01)mL，移液管或滴定管。

可以对这种表示方式进行简化,直接表示为:**8mL;8.0mL;8.00mL**。这表示这些数字的最末一位至少有一个单位的误差(即至少分别有 1mL、0.1mL、0.01mL 的误差)。

这种表达测量结果可信度的方法可用**有效数字**来描述。上述测量结果中,"8.00mL"是三位有效数字,它表示三个数字中每一个都有实际意义。类似地,"8.0mL"有两位有效数字,而"8mL"只有一位有效数字。

每一项科学研究都由多个科学实验构成。因此,每一个具体实验测得的数据本身通常并非最后的结果,而是被进一步用于计算其他结论性的数据,这就涉及有效数字的运算。可以推想,任何这类计算的结果都受到得出这个结果的各个测试项准确度的限制。

(2) 有效数字的修约

实验中测得的数据的有效数字的位数可能不同,在处理时需确定各实测值的有效数字位数,并将多余的数字舍去。舍弃多余数字的过程称为"数字修约",遵循"数字修约规则"。以往,人们用"四舍五入"的规则进行数字修约,此法较为简便,但严密性较差,会导致修约后的数值系统偏高。目前,采用"**四舍六入五成双**"的修约规则。具体做法是:测量值中被修约的数字小于等于 4 时,该数字舍去;大于等于 6 时,进位;等于 5 且其后为"0"或无数字时,若"5"前面数字为偶数则舍去,为奇数则进位,也就是使修约后的尾数都成为偶数;等于 5 且其后还有不为"0"的数字时,则无论"5"前面是奇数还是偶数,均予以进位。

例如,将下列数据修约为 4 位有效数字:

65.4748→65.47   65.3750→65.38   65.4560→65.46
65.3852→65.39   65.4850→65.48

修约数字时,只允许对测量值一次性修约至所需位数,而不能分次递进修约。如上述有效数字 65.4748 修约成 4 位有效数字时,不得先修约至 65.475,再二次修约至 65.48。

(3) 有效数字的计算规则

① 在乘除的运算中,应以有效数字位数最少的为准。

例题 2-1 计算 $0.5785 \times 8.72 \div 12.463$ 的有效数字。

解 以有效数字位数最少的 8.72 为基准,修约后进行运算:

$$0.578 \times 8.72 \div 12.5 = 0.403$$

② 在进行加减运算时,有效数字取舍以小数点后位数最少的数字为准。

例题 2-2 计算 $17.65 + 3.653 + 126.4$ 的有效数字。

解 以 126.4 为基准,修约后运算:

$$17.6 + 3.7 + 126.4 = 147.7$$

③ 在对数运算中,所取对数有效数字的位数应与真数的有效数字位数相同。十进制的对数运算中,对数值的首数部分是 10 的幂级数,不是有效数字,只有位数才是有效数字,所以尾数的位数应与真数的有效数字位数相同。例如,$[H^+] = \lg[H^+] = 4.9 \times 10^{-11}\,mol \cdot L^{-1}$。其有效数字为 2 位,所以:$pH = -\lg[H^+] = 10.31$。

(4) 有效数字中"0"的作用。

"0"在数据中的不同位置所起的作用不同,既可能是有效数字,也可能不是有效数字。两个有效数字之间的"0"是有效数字;带小数点的数字(如 0.1000)之后的"0"是有效数字,在数字之前的"0"如0.01、0.0001和0.0010,数字"1"之前的"0"都不是有效数字,因为此处"0"只起定位作用,只与所用的单位有关,而与测定的精确度无关。以"0"结尾的正整数,有效数字的位数较模糊,如数字"5100",通常认为其有效数字为4位,但也可能是3位或2位,对于这种情况,应根据实际测量的精度要求,写成 $5.100×10^3$、$5.10×10^3$ 或 $5.1×10^3$。

3. SI 单位制

(1) SI 单位制简介

1960年的国际计量大会推荐使用基于公制的国际单位制(international system of units,简称 SI)。SI 制是目前世界上最普遍采用的标准计量单位系统,采用十进制进位系统。表2-1列出了普通化学常用的 SI 单位。

表2-1 SI 单位

基本单位			导出单位		
物理量	单位	符号	物理量	单位	符号
长度	米	m	体积	立方米	m^3
质量	千克	kg	力	牛顿①	N
时间	秒	s	压力	帕斯卡②	Pa
温度	开尔文	K	能量	焦耳③	J
物质的量	摩尔	mol	电荷	库仑	C
电流	安培	A	电位	伏特	V

① 1N 是使质量为 1kg 的物体产生 $1m/s^2$ 加速度的力($1N=1kg·m/s^2$)。
② 1Pa 为 1N 的力作用在 $1m^2$ 的面积上所产生的压力[$1Pa=1N/m^2=1kg/(m·s^2)$]。
③ 1J 是 1N 的力在 1m 距离所做的功($1J=1N·m=1kg·m^2/s^2$)。

表2-1所列某些 SI 单位,有的在实际使用中显得不很方便。立方米代表很大的体积,而普通化学实验室经常使用的器皿只有几毫升到几百毫升,如 10mL 试管,体积只有 $0.00001m^3$,使用时很不方便。解决这个问题的一个常用的有效办法是采用指数表示法,可以将试管体积表示为 $1×10^{-5}m^3$。另外一种办法是采用表2-2所列的各种词头。

表2-2 SI 制词头

倍数	词头	符号	倍数	词头	符号
10^{24}	尧(它)	yotta	Y	10^{-1}	分	deci	d
10^{21}	泽(它)	zetta	Z	10^{-2}	厘	centi	c
10^{18}	艾(可萨)	exa	E	10^{-3}	毫	milli	m
10^{15}	拍(它)	peta	P	10^{-6}	微	micro	μ
10^{12}	太(拉)	tera	T	10^{-9}	纳(诺)	nano	n
10^9	吉(咖)	giga	G	10^{-12}	皮(可)	pico	p
10^6	兆	mega	M	10^{-15}	飞(母托)	femto	f
10^3	千	kilo	k	10^{-18}	阿(托)	atto	a
10^2	百	hecto	h	10^{-21}	仄(普托)	zepto	z
10^1	十	deca	da	10^{-24}	幺(科托)	yocto	y

根据表2-2,前述 $1×10^{-5}m^3$ 就可以表示为 $10cm^3$,即 10mL。

(2) SI 单位制对符号和数字书写的规定

为了达到计量单位的全面统一，准确无误地使用国际单位，国际计量大会和国际标准化组织对国际单位制的具体使用方法作出了规定：

① 法定单位和词头的符号，不论是拉丁字母或希腊字母，一律用正体，不用斜体，不写省略号，且无复数形式。

② 词头与单位符号之间不必加表示相乘的符号，如 1km，不写成 1k·m。

③ 单位符号的字母一般用小写体，如秒(s)、米(m)等。若单位名称来源于人名，则其符号的第一个字母用大写体，如牛顿(N)、赫兹(Hz)等。词头符号的字母当其所表示的因素小于 10^6 时，一律用小写体，如千(k)、毫(m)、微(μ)等；大于或等于 10^6 时，用大写体，如兆(M)等。

④ 当两个以上单位相乘构成组合单位时，可在中间加一圆点，在不致引起误解时，也可不用圆点。当两个以上单位相除构成组合单位时，可以用斜线、水平线或负指数表示，如 m/s、$\dfrac{m}{s}$ 或 m·s^{-1}。

⑤ 当用斜线表示单位相除时，不得使用两个以上的斜线。如：mol/min/L 应写成 mol/(min·L)。

⑥ kg 虽是基本单位，但表示它的倍数或分数时仍用 g 加词头而构成。如毫克用 mg，而不用微千克（μkg）；微克用 μg，而不用纳千克（nkg）。

⑦ 单位上有指数时，则其词头上也有相应的指数，如 mm^3 就是 $(mm)^3$。

⑧ 不要用复合词头，如纳米应写为 nm，而不用 mμm。

⑨ 数目较多的大数字在小数点前后以每 3 位数字为一节，分段书写，每节中间空一格，不加任何标点。如：9 813 454.606 51。

⑩ 千进位以外的词头 d、c、da 和 h 尽量不用，如 100g 不写成 1hg，10mg 不必写成 1cg。

⑪ 数字系数不应有分数，如 250mg 就不能写成 1/4g。

⑫ 不要把几种表达同一物理量的单位连在一起使用。如 12.75m 不能写成 12m750mm。

(3) SI 单位制在医学中的应用

国际纯粹与应用化学联合会(International Union of Pure and Applied Chemistry, IUPAC)和国际临床化学联合会(International Federation of Clinical Chemistry, IFCC)推荐医学实验室使用 SI 单位制以实现医学资料表示的标准化。此外，国际血液学标准化委员会(ICSH)以及世界病理学协会(WAPS)也同意并推荐 SI 单位在该学科领域中广泛使用。

① 以 SI 单位报告实验结果时，实验数据是以物质的量而不是质量来表示。疾病本身涉及诸多分子水平的生化反应，在分子水平上来解释这些反应，许多生理和病理过程将显得更为清晰。如血红蛋白降解时，1mol 亚铁血红素产生 1mol CO、Fe 和胆绿素；1mol 白蛋白牢固地结合 1mol 胆红素；而 1mol 转铁蛋白结合 2mol 铁。以物质的量(单位为 mol)报告实验数据，临床上能更有效地揭示化合物之间的关系。临床化学中的实验结果以 SI 单位报告时应遵守以下两条原则。

a. 凡是已知分子量（或原子量）的物质，都应用摩尔浓度（mol·L^{-1}、mmol·L^{-1}、μmol·L^{-1}）表示其浓度。

b. 未知其准确分子量的物质，如核酸、蛋白质等，仍用质量浓度表示。含量高时用 g·L^{-1} 表示，浓度低时用 mg·L^{-1} 表示。

② 将毫摩尔转变为毫克、微摩尔转变为微克、纳摩尔转变为纳克、皮摩尔转变为皮克均乘以该物质的分子量(M_r)。将克转变为毫摩尔、毫克转变为微摩尔、微克转变为纳摩尔、纳克转变为皮摩尔，则乘以 1000，再乘以分子量的倒数，即乘以 $1000/M_r$。

③ 在临床化学中，元素符号的写法也应遵循普通化学的原则：右下角的数字指明分子中原子或离子的数目，右上角指明荷电荷数。例如：Cl^-、SO_4^{2-}、Ca^{2+}、O_2。对同位素，则质量数放在左上角，原子序数放在左下角，例如：$^{14}_{6}C$。

二、物质的分类与鉴定

1. 物质的分类

(1) 单质

有史以来，化学家们已经从自然界中分离出成千上万种纯净的物质。其中有 100 多种不能再被分解成两种以上的性质与原来不同的物质。这些物质被称为单质。单质是由同种元素的原子组成的纯净物。

(2) 化合物

单质以外所有其他纯净物均称为化合物，也就是可以分解为两种或两种以上单质的纯净物。

有许多方法可将化合物分解为单质。例如，英国化学家约瑟夫•普里斯特利（Joseph Priestley）将氧化汞置于高倍率透镜聚焦的阳光下，使其分解为单质氧和汞；而汉弗里•戴维（Humphry Davy）则采用高温电解的方法从氧化钙获得了两种不同的单质——钙和氧。

表 2-3 列出了自然界存量最丰富的 20 种元素的质量分数（相对丰度）。可以看到，氧元素的丰度远高于其他元素，几乎占总量的一半。许多最常见的化合物是由氧和其他元素组成，如水。

表 2-3 主要元素在自然界（地壳、海洋和大气）中的相对丰度

元素名称	元素符号	相对丰度/%	元素名称	元素符号	相对丰度/%
氧	O	49.5	氯	Cl	0.19
硅	Si	25.7	磷	P	0.12
铝	Al	7.5	锰	Mn	0.09
铁	Fe	4.7	碳	C	0.08
钙	Ca	3.4	硫	S	0.06
钠	Na	2.6	钡	Ba	0.04
钾	K	2.4	铬	Cr	0.033
镁	Mg	1.9	氮	N	0.030
氢	H	0.87	氟	F	0.027
钛	Ti	0.58	锆	Zr	0.023

2. 物质的鉴定

(1) 化学性质

利用物质的化学性质可对其进行鉴定。化学性质是指物质参与化学变化的过程中表现出来的性质，包括酸性、碱性、氧化性、还原性，光、热稳定性及一些其他特性。例如，将某固体在空气中加热，观察到此固体分解后生成氧和汞，就可证实这种固体就是氧化汞。许多

化学专业书籍对物质的化学性质进行了很好的介绍，如《重要无机化学反应》（陈寿椿，第2版）详尽地介绍了阴、阳离子性质和相关化学反应；《有机分析》（王玉枝）则是各种有机官能团鉴定的经典参考书。

（2）物理性质

物质更为常见的鉴定方法是测试其物理性质。物理性质是指无需改变物质的化学个性就可以测试的物质的性质。物质的物理性质包括熔点、沸点、溶解度、密度和硬度等。这些性质可以在文献和手册（如《兰氏化学手册》《试剂手册》等）中查到。通过若干物理性质的测试并与文献记载值进行比较，一般就可能鉴定一种物质，并对该物质的纯度作出基本判断。例如，测得某液体在81℃时沸腾，在4℃时凝固，溶于乙醇而不溶于水，并且测得其密度为$0.882g·mL^{-1}$，则此物质可能是不太纯净的苯（表2-4）。

表 2-4　几种常见物质的物理性质

物质	熔点/℃	沸点/℃	溶解度(25℃)/g(以100g溶剂计)		密度/g·cm⁻³
			水	乙醇	
乙酸	16.6	118.1	无限大	无限大	1.05
苯	5.5	80.1	0.07	无限大	0.879
铁	1530	3000	不溶	不溶	7.86
二氧化碳	−56.6(527kPa)	−78.5	0.05	0.68	$2.00×10^{-3}$
氧	−218.8	−161.5	0.0022	0.037	$1.33×10^{-3}$
氯化钠	808	1473	36.5	0.065	2.16

对物质熔点的仔细分析不仅有助于该物质的鉴定，而且可以相当精密地检验其纯度。对于纯晶体物质，将其缓慢加热到某温度时，晶体迅速熔化，此温度称为该物质的特征温度。此后，只要还有固体存在，温度始终保持不变[图2-8(a)]。只有在固体全部熔化后，温度才会再度上升。

不纯固体的熔化曲线与纯固体有着显著不同。可以看到，不纯固体在温度低于纯固体的熔点之前就开始熔化，并在熔化过程中温度不断上升[图2-8(b)]。如果在温度-时间关系图上，发现熔化曲线比之水平线发生偏离，即可怀疑试样中存在杂质。

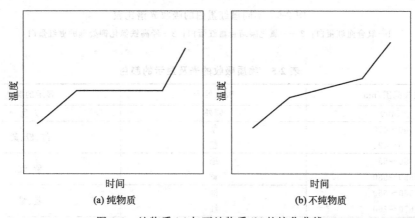

图 2-8　纯物质(a)与不纯物质(b)的熔化曲线

液体的纯度可以通过与固体相似的方法进行检验。若沸腾过程中温度保持恒定，则标志该液体是纯净的。纯液体的加热曲线与图2-8(a)所示曲线十分相似。若液体不纯，可以看到在沸腾过程中曲线不断上升。

(3) 颜色与吸收光谱

光谱学主要研究物质的吸收和辐射。最容易理解的光吸收现象是在可见光波段具有吸收能力的物质所显示出的颜色。例如，某物质的吸收发生在红色光谱区域，则该物质显示出蓝色。在化学领域，某些物质具有特征的颜色，这些颜色可以作为定性鉴定的依据。例如，气态二氧化氮显棕色，碘蒸气显紫色，液溴显深红棕色；而硫酸铜溶液是蓝色的，高锰酸钾溶液是紫红色的；等等。

物质之所以具有颜色，是由于它们选择性地吸收某些波长的可见光。例如溴吸收光谱中紫色和蓝色波段的光(表 2-5)，照射到溴的可见光("白光")因为失去了(实际上是被溴吸收了)紫、蓝色光，使我们看到了红色。同样的道理，高锰酸钾溶液的紫红色是绿色光被吸收的缘故。物质在紫外-可见光区的吸收光谱可以用于物质的定性分析，辅助进行结构鉴定。例如，不同血红蛋白的吸收光谱显著不同(图 2-9)；而其更重要的应用是物质的定量分析。紫外-可见吸收光谱的原理和应用将在第十一章作更深入的介绍。

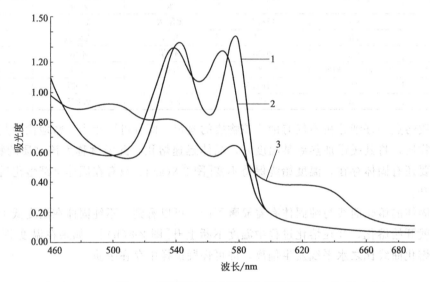

图 2-9 不同血红蛋白的吸收光谱比较

1—氧合血红蛋白；2——氧化碳结合血红蛋白；3—经高铁氰化钾处理的血红蛋白

表 2-5 物质吸收的光及显示的颜色

波长范围/nm	吸收的光	显示的颜色
<400	紫外	无色
400～450	紫	红、橙、黄
450～490	蓝	
490～550	绿	紫、红
550～580	黄	
580～650	橙	蓝、绿
650～760	红	
>760	红外	无色

许多无色物质能吸收紫外或红外波段的光。例如，大气中的臭氧吸收来自太阳的有害的短波紫外光；二氧化碳吸收由地表发出的红外辐射，阻止了热量过多地向外层空间散失。大多数有机化合物对特征波长的红外光具有选择性吸收特性。物质经一定波长范围的红外光的

照射，以测得的透光率作为波长的函数，就可以得到该物质的红外吸收光谱。这种红外光谱就像"指纹印"一样可用于物质的鉴定。红外光谱是有机化学"三大谱"之一，样品需求量少，可用于≤1mg样品的分析，是有机化学中常用的分析鉴定技术。

在医学领域，红外光谱技术也是一种受到重视的检测分析手段，不仅应用于医学科学研究，也应用于生化代谢、临床检验等领域。例如，通过对尿样进行红外光谱分析，可以对糖尿病患者进行诊断。正常人尿样中主要含尿素、磷酸盐和硫酸盐，而糖尿病患者葡萄糖的含量很高，二者的红外光谱有着显著区别（图2-10）。

三、物质的分离

只有极少数的单质或化合物在自然界以纯物质的状态存在。大部分物质通常与其他物质混杂在一起。例如，空气是一种均相的（均匀的）混合物，它由多种气体（包括单质如氮气、氧气和氩气，以及化合物如水和二氧化碳等）组成。海水是由包括各种盐类（如氯化钠）在内的水溶性化合物与水组成的溶液。地壳中多数岩石和矿物是由许多化学物质构成的复杂的非均相（不均匀）混合物。化学工作者的一项长期的任务便是从混合物中分离出纯物质。所以，时至今日，分离纯化

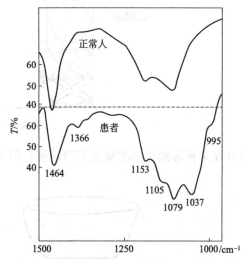

图2-10 正常人与糖尿病患者尿样的红外光谱

技术的研发一直是化学界活跃的领域。本章简要介绍实验室常用的三种分离纯化技术。

1. 蒸馏

蒸馏是化学实验室常用的基本分离纯化技术。蒸馏操作（图2-11）就是将液体混合物加热至沸腾，使液体汽化，然后使蒸气冷凝为液体。通过蒸馏可以使混合物的组分得到部分或全部分离。由两种物质组成的混合物，只要其中一种是挥发性的，就可以用蒸馏操作进行分离。蒸馏是液体有机化合物纯化分离、溶剂回收、沸点测定的有效方法。

普通蒸馏也常用于分离固体和液体。图2-11的装置就可用于分离氯化钠和水。在溶液被加热之后，水沸腾成为水蒸气逸出，氯化钠残留在蒸馏瓶内。水蒸气经冷凝管冷凝，变为液态水。在许多干旱地区，尤其是中东地区，就曾用蒸馏技术进行海水淡化。

2. 结晶与重结晶

溶质的热饱和溶液冷却后，溶质以晶体的形式析出，这一过程称为结晶。因为物质的溶解度一般随温度的升高而增大，所以可把固体溶解在热溶液中使其达到饱和，然后通过冷却使溶质因过饱和而析出。

蒸发浓缩是一种使溶液达到过饱和的常用方法。操作过程中应根据溶质的性质采用直接加热或热浴加热的方法进行。对于固态时带有结晶水或低温受热易分解的物质，一般只能在水浴中进行。常用的蒸发容器是蒸发皿（图2-12）。蒸发皿内所盛液体不应超过其容量的2/3。随着水分的蒸发，溶液逐渐浓缩，一般液面出现晶体膜时停止加热，冷却后即可结晶出大部分溶质。

重结晶是纯化、精制固体物质特别是有机化合物最有效的手段之一。它是利用混合物中

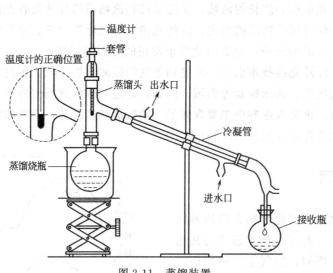

图 2-11 蒸馏装置

各组分在某种溶剂中的溶解度不同而使它们互相分离。

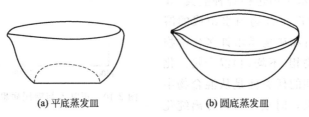

图 2-12 蒸发皿

重结晶的一般过程为：将粗产品溶于适当的热溶剂中制成饱和溶液，然后趁热过滤除去不溶性杂质，如含有色杂质，可加入少量活性炭煮沸、脱色，再趁热过滤；然后将滤液冷却或蒸发溶剂，使结晶慢慢析出；再减压过滤，从母液中分离出结晶，洗涤，即得重结晶产品。

3. 色谱法

色谱法（chromatography）是由俄国植物学家茨维特首先提出的高分辨分离技术。实验中，他将叶绿素的石油醚提取液加入装有 $CaCO_3$ 的玻璃柱中，再继续加入石油醚使色素溶液自由流下，由于 $CaCO_3$ 对提取液中各种色素的吸附能力不同，各种色素以不同速度随石油醚向下移动，色素被逐渐分离，形成许多不同的色带，故称为色谱。在生物和医学领域，色谱法也常称为层析法。色谱法已成为现代众多科学领域不可或缺的分离、鉴定和高纯度制备的方法。色谱技术可根据固定相基质、流动相和方法原理的不同进行分类：根据固定相基质的不同可以分为纸色谱、薄层色谱和柱色谱；根据流动相的不同可以分为液相色谱和气相色谱；根据方法原理的不同可以分为吸附色谱、分配色谱、凝胶过滤色谱、离子交换色谱、高效液相色谱和亲和色谱。英国物理化学家 Marting 和 James 因发明了气相色谱于 1952 年获得了诺贝尔化学奖。

色谱法作为一种高分辨分离技术可用于极少量试样或极低浓度组分的测定，如色谱技术可用于分析 $\leqslant 10^{-6}$ 级的空气污染物，可应用于极复杂混合物的分离、鉴定。例如，采用高效液相色谱可以鉴定 37 种的氨基酸（图 2-13）。

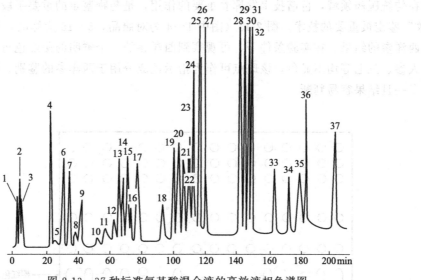

图 2-13　37 种标准氨基酸混合液的高效液相色谱图

1—磷酸丝氨酸；2—牛磺酸；3—磷酸乙醇胺；4—天门冬氨酸；5—羟基脯氨酸；6—苏氨酸；7—丝氨酸；8—天冬酰胺；9—谷氨酸；10—肌氨酸；11—α-氨基己二酸；12—脯氨酸；13—甘氨酸；14—丙氨酸；15—瓜氨酸；16—α-氨基丁酸；17—缬氨酸；18—蛋氨酸；19—胱氨酸；20—异亮氨酸；21—亮氨酸；22—丙氨酸丁氨酸硫醚；23—酪氨酸；24—苯基丙氨酸；25—β-丙氨酸；26—β-氨基异丁酸；27—γ-氨基丁酸；28—组氨酸；29—3-甲基组氨酸；30—1-甲基组氨酸；31—肌肽；32—鹅肌肽；33—羟基赖氨酸；34—鸟氨酸；35—氨；36—赖氨酸；37—精氨酸

除了进行物质的分离分析，色谱法还是制备高纯度物质的主要方法。例如，生物医学领域经常使用凝胶柱色谱(图 2-14)进行生物大分子的纯化、制备。

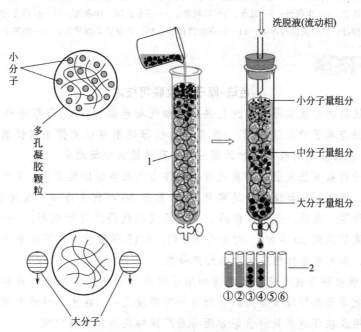

图 2-14　凝胶柱色谱分离纯化生物大分子
1—凝胶柱；2—收集管

第二章　医用化学基础知识 | 19

在传统医药领域，色谱技术发挥着重要的作用，是药物鉴定的重要手段，是中药数字化"指纹"鉴定最重要的技术。图 2-15（图中 1～4 为对照品，5～16 为样品）给出了薄层色谱鉴定西洋参的结果。在实验条件下，可观察到西洋参的一个鲜明的樱红色斑点，而在同样位置，人参、三七等均不显色，该斑点可作为指示性成分用于西洋参的鉴别。该方法简单、有效、专一且结果容易判断。

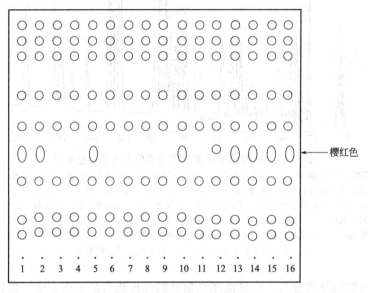

图 2-15　西洋参薄层色谱图

1—加拿大西洋参对照品；2—北京怀柔西洋参对照品；3—人参（生晒参）对照品；4—三七对照品；
5—西洋参；6—生晒参；7—红参；8—朝鲜参；9—三七；10—洋参丸；11—洋参丸（伪品）；
12—混合样品；13—美国西洋参；14—加拿大西洋参；15—北京怀柔西洋参；16—山东文登西洋参

阅读材料2-1

色谱-原子吸收联用技术

近年来，仪器联用技术得到快速发展，比如气相色谱法（GC）与原子吸收法（AAS）联用或液相色谱法与原子吸收法联用。这是因为仪器联用可以发挥不同仪器的优势，实现"强强联合"，从而实现对被分析物的高分辨、高灵敏的分析测定。

虽然在原子吸收方法发展的初期就有将其作为气相色谱的检测器，用于检测汽油中的烷基铅的报道，但这一仪器联用的思路直到 20 世纪 80 年代才逐步引起重视。现在这种联用技术已在环境、生物、医学、食品、地质等领域获得广泛的应用。分析元素也由原来少数几种元素扩展到 20 多种。时至今日，GC-AAS 联用技术已不仅用于测定有机金属化合物的含量，而且可进行相应元素的形态分析。

色谱-原子吸收联用技术综合了色谱和原子吸收两种方法各自的特点和优势，是金属有机化合物和化学形态领域强有力的分析与研究手段之一，在生命科学中揭示微量元素的毒理和营养作用及在环境质量评价等方面有着广阔的应用和发展空间。

（摘自《原子吸收及原子荧光光谱分析》）

第二节 化学式和化学反应方程式

化学式可用于表示由原子、分子和离子所构成的物质的组成。本章将讨论两种不同类型的化学式：最简式和分子式。其后，将讨论化学式在配平化学反应方程式中的应用。

一、物质的量

在学习和讨论化学式之前，首先需了解化学中最重要的概念之一——物质的量。

物质的量与长度、质量、时间、电流、温度、发光强度等一样，是一个基本量，用符号 n 表示。

物质的量是表示组成物质的微观粒子数目多少的物理量，它的基本单位是摩尔，符号记作 mol。

1mol 任何微粒所含的粒子数：① 等于 12g ^{12}C 所含碳原子数；② 为 6.02×10^{23} 个；③ 这个数值也称阿伏伽德罗常数。

1. 摩尔质量

当某物质的量是 1mol 时所具有的质量叫摩尔质量，用符号 M_r 表示。其单位用 SI 制表示为 $kg \cdot mol^{-1}$，实际工作中常用 $g \cdot mol^{-1}$。

2. 摩尔质量的确定

任何元素原子的摩尔质量，当单位为 $g \cdot mol^{-1}$ 时，数值上等于该原子的原子量。如：$Ar_{Ca}=40$，则 $M_{Ca}=40g \cdot mol^{-1}$。

1mol 某物质分子的质量，就是该物质分子的摩尔质量。分子的摩尔质量如用 $g \cdot mol^{-1}$ 作单位，数值上等于该分子的分子量。如 $Ar_{H_2SO_4}=98$，则 $M_{H_2SO_4}=98g \cdot mol^{-1}$。

例 2-3 求 80g NaOH 的物质的量。

解：NaOH 的摩尔质量在数值上等于其分子量。$M_{NaOH}=40g \cdot mol^{-1}$，则：

$$n_B = \frac{m}{M} = \frac{80}{40} = 2.0 \text{(mol)}$$

二、最简式与化学式

1. 最简式

化合物的最简式（也称实验式）给出的是组成化合物的各元素原子最简单的整数比。例如，水的最简式是 H_2O，它表示水分子中氢原子数是氧原子数的两倍。再如，通过实验证明，在氯酸钾中，钾、氯和氧原子数之比为 $1:1:3$，所以，氯酸钾的最简式是 $KClO_3$。

分子式是用元素符号表示纯净物质（包括单质和化合物）中一个分子所包含的各种原子的数目。分子式可以与最简式完全相同，也可以是最简式的整数倍。例如 H_2O，表明每个水分子含有两个氢原子和一个氧原子；而 H_2O_2 表示两个氢原子和两个氧原子结合成一个单一的结构单位过氧化氢分子，它的最简式则是 HO。

单质也可以用分子式表示。常温常压下，单质氯是双原子分子，它的分子式是 Cl_2。同理，氧、氮、氟等的气态单质的分子式分别为 O_2、N_2 和 F_2。白磷则是一种活泼而具有剧毒的固体，它的结构单元是 P_4。

在既可用最简式又可用分子式表示一种物质的场合，总是选用分子式，因为它更能说明问题。因而，将过氧化氢和单质氯分别写成分子式 H_2O_2 和 Cl_2。对于不含"分子"的物质，则只能采用最简式。例如，最简式 NaCl 表示离子型化合物；而对于铁和碳这样的单质，由于不存在独立的分子，就用符号 Fe、C 表示。

2. 最简式的确定

为确定一个化合物的最简式，必须通过化学分析实验获得组成这个化合物的各元素的质量分数。根据这些数据和已知各元素的原子量，就能推算出最简式。其过程可由例题 2-4 来说明。

例题 2-4 维生素 C 是具有类似葡萄糖结构的多羟基化合物，含有碳、氢和氧三种元素。通过对精制的维生素 C 试样进行分析，得到元素的质量分数：C＝40.9％；H＝4.58％；O＝54.5％。

根据以上数据确定维生素 C 的最简式。

解 需要知道的是 C、H 和 O 原子的相对数目。为方便起见，先计算在 100g 已知质量的维生素 C 中 C、H 和 O 的物质的量。在 100g 试样中，有 40.9g 的 C，4.58g 的 H 和 54.5g 的 O。换算成物质的量，则得到三种元素的物质的量：

$$n_C = \frac{40.9}{12.0} = 3.41 \text{(mol)}$$

$$n_H = \frac{4.58}{1.01} = 4.53 \text{(mol)}$$

$$n_O = \frac{54.5}{16.0} = 3.41 \text{(mol)}$$

由于物质的量和原子数量的换算因子对所有元素来说都相同的（1mol 原子的数量＝6.02×10^{23} 个原子），所以上面的计算结果代表了这三种元素的相对原子数。也就是说，维生素 C 分子中 C、H 和 O 的原子数之比是 3.41∶4.53∶3.41，即 1.00∶1.33∶1.00。将这一比值整体乘以 3，就得到整数比 3∶4∶3，即维生素 C 的最简式为 $C_3H_4O_3$。

通过上面的计算可以知道，一种化合物的各个元素的质量分数被确定以后，最简式的计算就比较容易了。但要获得这些质量分数首先需进行精密而准确的实验。例题 2-4 中所用到的数据就是通过图 2-16 所示的实验而获得的。

图 2-16 中，水由高氯酸镁 [$Mg(ClO_4)_2$] 吸收；二氧化碳则由分散在石棉上的氢氧化钠细颗粒吸收。实验过程是这样的：将一份已经称重的纯化合物样品(通常只有几毫克)，置于氧气中燃烧，最终生成二氧化碳和水。所产生的 CO_2 和 H_2O 的量由样品中 C 和 H 的含量所决定，这可通过测定两支吸收管增加的质量来确定。根据这两种化合物（CO_2 和 H_2O）的质量可以计算样品中 C 和 H 的质量，并由此算出它们的质量分数。氧的质量分数可由总数（即 100％）减去 C、H 的质量分数而得到。例题 2-5 给出了图 2-16 实验完成后的数据处理方法。

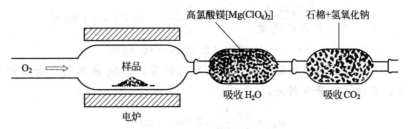

图 2-16 用于碳氢分析的燃烧器

例题 2-5 维生素 C 中 C、H 和 O 的质量分数是通过燃烧 2.00mg 样品来确定的。燃烧实验后所生成的 CO_2 和 H_2O 的质量分别为 3.00mg 和 0.816mg。问 C、H 和 O 的质量分数分别是多少？

解 首先计算 3.00mg CO_2 中碳的质量。1mol 的 CO_2（44.0g）中含有 1mol 的碳（12.0g），即 12.0g C～44.0g CO_2。因此，3.00mg CO_2 中含有的碳的质量是：

$$m_C = 3.00 \times \frac{12.0}{44.0} = 0.818 \text{(mg)}$$

同理，0.816mg 的水中含有的氢的质量是：

$$m_H = 0.816 \times \frac{2.02}{18.0} = 0.0916 \text{(mg)}$$

可以求得 C 和 H 的质量分数：

$$w_C = \frac{0.818}{2.00} \times 100\% = 40.9\% ; w_H = \frac{0.0916}{2.00} \times 100\% = 4.58\%$$

获得了 C 和 H 的质量分数后，就可求得到氧的质量分数：

$$w_O = 100\% - 40.9\% + 4.58\% = 54.52\%$$

应用上述原理和方法原理，还可以测定无机化合物中各元素的质量分数。例如，水溶性金属氯化物中 Cl 的质量分数可以通过用硝酸银沉淀法来测定。Cl^- 与 Ag^+ 形成不溶性的 AgCl 沉淀。将氯化银过滤、洗涤、干燥，最后称重获得 AgCl 的质量。由于样品的质量是已知的，就可以计算氯的质量分数。如果样品中的金属元素是除氯以外唯一的另一种元素，则金属元素的质量分数也可以得到（例题 2-6），进而得到氯化物的最简式。

例题 2-6 将 1.641g 氯化钙溶于水，再用 $AgNO_3$ 沉淀，并进行后处理，获得了 4.238g 的 AgCl 沉淀。试确定氯化钙的组成和最简式。

解 首先计算氯化银中氯的质量。在 AgCl 中，1mol Cl（35.45g）与 1mol Ag（107.87g）反应得到 143.32g AgCl，即：

$$35.45\text{g Cl} \sim 143.32\text{gAgCl}$$

$$m_{Cl} = 4.238 \times \frac{35.45}{143.32} = 1.048 \text{(g)}$$

则样品中氯和钙的质量分数是：

$$w_{Cl} = \frac{氯的质量}{样品的质量} \times 100\% = \frac{1.048}{1.641} \times 100\% = 63.86\%$$

$$w_{Ca} = 100\% - 63.86\% = 36.14\%$$

接下来，按常规方法求出最简式。根据上面的计算，100g 氯化钙中含有钙 36.14g、氯 63.86g。那么，其物质的量分别为：

$$n_{Ca} = \frac{36.14}{40.08} = 0.902 \text{（mol）}$$

$$n_{Cl} = \frac{63.86}{35.45} = 1.80 \text{(mol)}$$

显然，$\frac{n_{Cl}}{n_{Ca}} = 2.0$。也就是说，氯化钙中 1mol 钙就带有 2mol 的氯，所以最简式为 $CaCl_2$。

3. 从最简式到分子式

分子式一定是最简式的整数倍(可以是 1 倍、2 倍、3 倍…)。为确定倍数，还需要知道物质的分子量。

例题 2-7　例题 2-4 中确定了维生素 C 的最简式定为 $C_3H_4O_3$，通过其他实验测得维生素的分子量接近于 180。试确定它的分子式。

解　同最简式 $C_3H_4O_3$ 相应的式量是：

$$FW = (3 \times 12) + (4 \times 1) + (3 \times 16) = 88$$

实验给出的近似分子量 180 约为式量的两倍。因此最简式必须乘以 2 才能得到维生素 C 的分子式，即 $C_6H_8O_6$。

注：为从最简式求得分子式，实验测得的数据只需有分子量的近似值就足够了。如果实验测得的维生素 C 的分子量在 160～200 范围内，就可证明最简式应乘以 2 得到分子式，而不是乘以 1、3 或更大的整数。

三、化学方程式与反应产率

1. 化学方程式

化学反应方程式也称化学方程式，是用化学式表示化学反应的式子。化学方程式客观反映化学反应的事实。因此书写化学方程式要遵守两个原则：一是必须以客观事实为基础；二是要遵守质量守恒定律。学习化学反应方程式的重点在于理解化学式如何应用于描述化学反应的配平方程式，不能简单地认为化学反应式只是一种机械的书写过程。因为如果不知道发生什么化学反应就不可能写出正确的化学反应方程式。

首先，以火箭推进器内发生的反应为例，说明如何配平化学反应方程式。早期推进器使用联氨(也称肼,分子式为 N_2H_4)作燃料，以四氧化二氮为(N_2O_4)作氧化剂。取自火箭尾气的混合物经分析表明尾气是由氮气(N_2)和液态水组成。为了写出上述反应的配平方程式，可按以下步骤进行：

(1) 首先，根据反应事实写出未配平的方程式，其中反应物的化学式写在左边，生成物的化学式写在右边，即：

$$N_2H_4 + N_2O_4 \longrightarrow N_2 + H_2O$$

(2) 其次，根据质量守恒定律，要求方程式两边的每种元素具有相同的原子数。为了做到这一点，可以先在 H_2O 前面写上系数 4，使反应式两边都有 4 个氧原子。

$$N_2H_4 + N_2O_4 \longrightarrow N_2 + 4H_2O$$

接下来配平氢原子。右边有 8 个 H 原子，因此在 N_2H_4 前应写上系数 2。

$$2N_2H_4 + N_2O_4 \longrightarrow N_2 + 4H_2O$$

(3) 最后，考虑氮的原子数目，左边氮原子的总数是 $(2 \times 2) + 2 = 6$。因此右边 N_2 前面写上系数 3 来配平氮。

$$2N_2H_4 + N_2O_4 =\!=\!= 3N_2 + 4H_2O \tag{2-2}$$

严格来说，配平的方程式中还应标出反应物和生成物的物理状态。用 g、l 和 s 分别表示气态、液态和固态。所以，上述反应最终写成：

$$2N_2H_4(l) + N_2O_4(l) =\!=\!= 3N_2(g) + 4H_2O(aq) \tag{2-3}$$

处理水溶液中进行的反应时，用符号"aq"以标明被溶解的物质(离子或者分子)。因此，当含 Ag^+ 溶液与含有 Cl^- 的水溶液混合时，所发生反应的方程式可写成：

$$Ag^+(aq) + Cl^-(aq) =\!=\!= AgCl(s) \downarrow \tag{2-4}$$

以上讨论的化学方程式配平方法，称为"观察配平"法。这种方法可应用于大部分场合。

2. 化学反应的产率

当两种物质发生反应时，反应物的用量很少恰好是等物质的量的。例如，苯(C_6H_6)和硝酸(HNO_3)反应生成硝基苯($C_6H_5NO_2$)：

$$C_6H_6(l) + HNO_3(l) \longrightarrow C_6H_5NO_2(l) + H_2O(l) \tag{2-5}$$

理论上，可以通过准确地加入 1mol 硝酸将 1mol 苯转变成 1mol 硝基苯。但实际情况是反应产物的实际产量几乎总是低于理论产量。在本反应中，为了获得尽可能多的硝基苯，最好的做法是使其中较廉价的试剂硝酸过量。也就是，对 1mol 苯，可以用 1.5mol、2mol 甚至 5mol 的 HNO_3 进行硝化。

重要的是要将过量试剂(如本反应的 HNO_3)和有限试剂(如 C_6H_6)区别开来。当反应物与产物的量以物质的量表示时，很容易看出这种区别。例如，式(2-5)中两种反应物的使用量是：

$$1.20\text{mol } C_6H_6 + 3.56\text{mol } HNO_3$$

从配平方程式的系数看，苯和硝酸的物质的量比是 1:1。所以，上述用量中硝酸是过量的，而苯便是有限试剂。

当反应试剂的量不是以物质的量而是以质量表示时，必须先将质量换算成为物质的量。计算反应的预计产量必须以有限试剂作为基础。

例题 2-8 乙酸酐与水杨酸反应可以制备阿司匹林。反应方程式是：

$$2C_7H_6O_3(aq) + C_4H_6O_3(l) \longrightarrow 2C_9H_8O_4(aq) + H_2O(l) \tag{2-6}$$

     水杨酸   乙酸酐   阿司匹林

如果用 1.00kg 水杨酸和 2.00kg 乙酸酐反应，问：

(1) 哪个试剂是有限试剂？

(2) 阿司匹林的理论产量为多少克？

解 先计算水杨酸（$M_{水杨酸}=138\text{g}\cdot\text{mol}^{-1}$）和乙酸酐（$M_{乙酸酐}=102\text{g}\cdot\text{mol}^{-1}$）的物质的量：

$$n_{C_7H_6O_3}=\frac{1000}{138}=7.25(\text{mol})$$

$$n_{C_4H_6O_3}=\frac{2000}{102}=19.6(\text{mol})$$

从配平方程式的系数可以看出，与1mol乙酸酐反应需要2mol水杨酸。很明显，本题中水杨酸是不足量的，因而是有限试剂。

理论产量的计算必须以有限试剂水杨酸为基础。从配平方程式，我们看到每消耗1mol水杨酸就生成1mol阿司匹林。因而，上述反应理论上可以得到7.25mol阿司匹林（分子量为180）。

$$理论产量(阿司匹林)=180\times7.25=1305(\text{g})$$

在实际工作中，实际产量达到理论产量的情形是很罕见的，产物的实际产量通常都低于理论产量。原因是：首先，反应不完全，有相当数量的有限试剂没有参加反应；其次，有限试剂由于各种副反应被消耗，降低了产物的产量；最后，部分产物在反应后的分离和提纯步骤中损失了。

所以，实验完成后应计算产率，通常以百分比表示，即：

$$产率=\frac{实际产量}{理论产量}\times100\%$$

> **阅读材料2-2**
>
> ### 化学反应的标记
>
> 任何一个化学反应总是伴随着三类变化。一个化学反应进行时，反应物逐步变成生成物。与反应物相比，生成物具有不同的性质、组成和能量。许多情形下，性质与能量的变化十分明显，因此显而易见。而要了解组成的变化则通常需要经过诸多实验和研究才能获得最终的答案。
>
> 可以用钠在氯气中的燃烧反应为例来说明上述三类变化：
>
> $$钠+氯\longrightarrow 氯化钠+能量$$
> $$反应物 \qquad\quad 生成物$$
>
> (1) 性质的变化
>
> 钠是一种柔软、银色的金属，遇水发生剧烈反应；氯是一种有毒的黄绿色气体；而氯化钠是白色的结晶固体，俗称食盐。上述反应中，物质性质前后变化是惊人的，两种危险的、有害的化学药品反应后产生了一种在我们食物中不可缺少的物质。
>
> (2) 组成的变化
>
> 金属钠是100%的钠元素，氯气是100%的氯元素，而氯化钠是39.34%的钠和60.66%的氯组成的化合物。
>
> (3) 能量的变化
>
> 上述反应发生时，产生了发光与放热现象。显然，反应体系发生了能量的变化。其中一部分能量被环境所吸收。由于反应是放热的，所以氯化钠所具有的能量必然低于原来钠和氯的能量总和。

第三节 生命中的化学元素

在已发现的化学元素中,有 92 种是存在于大自然中的天然元素,这 92 种天然元素中有 81 种存在于人体。存在于人体的天然元素含量差别极大,作用、功能各不相同。科学家们将对维持人日正常生理功能不可或缺的必需元素称为生命元素。目前认为生命元素有 29 种,其中金属元素 15 种,非金属元素 14 种。已确认的微量生命元素有 18 种。

一、生命元素的分类

1. 宏量元素和微量元素

(1) 宏量元素

宏量元素(也称常量元素)是指在人体所占质量的比例大于 0.05% 的元素,有 11 种,包括氧、碳、氢、氮、钙、磷、硫、钾、钠、氯和镁。这 11 种元素共占人体总质量的 99.25%。表 2-6 对宏量元素在体内的含量、分布及功能进行了小结。

表 2-6 宏量元素的含量、分布及功能

元素	符号	含量/g(以体重70kg 计)	占体重比例/%	作用与功能
氧	O	45000	64.30	水、有机化合物的组成成分
碳	C	12600	18.00	有机化合物的组成成分
氢	H	7000	10.00	水、有机化合物的组成成分; 清除有毒自由基
氮	N	2100	3.00	有机化合物的组成成分
钙	Ca	1420	2.00	骨骼、牙齿的主要成分; 协调神经和细胞的活动
磷	P	700	1.00	维持骨骼和牙齿的必要元素; 参与生理化学反应; 维持肾脏正常机能、传达神经刺激
钾	K	245	0.35	调节体液的渗透压、电解质和酸碱平衡以及细胞内酶结构的稳定; 参与神经信息的传递
硫	S	175	0.25	含硫氨基酸、含硫蛋白质的组成成分
钠	Na	105	0.15	调节体内水分与渗透压; 维持体内酸碱平衡; 胰液、胆汁、汗和泪水的组成成分
氯	Cl	105	0.15	调节体液的渗透压; 维持电解质的平衡和酸碱平衡
镁	Mg	35	0.05	骨骼、牙齿的主要成分; 协调神经和细胞的活动; 激活酶系统

(2) 微量元素

微量元素也称痕量元素。在人体可检测到的 81 种元素中,除去上述 11 种宏量元素,其余 70 种元素是微量元素,它们仅占人体总质量的 0.005%～0.01%。

2. 必需元素、非必需元素、有害元素

如前所述,92 种天然元素中有 81 种可以在人体中找到,但这些元素并非都是人体生存所必需的。实际上,只有部分元素是机体生长、发育和生命活动所不可缺少的,是细胞或组织代谢必需的,摄入不足或排泄过多都可能导致机体生理功能、形态结构的改变,从而引起疾病发生。

(1) 必需元素

世界卫生组织规定,当某一元素含量低于一定量时通常会导致某一重要生理功能的降低,或该元素对生物体具有重要功能且为有机结构的组成成分,则它对生物体而言就是必需元素。必需元素包括 11 种宏量元素和 18 种微量元素。18 种微量元素包括 11 种金属元素和 7 种非金属元素,即钒、铬、锰、铁、钴、镍、铜、锌、锡、锶、钼、氟、溴、碘、硼、硅、砷、硒。表 2-7 给出了部分人体必需微量元素的含量、血浆浓度及主要生理作用。

表 2-7 部分人体必需微量元素的含量、血浆浓度及主要生理作用

元素	符号	含量/mg(以体重70kg 计)	血浆浓度/$\mu mol \cdot L^{-1}$	生理作用
铬	Cr	2～7	0.27～1.06	作用于胰细胞上胰岛素敏感部位
铁	Fe	2800～3500	10.75～30.45	血红蛋白成分,运输 O_2、CO_2;氧化还原酶反应活性中心
钴	Co	1.3～1.8	0.003	维生素 B_{12} 组成成分;促进多种营养物质的生物学效应
铜	Cu	90	11.02～23.6	多种酶的成分;与 Fe 协同发挥氧化还原作用;形成黑色素
锌	Zn	2700	12.24～21.42	胰岛素成分;多种酶的组成成分;促进伤口愈合
钼	Mo	11	0.04～0.31	多种酶的辅助因子;减少人体对亚硝胺的吸收
氟	F	3000	0.63～0.79	骨骼、牙齿硬化
碘	I	12～24	0.32～0.63	甲状腺成分
硒	Se	15	1.39～3.90	谷胱甘肽氧化酶的成分,自由基清除剂

(2) 非必需元素

对于非必需元素,目前尚无明确规定。一般来说,若某种元素的缺少或者过多对人体或动物体并无显著的影响,则该元素可视为非必需元素,主要包括铝(Al)、钛(Ti)、锗(Ge)、铷(Rb)、锆(Zr)、铌(Nb)、钡(Ba)、钨(W)以及稀土元素。

(3) 有害元素

由于环境污染或从饮食中摄取量过大,时间过长,对人体健康有害的元素称为有害元素或有毒元素,包括铍(Be)、镉(Cd)、锑(Sb)、汞(Hg)、铅(Pb)和铋(Bi)等。其中,镉、汞和铅是最常见的空气和食品污染物,是环境保护和食品安全的常规检测项目。

应该指出的是,所谓"必需""非必需"是相对的。因为随着检测技术的进步和科学研究的深入,许多以前被认为不具有生理功能的元素,后来却被发现具有重要的生理功能,如铜、锌、锰和钴就是这样的元素。统计表明,平均每 10 年就会增加 2 个必需元素。现在认为非必需元素,今后有可能成为必需元素。这体现了人类对自身认识的不断深化。

还有一个重要的影响因素是摄入量(或剂量)。法国科学家 Bertrand 提出了"最佳营养

浓度定律"(图 2-17),指出即使是必需元素,在体内也有一个适宜的浓度范围,超过或不足都不利于人体健康。有的元素最适浓度范围较大,如锌、锰等。有的在最佳浓度和中毒浓度之间只有狭窄的安全范围,如硒和镍。硒在体内含量低于百万分之零点一时,会导致肝坏死,但若高于百万分之十时则使人中毒,甚至致癌。而对于碘,人的最小需要量为 $0.1\text{mg}\cdot\text{d}^{-1}$,大于 $1000\text{mg}\cdot\text{d}^{-1}$ 即为中毒量。显然,必需微量元素的生物效应与其剂量及临床作用时间长短密切相关。

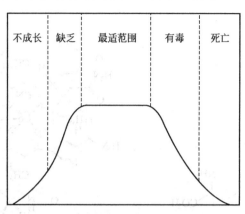

图 2-17　元素的最佳营养浓度定律曲线

二、微量元素的生理与生化功能

大量的科学研究揭示,微量元素通过与体内大分子、小分子的结合,形成各种功能蛋白、酶、激素、维生素等活性分子,发挥着重要而广泛的生理、生化功能,对维持机体正常的生命活动具有重要意义。微量元素的生理与生化功能主要包括以下几方面。

1. 金属酶和金属激活酶

酶是生命体内的高效、专一、反应条件温和的催化剂,是由活细胞产生的具有催化活性和高度选择性的特殊大分子有机物(蛋白质、RNA),绝大部分的酶是蛋白质。目前已知的人体中的酶有上千种,其中 50%～70% 有金属元素的参与。分子结构中含有金属离子的酶叫作金属酶;不含金属元素但必须有金属离子存在才能发挥活性的酶叫作金属激活酶。金属激活酶分子结构中的金属离子大多是处于第四周期的过渡金属元素,如锰、铁、钴、铜、锌、钼。

金属激活酶中的金属离子,对酶产生激活作用的机制是:

① 形成配位键,改变底物的构象,促进底物与酶的键合。
② 取代活性中心或底物的功能基团,或除去酶抑制剂。
③ 与活性中心外围的功能基团结合,对酶的结构及活性起稳定作用。
④ 与底物或辅酶形成复合物,促进其与酶活性中心的结合。

2. 激素与维生素

激素是指内分泌腺和散在的内分泌细胞分泌的高效能生物活性物质。微量元素与许多激素的形成和功能的发挥有着直接的关系。有的微量元素本身就是激素的组成成分;有的与激素形成复合物,促进激素的合成,延长激素的作用时间。例如:碘是甲状腺素(图 2-18)必不可少的成分,缺碘会引起碘缺乏病;锌可与胰岛素结合形成一种复合物,这种含锌复合胰岛素作用缓慢,可延长胰岛素的作用时间,制造胰岛素药物的过程中加入乙酸锌就是为了延长作用时间;铬是糖耐量因子的组成部分,作为胰岛素的辅助成分发挥作用,缺铬可诱发糖尿病、动脉粥样硬化和冠心病等疾病。

微量元素还可作为维生素的必需成分发挥生理、生化作用。维生素 B_{12} 是骨髓造血所需的重要物质,可促进红细胞的发育和成熟,并参与胆碱的合成。维生素 B_{12} 的分子式是 $C_{63}H_{88}CoN_{14}O_{14}P$,其分子中心由 4 个还原的且被完全取代的吡咯环围绕一个钴离子而组成(图 2-19)。

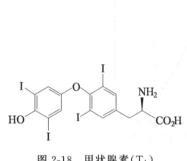

图 2-18　甲状腺素(T_4)

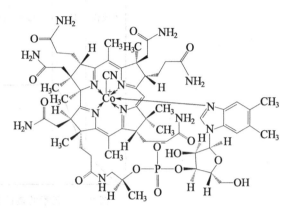

图 2-19　维生素 B_{12} 的分子结构式

3. 核酸

众所周知,核酸的主要功能是保持或传达生物遗传信息。金属离子与核酸结合,可影响核酸的复制、转录、翻译,及磷酸基断裂和磷酸酯键形成。科学家们已经发现一些金属离子在维持核酸的双螺旋结构与核蛋白结构方面具有重要作用。如 DNA 聚合酶每分子中含 2 个牢固键合的锌离子,它能使酶与 DNA 结合;核苷酸还原酶的作用则依赖于铁;在聚合酶链式反应(PCR)中,镁离子的存在是保证核苷酸聚合反应得以进行的关键因素之一。

4. 功能性蛋白质

一些功能性蛋白质中含有金属离子,如转铁蛋白、铜蓝蛋白和血红蛋白等,这些金属离子是蛋白质活性中心的关键成分。转铁蛋白又名运铁蛋白,是血浆中主要的含铁蛋白质,负责运载由消化管吸收的铁和由红细胞降解释放的铁;铜蓝蛋白又称铜氧化酶,因含铜离子而呈蓝色,起调节铁的吸收和运输作用。

金属蛋白酶是指活性中心中含有金属离子的蛋白酶,其特点是可以定量保留金属离子,用一般方法不能将其除去。但在强配体如螯合剂 EDTA 存在时,会失去金属离子从而失去酶的活性。再将相应离子加入后,其活性又能恢复。常见的金属蛋白酶(所含的金属离子)有:胰蛋白酶(Ca)、胰凝乳蛋白酶(Ca)、羧肽酶(Zn)、中性蛋白酶(Zn)、嗜热菌蛋白酶 C(Zn)、胶原酶(Ca、Zn)。

金属硫蛋白富含半胱氨酸的短肽,对多种重金属有高度亲和性,因而具有解除重金属毒性的作用。此外,它还是体内一种高效的自由基清除剂。

5. 生物膜

微量元素与生物膜有着密切关系,生物膜主要是通过离子键和配位键发生相互作用。微量元素会影响生物膜的结构和稳定性,进而影响生物膜的功能。不同的金属元素与生物膜的作用不尽相同,各有特点。

锌对维持生物膜的正常结构和功能具有重要作用，生物膜对缺锌很敏感。锌对膜蛋白有特殊的亲和性。例如人干细胞中的线粒体膜有高浓度的锌；精细胞的膜成分和膜蛋白中锌的含量也很高。锌对细胞膜有很强的保护作用，因为它能抑制脂质过氧化，从而稳定细胞膜。缺锌则会导致膜的损坏，这是因为缺锌使细胞膜的完整性和稳定性改变，导致胞膜发生缺损。对于红细胞而言，由于细胞脆性增加，易发生溶血。

　　铜可维持膜脂的正常组成及其流动性。缺铜时，肝质膜磷脂组成成分发生改变，花生四烯酸和棕榈油的含量减少，导致膜的流动性降低；大量摄入铜会发生急性铜中毒，这是因为过量的铜可与溶酶体的膜脂质发生氧化作用，引起溶酶体破裂，释放大量的水解酶，导致肝细胞坏死。

　　硒能维持谷胱甘肽过氧化物酶的活性，使其分解过氧化物，防止其对细胞膜脂质过氧化，从而保护膜的结构与功能；硒还能增强维生素E的抗氧化作用，阻止细胞膜、线粒体膜、微粒体膜及溶酶体膜上的脂质产生破坏性过氧化反应。

　　人们已经熟知铅、镉、汞是有毒的重金属元素，它们的毒性作用很大一部分是由于这些重金属元素与细胞膜作用而引起的。无机汞在体内外的实验均显示对ATP酶活性的抑制；而有机汞（特别是甲基汞）有强亲脂作用，能渗入膜中，引起线粒体内膜损伤。人体线粒体膜不能分辨铅和钙，因为二者荷电相同，原子半径相近，铅离子可经钙通道进入细胞内却不能排出，导致细胞内铅浓度显著升高。镉则能影响线粒体膜的氧化磷酸化过程，造成细胞能量代谢障碍。

6. 免疫功能

　　免疫功能决定着机体对各种病原微生物如病毒、细菌等的抵抗能力。微量元素同机体免疫机制有关，过多或过少均会引起免疫功能的下降，从而导致机体对疾病的抵抗能力下降。铁、铜一些元素是机体对各种抗原刺激进行正常免疫应答时必不可少的物质。锌、铜、锰、硒、铁都显示出对免疫功能有重要影响。

　　锌离子能直接作用于胸腺细胞，促使其增生，使胸腺素分泌增多，从而使幼稚淋巴细胞成熟变为具有免疫活性的淋巴细胞。缺锌时，胸腺萎缩，胸腺素分泌减少，淋巴组织干枯，补锌后可以纠正。

　　脾脏是体内最大的淋巴器官，参与细胞和体液免疫，合成抗体。缺锌则脾脏质量减少20%~40%，补锌后免疫功能增强。

　　铜离子在免疫系统中起重要作用，缺铜小鼠淋巴细胞对T细胞、B细胞的依赖性抗原的增殖降低。

　　缺铁时重要免疫器官出现形态结构上的改变，出现胸腺萎缩现象，补铁后则发生逆转。

　　硒能促进淋巴细胞产生抗体，促进巨噬细胞的吞噬功能。除对体液免疫有影响外，还可增强淋巴细胞转化和迟发性反应。

三、微量元素与人体健康

　　尽管微量元素在人体中的含量极微，却对机体的健康起着非常重要的作用。许多研究表明，各种心脑血管病与Co、Zn、Cr、Mn等元素的摄入不平衡有关。脑血管病与Ca、Mg、Se、Zn等不足有关；肝癌与Mn、Fe、Ba的含量低而Cu的含量高等有关。我国一些著名的地方病与元素的不平衡密切相关。如克山病与硒等缺乏有关；地方性甲状腺肿大和克汀病（又称呆小病）则是由于严重缺碘引起的。因此，体内几十种元素的平衡与否是影响健康的重要因素。元素平衡被破坏会导致各种疾病。体内元素的平衡包含两层含义：一是元素体内含量要适当；二是各种元素之间要有适宜的比例才能协调工作，有益健康。本节着重对几种常见的微量元素与人体健康的关系作简要的介绍。

1. 铁

铁主要分布在血液中,是血红蛋白和肌红蛋白的重要组成成分,也是体内多种酶的组分。铁参与氧的运输,在组织呼吸和生物氧化中起着很重要的作用。

缺乏铁直接影响血红蛋白合成从而引起贫血,使人感到疲乏、虚弱和嗜睡;而铁过量可降低机体免疫功能,使感染率增加。生活中用铁器食具长时间制作食物增加了食物中含铁量,长此以往易患沉着症、血色病,使肝细胞受到损害。

食物中的铁多以氢氧化铁形式存在,而人体仅吸收溶解状态的铁,在酸性介质中,铁易形成高价铁离子或结合较松散的有机铁,故胃液及食物中有机酸有利于铁吸收,另外,维生素C、食物蛋白也可协助、促进铁吸收。所以胃病患者需注意补充铁剂或注意食物调节,避免形成不溶状态铁剂。铁的成人需要量为 $12\sim18\mathrm{mg\cdot d^{-1}}$。

2. 锌

锌是人体内的多功能元素,广泛存在于人体的器官和血液中,但以皮肤中含锌量最多。锌是体内物质代谢中多种酶的组成成分和活化剂,还影响某些非酶有机分子配位基的结构构型。因此,锌与许多酶的活性有关,具有多种生物学功能。锌还参与核酸和蛋白质的合成;是构成细胞膜的重要成分,并能加速细胞的分裂、生长和繁殖;参与糖、维生素A的代谢;影响维生素C的排泄量;与脂肪酸和维生素E有协同作用。锌还与胰腺、性腺、脑下垂体、消化系统和皮肤的正常功能有密切关系。在人体生长发育旺盛的时期,特别需要锌。锌的成人需要量为 $10\sim15\mathrm{mg\cdot d^{-1}}$。

锌缺乏时,性成熟、神经及生长发育会受到抑制;味、嗅觉出现异常;易出现夜盲症、伤口不易愈合等。儿童缺锌,易引起食欲下降。锌过度缺乏则抑制生长发育,造成侏儒症;导致骨髓发育障碍、贫血。另外,糖尿病患者胰腺含锌量为正常人的一半,以此治疗糖尿病有明显疗效。

3. 碘

人体内碘80%~90%储存在甲状腺内,是合成具有生理活性的甲状腺素(T_4,图2-18)和三碘甲状腺原氨酸(T_3,图2-20)的重要原料。T_4、T_3 调节整个机体的能量代谢,涉及蛋白质、脂类、糖、盐和水,直接影响机体发育、生长和日常生理活动。碘缺乏时,会引起甲状腺代偿性增大,发生黏液性水肿。婴儿缺乏碘,会引起生长发育不良、智力低下、身材矮小,即所谓"呆小症"(克汀病)。缺碘不仅会引起甲状腺肿大,还可引起不可逆运动系统和神经系统发育障碍。补充碘最简单直接的方法是食用加碘盐,常食海带、紫菜等含碘丰富的食物。碘的成人需要量为 $50\sim300\mathrm{\mu g\cdot d^{-1}}$。

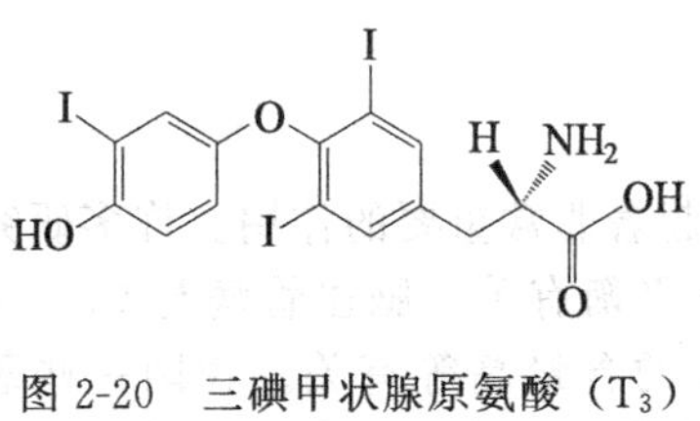

图2-20 三碘甲状腺原氨酸(T_3)

4. 硒

硒主要通过呼吸道和消化道吸收,人体的组织和体液中都含有硒。硒参与体内的生物合成并转化为—SeH基团。含硒酶可以清除体内的自由基,保护细胞不受损伤。对一些化学致癌物质有抵抗作用,还能增加人体抵抗力,对有毒金属镉、汞有一定保护作用。此外,硒对防治贫血及心肌梗死、克山病有一定作用。硒主要来源于粮食和绿色蔬菜,食物中的硒含量与水土中硒的分布有关。硒缺乏可引起儿童恶性营养不良;含量过多则可引起脱发、指甲脆裂、身体乏力和精神激动等症状。成人硒的最佳摄入范围为 $50\sim200\mathrm{\mu g\cdot d^{-1}}$。

5. 氟

除了常量元素中钙和磷是保护骨骼和牙齿的重要元素外，微量元素中的氟也是不可缺少的元素。氟是骨骼和牙齿珐琅质的正常成分，是坚硬骨骼、预防龋齿的必需元素，缺乏时则易造成龋齿和老年骨质疏松。氟在茶叶中含量最高，饮茶可摄入氟；但在饮水中含氟量过高可使牙釉质发生灰斑、变脆，引起自发性骨折。食物中钙、镁、铝可抑制氟吸收和储存，故在高氟水中加硫酸铝、氢氧化镁并给予一定量的钙和维生素 D，可防止氟吸收过量。氟的最佳摄入范围为 $2\sim10\mathrm{mg}\cdot\mathrm{d}^{-1}$。

6. 其他元素

人体其他必需元素对人体有着各种各样的功能，对人体的健康同样起着重要作用。人体其他必需微量金属元素的生理功能及其与健康的关系见表2-8。

表2-8 人体其他必需微量金属元素

元素名称	人体含量/g	主要生理功能	缺乏症	过多症
钒	0.018	刺激骨髓造血、降血压、促生长、参与胆固醇及辅酶代谢	胆固醇高、糖尿病、心肌无力、贫血	结膜炎、鼻咽炎、心肾受损
铬	<0.006	发挥胰岛素作用；调节胆固醇、糖和脂质代谢；防止血管硬化	糖尿病、心血管病、高血脂、胆石症	皮肤损害、伤肝肾、鼻中隔穿孔、肺癌
锰	0.02	参与许多酶促反应；增强蛋白质、脂类的代谢；影响血液的生成和循环	软骨、营养不良、神经紊乱、肝癌、贫血	无力、帕金森症、心肌梗死
钴	<0.003	维生素 B_{12} 的组成成分；造血，参与心血管的生长和代谢；促进核酸和蛋白质合成	心血管病、贫血、脊髓炎、白血病、青光眼	心肌病变、心力衰竭、高血脂、致癌
镍	0.01	促进铁的吸收；参与细胞激素和色素的代谢；多种酶的激活剂，形成辅酶	肝硬化、尿毒症、肾衰竭、磷脂质代谢异常	鼻咽癌、皮肤炎、白血病、骨癌、肺癌
铜	0.1	多种酶的组成成分；氧化还原体系的有效催化剂；血清铜有解毒作用；提高细胞噬菌能力	贫血、心血管疾病心病、白癜风、女性不孕	黄疸肝炎、肝硬化、胃肠炎、癌
锡	0.017	促进蛋白质和核酸反应，促进生长，催化氧化还原反应	抑制生长、门齿色素不全	头痛、呕吐、贫血、生长停滞、影响寿命
锶	0.32	促进骨骼生长，维持血管功能和通透性，维持组织弹性	骨质疏松、白发、龋齿	关节痛、大骨节病、贫血、肌肉萎缩
钼	<0.005	组成氧化还原酶，催化尿酸，抗铜储铁，维持动脉弹性	心血管病、克山病、食道癌、肾结石、龋齿	性欲减退、脱毛、软骨、贫血、腹泻

> **阅读材料3-3**
>
> **临床元素分析**
>
> 体内各种物质中,电解质的代谢与水代谢的关系最为密切。这些电解质主要是钠、钾、钙、镁的盐。它们是机体不可缺少的组成元素,参与维持体液的渗透压和酸碱平衡、维持神经肌肉的正常应急功能。这些元素离子在体液中的浓度保持稳定,对维持机体正常生理功能起着十分重要的作用。而微量元素如碘以及许多金属元素,它们有的是激素的组成成分,有的是酶的组成成分或酶的激活剂,在物质的代谢中起着重要作用。因此,体内元素分析具有重要的临床价值。
>
> 临床元素分析是临床检验领域相当活跃的一个分支。随着现代分析科学的进步,以高灵敏度、高选择性、简便快速为特点的新分析方法和分析仪器不断出现,极大地推动了临床元素分析的发展,体内的微量、痕量元素一个个被检测出来。现代荧光分析法对元素的分析灵敏度通常可达 $10^{-9} \sim 10^{-7} \mathrm{g \cdot mL^{-1}}$ 或更高;而时间分辨技术、电感耦合等离子体(ICP)、中子活化分析以及质谱分析等技术更可达到 $10^{-14} \mathrm{g \cdot mL^{-1}}$,甚至更高。数学、计算机科学与分析化学的结合产生了化学计量学,基于元素分析的数据,通过数学模型建立元素与疾病的关系,为临床诊断提供了一种新方法。

习 题

1. 铝的密度 $2.70 \mathrm{g \cdot cm^{-3}}$。试计算质量为 35g 的铝块的体积。

2. 将地球近似视为球形,其平均直径约为 6371km。
   (1) 计算以厘米表示的地球周长。
   (2) 计算以平方厘米和平方米表示的地球表面积。
   (3) 计算以立方米表示的地球体积。

3. 将 209K 以摄氏温度读数表示。

4. 称得一金属棒的质量为 12.54g。将其放入 25.00mL 烧瓶后,需加水($d = 0.9970 \mathrm{g \cdot cm^{-3}}$) 20.54g 才能使烧瓶水位达到刻度。问此金属的密度是多少?

5. 测某日空气中一氧化碳的浓度为 $1.8 \times 10^{-8} \mathrm{g \cdot cm^{-3}}$。如空气总体积为 $5.5 \times 10^{11} \mathrm{m^3}$,试计算空气中含有一氧化碳多少吨?

6. 铁原子半径为 $1.26 \times 10^{-8} \mathrm{cm}$,质量为 55.8u(1u = 1.67×10^{-24} g),求:
   (1) 计算铁原子的体积(用 $\mathrm{m^3}$ 表示)。
   (2) 计算铁原子的密度 (用 $\mathrm{g \cdot cm^{-3}}$ 表示)。
   (3) 解释为何铁原子密度比铁块的密度($7.86 \mathrm{g \cdot cm^{-3}}$) 大。

7. 参考表 2-3,假定所有元素的总质量为 3×10^{24} g,估算人类最多可以从中获取多少吨磷?

8. 某学生对一支 $10 \mathrm{cm^3}$ 移液管进行校准。先用水($d = 0.9970 \mathrm{g \cdot cm^{-3}}$) 校准,再将水放入质量为 74.242g 的烧杯中。经过四次重复实验,称得的总质量(水+烧杯)分别为 84.136g、84.141g、84.151g 和 84.279g,问此移液管的体积是多少?

9. 大气中氮的含量占大气质量的 78%。设大气中氮的质量为 9.4×10^{22} g,计算大气的总质量,以千克表示。

10. 硫酸铜溶液呈现蓝色,参考表 2-5,估计硫酸铜溶液所吸收光波的波长范围。

11. 对以下说法作出判断并进行解释。
    (1) 滴定管、移液管的读数应保留小数点后两位。

(2) 分离糖和水需要采用分级蒸馏。

(3) 含有两种或两种以上元素的物质是化合物。

12. 提出三种不同方法，进行以下实验：

(1) 获得 5.00g 水。

(2) 证明甲烷是化合物而不是单质。

(3) 从空气中分离出氧气。

13. 物质的量相关计算：

(1) 计算以下物质的物质的量：200.0g H_2SO_4、50.0g H_2O 和 85.0g Cl_2。

(2) 2.19mol CaO 的质量是多少克？

14. 由化合物中各元素的质量分数求下列化合物的最简式：

(1) 一个由 Ca 和 F 生成的化合物，以质量计 Ca 的含量为 51.3%。计算此化合物的最简式。

(2) 一个由 Na、O 和 Cl 组成的化合物，以质量计含 25.4% 的 Na 和 35.4% 的 O。计算此化合物的最简式。

15. 计算化合物的最简式与分子式：

(1) 乙烯的摩尔质量是 28g，其中氢元素以质量计为 14.3%。计算乙烯的最简式和分子式。

(2) 异丙醇含有 C、H 和 O 三种元素，以质量计含碳 60%，含氢 13.3%。异丙醇的摩尔质量为 60g，确定其最简式和分子式。

16. 阿司匹林的分子式是 $C_9H_8O_4$，计算各元素的质量分数（原子量：C=12.0，H=1.0，O=16.0）。

17. 写出或配平下列方程式：

(1) 配平以下方程式：

A. $MgCl_2 + AgNO_3 \longrightarrow AgCl + Mg(NO_3)_2$

B. $NH_4Cl + Fe_2(SO_4)_3 \longrightarrow (NH_4)_2SO_4 + FeCl_3$

C. $H_2O_2 \rightleftharpoons H_2O + O_2$

D. $NH_3 + O_2 \longrightarrow NO + H_2O$

E. $KMnO_4 + HCl \longrightarrow MnCl_2 + Cl_2 + KCl + H_2O$

(2) 磷化氢（一种剧毒气体，分子式为 PH_3）在空气中燃烧时，产生液态水和分子式为 P_4O_{10} 的固体。写出此反应，并配平方程式。

(3) 五氯化磷（PCl_5）在潮湿空气中因水解而生成磷酸和氯化氢，写出此反应的配平方程式。

18. 根据习题 17(2) 的反应关系（磷的原子量为 31.0），问：

(1) 为得到 0.58mol P_4O_{10}，需要多少 PH_3？

(2) 1.20g PH_3 完全燃烧，需消耗多少克的氧气？

19. 根据习题 17(2) 的反应关系，如以 6.80g PH_3 与 6.40g O_2 反应，则：

(1) 哪一个是有限试剂？

(2) P_4O_{10} 的理论产量是多少（以克计）？

(3) 若 P_4O_{10} 的实际产量为 5.20g，计算其产率（以百分数表示）。

20. 葡萄糖的发酵可由以下反应表示：

$$C_6H_{12}O_6(aq) \longrightarrow 2C_2H_5OH(aq) + 2CO_2(g)$$

（葡萄糖）　　　（乙醇）

(1) 1g 葡萄糖经发酵可产生乙醇和二氧化碳各多少（以克计）？

(2) 如 CO_2 的密度是 $1.80g \cdot dm^{-3}$，则所产生的 CO_2 的体积是多少（以毫升计）？

21. 液体火箭燃料由联氨（N_2H_4）和过氧化氢（H_2O_2）组成，其燃烧反应可由下式表示：

$$N_2H_4(l) + 2H_2O_2(l) \longrightarrow N_2(g) + 4H_2O(l)$$

(1) 当用去 6.19g H_2O_2 时,产生了多少摩尔的水?
(2) 为使反应完全,H_2O_2 与 N_2H_4 的质量分数各是多少?
22. 回答下列问题:
(1) 何为生命宏量元素与微量元素?
(2) 人体的元素中,哪些是必需元素?哪些是非必需元素?
(3) 人体内的微量元素从何而来?
(4) 碘、硒和磷对人体有何重要作用?
(5) 钠、镁和钙对人体有何重要作用?
(6) 铜的主要生理功能是什么?铜缺乏和铜过多有何症状?
(7) 钴和锰各有何生理功能?
(8) 简述氟的抗龋机理。
(9) 人体内有哪些含铁物质?
(10) 缺锌的临床表现有哪些?防治要点是什么?

第三章 溶 液

在进行科学研究时，常把一部分物质从其余物质中划分出来作为研究对象，这部分被划分出来作为研究对象的物质称为系统。

一种或一种以上物质分散在另一种物质中形成的系统称为分散系统。分散系统中被分散的物质称为分散相；起分散作用的物质称为分散介质。例如，临床上使用的生理氯化钠溶液和葡萄糖注射液都是分散系统，其中的氯化钠、葡萄糖是分散相，而水是分散介质。

溶液是粒子平均直径 $d \leqslant 1\text{nm}$ 的单相或均相分子分散体系，是指由两种或两种以上的物质混合而成的均相、稳定的稀释体系，其中水溶液与人类的关系最为密切。在生命的长期演化过程中，机体的新陈代谢、食物的消化和吸收、营养物质的输送及转化都是在水溶液中进行的。人体内的体液是由血液、尿液、细胞内液、胃液等组成。

溶液是分散相以单个小分子或小离子形式均匀地分散在分散介质中形成的分散系。习惯上把溶液中的分散相称为溶质，把分散介质称为溶剂。水是一种常用的溶剂，未指明溶剂的溶液就是水溶液。

第一节 溶液组成量度的表示方法

溶液的组成有多种表示方法，不同的方法有不同的适用范围，下面简单介绍几种常用的表示方法。

一、物质的量浓度

物质的量浓度（amount-of-substance concentration）用符号 c_B 表示，定义为溶质 B 的物质的量 n_B 除以溶液的体积 V，即：

$$c_B = \frac{n_B}{V} \tag{3-1}$$

物质的量浓度的 SI 单位为摩尔每立方米（$mol \cdot m^{-3}$），但立方米这个单位对医学来说太大，故医学中常用的单位是摩尔每升（$mol \cdot L^{-1}$）、毫摩尔每升（$mmol \cdot L^{-1}$）和微摩尔每升（$\mu mol \cdot L^{-1}$）。这几个单位间有以下换算关系。

$$1 mol \cdot m^{-3} = 1 \times 10^{-3} mol \cdot L^{-1} = 1 mmol \cdot L^{-1} = 1 \times 10^3 \mu mol \cdot L^{-1}$$

物质的量浓度简称为浓度，常用 c_B 表示物质 B 的总浓度，[B]表示物质 B 的平衡浓度。在使用物质的量浓度时，必须指明物质 B 的基本单元。基本单元可以是原子、分子、离子以及其他粒子或这些粒子的特定组合，可以是实际存在的，也可以是根据需要指定的。如：$c(HCl) = 0.2 mol \cdot L^{-1}$，表示每升溶液含 HCl 0.2mol；$c\left(\dfrac{1}{3} Fe_3 O_4\right) = 0.1 mol \cdot L^{-1}$，表示每升溶液含 $\dfrac{1}{3} Fe_3 O_4$ 0.1mol；$c(2NaHCO_3) = 0.2 mol \cdot L^{-1}$，表示每升溶液含 $2NaHCO_3$ 0.2mol。

由于"浓度"二字只是物质的量浓度的简称，因此在用其他方法表示浓度时，应在浓度前使用特定的定语，如质量浓度、质量摩尔浓度等。

二、质量浓度

质量浓度（mass concentration）用符号 ρ_B 表示，定义为溶质 B 的质量 m_B 除以溶液的体积 V，即：

$$\rho_B = \frac{m_B}{V} \tag{3-2}$$

质量浓度的 SI 单位为千克每立方米（$kg \cdot m^{-3}$），千克、立方米这两个单位对医学来说也太大，医学常用的单位是克每升（$g \cdot L^{-1}$）、毫克每升（$mg \cdot L^{-1}$）和微克每升（$\mu g \cdot L^{-1}$）。这几个单位间有以下换算关系。

$$1 kg \cdot m^{-3} = 1 g \cdot L^{-1} = 1 \times 10^3 mg \cdot L^{-1} = 1 \times 10^6 \mu g \cdot L^{-1}$$

世界卫生组织提议，凡是摩尔质量已知的物质，在人体内的含量统一用物质的量浓度表示。例如，过去对人体血液葡萄糖含量的正常值，常表示为（70～100）mg%，按法定计量单位则应表示为 $c(C_6 H_{12} O_6) = 3.9 \sim 5.6 mmol \cdot L^{-1}$。对于摩尔质量未知的物质，在人体内的含量则可以用质量浓度表示。

三、质量摩尔浓度

物质 B 的**质量摩尔浓度**（mole concentration）用 b_B 表示，定义为溶质 B 的物质的量 n_B 除以溶剂 A 的质量 m_A，即：

$$b_B = \frac{n_B}{m_A} \tag{3-3}$$

质量摩尔浓度的 SI 单位是 $mol \cdot kg^{-1}$，使用时应注明基本单元。例如：$b(H_2 SO_4) = 1.00 mol \cdot kg^{-1}$，表示每千克溶剂中含 $H_2 SO_4$ 1.00mol；$b\left(\dfrac{1}{2} H_2 SO_4\right) = 2.00 mol \cdot kg^{-1}$，

表示每千克溶剂中含$\left(\frac{1}{2}H_2SO_4\right)$ 2.00mol。

四、摩尔分数

摩尔分数(mole fraction)又称物质的量分数，用符号 x_B 表示，定义为物质 B 的物质的量 n_B 除以混合物总的物质的量，即：

$$x_B = \frac{n_B}{\sum_i n_i} \tag{3-4}$$

若溶液由溶质 B 和溶剂 A 组成，则二者的摩尔分数分别为：

$$x_B = \frac{n_B}{n_A + n_B}, x_A = \frac{n_A}{n_A + n_B} \tag{3-5}$$

式中，n_A、n_B 分别为 A、B 两物质的物质的量。显然 $x_A + x_B = 1$。

五、质量分数

物质 B 的**质量分数**(mass fraction)用符号 w_B 表示，定义为物质 B 的质量 m_B 除以混合物的总质量，即：

$$w_B = \frac{m_B}{\sum_i m_i} \tag{3-6}$$

对于溶液而言，溶质 B 和溶剂 A 的质量分数分别为：

$$w_B = \frac{m_B}{m_A + m_B}, w_A = \frac{m_A}{m_A + m_B} \tag{3-7}$$

式中，m_A、m_B 分别为 A、B 的质量。显然，$w_A + w_B = 1$。

六、体积分数

物质 B 的**体积分数**(volume fraction)用符号 φ_B 表示，定义为物质 B 的体积 V_B 除以混合物的总体积 $V_总$，即：

$$\varphi_B = \frac{V_B}{V_总} \tag{3-8}$$

医学上常用体积分数来表示溶质为液体的溶液组成，如消毒酒精中酒精的体积分数为 0.75(或 75%)。

七、浓度的相互换算

几组浓度表示方法之间也可以相互换算。主要是以下两种换算。

1. 物质的量浓度 c_B 与质量浓度 ρ_B 之间的换算

由式(3-1)、式(3-2),结合式(3-9)可得式(3-10):

$$n_B = \frac{m_B}{M_B} \tag{3-9}$$

$$c_B = \frac{m_B/M_B}{V} \tag{3-10}$$

因此:

$$c_B = \frac{\rho_B}{M_B} \tag{3-11}$$

式中,c_B 为溶质的物质的量浓度,$mol \cdot L^{-1}$;ρ_B 为溶质的质量浓度,$g \cdot L^{-1}$;m_B 为溶质的质量,g;M_B 为溶质的摩尔质量,$g \cdot mol^{-1}$。

2. 物质的量浓度 c_B 与质量分数 w_B 之间的换算

由式(3-1)、(3-2)、(3-6)和(3-10),可得:

$$c_B = \frac{m_B/M_B}{m/\rho} \tag{3-12}$$

因此:

$$c_B = \frac{\rho w_B}{M_B} \tag{3-13}$$

式中,c_B 为熔质的物质的量浓度,$mol \cdot L^{-1}$;ρ 为溶液的密度,$g \cdot L^{-1}$;M_B 为溶质的摩尔质量,$g \cdot mol^{-1}$。如果考虑到各物理量的单位,式(3-13)也可转换为:

$$c_B(mol \cdot L^{-1}) = \frac{1000(mL) \times \rho(g \cdot mL^{-1}) \times \omega_B}{M_B(g \cdot mol^{-1}) \times 1(L)} \tag{3-14}$$

例题 3-1 已知浓盐酸的密度为 $1.19 g \cdot mL^{-1}$,其中 HCl 含量为 37%(质量分数),求每升浓盐酸中所含 HCl 的物质的量、HCl 溶液的浓度和 HCl 溶质的质量。

解

$$n_{HCl} = \frac{m_{HCl}}{M_{HCl}} = \frac{1.19 \times 1000 \times 37\%}{36.46} = 12.07 (mol)$$

$$c_{HCl} = \frac{n_{HCl}}{V_{HCl}} = \frac{12.07}{1.0} = 12.07 (mol \cdot L^{-1})$$

$$m_{HCl} = c_{HCl} V_{HCl} M_{HCl} = 12.07 \times 1.00 \times 36.46 = 440.07 (g)$$

例题 3-2 在 25℃ 时,质量分数为 0.0947 的稀硫酸溶液的密度为 $1.06 \times 10^3 kg \cdot m^{-3}$,在该温度下纯水的密度为 $997 kg \cdot m^{-3}$。计算硫酸的摩尔分数、物质的量浓度、质量摩尔浓度和质量浓度。

解 ① 在 1L 该硫酸溶液中

$$n_{H_2SO_4} = 1.06 \times 10^3 \times 0.0947 \div 98.0 = 1.02 (mol)$$

$$n_{H_2O}=1.06\times10^3\times(1-0.0947)\div18.0=53.5(\text{mol})$$

根据摩尔分数的定义 $x_B=\dfrac{n_B}{\sum_i n_i}$

得 $$x_{H_2SO_4}=\dfrac{n_{H_2SO_4}}{n_{H_2O}+n_{H_2SO_4}}=\dfrac{1.02}{1.02+53.5}=0.0188$$

② 根据物质的量浓度的定义 $c_B=\dfrac{n_B}{V}$

得 $$c_{H_2SO_4}=\dfrac{n_{H_2SO_4}}{V}=\dfrac{1.02}{1.00}=1.02(\text{mol}\cdot\text{L}^{-1})$$

根据质量摩尔浓度的定义 $b_B=\dfrac{n_B}{m_A}$

得 $$b_{H_2SO_4}=\dfrac{n_{H_2SO_4}}{m_{H_2O}}=\dfrac{1.02}{1.06\times10^3\times(1-0.0947)\times10^{-3}}=1.06\ (\text{mol}\cdot\text{kg}^{-1})$$

③ 根据 $c_B=\dfrac{\rho_B}{M_B}$

得 $$\rho_{H_2SO_4}=c_{H_2SO_4}\cdot M_{H_2SO_4}=1.02\times98.0=99.96\ (\text{g}\cdot\text{L}^{-1})$$

第二节 溶液的渗透压

一、渗透现象和渗透压

1. 渗透现象

我们设想一个如图 3-1 所示的容器，在容器的右侧盛放较浓的蔗糖溶液，左侧盛放纯水，两边液面相平，中间用一层半透膜隔开[图 3-1(a)]。半透膜是一种只允许某些分子或离子通过，而不允许另外一些分子或离子通过的多孔性薄膜，有天然存在的，如细胞膜、鸡蛋膜、毛细血管壁、肠衣、膀胱膜等，也有人工合成的，如羊皮纸、火棉胶、玻璃纸等。

由于半透膜两边的浓度不等，体系有一种自发地通过热运动混合成两边浓度相等的趋势。而若想使浓度均等，必须让蔗糖分子向左运动、水分子向右运动[图 3-1(b)]。但是由于半透膜只允许水分子自由通过而蔗糖分子不能通过，这样一来，一段时间以后我们会发现右端的液面上升了！我们把这种由溶剂分子透过半透膜自动扩散的过程叫作**渗透**(osmosis)。

那么液面会不会无限上升呢？答案是否定的。由于蔗糖分子透不过半透膜，不用考虑其向纯溶剂中迁移。开始时，由于混合平均趋势的驱动，使得左边的水分子向右运动的速度比右边的水分子向左运动的速度要快些，这样右边的液面就会逐渐上升。而液面上升时将导致两侧的压力不等，右边的压力增大，右边的溶剂向左边迁移的速度增加，当压力增大到一定时，左右两边的水分子运动速度相等，达到动态平衡，液面上升到一定高度就不会再上升了。

由此可见，渗透现象的产生必须具备两个条件：一是有半透膜存在；二是半透膜两侧溶液存在浓度（应为渗透浓度）差。渗透现象不仅在溶液和纯溶剂间进行，在浓度不同的两溶液

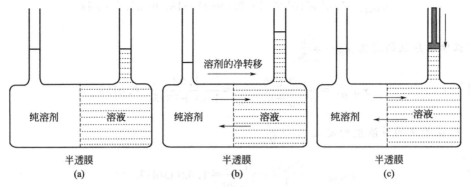

图 3-1 渗透现象的产生

间也可发生。渗透的方向总是由纯溶剂向溶液，或由稀溶液向浓溶液进行。

2. 渗透和扩散的比较

当溶液的浓度不均，如向浓溶液的上层加清水或加固体于稀溶液中时，扩散现象就会自发进行，所以一段时间后，我们发现溶液重新恢复成均一体系。这种运动的推动力是熵增加原理，即自发运动是向着混乱度增加的方向进行的。换句话说，自发运动有着趋向平均的趋势。渗透是一种特殊的扩散，它和扩散一样也由浓度不均引起，只是由于半透膜这样一种特殊物质的存在阻止了分子之间的互动，所以为了达到或尽可能趋向平均，只能是稀溶液或纯溶剂中的水向浓溶液渗透，因此渗透的方向与扩散相反，但是我们应该看到它们的实质是一样的。

3. 渗透压和反渗透

为了阻止渗透的进行，必须在溶液液面上施加超额的压力。这种恰能阻止渗透现象发生而施加于液面上的额外压力称为该溶液的**渗透压**(osmotic pressure)[图 3-1(c)]。渗透压用符号 Π 表示，单位是 Pa 或 kPa。溶液的渗透压只有在溶液和纯溶剂被半透膜隔开的时候才能显示出来，凡是溶液均能产生渗透压。如果是浓度不同的两种溶液被半透膜隔开，则此时在浓溶液上方施加的额外压力是两种溶液的渗透压之差。

如果在溶液液面上方施加的外压大于溶液的渗透压，则会发生**反渗透**(antiosmotic)现象，即溶剂分子透过半透膜进入纯溶剂一侧。这种反渗透技术是 20 世纪 60 年代发展起来的一项技术，主要用于海水的淡化、工业废水的处理、重金属盐的回收和溶液的浓缩。

二、溶液渗透压的计算

1886 年，荷兰化学家 van't Hoff 根据实验结果提出：难挥发非电解质稀溶液的渗透压与溶液浓度和温度的关系为：

$$\Pi V = n_B RT \quad 或 \quad \Pi = c_B RT \tag{3-15}$$

式中，Π 为稀溶液的渗透压，kPa；V 为溶液的体积，L；n_B 为溶质 B 的物质的量，mol；c_B 为 B 的物质的量浓度，mol·L^{-1}；R 为摩尔气体常数，$R = 8.314$ kPa·L·mol^{-1}·K^{-1}；T 为热力学温度，K。

式(3-15)称为 van't Hoff 定律。它表明在一定温度下，稀溶液的渗透压的大小仅与单位体积溶液中溶质微粒数的多少有关，而与溶质的本性无关。因此，渗透压是稀溶液的一种依数性。

对于稀溶液来说，其物质的量浓度与质量摩尔浓度近似相等，即 $c_B \approx b_B$，因此式 (3-15) 可改写为：

$$\Pi \approx b_B RT \tag{3-16}$$

此式还可变形为：

$$\Pi V = n_B RT = \frac{m_B}{M_B} RT \tag{3-17}$$

$$M_B = \frac{m_B RT}{\Pi V} \tag{3-18}$$

式中，m_B 为溶质的质量，g；M_B 为溶质的摩尔质量，$g \cdot mol^{-1}$。可用该式测定高分子物质的分子量。

例题 3-3 将 0.5g 鸡蛋白配成 1.0L 水溶液，在 25℃ 时测得该溶液的渗透压为 0.306kPa，计算鸡蛋白的分子量。

解

$$\rho = \frac{m_B}{V} = \frac{0.5}{1.0} = 0.50(g \cdot L^{-1})$$

根据

$$\Pi = c_B RT$$

$$c_B = \frac{\Pi}{RT} = \frac{0.306}{8.314 \times 398} = 9.24 \times 10^{-5} (mol \cdot L^{-1})$$

根据

$$c_B = \frac{\rho_B}{M_B}$$

$$M_B = \frac{\rho_B}{c_B} = \frac{0.50}{9.24 \times 10^{-5}} = 5.4 \times 10^3 (g \cdot mol^{-1})$$

鸡蛋白的分子量是 $5.4 \times 10^3 g \cdot mol^{-1}$。

三、渗透压在医学上的意义

1. 渗透浓度

我们把溶液中能产生渗透效应的溶质粒子（分子、离子）统称为**渗透活性物质**（osmotic active substance）。通常把稀溶液中能产生渗透作用的各种溶质分子和离子的总浓度称为**渗透浓度**（osmotic concentration），用符号 c_{os} 表示，单位为 $mol \cdot L^{-1}$ 或 $mmol \cdot L^{-1}$。

$$c_{os} = \sum_i c_i \tag{3-19}$$

由于渗透压具有依数性，即压力的大小只与一定体积内溶质的微粒数有关，而与溶质的本性无关，故医学上常用渗透浓度来衡量渗透压的大小。

例题 3-4 《中国药典》规定生理氯化钠溶液的质量浓度应为 $8.5 \sim 9.5 g \cdot L^{-1}$，计算生理氯化钠溶液的渗透浓度的范围。

解 氯化钠为强电解质，在溶液中完全解离：

$$NaCl = Na^+ + Cl^-$$

生理氯化钠溶液的渗透浓度与质量浓度之间的关系为：

$$c_{os(NaCl)} = c_{Na^+} + c_{Cl^-} = 2c_{NaCl} = \frac{2\rho_{NaCl}}{M_{NaCl}}$$

当生理氯化钠溶液的质量浓度为 $8.5 g \cdot L^{-1}$ 时，渗透浓度为：

$$c_{os(NaCl)} = \frac{2 \times 8.5}{58.5} = 0.291 (mol \cdot L^{-1}) = 291 (mmol \cdot L^{-1})$$

当生理氯化钠溶液的质量浓度为 $9.5 g \cdot L^{-1}$ 时，渗透浓度为：

$$c_{os(NaCl)} = \frac{2 \times 9.5}{58.5} = 0.325 (mol \cdot L^{-1}) = 325 (mmol \cdot L^{-1})$$

生理氯化钠溶液的渗透浓度应为 $291 \sim 325 mmol \cdot L^{-1}$。

2. 等渗、低渗和高渗溶液

化学意义上的等渗溶液是指渗透浓度相等的两个或若干个溶液，比如 $0.3 mol \cdot L^{-1}$ HCl 和 $0.2 mol \cdot L^{-1}$ H_2SO_4 是等渗溶液。低渗溶液和高渗溶液则存在于两个溶液相比较的时候，如 $0.5 mol \cdot L^{-1}$ Na_2HPO_4 是 $0.5 mol \cdot L^{-1}$ NaOH 的高渗溶液，$0.5 mol \cdot L^{-1}$ NaOH 是 $0.5 mol \cdot L^{-1}$ Na_2HPO_4 的高渗溶液。在说等渗、低渗和高渗溶液的时候，需指明针对哪种溶液而言。

医学上这三种溶液的划分是以血浆的渗透浓度为衡量标准的。正常人血浆的总渗透浓度约为 $303.7 mmol \cdot L^{-1}$，临床上规定，渗透浓度在 $280 \sim 320 mmol \cdot L^{-1}$ 范围内的溶液称为等渗溶液；渗透浓度小于 $280 mmol \cdot L^{-1}$ 的溶液称为低渗溶液；渗透浓度大于 $320 mmol \cdot L^{-1}$ 的溶液称为高渗溶液。但在实际应用中，略低于（或略高于） $280 \sim 320 mmol \cdot L^{-1}$ 的溶液也可以看作等渗溶液，如渗透浓度为 $278 mmol \cdot L^{-1}$ 的葡萄糖溶液也看作等渗溶液。医学上可直接称某溶液是等渗、低渗或高渗溶液。

掌握等渗、低渗和高渗的概念在临床上很重要。通常在给患者大量补液的时候，要使用等渗溶液，否则会造成严重的后果。这是因为血红细胞的细胞膜是一层半透膜，若将细胞置于等渗溶液中由于细胞内外溶液的浓度基本相等，水分子进出细胞的速度和数量基本相同，细胞的形态基本不变。但是若将该细胞置于低渗溶液中，由于细胞外溶液浓度低，水分子会由外向内进行渗透，进入细胞内部，细胞会逐渐膨胀最后破裂，医学上称为"溶血"。反之若是将血红细胞置于高渗溶液中，外部溶液浓度低，水分子会由内向外进行渗透，细胞失水，逐渐皱缩。皱缩的血红细胞互相聚结成团，堵塞在血管中，就会形成"血栓"。血红细胞在不同渗透浓度溶液中的形态如图3-2所示。

在大量补液的时候，为了防止"溶血"和"血栓"的形成，必须使用等渗溶液，如 $9.0 g \cdot L^{-1}$ NaCl 溶液、$12.5 g \cdot L^{-1}$ $NaHCO_3$ 溶液或 $50.0 g \cdot L^{-1}$ 葡萄糖溶液。低渗溶液和高渗溶液在医学上是否就没有应用价值呢？也不尽然。在治疗脑水肿的时候，就可使用少量的高渗甘露醇溶液，但要注意剂量不易过大，注射速度不能太快，否则会造成局部高渗，形成"血栓"。

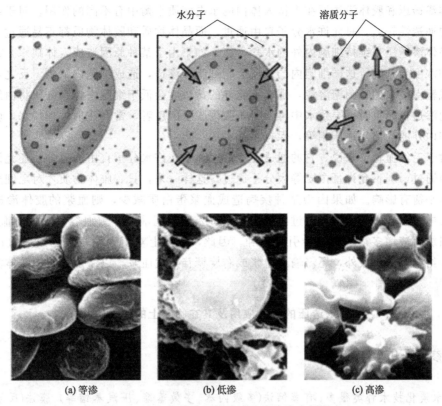

图 3-2 血红细胞在不同渗透浓度溶液中的形态

3. 晶体渗透压和胶体渗透压

由表 3-1 可以清楚地看出，人体血浆渗透压大体上是由两类物质形成的。一类是小分子和小离子的晶体物质，如无机盐离子、葡萄糖、尿素等；另一类是高分子胶体物质，如蛋白质、多糖等。血浆渗透压是这两类物质产生的渗透压的总和，其中晶体物质形成的渗透压称为**晶体渗透压**，胶体物质产生的渗透压称为**胶体渗透压**。37℃时，血浆的总渗透压约为 770kPa，99.5% 来自晶体渗透压。

表 3-1 正常人血浆、细胞内液和组织间液中渗透活性物质的平均渗透浓度（mmol·L^{-1}）

溶质	血浆	细胞间液	组织内液	溶质	血浆	细胞间液	组织内液
Na^+	144	137	10	肌酸	0.2	0.2	9
K^+	5	4.7	141	氨基酸	2	2	8
Ca^{2+}	2.5	2.4	—	乳酸盐	1.2	1.2	1.5
Mg^{2+}	1.5	1.4	31	腺苷三磷酸	—	—	5
Cl^-	107	112.7	4	一磷酸己糖	—	—	3.7
HCO_3^-	27	28.3	10	葡萄糖	5.6	5.6	—
HPO_4^{2-}、$H_2PO_4^-$	2	2	11	蛋白质	1.2	0.2	4
SO_4^{2-}	0.5	0.5	1	尿素	4	4	4
磷酸肌酸	—	—	45	总和	303.7	302.2	302.2
肌肽			14				

为什么二者产生的渗透压相差这么多呢？这是由于一定温度下，渗透压只与单位体积内溶质的数目有关，相等质量的晶体物质（尤其是电解质）相比胶体物质而言，在溶液中产生的溶质粒子数目要多得多，因此产生的渗透压也就大得多。

晶体渗透压和胶体渗透压在维持人体内的水电解质平衡中有不同的作用。对于细胞膜来说，它的通透性较差，只允许水分子自由通过，而晶体物质和胶体物质都不易通过。这时主要依赖晶体渗透压来维持细胞内外的水盐平衡。如果由于某种原因造成人体缺水，则细胞外液中盐的浓度会升高，这样细胞内的水就会朝细胞外渗透，造成细胞内缺水。反之，若大量饮用水或输入过多的葡萄糖溶液，那么细胞外的盐浓度会低于细胞内，水分子将由细胞外液向细胞内渗透，严重时可导致水中毒。对于腹泻脱水的患者，常会注射生理盐水，就是为了维持细胞内外的晶体渗透压相等，保持水盐平衡。

而对于毛细血管壁来说，它的通透性较好，除了允许水分子自由通过外，还允许各种小离子自由通过，但不允许蛋白质等大分子通过。这样一来，只有胶体物质才对毛细血管壁内外的水盐平衡有影响。如果因为某种疾病造成血浆蛋白质减少，则血浆的胶体渗透压会减小，血浆中的水和小分子就会透过毛细血管壁进入组织间液，导致血容量（人体血液总量）降低而组织间液增多，严重时会引起水肿。因此，临床上对于大面积烧伤或失血过多的患者，除补给电解质溶液外，还需输入血浆或右旋糖苷等代血浆，以恢复血浆的胶体渗透压。

阅读材料

渗透压的实际应用及其在临床上的意义

一、渗透压的实际应用

海水淡化技术种类很多，有蒸馏法(多级闪蒸、多效蒸馏、压汽蒸馏等)、膜法(反渗透、电渗析、膜蒸发等)、离子交换法、冷冻法等，但适用于大规模淡化海水的方法只有多级闪蒸(MSF)、多效蒸馏(MED)和反渗透法(RO)。

反渗透法于20世纪70年代起用于海水淡化，现已发展成为投资最省、成本最低、应用范围广泛的海水淡化技术。

反渗透法是一种膜分离淡化法，该法是利用只允许溶剂透过、不允许溶质透过的半透膜将海水与淡水分隔开，若对海水一侧施加一大于海水渗透压的外压，那么海水中的纯水将通过半透膜进入到淡水中。目前的反渗透膜，其水通量是1978年的2倍，盐的透过率大约为1978年的四分之一。

反渗透法的适应性强，应用范围广，规模可大可小，建设周期短，不但可在陆地上建设，还适于在车辆、舰船、海上石油钻台、岛屿、野外等处使用。反渗透膜法水处理技术在当代高科技中的竞争地位。1989年前，采用反渗透技术进行海水淡化的淡化水产量占世界海水淡化市场的6%，到1997年底已升至14%，近10年的市场占有率更是呈直线上升趋势。反渗透法在21世纪将与蒸馏法一起成为海水淡化的主导技术。

二、渗透压在临床上的意义

渗透压是量度各种体液，包括细胞内外体液中所含电解质和非电解质溶质总的颗粒浓度(渗透浓度)变化的定量指标。在正常生理条件下，体液渗透压在神经、内分泌的调节下，与体温、pH等因素一起构成人体维持组织细胞正常生命活动不可缺少的相对恒定的"内环境"。在病理状态下，恒定的体液渗透压将随着水电解质代谢紊乱的发生而改变，体液渗透压的异常正是水电解质代谢紊乱的标志之一。目前,渗透压测定已成为研究水电解质代谢平衡与紊乱机制的一项重要手段,在临床上主要有以下应用:

1. 评价肾功能

尿浓缩和稀释能力是肾脏的重要生理功能之一,对于调节体内水盐代谢平衡、保留体内所需物质和排泄代谢废物起着主要作用。在以往临床实验室检验技术中,评价肾脏的尿浓缩和稀释能力,多采用测定尿比重的方法,然而,新近的研究工作表明,肾脏的尿浓缩和稀释能力是依靠体液的渗透压变化来加以调节的,而比重仅是反映溶质的质量和密度的指标,并且随着溶质分子量的不同而发生改变,故与渗透压无直接关系。测定尿液渗透压是现代临床广泛使用与评定肾功能的最灵敏迅速和精确简便的实验技术。

临床上用来评价肾功能的渗透压指标有尿液渗透压(尿渗)、血清或血浆(血渗)、尿血渗比(即尿渗与血渗之比值)及自由水清除率等。正常人 8h 禁水后的尿渗值,通常都大于 $700 mmol \cdot L^{-1}$,如果小于该值,提示肾脏尿浓缩功能低下。肾病患者尤其发生严重肾功能紊乱时,尿渗明显低于正常值。而尿毒症患者的尿渗则几乎与其血渗等同,称为等渗尿。尿血渗比是直接反映肾小管重吸收水能力的重要指标。肾小球的过滤率及肾小管重吸收水的能力越强,则尿液被浓缩的程度越高,尿血渗比也就越大。正常人尿血渗比通常大于 2.5。当肾小球,尤其当肾小管受损伤时,尿血渗比相应变小,一旦肾衰竭发生,尿血渗比就会接近于 1。自由水清除率是直接反映肾小管在单位时间内重吸收水的定量指标。正常人的自由水清除率是个负值,为 $-100 \sim -25 mL \cdot h^{-1}$。当肾浓缩功能损伤时,自由水清除率就会变小;而在肾功能衰竭即将发生时,自由水清除率便趋于零。临床上可根据自由水清除率趋于零来作为急性肾功能衰竭即将发生的灵敏指标。

2. 鉴别高血渗症

正常人血渗值为 $270 \sim 290 mmol \cdot L^{-1}$。当血渗值低于 $270 mmol \cdot L^{-1}$,称为低血渗症;而当血渗值高于 $290 mmol \cdot L^{-1}$ 时,称为高血渗症。高血渗症是危急重症患者最常表现的一种症状。高渗性脱水是导致高血渗症发生的常见病因,此外,严重的糖尿病、肾衰竭、烧伤、出血性休克、高渗输液以及高蛋白营养疗法等,也往往会引起高血渗症。

危急重症患者的血渗值持续升高,被看作是提示病情危急的信号,其死亡率随着血渗值的升高而增加,一旦血渗值超过 $350 mmol \cdot L^{-1}$ 将很快死亡。

3. 血渗差分析与危重病情预后

血渗差为血渗测定值减去血渗计算值之差值。正常人的血渗差变化范围一般在 $10 mmol \cdot L^{-1}$ 之内,当危重病情发生时,尤其是发生严重水电解质紊乱时,血渗差就会增大,一旦血渗差超过 $40 mmol \cdot L^{-1}$,患者就会死亡。

4. 监视人工透析和大输液

人工透析与大输液是临床尤其是临床急救最常用的治疗技术,目的在于调整患者体内水电解质代谢平衡与体液渗透压平衡。在临床上,通过对患者的体液(主要是血液渗透压)的测定,选择和配制与其相匹配的透析液和输液溶液,以保证人工透析与大输液的安全实施和取得良好疗效。

无论是采用人工肾或腹膜透析,透析液渗透压的选择是决定透析效果的一个重要因素。透析液渗透压一般选略高于患者血渗水平。但透析液渗透压选择得过高,除会引发高渗性症外,还会使患者产生恶心、呕吐、血压升高、肌肉痉挛、意识障碍等透析失衡综合征,严重时可引起患者昏迷,甚至死亡。因此,在透析过程中应连续观察患者血渗变化,适当调节透析液渗透压,尽量使透析渗差维持在 20mmol·L^{-1} 以内,可以避免因透析过程出现血渗大幅度变化而导致透析失衡综合征的发生。

同样,大输液过程也离不开渗透压指标的监护。在对危急重症患者制订旨在纠正其体内体液平衡的输液方案时,若只考虑调节水电解质紊乱和酸碱平衡紊乱,不考虑已发生的或将会伴随输液治疗过程而并发的体液渗透压紊乱,将会造成严重后果,医源性高渗性症就是典型的例证。临床上曾发生过因大输液而引发高渗性症,最后导致死亡的病例。一例为施用 20%甘露醇进行利尿脱水治疗,当患者出现少尿时,大量高渗甘露醇溶液潴留体内,最后使其血渗值超过 350mmol·L^{-1} 而导致死亡。另一例为酸碱平衡紊乱患者,在施用大量 5%碳酸氢钠进行纠正酸中毒时,结果酸碱平衡得以纠正,而患者却出现死亡,原因在于 5%碳酸氢钠是高渗溶液,在施用过量时,致使患者血渗值超过 350mmol·L^{-1} 危险限。

5. 其他应用

渗透压还可用于鉴定内分泌失调,判断药物过量与中毒,研究渗透压与眼科疾病、精液渗透压与不育症的联系,指导婴儿乳液的科学配制,等等。

习 题

1. 什么叫渗透现象?产生渗透现象的条件是?
2. 什么叫渗透浓度?渗透浓度与物质的量浓度之间的关系如何?
3. 排出下列稀溶液渗透压力的大小顺序:

   ① $c(C_6H_{12}O_6) = 0.1\text{mol·L}^{-1}$ ② $c\left(\dfrac{1}{2}Na_2CO_3\right) = 0.1\text{mol·L}^{-1}$

   ③ $c\left(\dfrac{1}{3}Na_3PO_4\right) = 0.1\text{mol·L}^{-1}$ ④ $c(NaCl) = 0.1\text{mol·L}^{-1}$

4. 25.0g·L^{-1} NaHCO$_3$(分子量 84.0)溶液的渗透浓度是多少?它是等渗、低渗还是高渗溶液?
5. 在 100mL 溶液中含有 Ca^{2+} 4.0mg,则 Ca^{2+} 的物质的量浓度是多少?
6. 计算 500mL 生理盐水(NaCl 浓度为 9.0g·L^{-1})中 NaCl 的物质的量和 Na$^+$、Cl$^-$ 的渗透浓度(已知 Cl 的原子量为 35.5,Na 的原子量为 23.0)。
7. 已知乳酸钠的摩尔质量是 112g·mol^{-1}。临床上治疗酸中毒常用 112g·L^{-1} 的乳酸针剂,每支 20mL。问一支针剂中含乳酸钠的物质的量为多少?其渗透浓度是多少?

8. 分别取 $5.00 \text{g} \cdot \text{L}^{-1}$ NaHCO$_3$ 溶液、$0.200 \text{mol} \cdot \text{L}^{-1}$ Na$_2$SO$_4$ 溶液和 $0.100 \text{mol} \cdot \text{L}^{-1}$ NaCl 溶液各 10mL 混合，求混合溶液的渗透浓度（设混合时溶液体积无损耗）。

9. 某高分子物质 10.0g，溶于 1L 水中，测得该溶液在 27℃时得渗透压为 0.37kPa，求该高分子物质的分子量。

第四章 电解质溶液

化合物导电的前提是其内部存在着自由移动的阴阳离子。离子化合物在水溶液中或熔融状态下能导电；而某些共价化合物中也能在水溶液中导电。这种在水溶液中或熔融状态下能导电的化合物的溶液称为**电解质溶液**（electrolytic solution）。广义电解质溶液是指溶质溶解于溶剂后完全或部分解离为离子的溶液。本教材中若非特别指出，一般溶液均指水溶液。人体体液中含有一定量的多种电解质溶液，电解质平衡和酸碱平衡是人体维持正常生理功能的重要保障。因此，掌握电解质溶液的基本性质及变化规律，对后续课程的学习很有帮助。

第一节 电解质在溶液中的电离

一、基本概念

1. 电解质

电解质（electrolyte）是在水溶液中或熔融状态下能导电的化合物。而对应的非电解质是指在水溶液里或熔融状态下不能导电的化合物，通常包括多数有机物、非金属氧化物等，如蔗糖、乙醇、二氧化碳。

2. 电解质的分类

电解质一般可分为强电解质和弱电解质两类。在水溶液中能完全解离成离子的称为强电解质。从结构上看，强电解质为离子型或强极性分子化合物。强酸（如 $HClO_4$、HNO_3）、强碱（如 KOH、NaOH）以及大多数盐类（如 NaCl、KNO_3、$BaSO_4$）都属于强电解质。

在水溶液中仅能部分解离成离子的电解质称弱电解质。从结构上看，弱电解质是某些具有极性键的共价化合物。弱酸（如 CH_3COOH、H_2CO_3、HF）、弱碱[如 $NH_3 \cdot H_2O$、$Cu(OH)_2$、$Fe(OH)_3$、两性氢氧化物[如 $Al(OH)_3$]、水等都属于弱电解质。

3. 强电解质在溶液中的解离

由于强电解质在水溶液中能完全解离成离子，因此不存在解离平衡。例如：在水溶液中不存在分子形态，而是以水合离子状态存在。又如：

$$KCl \longrightarrow K^+ + Cl^- \quad (离子型化合物)$$

$$HCl \longrightarrow H^+ + Cl^- \quad (强极性分子)$$

4. 弱电解质在溶液中的解离

弱电解质的解离过程是可逆的，存在解离平衡，服从化学平衡的一般规律，在溶液中只有少部分解离成离子，大部分仍以分子形态存在。弱酸、弱碱（如 HAc、NH_3 等）均属此类。例如：

$$NH_3 \cdot H_2O \rightleftharpoons NH_4^+ + OH^-$$

二、解离度与解离常数

1. 解离度

解离度（degree of dissociation）α 可以定量表示电解质的解离程度。其定义为：电解质解离达到平衡时，已解离的分子数和原有分子总数之比。因此解离度是电解质的本性。

解离度无量纲，习惯上用百分率表示。解离度可以通过测定电解质溶液的依数性或电导等方法求得。

任何强电解质在水溶液中都是完全以离子形式存在的，α 应为 100%。但实验测定结果表明，它们的 α 并非是 100%，如 $0.1 mol \cdot kg^{-1}$ KCl 溶液的 $\alpha=86\%$；$0.1 mol \cdot kg^{-1}$ HCl 溶液的 $\alpha=92\%$。强电解质溶液理论解释了这种看似互相矛盾的现象。强电解质溶液理论指出，强电解质溶液中的离子受到离子氛和离子对的影响，不是完全独立的自由离子，不能百分之百地表现出其应有的性质。这里不作详细讨论。

解离度易受浓度的影响。解离度随着浓度的降低而增大，这是因为浓度越稀，离子互相碰撞而结合成分子的机会越小，解离度就越大。

2. 解离常数

在水溶液中，弱酸、弱碱与水分子间的质子转移过程是可逆过程，最终将建立质子传递平衡，一元弱酸与水的质子传递平衡用通式表示为：

$$HB + H_2O \rightleftharpoons B^- + H_3O^+$$

平衡时
$$K_i = \frac{[H_3O^+][B^-]}{[HB][H_2O]}$$

在稀溶液中，$[H_2O]$ 可看成是常数，上式可改写为：

$$K_a = \frac{[H_3O^+][B^-]}{[HB]} \tag{4-1}$$

式中，K_a 为**酸的质子传递平衡常数**（proton transfer constant of acid），相当于电离理论中酸的解离平衡常数，简称**酸常数**。其大小只受温度的影响，不受浓度的影响。

K_a 是水溶液中酸强度的量度，它的大小表示酸在水中给出质子能力的大小。K_a 值越大，酸性越强。例如 HAc、NH_4^+ 和 HCN 的 K_a 分别为 1.74×10^{-5}、5.62×10^{-10} 和 6.16×10^{-10}，所以这三种酸的强弱顺序为 HAc > HCN > NH_4^+。一些弱酸的 K_a 值非常小，为使用方便，也常用 pK_a 表示，即酸常数的负对数。

解离常数（dissociation constant）是水溶液中具有一定解离度的溶质的极性参数，是酸常数的负对数，以 pK_a 表示。解离常数是分子的酸性或碱性的量度。K_a 增大，对于质子给予体来说，其酸性越强；K_a 减小，对于质子接受体来说，其碱性越强。

解离常数（pK_a）是有机化合物非常重要的性质，决定化合物在介质中的存在形态，进而决定其溶解度、亲脂性、生物富集性以及毒性。对于药物分子，pK_a 还会影响其药代动力学和生物化学性质。精确预测有机化合物的 pK_a 值在环境化学、生物化学、药物化学以及药物开发等领域都有重要意义。

类似地，碱 B^- 在水溶液中存在下列质子传递平衡

$$B^- + H_2O \rightleftharpoons HB + OH^-$$

$$K_b = \frac{[HB][OH^-]}{[B^-]} \tag{4-2}$$

式中，K_b 为碱的**质子传递平衡常数**（proton transfer constant of base），简称为**碱常数**。K_b 值的大小表示该碱在水中接受质子能力的大小，K_b 值越大，碱性越强。pK_b 是碱常数的负对数。常用的弱酸、弱碱的 K_a（pK_a）、K_b（pK_b）值，列于书后附录，也可以从其他化学手册中查到。

三、同离子效应和盐效应

1. 同离子效应

在 HAc 溶液中，加入少量含有相同离子的 NaAc，由于 NaAc 是强电解质，在水溶液中全部解离为 Na^+ 和 Ac^-，使溶液中 Ac^- 的浓度增大，HAc 在水中的质子传递平衡向左移动，从而降低了 HAc 的解离度。

$$\begin{array}{c} HAc + H_2O \rightleftharpoons H_3O^+ + \boxed{Ac^- + Ac^-} \\ \xleftarrow{\text{平衡移动方向}} \\ NaAc \longrightarrow Na^+ + \end{array}$$

$$\begin{array}{c} NH_3 + H_2O \rightleftharpoons OH^- + \boxed{NH_4^+ + NH_4^+} \\ \xleftarrow{\text{平衡移动方向}} \\ NH_4Cl \longrightarrow Cl^- + \end{array}$$

同理，在 $NH_3 \cdot H_2O$ 中，若加入少量含有相同离子的强电解质 NH_4Cl（或 NaOH），则 $NH_3 \cdot H_2O$ 在水中的质子传递平衡将向着生成 $NH_3 \cdot H_2O$ 分子的方向移动，使 $NH_3 \cdot H_2O$ 的解离度降低。

这种在弱电解质水溶液中，加入与弱电解质含有相同离子的易溶性强电解质，使弱电解质的解离度明显降低的现象称为**同离子效应**（common ion effect）。下面通过计算进一步说明同离子效应的作用。

例题 4-1 试分别计算：① $0.10 \text{mol} \cdot L^{-1}$ HAc 溶液的解离度 α 及 $[H^+]$，已知 HAc 的 $K_a = 1.76 \times 10^{-5}$；②向该溶液中加入固体 NaAc，使其浓度为 $0.10 \text{mol} \cdot L^{-1}$（忽略溶液体

积变化），求此时溶液的[H^+]和解离度。

解 ① HAc在水溶液中的质子传递平衡反应式及浓度为：

$$HAc + H_2O \rightleftharpoons H_3O^+ + Ac^-$$

平衡时　　　　　　　$c(1-\alpha)$　　　　$c\alpha$　　$c\alpha$

$$K_a = \frac{c\alpha \cdot c\alpha}{c(1-\alpha)}$$

由于HAc解离度很小，$c(1-\alpha) \approx c$，得

$$K_a = \frac{c\alpha \cdot c\alpha}{c} = c\alpha^2$$

$$\alpha = \sqrt{K_a/c} = \sqrt{1.76 \times 10^{-5}/0.10} = 1.33 \times 10^{-2} = 1.33\%$$

$$[H^+] = c\alpha = 0.10 \times 1.33\% = 1.33 \times 10^{-3}(\text{mol} \cdot L^{-1})$$

② 向该溶液加入固体NaAc，使$c(Ac^-) = 0.10 \text{mol} \cdot L^{-1}$，由于同离子效应，溶液中的[$H^+$]将变得更小，则此时溶液中的各物质的平衡浓度：

$$[Ac^-] = 0.10 + [H^+] \approx 0.10 \text{mol} \cdot L^{-1}$$

$$[HAc] = 0.10 - [H^+] \approx 0.10 \text{mol} \cdot L^{-1},$$

由

$$K_a = \frac{[H^+][Ac]}{[HAc]}$$

得

$$[H^+] = 1.76 \times 10^{-5} \times 0.10/0.10 = 1.76 \times 10^{-5} \ (\text{mol} \cdot L^{-1})$$

$$\alpha = [H^+]/c(HAc) = 1.76 \times 10^{-5}/0.10$$
$$= 1.76 \times 10^{-4} = 0.0176\%$$

通过计算可知，$0.10 \text{mol} \cdot L^{-1}$ HAc溶液的解离度为1.33%，加入$0.10 \text{mol} \cdot L^{-1}$ NaAc后HAc的解离度为0.0176%，相差近两个数量级。因此，利用同离子效应可调控溶液中某离子浓度和调节弱酸弱碱溶液的pH，这对科学研究和生产实践都具有重要意义。

2. 盐效应

若在一元弱酸HB溶液中加入不含相同离子的易溶强电解质NaCl晶体，溶液中离子浓度增大，阳离子与阴离子之间的相互牵制作用增强，使B^-与H_3O^+反应生成HB和H_2O的速率减慢，解离平衡正向移动，HB的解离度略有增大。这种在弱电解质溶液中加入不含相同离子的强电解质，使弱电解质的解离度增大的现象称为**盐效应**（salt effect）。

例如，在$0.1 \text{mol} \cdot L^{-1}$ HAc溶液中加入$0.1 \text{mol} \cdot L^{-1}$ NaCl溶液，氯化钠完全电离成钠离子和氯离子，使溶液中的离子总数骤增，离子之间的静电作用增强。这时乙酸根离子和氢离子被众多异号离子包围，乙酸根离子跟氢离子结合成HAc的机会减少，从而使HAc的解离度增大（可从1.34%增大到1.68%）。

同离子效应和盐效应是两种完全相反的作用，在产生同离子效应的同时，一定也产生盐效应。只是由于盐效应对弱电解质的解离度的影响比同离子效应小得多。为了简便起见，在计算时通常可以忽略盐效应的影响。

第二节 酸碱质子理论

酸和碱是两类重要的电解质。维持人体内的酸碱平衡在医学上有着特别重要的意义。长期以来，人们对酸碱物质的认识和研究，建立了不同的理论。比较成功的有 S. A. Arrhenius 的电离理论、J. N. Brönsted 与 T. M. Lowry 的酸碱质子理论和 G. N. Lewis 的电子理论等。电离理论把酸、碱定义为在水溶液中能解离出 H^+ 或 OH^- 的物质。但有些物质如 NH_4Cl 水溶液呈酸性，其本身并不含 H^+；$NH_3 \cdot H_2O$、Na_2CO_3 等物质的水溶液呈碱性，其本身并不含有 OH^-。这些问题可从酸碱质子理论得到解释。电离理论在中学已经学过，本节介绍酸碱质子理论。

一、酸碱基本概念

酸碱质子理论（proton theory of acid and base）认为：凡能给出质子（H^+）的物质都是**酸**（acid），凡能接受质子的物质都是**碱**（base）。即酸是质子的给体，碱是质子的受体。

二、酸碱的共轭关系

酸和碱不是孤立的，酸给出质子后所余下的部分就是碱，碱接受质子即成为酸。这种对应关系称为共轭关系，故酸碱质子理论也称共轭酸碱理论。即一种酸释放一个质子后成为其**共轭碱**（conjugate base），一种碱接受一个质子后成为其**共轭酸**（conjugate acid），这种仅相差一个质子的一对酸碱称为**共轭酸碱对**（conjugated pair of acid-base）。如

$$HCl \rightleftharpoons H^+ + Cl^-$$
$$HAc \rightleftharpoons H^+ + Ac^-$$
$$H_2CO_3 \rightleftharpoons H^+ + HCO_3^-$$
$$HCO_3^- \rightleftharpoons H^+ + CO_3^{2-}$$
$$H_3O^+ \rightleftharpoons H^+ + H_2O$$
$$H_2O \rightleftharpoons H^+ + OH^-$$
$$NH_4^+ \rightleftharpoons H^+ + NH_3$$

共轭酸 $\rightleftharpoons$ 质子 ＋共轭碱

上述关系式称为**酸碱半反应**（half reaction of acid-base）式，左边的物质都是酸、右边的物质是其共轭碱和 H^+。

由共轭酸碱的概念可知：
① 酸、碱可以是分子，也可以是阳离子或阴离子。
② 有些物质，如 H_2O 和 HCO_3^- 等，在某一个共轭酸碱对中是酸，而在另一个共轭酸碱对

中却是碱，这种既能给出质子又能接受质子的物质称为**两性物质**（amphoteric sub stance）。

③ 酸碱质子理论中没有盐的概念，像 Na_2CO_3，在电离理论中称为盐，但在酸碱质子理论中 CO_3^{2-} 是碱，而 Na^+ 既非酸又非碱，因为它既不给出质子，也不接受质子。

酸碱质子理论体现了酸碱相互依存又相互转化的关系，并扩大了酸碱概念的范围。

三、 酸碱的物质形式

酸碱质子理论中，酸碱的概念准确具体，且与 Arrhenius 电离理论相比，扩大了酸碱概念的范围。如电离理论的碱只限于在水溶液中能电离出 OH^- 的物质，而在质子理论中，这类物质仅仅是负离子碱中的一种而已。

在质子传递过程中，存在争夺质子的过程。其结果必然是强碱夺取强酸的质子生成弱酸和弱碱。即酸碱反应的自发方向是相对强的酸将质子传递给相对强的碱，生成相对弱的共轭碱和共轭酸：

$$强酸_1 + 强碱_2 \rightleftharpoons 弱酸_2 + 弱碱_1$$

相互作用的酸碱越强，反应进行得越完全。例如：

$$HCl + NH_3 \longrightarrow NH_4^+ + Cl^-$$

HCl 是比 NH_4^+ 更强的酸，NH_3 是比 Cl^- 更强的碱，故上述反应向右进行得很完全。

$$H_2O + Ac^- \rightleftharpoons HAc + OH^-$$

因为 H_2O 是比 HAc 更弱的酸，Ac^- 是比 OH^- 更弱的碱，故上述反应向右进行的程度很小，强烈偏向左侧进行。

四、 酸碱反应与酸碱强度

1. 酸碱反应

酸碱半反应式并不是一种实际反应式。质子（H^+）非常小，电荷密度非常大，在溶液中不能单独存在。在酸给出质子的瞬间，质子必然迅速与另一个质子受体（碱）结合。

例如在 HAc 水溶液中，HAc 把质子传递给了 H_2O，HAc 给出质子后就转变成其共轭碱 Ac^-，水接受质子后则转变成其共轭酸 H_3O^+；在 NaAc 水溶液中，H_2O 把质子传递给了 Ac^-，转变成相应的共轭碱 OH^-，Ac^- 接受质子转变成其共轭酸 HAc。强酸与强碱之间的中和反应亦是质子传递过程：

$$\overset{\overset{H^+}{\longrightarrow}}{HAc + H_2O} \rightleftharpoons H_3O^+ + Ac^-$$

$$\overset{\overset{H^+}{\longrightarrow}}{H_2O + Ac^-} \rightleftharpoons HAc + OH^-$$

$$\overset{\overset{H^+}{\longrightarrow}}{H_3O^+ + OH^-} \rightleftharpoons H_2O + H_2O$$

$$酸_1 \quad\quad 碱_2 \quad\quad 酸_2 \quad\quad 碱_1$$

可以看出，一种酸和一种碱（酸$_1$和碱$_2$）的反应，总是生成一种新酸和一种新碱（酸$_2$和碱$_1$）。并且酸$_1$和生成的碱$_1$是一对共轭酸碱对，碱$_2$和生成的酸$_2$是另一对共轭酸碱对。这说明酸碱反应的实质是两对共轭酸碱对之间的**质子传递反应**（protolysis reaction）。这种质子传递反应并不要求先解离出 H^+，只要质子从一种物质（酸$_1$）转移到另一种物质（碱$_2$）上去，就发生了酸碱反应。电离理论中的中和反应、酸和碱的电离作用、水解反应等均可视为酸碱反应，非水溶剂或气相中进行的质子传递过程也是酸碱反应。这就扩大了酸碱反应的范围。

$$HCl(g) + NH_3(g) \xrightarrow{H^+} NH_4Cl(s)$$

2. 酸碱强度

质子理论认为，酸给出质子的能力越强，其酸性越强；碱接受质子能力越强，其碱性越强。强酸能完全给出质子，而弱酸只能部分给出质子。

（1）酸碱强度的相对性

在共轭酸碱对中，酸碱强度是相互制约的。酸的酸性越强，其共轭碱的碱性就越弱；酸的酸性越弱，其共轭碱的碱性就越强。例如 HCl 在水中是很强的酸，其共轭碱 Cl^- 是很弱的碱；HAc 在水中是较弱的酸，其共轭碱 Ac^- 就是较强的碱。因此，从酸性看，HCl > HAc，而碱性则 $Ac^- > Cl^-$。

（2）酸碱强度与溶剂的关系

物质酸碱性的强弱，除与其本性有关外，还与反应对象或溶剂的性质有关。通常我们说 HCl 是强酸、HAc 是弱酸，都是以水为溶剂而言。但是在接受质子能力不同的溶剂中，同一种物质会显示不同的酸碱性。

如 HNO_3 在水中是强酸，但在冰醋酸中为弱酸，而在纯 H_2SO_4 中却表现为弱碱：

$$HNO_3 + H_2O \longrightarrow NO_3^- + H_3O^+$$

$$HNO_3 + HAc \rightleftharpoons NO_3^- + H_2Ac^+$$

$$HNO_3 + H_2SO_4 \rightleftharpoons H_2NO_3^+ + HSO_4^-$$

由于 H_2O、HAc 和 H_2SO_4 接受质子的能力依次减弱，HNO_3 在这几种溶剂中的酸性也越来越弱，当遇到给出质子能力更强的 H_2SO_4 时，HNO_3 只能接受质子而成为碱。

再如 NH_3 在水和冰醋酸中的质子传递反应分别为：

$$NH_3 + H_2O \rightleftharpoons NH_4^+ + OH^-$$

$$NH_3 + HAc \longrightarrow NH_4^+ + Ac^-$$

随着溶剂给出质子的能力增强，NH_3 的碱性也增强。NH_3 在水中是弱碱，但在冰醋酸中则为强碱。

正因为酸碱强度是相对的，因此，比较各种物质酸碱性的强弱程度，是以某一物质（通常是溶剂）为标准而进行的。最常用的溶剂是水，本教材中若非特别指出，一般溶液均指水溶液。通常是以水作为比较各种物质酸碱性相对强弱的标准。

第三节 水溶液的酸碱性及 pH 值的计算

一、水的质子自递反应

水是一种两性物质，它既可给出质子，又可接受质子。在水分子间也存在质子传递反应，称为水的**质子自递反应**（proton self-transfer reaction）：

$$H_2O + H_2O \rightleftharpoons OH^- + H_3O^+$$

因为 H_3O^+ 是水溶液中所能存在的最强酸，OH^- 是水溶液中所能存在的最强碱，因此，水溶液中 H_2O 既是最弱的酸，又是最弱的碱。故反应强烈偏向左侧进行。平衡时，仅有极少量的 H_2O 转变成 H_3O^+ 和 OH^-，其平衡常数表达式为：

$$K = \frac{[H_3O^+][OH^-]}{[H_2O][H_2O]}$$

式中，$[H_2O]$ 为常数，将它与 K 合并，得：

$$K_w = [H_3O^+][OH^-] \tag{4-3}$$

为简便起见，也可以用 H^+ 代表水合质子 H_3O^+：

$$K_w = [H^+][OH^-] \tag{4-4}$$

式中，K_w 为水的**质子自递平衡常数**（proton self-transfer constant），又称为**水的离子积**（ion product of water）。K_w 与温度有关，25℃时，K_w 为 1.00×10^{-14}。

水的离子积关系不仅适用于纯水，也适用于所有稀的水溶液。不论酸性水溶液还是碱性水溶液，都同时含有 H^+ 和 OH^-，只是相对含量不同而已。由于水溶液中的 H^+ 浓度和 OH^- 浓度的乘积是一个常数，因此，只要知道溶液中的 H^+ 浓度，就可以计算其中的 OH^- 浓度。所以，溶液的酸度和碱度都可以用 H^+ 浓度来表示。

对于稀溶液，特别是弱酸弱碱水溶液中，H^+ 和 OH^- 浓度往往是很小的数值，为了方便起见，常用 pH 值即 H^+ 活度的负对数表示溶液的酸碱度。稀溶液中，可近似用浓度代替活度。

$$pH = -\lg a(H^+)$$

$$pH = -\lg[H^+]$$

溶液的酸碱性也可以用 pOH 表示，pOH 是 OH^- 活度的负对数。

$$pOH = -\lg a(OH^-)$$

$$pOH = -\lg[OH^-]$$

因为常温下，水溶液中 $[H^+][OH^-] = 1.00 \times 10^{-14}$，故有：

$$pH + pOH = 14$$

pH 值的范围在 0～14，即相当于 H^+ 浓度在 10^{-14}～$1 mol \cdot L^{-1}$ 之间。如果超出此范围，则直接用 H^+ 浓度或 OH^- 浓度更方便。

pH 值的概念不仅在化学中很重要，在医学、生命科学中也同样重要。如人体中的各种体液都有一定的 pH 值范围，超出此范围就会引起严重的代谢问题，甚至危及生命。各种生物催化剂酶，也只有在一定的 pH 值范围才能起效，否则活性将会降低或失去活性。表 4-1 列出了正常人各种体液的 pH 值范围。

表 4-1　人体各种体液的 pH 值范围

体液	pH 值	体液	pH 值
血清	7.36～7.44	大肠液	8.3～8.4
成人胃液	1.5～2.5	乳汁	6.0～6.9
婴儿胃液	5.0	泪水	7.4
唾液	6.36～6.85	尿液	4.8～7.5
胰液	7.5～8.0	脑脊液	7.35～7.45
小肠液	约为 7.6		

二、共轭酸碱对 K_a 与 K_b 的关系

酸的质子传递平衡常数 K_a（酸常数）与其共轭碱的质子传递平衡常数 K_b（碱常数）之间有确定的对应关系。酸 HB 的质子传递平衡为：

$$HB + H_2O \rightleftharpoons B^- + H_3O^+$$

$$K_a = \frac{[H_3O^+][B^-]}{[HB]}$$

而其共轭碱 B^- 的质子传递平衡为：

$$B^- + H_2O \rightleftharpoons HB + OH^-$$

$$K_b = \frac{[HB][OH^-]}{[B^-]}$$

把两个质子传递平衡常数表达式相乘，

$$K_a K_b = \frac{[H_3O^+][B^-]}{[HB]} \times \frac{[HB][OH^-]}{[B^-]} = [H^+][OH^-] = K_w$$

即

$$K_a K_b = K_w \tag{4-5}$$

上式表明，K_a 与 K_b 呈反比。从定量角度说明，酸越强，其共轭碱越弱；碱越强，其共轭酸越弱。另一方面，若已知酸的酸常数 K_a，就可求出其共轭碱的碱常数 K_b，反之亦然。

三、一元弱酸、一元弱碱溶液的 pH 值计算

1. 一元弱酸溶液的 pH 值计算

一元弱酸 HB 在水溶液中，存在着两种质子传递平衡：

$$HB + H_2O \rightleftharpoons H_3O^+ + B^-$$

$$K_a = \frac{[H^+][B^-]}{[HB]}$$

$$H_2O + H_2O \rightleftharpoons H_3O^+ + OH^-$$

$$K_w = [H^+][OH^-]$$

溶液中的$[H^+]$包括两个质子传递平衡提供的质子，即

$$[H^+] = [B^-] + [OH^-]$$

代入平衡常数式，得
$$[H^+] = \frac{K_a[HB]}{[H^+]} + \frac{K_w}{[H^+]}$$

整理得
$$[H^+] = \sqrt{K_a[HB] + K_w} \tag{4-6}$$

式（4-6）未做任何简化，仍是精确式，其中$[H^+]$和$[HB]$均未知，要精确求解$[H^+]$，还需根据溶液中的物料平衡和电荷平衡进一步推导，计算相当麻烦。下面就从式（4-6）出发，根据实际情况，做简化处理。

(1) 当$c_a K_a \geqslant 20 K_w$时

HB酸性不太弱（K_a足够大），浓度不太稀（c_a足够大），此时溶液中的H^+主要来自HB的解离，可忽略水提供的H^+。只需考虑弱酸的质子传递平衡。则式（4-6）中K_w可忽略，式（4-6）变成：

$$[H^+] = \sqrt{K_a[HB]} = \sqrt{K_a(c_a - [H^+])} \tag{4-7}$$

式（4-7）为一元弱酸水溶液中$[H^+]$的近似计算式（忽略水提供的H^+）。

(2) 当$c_a / K_a \geqslant 500$时

HB酸性不太强（K_a不大），浓度不太稀（c_a足够大），溶液中已解离的HB占HB总量的比例很小，HB的平衡浓度接近初始浓度，即$[HB] \approx c_a$，式（4-6）变成：

$$[H^+] = \sqrt{K_a c_a + K_w} \tag{4-8}$$

(3) 若同时满足$c_a K_a \geqslant 20 K_w$，$c_a / K_a \geqslant 500$时

计算一元弱酸溶液中$[H^+]$的最简式为：

$$[H^+] = \sqrt{K_a c_a} \tag{4-9}$$

以上简化处理时引入的条件，是基于一定的允许误差的。当同时符合$c_a K_a \geqslant 20 K_w$，$c_a / K_a \geqslant 500$两个条件时，用最简式计算$[H^+]$，结果的误差$\leqslant 2.3\%$。

2. 一元弱碱溶液的pH值计算

对一元弱碱溶液，$c_b K_b \geqslant 20 K_w$时，可以得到$[OH^-]$的近似计算式：

$$[OH^-] = \sqrt{K_b(c_b - [OH^-])} \tag{4-10}$$

当$c_b K_b \geqslant 20 K_w$，且$c_b / K_b \geqslant 500$时，可以得到最简式：

$$[OH^-] = \sqrt{K_b c_b} \tag{4-11}$$

使用简化公式时,应注意两点:① 要先判断条件,再选用合适的简化公式计算,不满足条件而使用最简式,将产生较大的误差;② 简化公式只对单纯一元弱酸或弱碱溶液成立,不适用于有同离子效应的情况。

例题 4-2 计算 $0.100\,\text{mol}\cdot\text{L}^{-1}\,\text{NH}_4\text{Cl}$ 溶液的 pH 值。

解 根据酸碱质子理论,NH_4Cl 溶液中的 NH_4^+ 为正离子酸。因为 $\text{NH}_4^+\text{-}\text{NH}_3$ 为共轭酸碱对,已知 $K_b(\text{NH}_3)=1.79\times10^{-5}$,则

$$K_a(\text{NH}_4^+)=K_w/K_b=1.00\times10^{-14}/(1.79\times10^{-5})=5.59\times10^{-10}$$

$$c_a K_a=0.100\times5.59\times10^{-10}=5.59\times10^{-11}>20K_w=2.00\times10^{-13}$$

因 $c_a/K_a=0.100/(5.59\times10^{-10})>500$,满足最简式的使用条件。

$$[\text{H}^+]=\sqrt{K_a c_a}=\sqrt{5.59\times10^{-10}\times0.100}=7.48\times10^{-6}\,(\text{mol}\cdot\text{L}^{-1})$$

故　　　　pH=5.13

例题 4-3 乳酸($\text{HC}_3\text{H}_5\text{O}_3$)是糖酵解的最终产物,在体内积蓄过量会引起机体疲劳和酸中毒。已知乳酸的 $K_a=1.4\times10^{-4}$,试计算浓度为 $1.0\times10^{-3}\,\text{mol}\cdot\text{L}^{-1}$ 的乳酸溶液的 $[\text{H}^+]$ 和 pH 值。

解 乳酸是一元弱酸,首先检查是否符合使用最简式的两个条件。

$$c_a K_a=1.0\times10^{-3}\times1.4\times10^{-4}=1.4\times10^{-7}>20K_w=2.00\times10^{-13}$$

$$c_a/K_a=(1.0\times10^{-3})/(1.4\times10^{-4})=7.1<500$$

故只能用式(4-7)进行计算。

$$[\text{H}^+]=\sqrt{K_a(c_a-[\text{H}^+])}=\sqrt{1.4\times10^{-4}(1.0\times10^{-3}-[\text{H}^+])}$$

$$[\text{H}^+]=3.1\times10^{-4}\,(\text{mol}\cdot\text{L}^{-1})$$

$$\text{pH}=-\lg\,[\text{H}^+]=-\lg\,(3.1\times10^{-4})=3.5$$

若用式(4-9)计算,则 $[\text{H}^+]=3.8\times10^{-4}\,\text{mol}\cdot\text{L}^{-1}$,误差达 22%。

例题 4-4 查得 HAc 的 $K_a=1.74\times10^{-5}$,计算 $0.100\,\text{mol}\cdot\text{L}^{-1}\,\text{NaAc}$ 溶液的 $[\text{H}^+]$ 和 pH 值。

解 NaAc 是一元弱碱且 HAc-Ac$^-$ 为共轭酸碱对,因此 Ac$^-$ 的 K_b 为:

$$K_b=K_w/K_a=1.00\times10^{-14}/(1.74\times10^{-5})=5.75\times10^{-10}$$

$$c_b K_b=5.75\times10^{-10}\times0.100=5.75\times10^{-11}>20K_w=2.00\times10^{-13}$$

$$c_b/K_b=0.100/(5.75\times10^{-10})=1.74\times10^9>500$$

故可用式(4-9)计算:

$$[\text{OH}^-]=\sqrt{K_b c_b}=\sqrt{5.75\times10^{-10}\times0.100}=7.58\times10^{-6}\,(\text{mol}\cdot\text{L}^{-1})$$

$$[\text{H}^+]=K_w/[\text{OH}^-]=[1.00\times10^{-14}/(7.58\times10^{-6})]=1.32\times10^{-9}\,(\text{mol}\cdot\text{L}^{-1})$$

$$\text{pH}=8.88$$

> 阅读材料

电解质溶液与人体健康

一、胃酸——HCl 和抗酸剂

每当人们看到、闻到、想到或尝到食物时，胃腺就开始分泌出一种强酸性的溶液——含有 HCl 的胃液，纯净的胃液 pH 值为 0.9～1.5。一个成人每天要分泌 1.5～2.5L 胃液。胃腺不断分泌盐酸直到胃里的 pH 值约为 2，这是胃蛋白酶活化的最适 pH 值。胃液中的 HCl 起到多种作用：激活胃蛋白酶原；供给胃蛋白酶所需要的酸性环境；使食物中蛋白质变性，使其易于分解，以及杀死随食物进入胃内的细菌。此外，盐酸进入小肠后，可促进胰液、肠液和胆汁的分泌；它所造成的酸性环境还有利于小肠对铁和钙的吸收。盐酸作用虽多，但若分泌过多，也会对人体产生不利影响。通常，胃黏膜具有屏障作用，可分泌大量的黏液来保护胃不受强酸和蛋白酶的损害。一般认为，过高的胃酸对胃和十二指肠黏膜有侵蚀作用，可能是消化性溃疡发病的原因之一。

碱能中和酸，所以，当胃酸过多时需服用含有氢氧化铝、氢氧化镁或碳酸钙、碳酸氢钠等碱性成分的抗酸剂。

$$Al(OH)_3 + 3HCl \longrightarrow AlCl_3 + 3H_2O$$
$$Mg(OH)_2 + 2HCl \longrightarrow MgCl_2 + 2H_2O$$

这些氢氧化物在水中的溶解度都不大，所以解离的 OH^- 浓度很小，不会对肠道造成伤害。但是氢氧化铝常引起便秘、食欲不振等副作用，而氢氧化镁则是缓泻剂，所以，两者混合使用，可以减轻氢氧化铝的副作用。

二、水与电解质代谢紊乱

水和电解质广泛分布在细胞内外，参与体内许多重要的功能和代谢活动，对正常生命活动的维持起着非常重要的作用。体内水和电解质的动态平衡是通过神经、体液的调节实现的。临床上常见的水与电解质代谢紊乱有高渗性脱水、低渗性脱水、等渗性脱水、水肿、水中毒、低钾血症和高钾血症以及酸中毒和碱中毒等。例如，对于急性腹泻患者，除补充能量物质(葡萄糖等)，也需补充一定量的 Na、K、Cl 和重碳酸盐等物质来补足人体内电解质含量的不足。

人和高等动物机体内的细胞也像水中的单细胞生物一样是在液体环境之中的。和单细胞生物不同的是，人体大量细胞拥挤在相对来说很少量的细胞外液中，这是进化的结果。但人具有精确的调节机能，能不断更新并保持细胞外液化学成分、理化特性和容量方面的相对恒定，这就是对生命活动具有十分重要意义的内环境。

水电解质代谢紊乱在临床上十分常见。许多器官系统的疾病，一些全身性的病理过程，都可以引起或伴有水电解质代谢紊乱；外界环境的某些变化，某些医源性因素如药物使用不当，也常可导致水电解质代谢紊乱。如果得不到及时的纠正，水电解质代谢紊乱本身又可使全身各器官系统特别是心血管系统、神经系统的生理功能和机体的物质代谢发生相应的障碍，严重时常可导致死亡。因此，水电解质代谢紊乱的问题，是临床上极为重要的问题之一，受到医学科学工作者的普遍重视。

习 题

1. 质子理论是如何定义酸碱的？衡量酸碱强弱的标准是什么？

2. 指出下列各酸的共轭碱：HPO_4^{2-}、$H_2PO_4^-$、H_2O、H_3O^+、H_2CO_3、HCO_3^-、NH_4^+、$NH_3^+CH_2COO^-$、H_2S、HS^-。

3. 指出下列各碱的共轭酸：HPO_4^{2-}、$H_2PO_4^-$、CO_3^{2-}、HCO_3^-、OH^-、H_2O、NH_3、NH_2^-、$[Al(H_2O)_5OH]^{2+}$、$NH_4^+CH_2COO^-$。

4. 写出下列两性物质在水溶液中的质子传递反应式：H_2O、HCO_3^-、HSO_4^-、$H_2PO_4^-$。

5. 下列物质在水中按碱性由弱到强排列的顺序是（　）。

  A. $HPO_4^{2-} < OH^- < H_2O < NH_3 < HSO_4^-$ B. $OH^- < NH_3 < HPO_4^{2-} < HSO_4^- < H_2O$

  C. $HPO_4^{2-} < OH^- < NH_3 < H_2O < HSO_4^-$ D. $HSO_4^- < H_2O < HPO_4^{2-} < NH_3 < OH^-$

6. 定性比较下列各溶液 HAc 的 α 大小：(1) $0.1 mol \cdot L^{-1}$ HAc；(2) $0.1 mol \cdot L^{-1}$ HAc$+0.1 mol \cdot L^{-1}$ NaAc；(3) $0.2 mol \cdot L^{-1}$ HAc；(4) $0.1 mol \cdot L^{-1}$ HAc$+0.1 mol \cdot L^{-1}$ NaCl。

7. 在 $0.1 mol \cdot L^{-1}$ NH_4Ac 溶液中，$[H^+]$ 为（　）。

  A. $\sqrt{0.1 K_{HAc}}$ B. $\sqrt{0.1 K_{NH_4^+}}$ C. $\sqrt{K_{HAc} K_{NH_3}}$

  D. $\sqrt{K_{HAc} K_w / K_{NH_3}}$ E. $\sqrt{K_{NH_3} K_w / K_{HAc}}$

8. 请说明 H_3PO_4 溶液中存在着哪几种离子？按各种离子浓度的大小排序。其中 H^+ 浓度是否为 PO_4^{3-} 浓度的 3 倍？

9. 计算下列酸碱质子传递平衡常数，并判断反应向哪个方向移动？

(1) $HNO_2(aq) + CN^-(aq) \rightleftharpoons HCN(aq) + NO_2^-(aq)$

(2) $HSO_4^-(aq) + NO_2^-(aq) \rightleftharpoons HNO_2(aq) + SO_4^{2-}(aq)$

(3) $NH_4^+(aq) + Ac^-(aq) \rightleftharpoons NH_3(aq) + HAc(aq)$

(4) $SO_4^{2-}(aq) + H_2O(l) \rightleftharpoons HSO_4^-(aq) + OH^-(aq)$

10. 求 $0.20 mol \cdot L^{-1}$ HCN 溶液的 α 及 pH 值 [已知 $K_a(HCN) = 4.9 \times 10^{-10}$]。

11. 烟酸是一种 B 族维生素，可视为一元弱酸。已知 $0.02 mol \cdot L^{-1}$ 烟酸溶液的 pH 值为 3.26，问：

(1) 溶液中有多少的烟酸解离（以百分数表示）？

(2) 烟酸的 K_a 为多少？

12. 已知 HClO 的 $K_a(HClO) = 3.0 \times 10^{-8}$，初始浓度为 $0.0075 mol \cdot L^{-1}$，计算溶液中 H^+、ClO^-、HClO 的平衡浓度各是多少？

13. 实验测得某氨水的 pH 值为 11.26，已知 NH_3 的 $K_b = 1.79 \times 10^{-5}$，求氨水的浓度。

14. 麻黄碱是一种中枢神经刺激素，制成滴鼻剂用作解充血药。它是一种有机弱碱：

$$C_{10}H_{15}ON(aq) + H_2O \rightleftharpoons C_{10}H_{15}ONH^+(aq) + OH^-(aq)$$

已知 $0.0035 mol \cdot L^{-1}$ 的麻黄碱溶液 pH 值为 11.33，试计算：

(1) 溶液中各种离子的平衡浓度。

(2) 麻黄碱的 K_b 为多少？

15. 通过计算说明：

(1) 体积和 pH 值均相同的盐酸溶液和乙酸溶液，分别加入 NaOH 至反应完全。NaOH 的用量相同吗？

(2) 体积和浓度均相同的盐酸溶液和乙酸溶液，分别加入 NaOH 至反应完全。NaOH 的用量相同吗？

16. 计算下列液的 pH 值。

(1) $0.10 mol \cdot L^{-1}$ HCl 溶液与 $0.10 mol \cdot L^{-1}$ $NH_3 \cdot H_2O$ 等体积混合。

(2) $0.10 mol \cdot L^{-1}$ HAc 溶液与 $0.10 mol \cdot L^{-1}$ $NH_3 \cdot H_2O$ 等体积混合。

(3) 0.10mol·L^{-1} HCl 溶液与 0.10mol·L^{-1} Na$_2$CO$_3$ 溶液等体积混合。

(4) 0.10mol·L^{-1} NaOH 溶液与 0.10mol·L^{-1} Na$_2$HPO$_4$ 溶液等体积混合。

(5) 0.10mol·L^{-1} H$_3$PO$_4$ 与 0.20mol·L^{-1} NaOH 溶液等体积混合。

(6) 0.10mol·L^{-1} Na$_3$PO$_4$ 与 0.20mol·L^{-1} HCl 溶液等体积混合。

17. 根据同离子效应，计算下列溶液的 pH 值：

(1) 0.20mol·L^{-1} H$_3$PO$_4$ 溶液与 0.20mol·L^{-1} Na$_3$PO$_4$ 溶液等体积混合。

(2) 0.20mol·L^{-1} Na$_2$CO$_3$ 溶液与 0.10mol·L^{-1} HCl 溶液等体积混合。

第五章 缓冲溶液

溶液的酸碱度是影响化学反应的一个重要因素。机体的代谢活动必须在适宜酸碱度的体液内环境中进行。人血浆的正常 pH 值范围在 7.35～7.45 之间，超出此范围就会出现不同程度的酸中毒或碱中毒症状，严重时还可危及生命。正常情况下，尽管机体经常摄入一些酸性或碱性食物，在代谢过程中也会不断生成酸性或碱性物质。如何维持溶液或体液的 pH 值相对稳定不变，这在化学和生命科学上都有着极其重要的意义。

第一节 缓冲作用

一、缓冲溶液的组成

弱酸和它的共轭碱组成的混合溶液具有重要的作用，它能抵抗外加的少量强酸或强碱，或者稍加稀释，保持溶液的 pH 值基本不变。例如，在 HAc-NaAc 混合溶液中，加入少量强酸或强碱，或者稍加稀释，溶液 pH 值改变的幅度很小。这种能抵抗外加少量强酸强碱或抵抗稍加稀释，而保持溶液 pH 值基本不发生变化的溶液称为**缓冲溶液**（buffer solution）。缓冲溶液对强酸、强碱或稀释的抵抗作用称为**缓冲作用**（buffer action）。

常用的缓冲溶液是由足够浓度、适当比例的共轭酸碱对混合组成的。这些共轭酸碱对通常是弱酸及其共轭碱、弱碱及其共轭酸、多元酸的酸式盐及其次级盐。如 HAc-NaAc、NH_3-NH_4Cl、NaH_2PO_4-Na_2HPO_4 等。

组成缓冲溶液的共轭酸碱对被称为**缓冲系**（buffer system）或**缓冲对**（buffer pair）。

二、缓冲作用的原理

缓冲溶液为什么具有缓冲作用呢？现以 HAc-NaAc 缓冲系为例来说明缓冲溶液的作用原理。

在 HAc-NaAc 缓冲系中，NaAc 是强电解质，在溶液中几乎完全以 Na^+ 和 Ac^- 状态存在，因此，缓冲溶液中存在大量的 Ac^-；HAc 是弱电解质，在溶液中只部分解离，并且由于 NaAc 的同离子效应，使 HAc 几乎完全以分子状态存在于溶液中。所以在 HAc-NaAc 缓冲溶液中同时存在大量的 HAc-Ac⁻ 共轭酸碱对。它们之间的质子传递平衡如下

$$HAc + H_2O \rightleftharpoons \boxed{Ac^-} + H_3O^+$$
$$NaAc \longrightarrow \boxed{Ac^-} + Na^+$$

当在该溶液中加入少量强酸时，共轭碱 Ac^- 与 H_3O^+ 结合，因为共轭碱 Ac^- 相对于外加 H_3O^+ 来说是大量的，能够完全消耗外来 H_3O^+，结果是 Ac^- 浓度略有减少，HAc 浓度略有增加，溶液中的 H_3O^+ 浓度没有明显升高。可见，缓冲系中的共轭碱直接发挥抵抗外来强酸的作用，故称为缓冲溶液的**抗酸成分**。

当溶液中加入少量强碱时，H_3O^+ 与 OH^- 反应，溶液中的 H_3O^+ 浓度减少，HAc 的质子传递平衡右移，HAc 进一步解离，产生 H_3O^+。因为缓冲溶液中含有大量的 HAc 和 Ac^-，结果使 HAc 浓度略有减少，Ac^- 浓度略有增加，溶液中的 H_3O^+ 浓度没有明显减少。缓冲系中的共轭酸发挥了抵抗外来强碱的作用，故称为缓冲溶液的**抗碱成分**。

当溶液稀释时，溶液中共轭酸碱的浓度同时降低，共轭酸碱的浓度之比不变，根据解离平衡，H_3O^+ 浓度也不变。根据稀释定律，稀释使 HAc 解离度增大；同时，同离子效应减弱，促使 HAc 解离出更多 H_3O^+，所以缓冲溶液的 pH 值基本保持不变。

总之，在缓冲溶液中，由于有大量的抗酸成分和抗碱成分，通过共轭酸碱对之间的质子转移平衡的移动，抗酸时消耗共轭碱生成共轭酸，抗碱时消耗共轭酸生成共轭碱。共轭酸碱的浓度略有消涨，而溶液的 pH 值基本保持不变。

第二节　缓冲溶液的 pH 值

一、亨德森-哈塞尔巴赫方程

缓冲溶液的 pH 值，可由缓冲体系中的平衡关系来计算。现以弱酸与其共轭碱 HB-NaB 组成的缓冲系为例，推导缓冲溶液 pH 值的计算公式。溶液中的质子传递平衡如下：

$$HB + H_2O \rightleftharpoons H_3O^+ + B^-$$
$$NaB \longrightarrow Na^+ + B^-$$

$$K_a = \frac{[H^+][B^-]}{[HB]}$$

$$[H^+] = K_a \frac{[HB]}{[B^-]}$$

等式两边各取负对数，则得：

$$pH = pK_a + \lg \frac{[B^-]}{[HB]} \tag{5-1}$$

式（5-1）就是计算缓冲溶液 pH 值的亨德森-哈塞尔巴赫（Henderson-Hasselbalch）方程式。式中，pK_a 为弱酸的质子转移常数的负对数，即 $pK_a = -\lg K_a$；[HB]和[B⁻]为平衡浓度。[B⁻]与[HB]的比值称为缓冲比，[B⁻]与[HB]之和称为缓冲溶液的总浓度。

二、缓冲溶液 pH 值的计算

若 c_{HB} 表示 HB 的初始浓度，c_{NaB} 表示 NaB 的初始浓度。设 HB 已解离部分的浓度为 c'_{HB}，则 HB 和 B⁻ 的平衡浓度分别为

$$[HB] = c_{HB} - c'_{HB}$$

$$[B^-] = c_{NaB} + c'_{HB}$$

受来自 NaB 的 B⁻ 同离子效应影响，HB 解离很少，c'_{HB} 可以忽略，故[HB]和[B⁻]可分别用初始浓度 c_{HB} 和 c_{B^-} 来表示，所以缓冲溶液 pH 值的计算公式也可表示为：

$$pH = pK_a + \lg \frac{[B^-]}{[HB]} = pK_a + \lg \frac{c_{B^-}}{c_{HB}} \tag{5-2}$$

$$c_{B^-} = \frac{n_{B^-}}{V}, \quad c_{HB} = \frac{n_{HB}}{V}$$

n_{HB} 和 n_{B^-} 为在同一缓冲溶液中所含共轭酸、共轭碱的物质的量，所以 V 是同一体积，式（5-2）就可改写为：

$$pH = pK_a + \lg \frac{n_{B^-}/V}{n_{HB}/V} = pK_a + \lg \frac{n_{B^-}}{n_{HB}} \tag{5-3}$$

在使用不同浓度、不同体积的共轭酸、共轭碱来配制缓冲溶液，或通过化学反应得到缓冲对时，用上式更方便。

如使用相同浓度的弱酸及其共轭碱来配制缓冲溶液，即 $c_{HB} = c_{NaB}$，分别量取 NaB 的体积 V_{B^-} 和 HB 的体积 V_{HB}，混合，则式（5-2）可改写为：

$$pH = pK_a + \lg \frac{c_{B^-} V_{B^-}}{c_{HB} V_{HB}} = pK_a + \lg \frac{V_{B^-}}{V_{HB}} \tag{5-4}$$

缓冲溶液 pH 值的计算公式有四种形式，可根据具体情况灵活选用。

由上面各式可知：

① 缓冲溶液的 pH 值首先取决于缓冲系中弱酸的酸常数 K_a 值，其次取决于缓冲比。同一缓冲系的缓冲溶液，pK_a 一定，其 pH 值随着缓冲比的改变而改变。当缓冲比等于 1 时，缓冲溶液的 $pH = pK_a$。

② K_a 值与温度有关，所以温度对缓冲溶液 pH 值也是有影响的，但温度的影响比较复杂，本书对此不作深入讨论。

应用 Henderson-Hasselbalch 方程式计算缓冲溶液的 pH 值时，应注意：

① K_a 是共轭酸碱对中的共轭酸的酸常数，要明确缓冲对中何者为共轭酸；

② 式（5-1）、式（5-2）、式（5-3）中 lg 后面的[HB]和[B⁻]、c_{HB} 和 c_{B^-}、n_{HB} 和 n_{B^-}

是配成缓冲溶液后实际组成缓冲对的共轭酸碱的浓度或物质的量。

例题 5-1 将浓度为 0.100mol·L^{-1} HCl 溶液 100mL 加到浓度为 0.100mol·L^{-1} NH$_3$·H$_2$O 400mL 中，混合后溶液的 pH 值是多少？已知 pK_b(NH$_3$) = 4.75。

解 $$HCl + NH_3 \cdot H_2O \rightleftharpoons NH_4Cl + H_2O$$

加入的 HCl 与 NH$_3$·H$_2$O 完全反应，生成 NH$_4^+$ 与剩余的 NH$_3$·H$_2$O 组成共轭酸碱对。缓冲对中各组分的物质的量分别为：

$$n_{NH_3} = 0.100 \times 0.4 - 0.100 \times 0.1 = 0.030 \text{(mol)}$$

$$n_{NH_4^+} = n_{HCl} = 0.010 \text{mol}$$

$$pK_a(NH_4^+) = pK_w - pK_b(NH_3) = 14.00 - 4.75 = 9.25$$

$$pH = pK_a + \lg \frac{n_{NH_3}}{n_{NH_4^+}} = 9.25 + \lg \frac{0.030}{0.010} = 9.72$$

例题 5-2 （1）计算 0.200mol·L^{-1} NaAc 和 0.0800mol·L^{-1} HAc 等体积混合而制成的 1.00 L 缓冲溶液的 pH 值。

（2）若在上述缓冲溶液中加入 0.0100mol HCl 后，此缓冲溶液的 pH 值为多少？

（3）若在上述缓冲溶液中加入 0.0100mol 固体 NaOH 后，此缓冲溶液的 pH 值为多少？已知 pK_a(HAc) = 4.75。

解 （1）此混合溶液的缓冲系为 HAc-Ac$^-$，两种溶液等体积混合，浓度减半。

$$c_{NaAc} = 0.100 \text{mol} \cdot L^{-1}$$

$$c_{HAc} = 0.0400 \text{mol} \cdot L^{-1}$$

代入式 (5-1)：

$$pH = pK_a(HAc) + \lg \frac{c_{NaAc}}{c_{HAc}} = 4.75 + \lg \frac{0.100}{0.0400} = 4.75 + 0.40 = 5.15$$

（2）加入 HCl，外加的 H$^+$ 与 Ac$^-$ 结合成 HAc，故加入 HCl 的物质的量等于 HAc 增加的物质的量，也等于 Ac$^-$ 减少的物质的量。

$$c_{Ac^-} = (0.100 - 0.0100)/1 = 0.090 \text{(mol} \cdot L^{-1})$$

$$c_{HAc} = (0.0400 + 0.0100)/1 = 0.0500 \text{(mol} \cdot L^{-1})$$

$$pH = 4.75 + \lg \frac{0.090}{0.0500} = 4.75 + 0.26 = 5.01$$

$$\Delta pH = 5.01 - 5.15 = -0.14$$

加入 HCl 缓冲溶液的 pH 值仅下降了 0.14 单位。

（3）加入固体 NaOH 的物质的量等于 Ac$^-$ 增加的物质的量，也等于 HAc 减少的物质的量。

$$c_{Ac^-} = (0.100 + 0.0100)/1 = 0.110 \text{(mol} \cdot L^{-1})$$

$$c_{HAc} = (0.0400 - 0.0100)/1 = 0.0300 \text{(mol} \cdot L^{-1})$$

$$pH = 4.75 + \lg \frac{0.110}{0.0300} = 4.75 + 0.56 = 5.31$$

ΔpH＝5.31－5.15＝0.16，加入 NaOH 后，缓冲溶液的 pH 值仅升高了 0.16 单位。

从上述计算结果可知：第一，在缓冲溶液中加入少量强酸强碱时，溶液的 pH 值变化不大；第二，缓冲溶液中抗酸成分浓度 $[c_{NaAc}=0.100\text{mol}\cdot\text{L}^{-1}]$ 大于抗碱成分浓度 $[c_{HAc}=0.0400\text{mol}\cdot\text{L}^{-1}]$，故外加强酸时，溶液的 pH 值改变比加相同物质的量的强碱时更小些。

第三节　缓冲容量

一、缓冲容量

任何缓冲溶液的缓冲能力都有一定的限度，如果外加强酸或强碱的量接近缓冲溶液抗酸成分或抗碱成分的量，缓冲溶液就会丧失缓冲能力，pH 值发生较大的改变。因此，缓冲溶液只能在一定范围内保持 pH 值基本不变。不同的缓冲溶液，其抗酸、抗碱的能力不同。1922 年，V.Slyke 提出用**缓冲容量**（buffer capacity）β 作为衡量缓冲能力大小的尺度。缓冲容量 β 的定义为单位体积缓冲溶液的 pH 值改变 1 个单位（即 $\Delta\text{pH}=1$）时，所需加入一元强酸或一元强碱的物质的量，用公式表示为：

$$\beta=\frac{\mathrm{d}n_{a(b)}}{V|\mathrm{dpH}|} \tag{5-5}$$

式中，V 是缓冲溶液的体积；$\mathrm{d}n_{a(b)}$ 是缓冲溶液中加入微小量的一元强酸（$\mathrm{d}n_a$）或一元强碱（$\mathrm{d}n_b$）的物质的量；$|\mathrm{dpH}|$ 为缓冲溶液 pH 值的微小改变量；β 为缓冲容量，单位为 $\text{mol}\cdot\text{L}^{-1}\cdot\text{pH}^{-1}$。

由式(5-5)可知，β 恒为正值。β 值越大，说明在一定量的缓冲溶液中加入一定量的强酸或强碱时，pH 改变值（dpH）越小；或欲使一定量的缓冲溶液 pH 值改变一个单位时，所需加入的强酸或强碱的量越多，缓冲溶液的缓冲能力越强。

从式(5-5)可导出，缓冲容量与缓冲溶液的总浓度($c_总=[HB]+[B^-]$)及$[B^-]$、$[HB]$的关系：

$$\beta=\frac{\mathrm{d}n_{a(b)}}{V|\mathrm{dpH}|}=2.303[HB][B^-]/c_总 \tag{5-6}$$

上式表明，缓冲容量随 $c_总$ 及 $[B^-]$、$[HB]$ 的改变而改变。由于 $[B^-]$ 及 $[HB]$ 决定缓冲比，所以缓冲容量的大小取决于缓冲溶液的总浓度和缓冲比。

由 $c_总=[HB]+[B^-]$，式(5-6)可以写作：

$$\beta=2.303[HB][B^-]/c_总=2.303([HB]/c_总)([B^-]/c_总)c_总$$
$$=2.303([HB]/c_总)(1-[HB^-]/c_总)c_总$$

当$([HB]/c_总)$增大，$(1-[HB^-]/c_总)$减小；反之，当$(1-[HB^-]/c_总)$增大，$([HB]/c_总)$减小。只有当$[HB]=[B^-]=c_总/2$，即缓冲比为 1 时，β 取得最大值。此时：

$$\beta_{极大}=2.303(c_总/2)(c_总/2)/c_总=0.576c_总 \tag{5-7}$$

例题 5-3　现有总浓度为 $0.10\text{mol}\cdot\text{L}^{-1}\text{NaH}_2\text{PO}_4\text{-Na}_2\text{HPO}_4$ 缓冲溶液，$\text{p}K_a(\text{H}_2\text{PO}_4^-)=7.21$，试分别求其 pH 值为 6.25 和 7.21 时的缓冲容量。

解 (1) pH＝6.25 时．

$$pH = pK_a(H_2PO_4^-) + \lg\frac{[HPO_4^{2-}]}{[H_2PO_4^-]}$$

$$6.25 = 7.21 + \lg\frac{[HPO_4^{2-}]}{[H_2PO_4^-]}$$

$$\frac{[HPO_4^{2-}]}{[H_2PO_4^-]} = 0.11$$

已知 $\qquad [H_2PO_4^-] + [HPO_4^{2-}] = 0.10\ mol\cdot L^{-1}$

得 $\qquad [H_2PO_4^-] = 0.090\ mol\cdot L^{-1}$；$[HPO_4^{2-}] = 0.010\ mol\cdot L^{-1}$

代入式(5-7)，得 $\beta = 2.303 \times 0.090 \times 0.010 / 0.10 = 0.021\ (mol\cdot L^{-1}\cdot pH^{-1})$

(2) pH=7.21 时

$$7.21 = 7.21 + \lg\frac{[HPO_4^{2-}]}{[H_2PO_4^-]}$$

$$\frac{[HPO_4^{2-}]}{[H_2PO_4^-]} = 1.0$$

故得 $\qquad [H_2PO_4^-] = [HPO_4^{2-}] = 0.050\ mol\cdot L^{-1}$

代入式(5-7)，得 $\beta = 2.303 \times 0.050 \times 0.050 / 0.10 = 0.058\ (mol\cdot L^{-1}\cdot pH^{-1})$

二、影响缓冲容量的因素

缓冲溶液的总浓度和缓冲比是影响缓冲容量的两个重要因素。

由以上计算得知，当总浓度一定时，缓冲比对缓冲容量有很大影响。而缓冲比影响缓冲溶液的pH值，故缓冲容量随缓冲溶液pH值的变化而变化。这种变化关系如图5-1所示。图中曲线2~5，都是在弱酸溶液中加入NaOH后组成的弱酸及其共轭碱的缓冲溶液，浓度皆为总浓度。

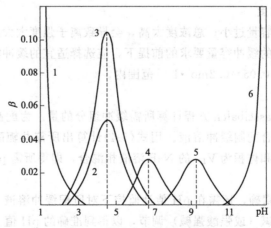

图 5-1 缓冲容量的影响因素

1—0.05 mol·L^{-1} HCl；2—0.1 mol·L^{-1} HAc+NaOH；3—0.2 mol·L^{-1} HAc+NaOH；
4—0.05 mol·L^{-1} KH$_2$PO$_4$+NaOH；5—0.05 mol·L^{-1} H$_3$BO$_3$+NaOH；6—0.05 mol·L^{-1} NaOH

从图5-1中可以看出：

(1) 总浓度对 β 的影响

曲线 2 与曲线 3 相比,其缓冲系相同,曲线 3 的浓度是曲线 2 的两倍,所以峰高也是曲线 2 的两倍,即缓冲比一定时,$c_{总}$ 越大,β 也越大。曲线 4 和曲线 5 的缓冲系虽不同,但 $c_{总}$ 相同,所以它们的峰高,即 $\beta_{极大}$ 相同。

(2) 缓冲比对 β 的影响

曲线 2~5 都是峰形曲线,在 $pH = pK_a$ 时,曲线峰高有极值 $\beta_{极大}$,此时缓冲比为 1:1。无论缓冲比是向左偏离 1:1 还是向右偏离 1:1,β 都变小。

(3) 强酸强碱在浓度较高时也具有缓冲作用

曲线 1 和曲线 6 分别是强酸和强碱型缓冲溶液。它们不属于前面我们所讨论的弱共轭酸碱对组成的缓冲系,其缓冲容量没有极值。它们的缓冲机制是因为本身 H^+(或 OH^-)浓度较大,所以,加入少量强酸、强碱,溶液的 pH 值不会发生明显的改变。由于这类溶液的酸(碱)性太强,不利于在生物医学上当作缓冲溶液使用。

三、缓冲溶液的配制

在实际工作中,缓冲溶液应满足两方面的要求:一是具有准确的 pH 值,二是具有适当的缓冲能力。为此,缓冲溶液的配制应按下述原则和步骤进行。

1. 选择合适的缓冲系

选择缓冲系的原则是使所配制的缓冲溶液的 pH 值在所选缓冲系的缓冲范围($pK_a \pm 1$)之内,并尽量接近弱酸的 pK_a。这样所配制的缓冲溶液可有较大的缓冲容量。如配制 pH = 7.4 的缓冲溶液,可选择 NaH_2PO_4-Na_2HPO_4 缓冲系,因 H_3PO_4 的 $pK_{a_2} = 7.21$。有时在某弱酸中加入强碱或在弱碱中加入强酸来得到所需缓冲系。另外,用于培养细胞等的缓冲溶液,所选缓冲系物质应稳定、无毒,加温灭菌和贮存期内要稳定。例如硼酸-硼酸盐缓冲系有毒,H_2CO_3-$NaHCO_3$ 缓冲系因碳酸容易分解,生物医学上通常不采用。

2. 选择适宜的总浓度

总浓度太低,缓冲容量过小;总浓度太高,会导致离子强度太大或渗透浓度过高而不适用。所以,在满足一定的缓冲容量要求的前提下,应选择适宜的缓冲溶液总浓度。实际工作中,一般选用总浓度在 $0.05\sim0.2\,mol\cdot L^{-1}$ 范围内。

3. 计算

根据 Henderson-Hasselbalch 方程计算所需缓冲组分的量。为配制方便,常使用相同浓度的弱酸及其共轭碱混合配制缓冲溶液。用式(5-4)计算出所需共轭酸碱的体积,分别量取体积为 V_{HB} 的 HB 溶液和体积为 V_{B^-} 的 NaB 溶液相混合,即得所需 pH 近似值的缓冲溶液。

4. 校正

如果对 pH 值要求精确,还需在 pH 值计监控下对所配缓冲溶液 pH 值加以校正。通过滴加少量较浓的共轭酸碱(或强酸强碱)调节,以得到准确的 pH 值。

根据 Henderson-Hasselbalch 方程计算配制的缓冲溶液,没有考虑离子强度的影响所带来的偏差,所以其 pH 值是不准确的。为了能准确而方便地配制所需 pH 值的缓冲溶液,科学家们曾对缓冲溶液的配制进行了精密的系统研究,制定了各种配制准确 pH 值缓冲溶液的配方。依照这些配方就可方便快捷地配制所需准确 pH 值的缓冲溶液。表 5-1 列出部分医学上广泛使用的缓冲溶液的配方，以便参考。

表 5-1　Tris 和 Tris·HCl 组成的缓冲溶液

缓冲溶液组成/(mol·kg^{-1})			pH（测定值）	
Tris	Tris·HCl	NaCl	25 ℃	37 ℃
0.02	0.02	0.14	8.220	7.904
0.05	0.05	0.11	8.225	7.908
0.006667	0.02	0.14	7.745	7.428
0.01667	0.05	0.11	7.745	7.427
0.05	0.05		8.113	7.851
0.01667	0.05		7.699	7.382

下列举例说明缓冲溶液的配制方法。

例题 5-4　医学上缓冲溶液除了要求 pH 值准确之外，通常还要求一定的离子强度和渗透浓度，可通过加入适量的 NaCl 来调节。如何配制 1.0 L 具有中等缓冲能力、pH=7.40 并与血浆等渗（渗透浓度为 300 mmol·L^{-1}）的缓冲溶液？

解　根据配制缓冲溶液的原则，为使缓冲容量尽可能大，应该选择弱酸的 pK_a 接近 7.40 的缓冲系。

查附录知：pK_a(H$_2$PO$_4^-$)=7.21，pK_a(Tris·HCl)=8.08。所以可以选择 NaH$_2$PO$_4$-Na$_2$HPO$_4$ 或 Tris-Tris·HCl 缓冲对（Tris 指三羟甲基氨基甲烷），然后确定总浓度。以 Tris-Tris·HCl 为例，根据要求需具备中等缓冲能力，并考虑计算方便，可以选用 0.10 mol·L^{-1} 的 Tris 和 0.10 mol·L^{-1} Tris·HCl，即相同浓度的共轭酸碱混合配制。最后用 NaCl 调节离子强度，使之与血浆等渗。

应用式(5-4)可得：

$$pH = pK_a + \lg \frac{V_{Tris}}{V_{Tris·HCl}}$$

$$7.40 = 8.08 + \lg \frac{V_{Tris}}{1000 - V_{Tris}}$$

$$\lg \frac{V_{Tris}}{1000 - V_{Tris}} = -0.68$$

$$\frac{V_{Tris}}{1000 - V_{Tris}} = 0.208$$

则

$$V_{Tris} = 172 \text{（mL）}$$

$$V_{Tris·HCl} = 1000 - 172 = 828 \text{（mL）}$$

即将 172 mL 0.10 mol·L^{-1} Tris 溶液与 828 mL 0.10 mol·L^{-1} Tris·HCl 溶液混合就可配制 1 L pH=7.40 的缓冲溶液。

缓冲溶液的渗透浓度：c_{os} = (0.0828×2+0.0172)×1000 = 182.8 (mmol·L^{-1})

若需要渗透浓度为 300 mmol·L^{-1} 的缓冲溶液，则需要加 NaCl 的质量为：

$$m_{NaCl} = \frac{0.300 - 0.183}{2} \times 1.0 \times 58.5 = 3.42 \text{（g）}$$

如有必要，最后可用 pH 计校正。

四、缓冲溶液在医学上的意义

缓冲溶液在医学上具有非常重要的意义。在体外，微生物的培养、组织染色、血液的冷藏保存都需要一定pH值的缓冲溶液；在药剂生产上，根据人的生理状况及药物稳定性和溶解度等情况，选择适当的缓冲溶液来稳定溶液的pH值，以保持溶液的总离子强度稳定，保证溶液内物质的稳定。如一般酶反应都要在缓冲溶液中进行。一般注射用的药物也要在缓冲溶液中溶解。生理盐水也是缓冲溶液的一种。

在医学检验方面，缓冲溶液也有较多的应用。生物体内的多数化学反应都是酶促反应，每一种酶都要在特定的酸碱条件下才具有活性。如胃蛋白酶只有在pH＝1.5～2.0的范围内才具有最佳活性，超出这一范围、活性大大降低，甚至失去活性。在化验肝功能时，要在pH＝7.4的缓冲溶液环境下才能准确测定血清中丙氨酸氨基转移酶的含量。如果测定过程中溶液的pH值不稳定，就会引起测定误差，造成误诊。在艾滋病检测中，血液检测试纸中加入缓冲溶液有助于跑板，这种缓冲溶液也叫稀释液，是渗透压、pH值都和血液一样的缓冲溶液，它使红细胞可以保持原来的形状，不会产生凝集和溶血现象，并维持反应内环境稳定，屏蔽非特异性结合，从而使检测过程顺利进行。

在蛋白质纯化与分离过程使用的电泳装置中，缓冲溶液也是必不可少的，包括电泳缓冲液和加样缓冲液，用来稳定体系的酸碱度和产物。

在人体内各种酶只有在一定pH值范围的体液中才具有活性。正常人体血液的pH值一般维持在7.35～7.45之间，为机体的各种生理活动提供保障。若pH值高于7.45会发生碱中毒，pH值低于7.35会发生酸中毒，引发各种疾病甚至危及生命。血液能保持如此狭窄的pH值范围，主要原因是其中的多种缓冲对协调发挥缓冲作用，维持机体酸碱平衡。

人体内的酸碱性物质来源于食物、机体的代谢和消化液的吸收。如食物和机体中的糖、脂肪、蛋白质的消化和代谢的最终产物CO_2是酸的主要来源之一，另外代谢中也会产生乳酸、丙酮酸等酸性物质。蔬菜、水果在体内代谢会产生碱性物质。每时每刻机体都会产生不同种类和不同浓度的酸性或碱性物质，但是由于我们体内存在着多种生理缓冲系，一般酸碱物质进入血液时，由于有这些缓冲系的作用，特别是在肺和肾脏的生理调节作用下，能够维持正常人血浆pH值在7.35～7.45极小范围内波动。

血浆中存在的主要缓冲系有：$NaHCO_3$-H_2CO_3，H_nP-$H_{n-1}P^-$（H_nP代表蛋白质，$H_{n-1}P^-$代表蛋白质钠盐）、Na_2HPO_4-NaH_2PO_4。在红细胞内中有血红蛋白-血红蛋白钾盐（H_2b-Hb^-）、氧合血红蛋白-氧合血红蛋白钾盐（H_2bO_2-HbO_2^-）、K_2HPO_4-KH_2PO_4、$KHCO_3$-H_2CO_3等缓冲对。

在这些缓冲系中，$NaHCO_3$-H_2CO_3缓冲系在血液中的浓度最高，缓冲能力最大，对维持血浆pH值的正常范围所发挥的作用最大，血浆pH值主要决定于$NaHCO_3/H_2CO_3$的比值。碳酸在溶液中主要是以溶解状态的CO_2形式存在，在CO_2-HCO_3^-缓冲系中存在如下平衡：

$$CO_2(aq) + H_2O \rightleftharpoons H_2CO_3 \rightleftharpoons H^+ + HCO_3^-$$

25℃时，$pK_{a_1}(H_2CO_3) = 6.35$，CO_2是溶解在离子强度为$0.16 mol \cdot kg^{-1}$的血浆中，

体温为37℃时,应校正为$pK'_{a_1}(H_2CO_3)=6.10$,所以血浆中的碳酸缓冲系pH值的计算方程式为:

$$pH = pK'_{a_1}(H_2CO_3) + \lg\frac{[HCO_3^-]}{[CO_2(aq)]} = 6.10 + \lg\frac{[HCO_3^-]}{[CO_2(aq)]} \tag{5-8}$$

正常人血浆中$[HCO_3^-]$和$[CO_2(aq)]$浓度分别为$0.024 mol \cdot L^{-1}$和$0.0012 mol \cdot L^{-1}$,将其代入式(5-8),可得到血液的正常pH值:

$$pH = 6.10 + \lg\frac{0.024}{0.0012} = 6.10 + \lg\frac{20}{1} = 7.40$$

当血浆中CO_2-HCO_3^-缓冲系的缓冲比为20:1时,血浆正常pH=7.40,若pH值小于7.35,则发生酸中毒(acidosis),若pH值大于7.45,则会发生碱中毒(alkalosis)。若血液的pH值小于6.8或大于7.8,就会导致死亡。

在体内,HCO_3^-是血浆中含量最多的抗酸成分,在一定程度上可以代表血浆对体内所产生非挥发性酸的缓冲能力,所以将血浆中的HCO_3^-称为碱储。

人体内正常血浆中HCO_3^--$CO_2(aq)$缓冲系的缓冲比为20:1,已超出前面讨论的缓冲溶液有效缓冲比(即10:1~1:10)的范围,似乎应该是缓冲能力很小,但是由于人体是一个敞开体系,与外界既有物质的交换又有能量的交换。正常人血浆pH值能够维持在7.35~7.45的范围,是由于有体内的缓冲体系以及肺和肾脏的生理调节共同作用的结果。例如,当血浆$[H_3O^+]$升高后,血液中大量存在的抗酸成分HCO_3^-与H_3O^+结合,HCO_3^--$CO_2(aq)$缓冲系的质子转移平衡向左移动,使$[H_3O^+]$不致发生明显的改变。此时HCO_3^-减少,H_2CO_3相应增加,解离出CO_2,使血$p(CO_2)$升高,刺激呼吸中枢,引起呼吸加深、加快,CO_2排出增加,血液中H_2CO_3相应减少以代偿;同时肾脏通过排出H^+、NH_4^+和重吸收HCO_3^-,以提高血浆中$HCO_3^-/CO_2(aq)$的比值,使得血浆中的HCO_3^-和$CO_2(aq)$的浓度保持相对稳定,从而维持血液pH值稳定。正常情况下,通过生理调节作用,血浆中的碳酸缓冲系的缓冲比在抗酸抗碱过程中始终保持一定数值不变,因此,总能保持相当强的缓冲能力。

血液中存在的其他缓冲系也有助于维持其pH值稳定。例如,血液对体内代谢所产生的大量CO_2的运转,主要是靠红细胞中血红蛋白和氧合血红蛋白缓冲系来实现的。CO_2在细胞内与血红蛋白反应:

$$CO_2 + H_2O + Hb^- \rightleftharpoons H_2b + HCO_3^-$$

反应产生的HCO_3^-由血液运输至肺中,并与氧合血红蛋白反应:

$$HCO_3^- + H_2bO_2 \rightleftharpoons HbO_2^- + CO_2 + H_2O$$

释放出的CO_2从肺呼出、这说明由于血红蛋白和氧合血红蛋白的缓冲作用,使血液的pH在大量CO_2从组织细胞运输至肺的过程中,不至于受到较大影响。

> **阅读材料**
>
> ### 酸中毒和碱中毒
>
> 人血浆正常 pH 为 7.35~7.45，血液中主要缓冲对 $CO_2(aq)$-HCO_3^- 的缓冲比 $[HCO_3^-]/[CO_2(aq)]$ 在 18/1~22/1 之间。若血液 pH 值小于 7.35，则发生酸中毒(acidosis)；若 pH 值大于 7.45，则会发生碱中毒(alkalosis)；若血液的 pH 值小于 6.8 或大于 7.8，就会导致死亡。酸碱性中毒又可分为呼吸性酸中毒、代谢性酸中毒、呼吸性碱中毒、代谢性碱中毒四种类型。
>
> 呼吸性酸中毒通常是肺部呼出障碍(换气不足)，如肺气肿、呼吸道梗阻等。当 CO_2 潴留严重时会出现疲惫、兴奋或烦躁甚至昏迷，称为二氧化碳麻醉状态。代谢性酸中毒病因常见于：酸性代谢废物产生过多，或长期不能进食，脂肪分解过多，酮体积累；严重腹泻等导致大量 HCO_3^- 由消化道中丢失；急性肾功能衰竭，排 H^+ 和再吸收 HCO_3^- 受阻。使细胞外液的 HCO_3^- 浓度降低，$[HCO_3^-]/[CO_2(aq)]<18/1$，血液 pH 值下降低于 7.35。严重酸中毒危及生命，则要及时给碱纠正。一般多用 $NaHCO_3$ 以补充 HCO_3^-，也可用乳酸钠、三羟甲基氨基甲烷(THAM 或 Tris)等。代谢性碱中毒病因常见于：H^+ 丢失过多，如持续呕吐(幽门梗阻)、持续胃肠减压等；HCO_3^- 摄入过多，如消化性溃疡时大量服用碳酸氢钠，使 $[HCO_3^-]/[CO_2(aq)]>22/1$，血液 pH 值升高超出 7.45。重度碱中毒患者可给予一定量酸性药物纠正，如精氨酸、氯化铵等。呼吸性碱中毒有可能是肺部过度换气，呼出 CO_2 过多，可以用纸口袋罩住患者口鼻，吸入自己呼出的高浓度 CO_2 气体，缓解呼吸性碱中毒。
>
> ### Good's 缓冲液
>
> Good's 缓冲液又称为两性离子缓冲液。1960 年，N. E. Good 和他的同事们总结了现有的各种缓冲试剂的优缺点后得出结论，必须用人为设计和人工合成的方法来找到专门用于生命科学研究的特定的缓冲体系。
>
> ### 一、Good's 缓冲液特点
>
> Good's 缓冲体系具有以下特性：pK_a 值在 6~8 之间；在水中的溶解度高；不易穿透生物膜；盐效应小；离子浓度、溶液组成和温度对解离的影响小；不与金属离子生成复合物或沉淀；该缓冲剂化学稳定；紫外和可见光波长范围内光吸收小；易制得高纯度的盐。
>
> Good's 缓冲液的主要优点：不参加和不干扰生物化学反应过程，对酶化学反应等无抑制作用，所以它们专门用于细胞器和极易变性的、对 pH 敏感的蛋白质和酶的研究工作。
>
> ### 二、常用的三种吗啉系列缓冲剂 MES、MOPS 和 MOPSO
>
> 两性离子缓冲液，即 Good's 缓冲液，是一系列 N-取代氨基磺酸，具有很好的 pH 稳定作用，对多种化学试剂和酶是惰性。其中，吗啉系列缓冲剂包括 MES、MOPS 和 MOPSO，均属于 Good's 缓冲液，它们不与大多数金属离子形成络合物，因此适用于含有金属离子的溶液。下面简述它们在实验中的具体应用。

MES 的化学名 2-(N-吗啉基)乙磺酸,分子式为 $C_6H_{13}NO_4S$,25℃下 pK_a 为 6.1,pH 缓冲范围 5.5～6.7。

MES 可作为生物缓冲液,用来替代高毒性的二甲胂酸盐,以及离子缓冲液柠檬酸盐和苹果酸盐;通常用于细菌、酵母和哺乳动物细胞的缓冲培养基。高浓度的 MES 对于大多数植物是有毒的,但是在浓度为 $10 mmol·L^{-1}$ 时可用于植物培养基中;也可作为在培养基中研究 Tau 蛋白的缓冲液;由于在高浓度下离子迁移率和电导率低,它可用于许多类型的电泳和色谱,包括毛细管电色谱、凝胶过滤色谱、磷酸纤维素柱色谱、疏水作用色谱、阳离子交换色谱法和 SDS-PAGE;可以与有机锡(Ⅳ)分子复合作为抗肿瘤剂。

MOPS 的化学名称 3-(N-吗啡啉)丙磺酸,分子式为 $C_7H_{15}NO_4S$,25℃下 pK_a 为 7.14,pH 缓冲范围为 6.5～7.9。MOPS 可作为电泳中的运行缓冲液和用于色谱中的蛋白质纯化;可配制成多种琼脂培养基,用于细菌、酵母和哺乳动物细胞的培养。但是,高于 $20 mmol·L^{-1}$ 的浓度时不推荐用于哺乳动物细胞;可用作大肠杆菌细胞的裂解缓冲液;也作为凝胶过滤色谱中的洗脱液;应用于 Northern 杂交,作为 RNA 的分离和转膜时的缓冲液;适用于二喹啉甲酸(BCA)测定;用于叶绿体薄层备样的电子传递和磷酸化研究。

MOPSO 的化学名称 3-(N-吗啉基)-2-羟基丙磺酸,分子式为 $C_7H_{15}NO_5S$,25℃下的 pK_a 为 6.87,pH 缓冲范围 6.2～7.6。MOPSO 可用作毛细管电泳中的载体电解质,以及谷胱甘肽合成酶的结晶缓冲剂;可在荧光光谱法、分光光度法和等温滴定量热法中使用;与牛血清白蛋白(BSA)的肽骨架相互作用,防止 BSA 热变性;可作为铜相关分析的缓冲组分之一;可用作缓冲炭酵母提取物培养基的组成成分;可制备 MOPSO-乙醇缓冲体系以固定尿液来源的细胞;可用作测定生物治理海洋原油副产物的缓冲体系。

虽然 Good's 缓冲液均具有不参加和不干扰生物化学反应过程、对酶化学反应等无抑制作用、不与金属离子反应等优点。但在具体使用中,几种吗啉系列缓冲剂 MES、MOPS 和 MOPSO 的应用范围仍有一定的区别,因此,在进行实验之前,要考虑其缓冲要求及具体的实验类型,以选用最合适的缓冲剂。

习 题

1. 试以 KH_2PO_4-Na_2HPO_4 缓冲溶液为例,说明为何加少量的强酸或强碱时其溶液的 pH 值基本保持不变。

2. 什么是缓冲容量?影响缓冲容量的主要因素有哪些?总浓度均为 $0.10 mol·L^{-1}$ 的 HAc-NaAc 和 H_2CO_3-HCO_3^- 缓冲系的最大缓冲容量相同吗?

3. 下列化学组合中,哪些可能用来配制缓冲溶液?
   (1) $HCl + NH_3·H_2O$ (2) $HCl + Tris$ (3) $HCl + NaOH$
   (4) $Na_2HPO_4 + Na_3PO_4$ (5) $H_3PO_4 + NaOH$ (6) $NaCl + NaAc$

4. 已知下列弱酸的 pK_a,试指出其与 NaOH 配制的缓冲溶液的抗酸成分、抗碱成分及缓冲范围。

(1) 氨基乙酸（$NH_4^+CH_2COO^-$），$pK_a=9.81$。

(2) 丙酸（CH_3CH_2COOH），$pK_a=4.86$。

(3) 磷酸二氢钠（NaH_2PO_4），$pK_a(H_2PO_4^-)=7.21$，$pK_a(HPO_4^{2-})=12.67$。

(4) 氨基乙酸盐酸盐（$NH_2CH_2COOH \cdot HCl$），$pK_a=2.35$。

5. 计算下列 NH_3 和 NH_4Cl 组成的缓冲溶液的缓冲比，已知 $pK_b(NH_3)=4.75$。

(1) pH=9.00　　(2) pH=8.80　　(3) pH=10.00　　(4) pH=9.60

6. 分别加 NaOH 溶液或 HCl 溶液于柠檬酸钠（缩写为 Na_3HCit）溶液中。写出可能配制的缓冲溶液的抗酸成分、抗碱成分和各缓冲系的理论缓冲范围。如果上述三种溶液的物质的量浓度相同，它们以何种体积比混合，才能使所配制的缓冲溶液有最大缓冲容量（已知 H_3Cit 的 $pK_{a_1}=3.14$、$pK_{a_2}=4.77$、$pK_{a_3}=6.39$）？

7. $0.20\,mol \cdot L^{-1}\ NH_3$ 溶液和 $0.10\,mol \cdot L^{-1}\ NH_4Cl$ 溶液等体积混合或与 $0.10\,mol \cdot L^{-1}\ HCl$ 溶液等体积混合，配成的缓冲溶液的 pH 值各为多少？已知 $K_b(NH_3)=4.75$。

8. 现有以下溶液：(1) $0.10\,mol \cdot L^{-1}\ NaOH$ 溶液，(2) $0.10\,mol \cdot L^{-1}\ NH_3$ 水溶液，(3) $0.10\,mol \cdot L^{-1}\ Na_2HPO_4$ 溶液各 50 mL，欲配制 pH=7.0 的溶液，问需分别加入 $0.10\,mol \cdot L^{-1}\ HCl$ 溶液多少毫升？配成的三种溶液有无缓冲作用？哪一种缓冲能力最好？

9. 取 50.00 mL $0.10\,mol \cdot L^{-1}\ HB$ 溶液，与 20.00 mL $0.10\,mol \cdot L^{-1}\ KOH$ 溶液混合，将混合溶液加水稀释至 100.0 mL，测得其 pH=5.25，试求此弱酸（HB）的解离平衡常数。

10. 欲配制 pH=7.40 的缓冲溶液 1000 mL。

(1) 现有缓冲系 $HAc-NaAc$、$KH_2PO_4-Na_2HPO_4$、NH_4Cl-NH_3，问选用何者最好？

(2) 如选用的缓冲系的总浓度为 $0.100\,mol \cdot L^{-1}$，需要固体共轭酸和固体共轭碱的物质的量为多少（假设不考虑体积的变化）？

(3) 加入 0.40 g NaOH(s)后，缓冲溶液 pH 值为多少（忽略体积的变化）？

11. 柠檬酸（缩写 H_3Cit）及其盐为一种多元酸缓冲系，常用于配制供培养细菌的缓冲溶液。如有 1000 mL $0.200\,mol \cdot L^{-1}$ 柠檬酸，需加入多少克 NaOH 固体，才能配成 pH=5.00 的缓冲溶液（已知 H_3Cit 的 $pK_{a_1}=3.14$、$pK_{a_2}=4.77$、$pK_{a_3}=6.39$）？

12. 向 100 mL 某缓冲溶液中加入 200 mg NaOH 固体（忽略体积的变化），所得缓冲溶液的 pH=5.60。已知原缓冲溶液共轭酸 HB 的 $pK_a=5.30$，$c(HB)=0.25\,mol \cdot L^{-1}$，求原缓冲溶液的 pH 值。

13. 今欲配制 37℃时 pH 值约为 7.40 的生理缓冲溶液，试问在 Tris 和 $Tris \cdot HCl$ 浓度分别为 $0.0500\,mol \cdot L^{-1}$ 1000 mL 溶液中，需加 $0.100\,mol \cdot L^{-1}\ HCl$ 多少毫升？已知 $Tris \cdot HCl$ 在 37℃时的 $pK_a=7.85$。在此溶液中需加入多少克 NaCl 固体才能配成渗透浓度为 $300\,mmol \cdot L^{-1}$ 等渗溶液（已知 $Tris \cdot HCl$ 在 37℃时 $pK_a=7.85$；忽略离子强度的影响）？

14. 将 $0.10\,mol \cdot L^{-1}\ HAc$ 溶液和 $0.10\,mol \cdot L^{-1}\ NaOH$ 溶液以 3∶1 的体积比混合，求此缓冲溶液的 pH 值及缓冲容量。

15. 欲配制 100 mL pH=7.21、$\beta=0.144$ 的磷酸盐缓冲溶液，应取 KH_2PO_4（$M_r=136$）和 NaOH（$M_r=40$）各多少克（已知 H_3PO_4 的 $pK_{a_1}=2.12$，$pK_{a_2}=7.21$，$pK_{a_3}=12.67$）？

16. 单纯性酸碱失衡主要靠血气分析诊断，根据 pH 值的变化可判断酸中毒还是碱中毒。临床检验测得三人血浆中 HCO_3^- 和溶解的 CO_2 的浓度如下：

(1) $[HCO_3^-]=24.0\,mmol \cdot L^{-1}$、$[CO_2(aq)]=1.20\,mmol \cdot L^{-1}$

(2) $[HCO_3^-]=21.6\,mmol \cdot L^{-1}$、$[CO_2(aq)]=1.34\,mmol \cdot L^{-1}$

(3) $[HCO_3^-]=56.0\,mmol \cdot L^{-1}$、$[CO_2(aq)]=1.40\,mmol \cdot L^{-1}$。

试计算三人血浆的 pH 值，并判断何人属正常，何人属酸中毒（pH<7.35），何人属碱中毒（pH>7.45）。已知 $pK'_{a_1}[CO_2(aq)]=6.10$（37℃）。

第六章
原子结构和分子结构

"原子"一词最早源自古希腊的德谟特里克,指"不可再分的粒子"。从英国物理学家和化学家道尔顿(J. Dalton)创立原子学说后,很长一段时间人们都认为原子这一物质的基本单位就像一个实心的玻璃球,不可再分且无内部结构。直到汤姆逊(J. Thomson)通过研究阴极射线发现电子后,人们才意识到原子是可分的,并且原子内部除了有带负电的电子,还应该有带正电的部分才能使整个原子呈电中性。

原子中有哪些物质?正电荷是如何分布的?负电荷又是如何分布的?正负电荷是怎样作用的?原子如何保持其稳定性?根据科学实践和当时的实验结果,物理学家们提出了各种各样的原子模型。早期的模型主要是"非核原子模型",包括开尔文(L. Kelvin)提出的"实心带点球模型"和他的学生汤姆逊(J. Thomson)提出的"葡萄干蛋糕模型"(又叫"枣糕模型")。"葡萄干蛋糕模型"不仅能解释原子为什么是电中性的、电子在原子中怎样分布,还能解释当时很多的实验事实,包括阴极射线现象和金属在紫外线的照射下能发出电子,并且根据该模型还能估算出原子的大小约为 10^{-8} cm,该模型被很多物理学家接受,汤姆逊因此声名大噪。1895 年卢瑟福(E. Rutherford)漂洋过海跟随汤姆逊学习,成为了他的第一位海外留学生。在汤姆逊的指导下,卢瑟福通过放射性吸收实验发现了 α 射线。通过对质核比等实验结果的分析,科学界认为 α 粒子就是带正电的氦离子。

斯坦尼、佩兰、洛奇等在论文中都曾假设过原子的"有核模型",但由于没有足够的实验现象支撑,"有核模型"发展缓慢。但是在卢瑟福发现了 α 射线后,日本物理学家长冈半太郎提出了"土星模型",即围绕带正电的核心有电子环绕转动的原子模型,这是原子核的雏形。

卢瑟福和他的学生继续研究 α 射线实验。通过大量的数据积累,卢瑟福还认识到 α 粒子在某一临界速度以上时可以打入原子内部,由它的散射和所引起的原子内电场的反应可以探索原子的内部结构。1909 年,卢瑟福和他的学生们做了著名的 α 粒子射穿金箔的实验,该实验表明有 1/8000 的 α 粒子在轰击金箔的时候发生了大角度的偏转,甚至有些粒子被反弹回来。此实验现象直接推翻了"葡萄干蛋糕模型",通过对电荷、质量和偏转角度等的运算,1911 年卢瑟福和他的学生们建立了"行星模型",即原子是由带正电的原子核和带负电的核外电子组成,原子的大部分质量都集中在原子核上。

该理论为近代原子结构的研究奠定了基础,但是根据经典电磁理论,这样的电子会以电磁辐射的方式损失能量,最后坍塌进入原子核。为解决这一问题,1913 年,丹麦物理学家玻尔（N. Bohr）在卢瑟福原子模型的基础上，应用普朗克（M. Planck）的量子论和爱因斯坦（A. Einstein）的光子学说建立了玻尔原子模型，认为电子是以一定的能量在一定的轨道上运动，并不释放或吸收能量。玻尔原子模型成功地解释了氢原子光谱，它把宏观的光谱现象和微观的原子内部电子分层结构联系起来，推动了化学科学的进一步发展。但是，玻尔对微观粒子运动规律的认识没有摆脱经典力学的束缚，尚有很大的局限性，因此玻尔原子模型就不可避免地要被新的模型——原子的量子力学模型所代替。

量子力学模型建立在对电子运动特殊性的正确认识基础之上。原子内电子的运动有什么特殊性？与宏观物体比较，电子质量极小（9.109×10^{-31} kg）、运动速率极快（10^6 m·s^{-1}）、运动范围极小（直径约为 10^{-10} m），这就决定了它们的运动具有许多特殊性，其中最主要的是量子化、波粒二象性和统计性。

第一节　原子的结构

一、原子的组成

1. 量子化

若某一物理量的变化是按一个基本量的整数倍进行不连续的变化，则说明这个物理量是量子化的，最小的基本量称为**量子**（quantum）。例如原子的辐射能只能按一个基本量或其整数倍吸收或发射，所以说原子的能量是量子化的。每一个量子的能量与相应电磁波的频率成正比。

$$E=h\nu \tag{6-1}$$

式中，h 为普朗克（Planck）常数，$h=6.626\times10^{-34}$ J·s；ν 为频率。

宏观物体的运动是连续变化的，而用来描述核外电子运动状态的物理量，如角动量、能量等的变化却是不连续的，都具有量子化的特征。

2. 波粒二象性

基础物理知识告诉人们，光具有波动性，又具有粒子性，前者由光的衍射和干涉现象所证实，后者则表现为光能够产生光压和光电效应，光的这种二重性就称为光的**波粒二象性**（wave-particle duality）。

1924 年法国物理学家德布罗意（Louis de Bröglie）受上述事实的启发大胆预言：一切实物粒子（即具有静止质量的微观粒子）如电子、质子、中子、原子等，都与光一样具有波粒二象性；同时指出微观粒子的波长 λ 和质量 m、运动速率 v 可通过普朗克常数联系起来。

$$\lambda=\frac{h}{mv} \tag{6-2}$$

式中，λ 为波长，表示粒子的波动性；mv 则表示其粒子性；式(6-2)表明粒子性和波动性共存于一个物体上，这就是著名的德布罗意公式。

19 世纪，物理学家在研究低气压下气体的放电现象时首先发现了电子，随后又测定了电子的质核比，那时人们就认识了电子的粒子性。而电子的波动性则是在 1927 年才被电子衍射实验所证实。一束电子流经加速并通过金属晶体（晶体中质点按一定方式排列，相当于一个光栅）在照相底片上得到的是一系列明暗相间的衍射环纹，如图 6-1 所示。

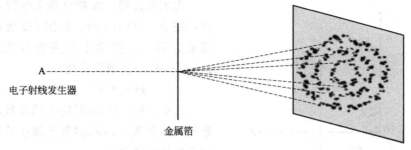

图 6-1　电子衍射实验示意图

由于根据电子衍射实验得到的电子波的波长与按德布罗意公式计算的结果一致，因此该实验有力证实了电子具有波动性。随后，又证明中子、质子等其他微观粒子都具有波动性。

其实，凡是物质皆具有粒子性和波动性。可以说，任何物体的运动都会产生"物质波"，只不过对于宏观物体来说，其波长极短，它的波动性难以觉察，主要表现为粒子性，服从经典力学的运动规律。

3. 统计性

物质波是一种怎样的波呢？可根据电子衍射实验来讨论。假如只有一个电子穿过晶体光栅，那么在照相底片上只会得到一个位置不能准确预测的感光斑点；若是少数几个电子，则所得感光斑点也无明显规律可循；但若是大量电子穿过晶体，就能得到有确定规律的衍射环。所以说电子衍射图像是大量电子的集体行为，或者说是单个电子无数次重复统计的结果。因此电子波是一种统计性的波，称为概率波。

在衍射图上，衍射强度大（亮）的地方，电子出现的概率密度大；衍射强度小（暗）的地方，电子出现的概率密度小。在空间任一点上，电子波的强度与电子出现的概率密度成正比。

由此可见，具有波动性的电子运动没有确定的运动轨道，只是遵循与波的强度成正比的概率密度分布规律。量子力学中所谓的"轨道"只是沿用了经典物理学中的说法，实际上它是微观粒子的运动状态，而微观粒子的运动状态在量子力学中是用波函数来描述的。

二、核外电子运动状态

1. 波函数与原子轨道

人们知道，电磁波可以用波函数 ψ 来描述，量子力学从微观粒子具有波粒二象性出发，认为微观粒子的运动状态也可以用波函数来描述。波函数 ψ 是用空间坐标 x、y、z 来描写的数学表达式，它可以通过求解量子力学的基本方程——薛定谔方程（E. Schrodinger）得到：

$$\frac{\partial^2 \psi}{\partial x^2}+\frac{\partial^2 \psi}{\partial y^2}+\frac{\partial \psi}{\partial z^2}+\frac{8\pi^2 m}{h^2}(E-V)\psi=0 \tag{6-3}$$

式中，E 是系统的总能量；V 是系统的势能；m 是微粒的质量。

解薛定谔方程就是解出其中的波函数 $\psi(x,y,z)$ 和与波函数相对应的能量 E，这样就可以了解电子运动的状态和能量的高低。由于解此方程相当复杂，对大家来说也没有解这个方程的必要，在基础化学课程中只需要掌握由求解方程所得到的一些重要概念即可。

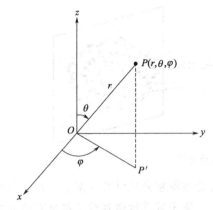

图6-2 直角坐标与球极坐标的关系

为求解方便，常把直角坐标转变成球极坐标，使$\psi=\psi(r,\theta,\varphi)$，如图8-2所示。对于多变量方程，经数学上的变数分离法处理后，$\psi=\psi(r,\theta,\varphi)$的函数式变为：

$$\psi(r,\theta,\varphi)=R(r)Y(\theta,\varphi) \quad (6-4)$$

式中，$R(r)$只是径向r的函数，称为波函数的径向分布；$Y(\theta,\varphi)$是θ和φ的函数，称为波函数的角度分布。

在求解薛定谔方程时，由于量子化条件的限制，自然得到了相互制约的三个量子数，它们只能取如下数值：

主量子数$n=1$，2，3，…，n（正整数），共n个取值；

角量子数$l=0$，1，2，…，$n-1$，共n个取值；磁量子数$m=0$，± 1，± 2，…，$\pm l$，共$2l+1$个取值。

注意：所谓"取值"，并非是真正的数值，0、1、2等只具有量子化符号的意义，且相互约束，如当$n=1$时，只能取$l=0$，$m=0$。

求解结果表明，波函数ψ的具体表达式与上述三个量子数有关。三个确定的量子数组成一组参数，代入方程才能得到一组合理的解，即波函数$\psi(n,l,m)$及其相应的能量E。例如基态氢原子的原子轨道$n=1$，$l=0$，$m=0$，解方程得到：

$$\psi(1,0,0)=\sqrt{\frac{1}{\pi a_0^3}}e^{-r/a_0}, E=-2.179\times 10^{-18}\text{J} \quad (6-5)$$

式中，r为电子离核的距离；a_0为玻尔半径。

由上述内容可知，波函数可用一组量子数来描述，每一组量子数所确定的波函数表示电子的一种状态。在量子力学中，把三个量子数都有确定值的波函数称为一个原子轨道。波函数和原子轨道是同义词，这里原子轨道的含义不同于宏观物体的运动轨道，也不同于玻尔所说的固定轨道，它指的是电子的一种空间运动状态。

2. 概率密度与电子云

按照光的传播原理，波函数ψ描述电场或磁场的大小，$|\psi|^2$与光的强度即光子密度成正比。由于电子能产生与光相似的衍射图像，所以可认为电子波的$|\psi|^2$代表电子出现的概率密度（即电子在核外某处单位体积内出现的概率大小）。

人们常把电子在核外出现的概率密度大小用电子的疏密程度来表示，电子出现概率密度大的区域即$|\psi|^2$大的地方用密集的小点表示，$|\psi|^2$小的地方用稀疏的小点表示，这样得到的图像称为电子云。电子云是电子在核外空间各处出现概率密度大小的形象化描述。图6-3是基态氢原子（1s）电子云示意图。由图可以看出，电子的概率密度随核距离的增大而减小，在半径为53pm（$1\text{pm}=10^{-12}\text{m}$）的球面内出现的概率密度最大，而在离核200pm以外的空间出现的概率密度可以忽略。

3. 四个量子数

解薛定谔方程必须先确定三个量子数。对于三维运动的电子，用三个量子数就可以描述其运动状态。但根据实验和理论的进一步研究发现，电子还做自旋运动，因此还需要第四个量子数——自旋量子数 m_s。只有四个量子数都确定，才能完全描述核外电子的运动状态。下面对四个量子数分别加以讨论。

（1）主量子数 n

主量子数 n 描述核外电子的能量高低和电子在核外出现概率密度最大的区域离核的远近。n 取正整数，n 数值越大，电子的能量越高，电子离核的平均距离越远。

通常把具有相同 n 的各原子轨道并称为"电子层"，与 n 值对应的电子层可用光谱符号表示，如表 6-1 所示。

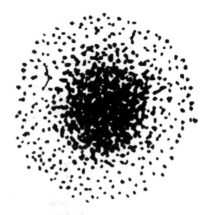

图 6-3 基态氢原子（1s）电子云示意图

表 6-1 主量子数的取值与电子层符号

主量子数 n	1	2	3	4	5	6	…
电子层顺序	1	2	3	4	5	6	…
电子层符号	K	L	M	O	P	Q	…

（2）角量子数 l

在同一电子层中，电子能量高低并不相同。按照电子能量的高低可分为若干电子亚层，简称为亚层。每个亚层的原子轨道（电子云）的形状各不相同，用角量子数 l 表示。角量子数 l 的取值受主量子数 n 的限制，它的取值范围是 0，1，2，…，$n-1$。

如表 6-2 所示，$n=1$ 的电子层有一个亚层，用 1s 表示；$n=2$ 的电子层有两个亚层，用 2s 和 2p 表示；$n=3$ 的电子层有三个亚层，用 3s、3p、3d 表示。在给定的电子层中，s，p，d，…轨道的能量稍有差别，所以亚层又称为能级。在多电子原子中，原子轨道的能级是由 n 和 l 共同决定的。

表 6-2 角量子数的取值与原子轨道

主量子数 n	1	2		3			4				…
角量子数 l	0	0	1	0	1	2	0	1	2	3	…
符号	1s	2s	2p	3s	3p	3d	4s	4p	4d	4f	…

不同的轨道具有不同的大小、形状和空间取向。s，p，d 原子轨道的角度分布剖面图如图 6-4 所示。

s 轨道呈球形对称分布，每层只有一个轨道。2s 轨道和 3s 轨道的形状是一样的，只是球的大小不同，主量子数越大，对应的 s 轨道也越大。p 轨道为哑铃型，始于第二层、每层 3 个轨道。同一层的 p 轨道形状、能量都是相同的，只是伸展方向不同。d 轨道呈花瓣形，始于第三层、每层 5 个轨道。

这些原子轨道的角度分布图在化学键的形成中有着重要意义。

（3）磁量子数 m

角量子数 l 相同的电子具有确定的电子云形状，但在空间可以沿着不同的方向伸展，电子云在空间的伸展方向由磁量子数 m 决定。同一电子亚层中，磁量子数 m 取值不同的一组轨道，称为简并轨道（等价轨道）。原子中相同能量的相同简并轨道数目，称为简并度。

磁量子数与主量子数、角量子数的关系如表 6-3 所示。当 $l=0$ 时，$m=0$，即 s 亚层只

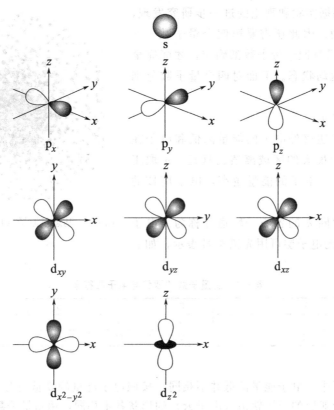

图 6-4 s, p, d 原子轨道的角度分布剖面图

有一个球形对称的 s 轨道，无方向性；当 $l=1$ 时，$m=0$，± 1，说明 p 亚层有三个空间取向不同的原子轨道（p_x，p_y，p_z）；当 $l=2$ 时，$m=0$，± 1，± 2，说明 d 亚层有五个空间取向不同的原子轨道；当 $l=3$ 时，$m=0$，± 1，± 2，± 3，说明 f 亚层有 7 个空间取向不同的原子轨道；等等。

表 6-3 磁量子数的取值与原子轨道形状

主量子数 n	角量子数 l	亚层符号	磁量子数 m	轨道空间取向数	每层轨道数
1	0	1s	0	1	1
2	0	2s	0	1	4
	1	2p	$-1, 0, +1$	3	
3	0	3s	0	1	9
	1	3p	$-1, 0, +1$	3	
	2	3d	$-2, -1, 0, +1, +2$	5	
4	0	4s	0	1	16
	1	4p	$-1, 0, +1$	3	
	2	4d	$-2, -1, 0, +1, +2$	5	
	3	4f	$-3, -2, -1, 0, +1, +2, +3$	7	
...	...	...	...	...	n^2

（4）自旋量子数 m_s

原子中电子不仅绕核旋转，而且还绕着本身的轴做自旋运动，电子自旋运动的特征用自旋量子数 m_s 来描述。m_s 的取值只有两个，即 $+\dfrac{1}{2}$ 和 $-\dfrac{1}{2}$。+、-表示电子自旋的两种不同方向——顺时针和逆时针方向，通常用向上和向下的箭头表示，即"↑"和"↓"。m_s

是不依赖于 n，l，m 三个量子数的独立量。

描述原子轨道只需要三个量子数 n、l、m，它们分别决定了电子离核的平均距离、轨道的形状和空间取向，即决定了电子的空间运动状态。而全面描述电子的运动状态，除了上述的三个量子数外，还必须加上自旋量子数 m_s，它决定电子的自旋状态。

三、核外电子的排布规律

通过前面讨论，已经了解了描述核外电子运动状态的波函数，那么核外电子是如何分布的呢？多电子原子核外电子的分布对元素的性质有着直接的影响，而多电子原子核外电子的分布规律又与原子轨道的能级高低有关。

1. 多电子原子轨道的能级

美国著名化学家鲍林（L. Pauling）根据大量光谱实验数据以及理论计算结果指出，在氢原子中原子轨道能量只与 n 有关，与 l 无关；而在多电子原子中，轨道能量与 n 和 l 都有关。鲍林用小圆圈代表原子轨道，按能量高低的顺序将其排列成近似能级图（图 6-5）。图中每一个方向上的几个轨道能量相近，称为一个能级组。这种能级组的划分与元素周期表划分七个周期是一致的，即元素周期表中元素划分为周期的本质原因是原子轨道的能量关系。

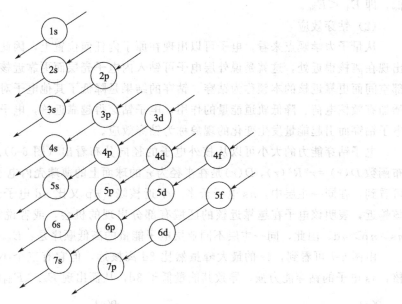

图 6-5 近似能级图

由图 6-5 可见：角量子数 l 相同的能级其能量由主量子数 n 决定，n 越大，轨道能量越大，如 $E_{1s}<E_{2s}<E_{3s}<E_{4s}$；但主量子数 n 相同，角量子数 l 不同的能级，能量随 l 的增大而升高，如 $E_{ns}<E_{np}<E_{nd}<E_{nf}$，此现象称为能级分裂；当 n 和 l 都不相同时，还会出现能级交错现象，如 $E_{4s}<E_{3d}<E_{4p}$ 等。能级交错现象可用屏蔽效应和钻穿效应来解释。

（1）屏蔽效应

在多电子原子中，电子不仅受到原子核的吸引，而且电子与电子之间存在排斥作用。对某一指定电子而言，其余电子会抵消核电荷对该指定电子的吸引作用，这种抵消作用就叫作屏蔽效应。由于屏蔽效应而使核电荷减小的数值称为屏蔽常数，用符号 σ 表示。通常把电子实际上所受到的核电荷数称为有效核电荷数，用 Z^* 表示，则：

$$Z^* = Z - \sigma \tag{6-6}$$

在原子中，如果屏蔽效应越大，则有效核电荷就越小，因而电子具有的能量就越大。要计算原子填入轨道中某一电子的有效核电荷，必须知道屏蔽常数。屏蔽常数等于其余电子（屏蔽电子）对指定电子（被屏蔽电子）的屏蔽值（S）之和，即 $\sigma = \sum S_i$。每个电子的屏蔽值是由光谱实验总结出来的。若被屏蔽的电子是 s 电子或 p 电子，同层又没有 d 电子或 f 电子，则 S 值可简单取数如下：

① 外层每一个电子对内层被屏蔽电子的 $S = 0$；
② 同层每一个电子对同层被屏蔽电子的 $S = 0.35$（第一层电子之间的 $S = 0.30$）；
③ $n-1$ 层每一个电子对 n 层被屏蔽电子的 $S = 0.85$；
④ $n-2$ 层及其以内的各层的每一个电子对 n 层被屏蔽电子的 $S = 0.85$；
⑤ 对于 d 轨道和 f 轨道上的电子，对 n 层被屏蔽电子的 $S = 1.00$。

例如：对于钾原子，根据上述规则计算，如果最后一个电子填在 4s 轨道上，则受到的有效核电荷数 $Z^* = Z - \sigma = 19 - (0.85 \times 8 + 1.00 \times 10) = 2.2$；若最后一个电子填在 3d 轨道上，则受到的有效核电荷数 $Z^* = Z - \sigma = 19 - (1.00 \times 18) = 1.0$。

可见电子在 4s 轨道上受到的有效核电荷数比 3d 轨道上受到的大，所以 4s 能级较 3d 低，即 $E_{4s} < E_{3d}$。

(2) 钻穿效应

从量子力学观点来看，电子可以出现在原子内任何位置上，因此，最外层电子有时也会出现在离核很近处，这就是说外层电子可钻入内电子壳层而更靠近核。这种电子渗入原子内部空间而更靠近核的本领称为钻穿。钻穿的结果是降低了其他电子对它的屏蔽作用，起到了增加有效核电荷、降低轨道能量的作用。电子钻穿得越靠近核，电子的能量越低。这种由于电子钻穿而引起能量发生变化的现象称为钻穿效应。

电子钻穿能力的大小可以从核外电子的径向分布看出（图 6-6）。图中电子云的径向分布函数 $D(r) = r^2 R^2(r)$，$D(r)$ 是在半径为 r 的球面上的薄球壳内电子出现的概率。由图 6-7 可看到，在同一主层中，ns 电子云多一个近核峰，np 又比 nd 电子云多一个近核峰。峰离核越近，表明该电子在越靠近核的区域有部分出现的机会，或者说它们的钻穿能力大小是 ns > np > nd。因此，同一主层不同亚层电子能量的高低顺序是：$E_{ns} < E_{np} < E_{nd} < E_{nf}$。

由图 6-7 可看到，4s 的最大峰虽然比 3d 离核远，但它有三个小峰钻到 3d 峰内而靠近核，4s 电子的钻穿能力强，导致其能量低于 3d，从而出现 $E_{4s} < E_{3d}$ 的能级交错现象。

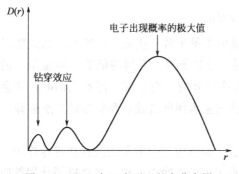

图 6-6　$n = 3$ 时 3s 电子云径向分布图

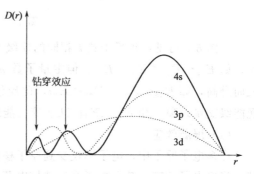

图 6-7　4s，3p 和 3d 电子云的径向分布图

2. 核外电子分布的三个原理

（1）泡利（Pauli）不相容原理

"在同一个原子中，不可能有四个量子数完全相同的两个电子"，这一原理说明在同一原子中不可能有运动状态完全相同的电子。一个原子轨道由三个量子数 n、l 和 m 决定，对一个电子作完整的描述则还需要第四个量子数 m_s，而 m_s 仅有两个值，所以这一原理也可表达为：同一个原子轨道最多能容纳 2 个自旋相反的电子。由此可以推算各能级或电子层中电子的最大容量。若以 n 代表电子层数，因为每层轨道数等于 n^2（见表 6-3），则每层电子最大容量为 $2n^2$。

（2）能量最低原理

"在不违背 Pauli 不相容原理的前提下，电子将尽可能优先占据能量最低的轨道"，即电子按能级顺序由低到高排列，当低能级轨道占满后才能排入高能级轨道。因此当用 s，p，d，f 等符号表示元素的基态电子层结构时，首先必须明确每层轨道所能容纳的电子个数，然后再按照能级交错图将电子按照能级由低到高的顺序依次填满轨道。

（3）洪特（Hund）规则

简并轨道上电子总是尽可能分占不同的简并轨道，且自旋平行（自旋量子数的取值相同）。即当能量相同的轨道处于全充满（如 p^6、d^{10}、f^{14}）、半充满（如 p^3、d^5、f^7）或全空（如 p^0、d^0、f^0）时，通常是比较稳定的。实际上洪特规则也属于能量最低原理。

根据上述原理和近似能级顺序，可以写出大多数元素原子核外电子的分布式。电子在核外的分布常称为电子构型。

例题 6-1 写出 $_6$C、$_{22}$Ti、$_{24}$Cr、$_{26}$Fe、$_{30}$Zn 原子的核外电子分布式。

解 $_6$C 为 $1s^2 2s^2 2p^2$，$_{22}$Ti 为 $1s^2 2s^2 2p^6 3s^2 3p^6 3d^2 4s^2$，$_{24}$Cr 为 $1s^2 2s^2 2p^6 3s^2 3p^6 3d^5 4s^1$，$_{26}$Fe 为 $1s^2 2s^2 2p^6 3s^2 3p^6 3d^6 4s^2$，$_{30}$Zn 为 $1s^2 2s^2 2p^6 3s^2 3p^6 3d^{10} 4s^2$。

书写原子核外电子分布式有几点说明：

① 在书写电子分布时，应把同一层各轨道排在一起写。如在填充电子时，由于能级交错，3d 能级高于 4s 能级，即 4s 轨道先于 3d 轨道填充电子，但在最后书写时要把 3d 写在 4s 前面。因为 4s 轨道填充电子后，核和电子所组成的力场发生变化，4s 轨道能级升高，因此失去电子时，应先失去 4s 电子，后失去 3d 电子。

② 对于原子序数较大的元素，其原子的电子构型常采用缩写方法，即将排布内层已达到稀有气体的电子结构部分用该稀有气体符号加上方括号表示，称为原子实。如 $_6$C 的电子构型可写为 $[He]2s^2 2p^2$，$_{22}$Ti 的电子构型可写为 $[Ar]3d^2 4s^2$。

③ 电子构型也可用轨道表示。用一个小圆圈或一根短线代表一个轨道，用一个箭头代表一个电子。

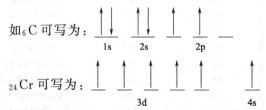

如 $_6$C 可写为：1s 2s 2p

$_{24}$Cr 可写为：3d 4s

一般内层充满，用原子实表示，外层才是其特征轨道。

④ 表 6-4 列出了周期表中原子序数为 1~118 各元素原子的电子分布。

表 6-4 原子中电子的分布

元素	原子序数	电子构型	元素	原子序数	电子构型
H	1	$1s^1$	Nd	60	$[Xe]4f^46s^2$
He	2	$1s^2$	Pm	61	$[Xe]4f^56s^2$
Li	3	$[He]2s^1$	Sm	62	$[Xe]4f^66s^2$
Be	4	$[He]2s^2$	Ew	63	$[Xe]4f^76s^2$
B	5	$[He]2s^22p^1$	Gd	64	$[Xe]4f^75d^16s^2$
C	6	$[He]2s^22p^2$	Tb	65	$[Xe]4f^96s^2$
N	7	$[He]2s^22p^3$	Dy	66	$[Xe]4f^{10}6s^2$
O	8	$[He]2s^22p^4$	Ho	67	$[Xe]4f^{11}6s^2$
F	9	$[He]2s^22p^5$	Er	68	$[Xe]4f^{12}6s^2$
Ne	10	$[He]2s^22p^6$	Tm	69	$[Xe]4f^{13}6s^2$
Na	11	$[Ne]3s^1$	Yb	70	$[Xe]4f^{14}6s^2$
Mg	12	$[Ne]3s^2$	Lu	71	$[Xe]4f^{14}5d^16s^2$
Al	13	$[Ne]3s^23p^1$	Hf	72	$[Xe]4f^{14}5d^26s^2$
Si	14	$[Ne]3s^23p^2$	Ta	73	$[Xe]4f^{14}5d^36s^2$
P	15	$[Ne]3s^23p^3$	W	74	$[Xe]4f^{14}5d^46s^2$
S	16	$[Ne]3s^23p^4$	Re	75	$[Xe]4f^{14}5d^56s^2$
Cl	17	$[Ne]3s^23p^5$	Os	76	$[Xe]4f^{14}5d^66s^2$
Ar	18	$[Ne]3s^23p^6$	Ir	77	$[Xe]4f^{14}5d^76s^2$
K	19	$[Ar]4s^1$	Pt	78	$[Xe]4f^{14}5d^86s^2$
Ca	20	$[Ar]4s^2$	Au	79	$[Xe]4f^{14}5d^{10}6s^1$
Sc	21	$[Ar]3d^14s^2$	Hg	80	$[Xe]4f^{14}5d^{10}6s^2$
Ti	22	$[Ar]3d^24s^2$	Tl	81	$[Xe]4f^{14}5d^{10}6s^26p^1$
V	23	$[Ar]3d^34s^2$	Pb	82	$[Xe]4f^{14}5d^{10}6s^26p^2$
Cr	24	$[Ar]3d^44s^2$	Bi	83	$[Xe]4f^{14}5d^{10}6s^26p^3$
Mn	25	$[Ar]3d^54s^2$	Po	84	$[Xe]4f^{14}5d^{10}6s^26p^4$
Fe	26	$[Ar]3d^64s^2$	At	85	$[Xe]4f^{14}5d^{10}6s^26p^5$
Co	27	$[Ar]3d^74s^2$	Rn	86	$[Xe]4f^{14}5d^{10}6s^26p^6$
Ni	28	$[Ar]3d^84s^2$	Fr	87	$[Rn]7s^1$
Cu	29	$[Ar]3d^94s^2$	Ra	88	$[Rn]7s^2$
Zn	30	$[Ar]3d^{10}4s^2$	Ac	89	$[Rn]6d^17s^2$
Ga	31	$[Ar]3d^{10}4s^24p^1$	Th	90	$[Rn]6d^27s^2$
Ge	32	$[Ar]3d^{10}4s^24p^2$	Pa	91	$[Rn]5f^26d^17s^2$
As	33	$[Ar]3d^{10}4s^24p^3$	U	92	$[Rn]5f^36d^17s^2$
Se	34	$[Ar]3d^{10}4s^24p^4$	Np	93	$[Rn]5f^46d^17s^2$
Br	35	$[Ar]3d^{10}4s^24p^5$	Pu	94	$[Rn]5f^67s^2$
Kr	36	$[Ar]3d^{10}4s^24p^6$	Am	95	$[Rn]5f^77s^2$
Rb	37	$[Kr]5s^1$	Cm	96	$[Rn]5f^76d^17s^2$
Sr	38	$[Kr]5s^2$	Bk	97	$[Rn]5f^97s^2$
Y	39	$[Kr]4d^15s^2$	Cf	98	$[Rn]5f^{10}7s^2$
Zr	40	$[Kr]4d^25s^2$	Es	99	$[Rn]5f^{11}7s^2$
Nb	41	$[Kr]4d^45s^1$	Fm	100	$[Rn]5f^{12}7s^2$
Mo	42	$[Kr]4d^55s^1$	Md	101	$[Rn]5f^{13}7s^2$
Tc	43	$[Kr]4d^55s^2$	No	102	$[Rn]5f^{14}7s^2$
Ru	44	$[Kr]4d^75s^1$	Lr	103	$[Rn]5f^{14}6d^17s^2$
Rh	45	$[Kr]4d^85s^1$	Rf	104	$[Rn]5f^{14}6d^27s^2$
Pd	46	$[Kr]4d^{10}$	Db	105	$[Rn]5f^{14}6d^37s^2$
Ag	47	$[Kr]4d^{10}5s^1$	Sg	106	$[Rn]5f^{14}6d^47s^2$
Cd	48	$[Kr]4d^{10}5s^2$	Bh	107	$[Rn]5f^{14}6d^57s^2$
In	49	$[Kr]4d^{10}5s^25p^1$	Hs	108	$[Rn]5f^{14}6d^67s^2$

续表

元素	原子序数	电子构型	元素	原子序数	电子构型
Sn	50	$[Kr]4d^{10}5s^25p^2$	Mt	109	$[Rn]5f^{14}6d^77s^2$
Sb	51	$[Kr]4d^{10}5s^25p^3$	Ds	110	$[Rn]5f^{14}6d^87s^2$
Te	52	$[Kr]4d^{10}5s^25p^4$	Rg	111	$[Rn]5f^{14}6d^97s^2$
I	53	$[Kr]4d^{10}5s^25p^5$	Cn	112	$[Rn]5f^{14}6d^{10}7s^2$
Xe	54	$[Kr]4d^{10}5s^25p^6$	Nh	113	$[Rn]5f^{14}6d^{10}7s^27p^1$
Cs	55	$[Xe]6s^1$	Fl	114	$[Rn]5f^{14}6d^{10}7s^27p^2$
Ba	56	$[Xe]6s^2$	Mc	115	$[Rn]5f^{14}6d^{10}7s^27p^3$
La	57	$[Xe]5d^16s^2$	Lv	116	$[Rn]5f^{14}6d^{10}7s^27p^4$
Ce	58	$[Xe]4f^15d^16s^2$	Ts	117	$[Rn]5f^{14}6d^{10}7s^27p^5$
Pr	59	$[Xe]4f^36s^2$	Og	118	$[Rn]5f^{14}6d^{10}7s^27p^6$

可以看出尚有少数元素原子的电子构型呈现例外，如 $_{41}$Nb，$_{44}$Ru，$_{57}$La 等，它们的电子构型既不符合 Pauling 能级图排布顺序也不符合半充满、全充满规则，实际上这是光谱实验事实。对于核外电子分布，只要掌握一般分布规律，并尊重实验事实，注意少数例外即可。

由于化学反应中通常只涉及外层电子的改变，所以一般不必写出完整的电子分布式，只需写出外层电子分布式即可。外层电子分布式又称为外层电子构型，对于主族元素，其外层电子构型即为最外层电子分布式，如氯原子的外层电子构型为 $3s^23p^5$；而对于副族元素，则是最外层 s 电子和次外层 d 电子的分布式，如钛原子的外层电子构型为 $3d^24s^2$。可见，所谓原子的外层电子并不一定是最外层电子，而是指对物质性质有较明显影响的电子。

当原子失去电子而成为正离子时，一般是能量较高的最外层电子先失去，而且往往引起电子层数的减少；当原子得到电子成为负离子时，原子所得电子总是分布在它的最外层电子层上。因此，在书写离子的电子构型时，一般是先写出原子的电子构型，然后根据电子的得失加减电子。注意失电子顺序并不是原子中电子填充顺序的逆过程。

例题 6-2 写出 Ti^{2+}、Fe^{2+}、Fe^{3+}、Cl^- 的电子分布式及外层电子构型。

解

	离子的电子分布式	外层电子构型
Ti^{2+}	$1s^22s^22p^63s^23p^63d^2$	$3s^23p^63d^2$
Fe^{2+}	$1s^22s^22p^63s^23p^63d^6$	$3s^23p^63d^6$
Fe^{3+}	$1s^22s^22p^63s^23p^63d^5$	$3s^23p^63d^5$
Cl^-	$1s^22s^22p^63s^23p^6$	$3s^23p^6$

根据离子的外层电子分布，离子的外层电子构型主要可分为 5 种类型（表 6-5）。离子的外层电子构型直接影响离子的性质。例如：Fe^{2+} 比 Fe^{3+} 稳定，正是由于前者的外层电子构型处于半充满的状态。

表 6-5 离子的外层电子构型

类型	外层电子构型	实例
2 电子构型	$1s^2$	Li^+，Be^+
8 电子构型	ns^2np^6	Na^+，S^{2-}
9~17 电子构型	$ns^2np^6nd^{1\sim9}$	Cu^{2+}，Mn^{2+}
18 电子构型	$ns^2np^6nd^{10}$	Zn^{2+}，Ag^+
18+2 电子构型	$(n-1)s^2(n-1)p^6(n-1)d^{10}4s^2$	Sn^{2+}，Pb^{2+}

第二节 分子结构

分子是由原子组成的，它是保持物质基本化学性质的最小微粒，也是参与化学反应的基本单元。分子的性质主要取决于分子的化学组成和分子的结构。分子的结构包括分子中原子间的相互作用和原子在空间的排列，即化学键和空间构型。

一、化学键

化学键是纯净物分子内或经体内相邻两个或多个原子（或离子）间强烈相互作用力的统称。按成键时电子运动状态的不同，可将化学键分为离子键、共价键（包括配位键）和金属键三种基本类型。

为了全面衡量分子中原子争夺电子的能力，鲍林（Pauling）于1932年提出了电负性的概念。元素的电负性是指原子在分子中吸引电子的能力，用 x 表示。他指出氟的电负性为4.0，并根据热化学数据比较各元素原子吸引电子的能力，得出其他元素的电负性，见图6-8。

H 2.1																	
Li 1.0	Be 1.5											B 2.0	C 2.5	N 3.0	O 3.5	F 4.0	
Na 0.9	Mg 1.2											Al 1.5	Si 1.8	P 2.1	S 2.5	Cl 3.0	
K 0.8	Ca 1.0	Sc 1.3	Ti 1.5	V 1.6	Cr 1.6	Mn 1.5	Fe 1.8	Co 1.9	Ni 1.9	Cu 1.9	Zn 1.6	Ga 1.6	Ge 1.8	As 2.0	Se 2.4	Br 2.8	
Rb 0.8	Sr 1.0	Y 1.2	Zr 1.4	Nb 1.6	Mo 1.8	Tc 1.9	Ru 2.2	Rh 2.2	Pd 2.2	Ag 1.9	Cd 1.7	In 1.7	Sn 1.8	Sb 1.9	Te 2.1	I 2.5	
Cs 0.7	Ba 0.9	La~Lu 1.0~1.2	Hf 1.3	Ta 1.5	W 1.7	Re 1.9	Os 2.2	Ir 2.2	Pt 2.2	Au 2.4	Hg 1.9	Tl 1.8	Pb 1.9	Bi 1.9	Po 2.0	At 2.2	
Fr 0.7	Ra 0.9	Ac~Lr 1.1~1.2	Rf —	Db —	Sg —	Bh —	Hs —	Mt —	Ds —	Rg —	Cn —	Nh	Fl	Mc	Lv	Ts	

图6-8 元素的电负性

1. 离子键

带相反电荷离子之间的互相作用力叫离子键。其本质是正负离子间的静电引力。当两个原子间的电负性差值大于等于1.7时，可看作形成离子键。例如钠的电负性为0.9，氯的电负性为3.0，二者相差2.1，故 Na^+ 与 Cl^- 之间为离子键。

形成离子键的离子半径越小，所带电荷越多，离子键越强，分子的熔点越高。例如氯化钠和氯化钾分子中都存在离子键，显然钠离子的半径比钾离子的小，二者都只带一个单位的电荷，分别与氯离子结合成离子键时，Na—Cl 键较 K—Cl 键强，故 NaCl 的熔点比 KCl 的高。

由于共价键本质是正负离子间的静电引力，故离子键没有饱和性，也没有方向性。

2. 共价键

共价键是原子间通过共享电子对而形成的。早在 1916 年，美国化学家路易斯（G. N. Lewis）等就提出了经典共价键理论。他们指出在电负性相近的多个原子之间，原子通过共享电子对而达到稀有气体的电子构型。由于除氦只有两个价电子外，其他稀有气体的价电子层中均有八个电子，所以该理论又被称为"八隅律"。一般来说，成键的两种元素的电负性差值小于 1.7 的形成的是共价键，差值在 0.7～1.6 之间为极性共价键。

3. 金属键

金属键主要存在于金属中，它是由自由电子和排列成晶格状的金属离子之间的静电引力而组成。金属键和离子键一样，既无饱和性又无方向性。

二、共价键理论

现代共价键理论认为，电负性相近的元素中，自旋方向相反的单电子可相互配对形成共价键。一个原子含有几个单电子，就能与几个自旋方向相反的单电子形成共价键，且共价键成键时总是尽可能沿着原子轨道最大重叠方向进行。

1. σ 键与 π 键

共价键的形成是由于原子与原子接近时它们的原子轨道相互重叠的结果，根据上述原子轨道重叠的原则，s 轨道和 p 轨道有两类不同的重叠方式，即可形成两类重叠方式不同的共价键——σ 键和 π 键。

（1）σ 键

如图 6-9 所示，沿着键轴的方向以"头碰头"的方式发生轨道重叠，如 s-s（H_2 分子中的键）、p_x-s（HCl 分子中的键）、p_x-p_x（Cl_2 分子中的键）等，轨道重叠部分是沿着键轴呈圆柱形而分布的，这种键称为 σ 键。

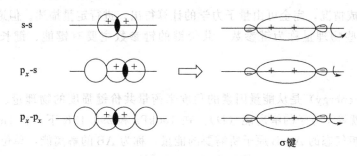

图 6-9 σ 键的形成

σ 键的特点：将成键轨道沿着键轴旋转任意角度，图形及符号均保持不变。即 σ 键轨道对键轴呈圆柱形对称，或键轴是 n 重轴。

（2）π 键

如图 6-10 所示，原子轨道以"肩并肩"（或平行）的方式发生轨道重叠，如 p_x-p_x 形成 σ 键后，p_z-p_z、p_y-p_y 的重

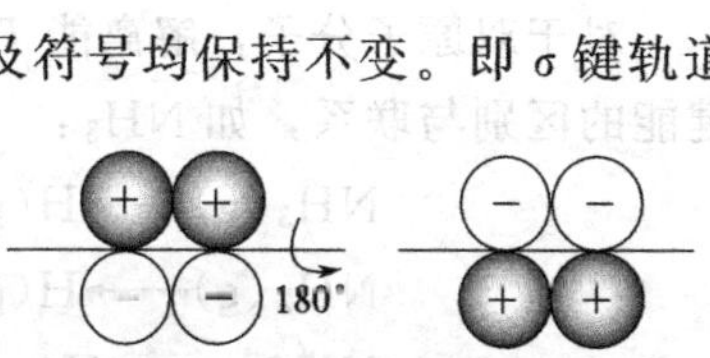

图 6-10 π 键的形成

叠轨道重叠部分通过键轴有一个镜面，镜面上下（或前后）两部分符号相反，所以具有镜面反对称性，这种键称为π键。

π键的特点：成键轨道围绕键轴旋转180°时，图形重合，但符号相反（图6-10），通过键轴的节面呈现反对称（图形相同，符号相反），呈现"肩并肩"重叠。例如N_2分子中、两个原子沿z轴成键时，p_z与p_z"头碰头"形成σ键，此时，p_x和p_x，p_y和p_y以"肩并肩"重叠，形成π键。所以N_2分子中有1个σ键，2个π键，其结构式可用N≡N表示。

σ键的轨道重叠程度比π键的轨道重叠程度大，因而σ键比π键牢固，二者的比较见表6-6。

表6-6 σ键和π键

共价键	重叠方式	重叠程度	键能	能否自由旋转	化学活性
σ键	头碰头	大	大	能	不活泼
π键	肩并肩	小	小	不能	活泼

2. 正常共价键与配位共价键

根据成键原子提供电子形成共用电子对方式的不同，共价键可分为正常共价键和配位共价键（配位键）。如果共价键是由成键两原子各提供1个电子配对成键的，称为**正常共价键**，如H_2、O_2、HCl等分子中的共价键。如果共价键的形成是由成键两原子中的一个原子单独提供电子对进入另一个原子的空轨道共用而成键，这种共价键称为**配位共价键**（coordinate covalent bond），简称**配位键**（coordination bond）。通常为区别于正常共价键，配位键用"→"表示，箭头从提供电子对的原子指向接受电子对的原子。例如在CO分子中，形成CO分子时，与N_2相仿，同样用了三对电子，形成三个共价键。不同之处是，其中一对电子在形成共价键时具有特殊性，即C和O各提供一个2p轨道重叠，而其中的电子是由O单独提供的。这样的共价键就是配位共价键。于是，CO可表示成：C≡O

配位键必须同时具备两个条件：一个成键原子的价电子层有孤对电子；另一个成键原子的价电子层有空轨道。配位键的形成方式虽和正常共价键不同，但形成以后，两者是没有区别的。

3. 键参数

化学键的形成情况，完全可由量子力学的计算得出，进行定量描述。但通常用几个物理量加以描述，这些物理量称为键参数。共价键的键参数主要有键能、键长、键角和键的极性。

（1）键能

键能（bond energy）是从能量因素的角度来衡量共价键强度的物理量。对于双原子分子，键能（E）就等于分子的解离能（D）。在100kPa和298.15K下，将1mol理想气态分子AB解离为理想气态的A、B原子所需要的能量，称为AB的解离能，单位为$kJ \cdot mol^{-1}$。

$$AB(g) \longrightarrow A(g) + B(g) \quad \Delta H = E_{AB} = D_{AB}$$

对于双原子分子，解离能D_{AB}等于键能E_{AB}，但对于多原子分子，则要注意解离能与键能的区别与联系，如NH_3：

$$NH_3(g) \longrightarrow H(g) + NH_2(g) \quad D_1 = 435.1 kJ \cdot mol^{-1}$$
$$NH_2(g) \longrightarrow H(g) + NH(g) \quad D_2 = 397.5 kJ \cdot mol^{-1}$$
$$NH(g) \longrightarrow H(g) + N(g) \quad D_3 = 338.9 kJ \cdot mol^{-1}$$

同一种共价键在不同的多原子分子中的键能虽有差别，但差别不大。我们可用不同分子中同一种键能的平均值即平均键能作为该键的键能。一般键能越大，键越牢固。表 6-7 列出了一些双原子分子的键能，表 6-8 列出了某些键的平均键能。

表 6-7　一些双原子分子的键能　　　　　　　　　　　　　　　　单位：kJ·mol^{-1}

分子名称	键能	分子名称	键能
H_2	436	HF	565
F_2	165	HCl	431
Cl_2	247	HBr	366
Br_2	193	HI	299

表 6-8　某些键的平均键能 E　　　　　　　　　　　　　　　　单位：kJ·mol^{-1}

共价键	平均键能	共价键	平均键能
C—H	413	N—H	391
C—F	460	N—N	159
C—Cl	335	N=N	418
O—O	143	N≡N	946

（2）键长

分子中两个成键原子的核间平衡距离称为**键长**（bond length）。光谱及衍射实验的结果表明，同一种键在不同分子中的键长几乎相等。因而可用其平均值即平均键长作为该键的键长。例如，C—C 键的键长在金刚石中为 154.2pm，在乙烷中为 153.3pm，在丙烷中为 154pm，在环己烷中为 153pm。因此将 C—C 键的键长定为 154pm。就相同的两原子形成的键而言，单键键长＞双键键长＞三键键长。一般键长越小，键越强。表 6-9 列出了碳碳键的键长和键能。

表 6-9　碳碳键的键长和键能

化学键	键长/pm	键能/kJ·mol^{-1}
C—C	154	345.6
C=C	133	602.0
C≡C	120	835.1

（3）键角

分子中同一原子形成的两个化学键间的夹角称为**键角**（在多原子分子中才涉及键角）。如 H_2S 分子，H—S—H 的键角为 92°，决定了 H_2S 分子的构型为 "V" 形；又如 CO_2 中，O—C—O 的键角为 180°，则 CO_2 分子为直线形。因此，键角是决定分子几何构型的重要因素。

（4）键的极性

键的极性是由成键原子的电负性不同而引起的。当成键原子的电负性相同时，核间的电子云密集区域在两核的中间位置，两个原子核正电荷所形成的正电荷重心和成键电子对的负电荷重心恰好重合，这样的共价键称为**非极性共价键**（nonpolar covalent bond）。如 H_2、O_2 分子中的共价键就是非极性共价键。当成键原子的电负性不同时，核间的电子云密集区域偏向电负性较大的原子一端，使之带部分负电荷，而电负性较小的原子一端则带部分正电荷，键的正电荷重心与负电荷重心不重合，这样的共价键称为**极性共价键**（polar covalent bond）。如 HCl 分子中的 H—Cl 键就是极性共价键。成键原子的电负性差值越大，键的极性就越大。当成键原子的电负性相差很大时，可以认为成键电子对完全转移到电负性很大的原子上，这时原子转变为离子，形成离子键。因此，从键的极性看，可以认为离子键是最强的极性键，极性共价键是由离子键到非极性共价键之间的一种过渡情况。

三、杂化轨道理论

碳是构成有机物的中心元素，其基态原子结构为 $1s^2 2s^2 2p^2$，即碳的外层有 4 个电子，其中一对电子占据能量较低的 2s 轨道，另外 2 个未成对电子以自旋相同的方式分占 2 个 2p 轨道。按照经典共价键理论，碳只有 2 个未成对电子，即只能与 2 个自旋相反的电子配对形成 2 个共价键，为什么有机化合物中碳都是 4 价的呢？CH_4 为什么是正四面体结构，且键长、键角、键能都相等呢？这些问题用一般价键理论难以解释。1931 年，L. Pauling 等在价键理论的基础上提出了**杂化轨道理论**（hybrid orbital theory），它实质上仍属于现代价键理论，但它在成键能力、分子空间构型等方面丰富和发展了现代价键理论。

1. 杂化轨道理论的概念及其理论要点

在形成多原子分子的过程中，中心原子的若干能量相近的原子轨道重新组合，形成一组新的轨道，这个过程叫作轨道的杂化，产生的新轨道叫作杂化轨道。例如，形成 CH_4 分子时，中心碳原子的 2s 和 $2p_x$，$2p_y$，$2p_z$ 四个原子轨道发生杂化，形成一组（四个）新的杂化轨道，即 4 个 sp^3 杂化轨道，这些 sp^3 杂化轨道不同于 s 轨道，也不同于 p 轨道，有自己的波函数、能量、形状和空间取向。

在杂化过程中形成的杂化轨道的数目等于参加杂化的轨道的数目。杂化实质是波函数 ψ 的线性组合，得到新的波函数，即杂化轨道的波函数。

杂化轨道中有波函数，也有自身的轨道角度分布（见图 6-11）。

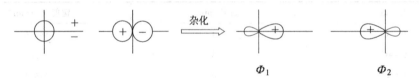

图 6-11 杂化轨道的角度分布

杂化轨道理论的基本要点：

① 原子中只有能量相近的不同类型的原子轨道[如 ns 与 np；$(n-1)d$、ns、与 np 等]才能杂化；而且杂化只有在形成分子的过程中才会发生，原子若处于孤立状态就不会发生杂化。

② 原子轨道杂化时，一般是使成对电子激发到空轨道而成单电子，其所需的能量完全由成键时放出的能量予以补偿。

③ 杂化轨道的数目等于参与杂化的原子轨道的总数。

2. 杂化轨道的类型和分子的空间构型

按参加杂化的原子轨道分类，轨道的杂化主要有 sp 和 spd 两种类型。按杂化后形成的几个杂化轨道的能量分类，轨道的杂化可分为等性杂化和不等性杂化。

（1）等性杂化

等性杂化（equivalent hybridization）是指形成的杂化轨道中所含的成分和能量都是相同的。常见的有多种，在此只介绍 sp^n 型的等性杂化及其分子的空间构型。

能量相近的 ns 轨道和 np 轨道之间的杂化称为 sp 型杂化。按参加杂化的 s 轨道、p 轨道数目的不同，sp 型杂化又可分为 sp、sp^2、sp^3 三种杂化。

① sp 杂化　由 1 个 s 轨道和 1 个 p 轨道组合成 2 个 sp 杂化轨道的过程称为 sp 杂化，所形成的轨道称为 sp 杂化轨道。每个 sp 杂化轨道均含有 1/2 的 s 轨道成分和 1/2 的 p 轨道成分。为使相互间的排斥能最小，轨道间的夹角为 180°，如图 6-12 所示。当 2 个 sp 杂化轨道与其他原子轨道重叠成键后就形成直线形分子。

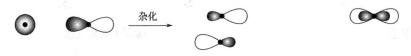

图 6-12　sp 杂化轨道的空间取向

② sp^2 杂化　由 1 个 s 轨道与 2 个 p 轨道组合成 3 个 sp^2 杂化轨道的过程称为 sp^2 杂化。每个 sp^2 杂化轨道含有 1/3 的 s 轨道成分和 2/3 的 p 轨道成分，为使轨道间的排斥能最小，3 个 sp^2 杂化轨道呈正三角形分布，夹角为 120°。当 3 个 sp^2 杂化轨道分别与其他 3 个相同原子的轨道重叠成键后，就形成正三角形构型的分子，如图 6-13 所示。

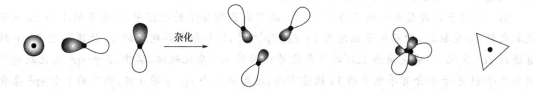

图 6-13　sp^2 杂化轨道的空间取向

③ sp^3 杂化　由 1 个 s 轨道和 3 个 p 轨道组合成 4 个 sp^3 杂化轨道的过程称为 sp^3 杂化。每个 sp^3 杂化轨道含有 1/4 的 s 轨道成分和 3/4 的 p 轨道成分。为使轨道间的排斥能最小，4 个的 sp^3 杂化轨道间的夹角均为 109°28′，如图 6-14 所示。当 4 个 sp^3 杂化轨道分别与其他 4 个相同原子的轨道重叠成键后，就形成正四面体构型的分子。

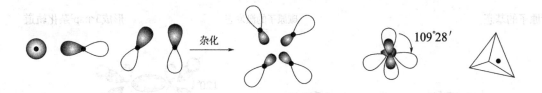

图 6-14　sp^3 杂化轨道的空间取向

例题 6-3　试说明 CH_4 分子的形成过程。

解　C 原子的价层电子构型为 $2s^2 2p^2$。在形成 CH_4 分子的过程中，C 原子的 1 个 2s 电子被激发到 2p 空轨道上，价层电子组态为 $2s^1 2p_x^1 2p_y^1 2p_z^1$，1 个含有单电子的 2s 轨道和 3 个 2p 轨道进行 sp^3 杂化，形成夹角为 109°28′ 的 4 个能量相同的 sp^3 杂化轨道，当它们各与 1 个 H 原子中含有单电子的 1s 轨道重叠，就形成 4 个 sp^3-s 的 σ 键，所以 CH_4 分子的空间构型为正四面体，其形成过程可表示为：

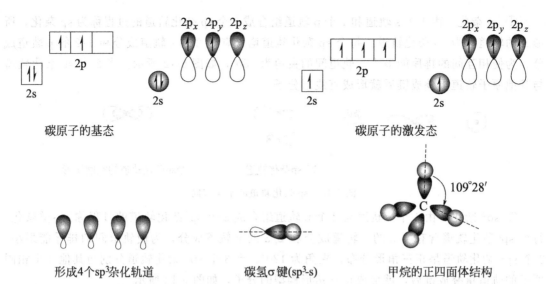

例题 6-4 试说明乙烯分子的形成过程。

解 C 原子的价层电子构型为 $2s^2 2p^2$。在形成乙烯分子的过程中，C 原子的 1 个 2s 电子被激发到 2p 空轨道，价层电子组态为 $2s^1 2p_x^1 2p_y^1 2p_z^1$，1 个含有单电子的 2s 轨道和 2 个 2p 轨道进行 sp^2 杂化，形成夹角为 120° 的 3 个能量相同的 sp^2 杂化轨道，其中，2 个 sp^2 杂化轨道分别与 2 个 H 原子中含有单电子的 1s 轨道重叠，就形成 2 个 sp^2-s 的 σ 键，剩下的 1 个 sp^2 杂化轨道与另外 1 个碳原子的 1 个 sp^2 杂化轨道重叠，形成 1 个 sp^2-sp^2 的 σ 键。最后未参与杂化的 2 个 p 轨道以"肩并肩"的形式重叠形成 1 个 π 键，所以乙烯分子中 6 个原子都处在同一个平面，其形成过程可表示为：

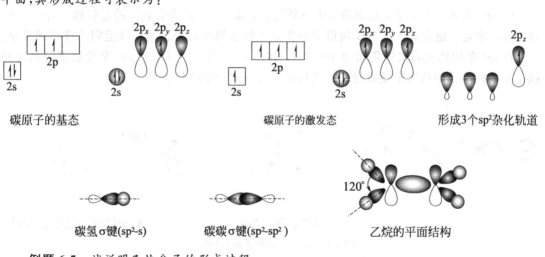

例题 6-5 试说明乙炔分子的形成过程。

解 C 原子的价层电子构型为 $2s^2 2p^2$。在形成乙炔分子的过程中，C 原子的 1 个 2s 电子被激发到 2p 空轨道，价层电子组态为 $2s^1 2p_x^1 2p_y^1 2p_z^1$，1 个含有单电子的 2s 轨道和 1 个 2p 轨道进行 sp 杂化，组成夹角为 180° 的 2 个能量相同的 sp 杂化轨道，每个碳原子的 1 个 sp 杂化轨道分别与 1 个 H 原子中含有单电子的 1s 轨道重叠，就形成 2 个 sp^2-s 的 σ 键，剩下的 1 个 sp 杂化轨道与另外 1 个碳原子的 1 个 sp 杂化轨道重叠，形成 1 个 sp-sp 的 σ 键。最后每个碳原子未参与杂化的 2 个 p 轨道以"肩并肩"的形式分别与另 1 个碳原子的 2 个 p 轨道重叠形成 2 个 π 键，从而组成直线形的乙炔分子，其形成过程可表示为：

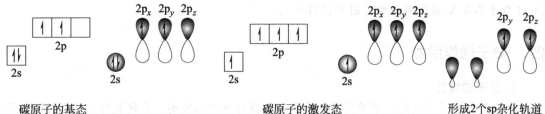

碳原子的基态　　　　　　　碳原子的激发态　　　　　形成2个sp杂化轨道
　　　　　　　　　　　　　　　　　　　　　　　　　　乙炔是直线形分子

碳氢σ键(sp-s)　　　　碳碳σ键(sp-sp)

(2) 不等性杂化

杂化后所形成的几个杂化轨道所含原来轨道成分的比例不相等且能量不完全相同，这种杂化称为**不等性杂化**（nonequivalent hybridization）。通常，若参与杂化的原子轨道中，有的已被孤对电子占据，其杂化是不等性的。等性杂化和不等性杂化关键点在于每个杂化轨道的状态是否一样

例题 6-6 试说明 NH_3 分子的空间构型。

解 实验测知，NH_3 分子中有 3 个 N—H 键，键角为 $107°$，分子的空间构型为三角锥形（习惯上孤对电子不包括在分子的空间构型中）。N 原子是 NH_3 分子的中心原子，其价层电子组态为 $2s^2 2p_x^1 2p_y^1 2p_z^1$。在形成 NH_3 分子的过程中，N 原子的 1 个已被孤对电子占据的 2s 轨道电子占据的 2s 轨道与 3 个含有单电子的 p 轨道进行 sp^3 杂化，但在形成的 4 个 sp^3 杂化轨道中，有 1 个已被 N 原子的孤对电子占据，该 sp^3 杂化轨道含有较多的 2s 轨道成分，其余 3 个各有单电子的 sp^3 杂化轨道则含有较多的 2p 轨道成分，故 N 原子的 sp^3 杂化是不等性杂化。

当 3 个含有单电子的 sp^3 杂化轨道各与 1 个 H 原子的 1s 轨道重叠，就形成 3 个 sp^3-s 的 σ 键。由于 N 原子中有 1 对孤对电子不参与成键，其电子云较密集于 N 原子周围，它对成键电子对产生排斥作用，使 N—H 键的夹角被压缩至 $107°$（小于 $109°28'$），所以 NH_3 分子的空间构型呈三角锥形 [图 6-15(a)]。

例题 6-7 试解释 H_2O 分子的空间构型。

解 实验测得，H_2O 分子中有 2 个 O—H 键，键角为 $104°45'$，分子的空间构型为 V 形。中心原子 O 的价层电子组态为 $2s^2 2p_x^2 2p_y^1 2p_z^1$。在形成 H_2O 分子的过程中，O 原子以 sp^3 不等性杂化形成 4 个 sp^3 不等性杂化轨道，其中有单电子的 2 个 sp^3 杂化轨道含有较多的 2p 轨道成分，它们各与 1 个 H 原子的 1s 轨道重叠，形成 2 个 sp^3-s 的 σ 键，而余下的 2 个含有较多 2s 轨道成分的 sp^3 杂化轨道各被 1 对孤对电子占据，它们对成键电子对的排斥作用比 NH_3 分子中的大，使 O—H 键夹角压缩至 $104°45'$（比 NH_3 分子的键角小），故

(a)　　　　　　(b)

图 6-15　NH_3 分子的空间构型（a）和 H_2O 分子的空间构型（b）

H_2O 分子具有 V 形空间构型 [图 6-15(b)]。

四、分子间作用力

1. 分子的极性

分子是由原子组成的，原子又是由原子核和核外电子组成的。在研究分子的极性时，可以把分子抽象地看成两个点——由原子核构成的正电荷重心和由核外电子构成的负电荷重心。倘若正负电荷的重心是重合的，那么该分子为非极性分子，否则为极性分子。

需要注意的是分子的极性和共价键的极性是两个不同的概念。共价键的极性是由成键两元素的电负性决定的，电负性相差越大，键的极性就越大。分子的极性是分子中所有化学键极性的向量和，对双原子分子而言，键的极性即为分子的极性。例如 H—H 键是非极性共价键，H_2 为非极性分子；H—Cl 为极性共价键，HCl 为极性分子。对多原子分子而言，键的极性与分子的极性并无对应关系。例如，CCl_4 中含有 4 个极性共价键，但是这些共价键的向量和为零，故 CCl_4 分子仍然是非极性分子；H_2O 中，H—O 键为极性共价键，且其向量和不为零，故水分子是极性分子。

分子的极性用偶极矩 μ 来衡量。μ 越大，分子的极性越大；反之，极性越小。$\mu=0$ 的分子为非极性分子。极性分子的 μ 一般在 1~3D 范围内，如表 6-10 所示。

$$\mu = qd \tag{6-7}$$

式中，q 为电量；d 为正负电荷中心的距离。

表 6-10 常见分子的偶极矩

化合物	μ/D	化合物	μ/D	化合物	μ/D
H_2	0	H_2O	1.85	CO_2	0
Cl_2	0	NH_3	1.47	$CH_2=C(CH_3)H$	0.4
HI	0.42	CH_3Cl	1.87	HC≡CH	0
HBr	0.80	CH_2Cl_2	1.55	C_2H_5OH	1.70
HCl	1.08	$CHCl_3$	1.02	CH_3-O-CH_3	1.29
HF	1.91	CCl_4	0	$CH_3-CO-CH_3$	2.88

2. 分子间作用力

化学键是原子间强烈的相互作用力，键能约为 100~500kJ·mol^{-1}，它是决定物质化学性质的主要因素。但仅从化学键的性质还不能说明物质全部的性质及其所有的状态，如气体在一定条件下可以凝结为液体，甚至可凝结成固体，这说明在分子与分子间还存在一种相互吸引的作用，即分子间作用力（也称范德华力）。

分子间作用力相当微弱，一般在几至几十千焦每摩尔。然而分子间这种微弱的作用力对物质的熔点、沸点、表面张力、溶解性等都有相当大的影响。按作用力产生的原因和特性，这种力分为取向力、诱导力和色散力三种。

在非极性分子之间只有色散力；在极性分子和非极性分子之间既有诱导力也有色散力；而在极性分子之间，取向力、诱导力和色散力都存在。氢键看作是较强的、有方向性和饱和性的范德华力。

(1) 取向力

取向力发生在极性分子之间。极性分子具有永久偶极，当两个极性分子接近时，因同极相斥，异极相吸，分子将发生相对转动，使分子间按异极相邻的状态排列。极性分子的这种运动称为取向，有永久偶极的取向而产生的分子间吸引力称为**取向力**。两个极性分子相互作用示意图见图 6-16。

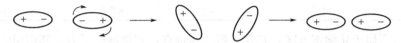

图 6-16　两个极性分子相互作用示意图

(2) 诱导力

诱导力发生在极性分子和非极性分子之间以及极性分子与极性分子之间。当极性分子与非极性分子接近时，因极性分子的永久偶极相当于一个外加电场，可使非极性分子极化而产生诱导偶极，于是诱导偶极与永久偶极相互吸引，如图 6-17 所示。极性分子的永久偶极与非极性分子的诱导偶极之间的相互作用称为**诱导力**。

当两个极性分子相互靠近时，在彼此永久偶极的影响下，相互极化产生诱导偶极，因此诱导力存在于极性分子与非极性分子之间，也存在于极性分子与极性分子之间。

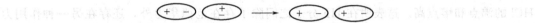

图 6-17　极性分子与非极性分子相互作用示意图

(3) 色散力

非极性分子之间也存在相互作用力。由于分子内部的电子在不断地运动，原子核在不断地振动，使分子的正、负电荷重心不断发生瞬间相对位移，从而产生瞬时偶极。瞬时偶极又可诱使邻近的分子极化，因此非极性分子之间可靠瞬时偶极互相吸引产生分子间作用力。由于从量子力学导出的这种力的理论公式与光的色散公式相似，因此把这种力称为**色散力**。虽然瞬时偶极存在的时间很短，但是不断地重复发生，又不断地互相诱导和吸引，因此色散力始终存在。任何分子都有不断运动的电子和不停振动的原子核，都会不断产生瞬时极偶，所以色散力存在于各种分子之间，并且在范德华力中占有相当大的比例。色散力产生示意图见6-18。

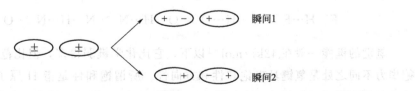

图 6-18　色散力产生示意图

综上所述，在非极性分子之间只有色散力；在极性分子和非极性分子之间，既有诱导力也有色散力；而在极性分子之间，取向力、诱导力和色散力都存在。表 6-11 列出了上述三种作用力在一些分子间的分配情况。

表 6-11 分子间力的分配情况　　　　　　　　　　　　　单位：kJ·mol^{-1}

分子	取向力	诱导力	色散力	总能量
Ar	0.000	0.000	8.49	8.49
CO	0.003	0.008	8.74	8.75
HI	0.025	0.113	25.86	26.00
HBr	0.686	0.502	21.92	23.11
HCl	3.305	1.004	16.82	21.13
NH$_3$	13.31	1.548	14.94	29.80
H$_2$O	36.38	1.929	8.996	47.31

范德华力不属于化学键范畴，它有下列一些特点：它是静电引力，其作用能只有几到几十千焦每摩尔，约比化学键小 1~2 个数量级；它的作用范围只有几十到几百皮米；它不具有方向性和饱和性；对于大多数分子，色散力是主要的；只有极性大的分子，取向力才比较显著，诱导力通常都很小。

物质的沸点、熔点等物理性质与分子间的作用力有关，一般说来范德华力小的物质，其沸点和熔点都较低。例如，HCl、HBr、HI 的范德华力依次增大，故其沸点和熔点依次增大。因此在常温下，氯是气体，溴是液体，碘是固体。

(4) 氢键

同族元素的氢化物的沸点和熔点一般随分子量的增大而增高，但 HF 的沸点和熔点比 HCl 的沸点和熔点高。这表明在 HF 分子之间除了存在范德华力外，还存在另一种作用力，这就是氢键。

当 H 原子与电负性很大、半径很小的原子 X（如 F、O、N）以共价键结合成分子时，密集于两核间的电子云强烈地偏向于 X 原子，使氢原子几乎变成裸露的质子而具有大的正电荷场强。因而这个 H 原子还能与另一个电负性大、半径小且在外层有孤对电子的 Y 原子（如 F、O、N）产生定向的吸引作用，形成 X—H⋯Y 结构，其中 H 原子与 Y 原子间的静电吸引作用称为**氢键**（hydrogen bond）。X、Y 可以相同的原子，如 O—H⋯O，F—H⋯F，N—H⋯N，也可以是不同元素的原子，如 N—H⋯O。

氢键的强弱与 X、Y 原子的电负性及原子半径有关。X、Y 原子的电负性越大、半径越小，形成的氢键越强。Cl 的电负性比 N 的电负性略大，但 Cl 的原子半径比 N 大，只能形成较弱的氢键。常见氢键的强弱顺序是：

$$F—H⋯F > O—H⋯O > O—H⋯N > N—H⋯N > O—H⋯Cl$$

氢键的键能一般在 42kJ·mol^{-1} 以下，它比化学键弱得多，但比范德华力强。氢键与范德华力不同之处是氢键具有饱和性和方向性。所谓饱和性是指 H 原子形成 1 个共价键后，通常只能再形成 1 个氢键。这是因为 H 原子比 X、Y 原子小得多，当形成 X—H⋯Y 后，第 2 个 Y 原子再靠近 H 原子时，将会受到已形成氢键的 Y 原子电子云的强烈排斥。氢键的方向性是指以 H 原子为中心的 3 个原子 X—H⋯Y 尽可能在一条直线上，这样 X 原子与 Y 原子的距离较远，形成的氢键较稳定。

按照氢键的组成方式不同,可将氢键分为分子间氢键和分子内氢键。

① 分子间氢键 氢键不仅可以在同种分子间形成,如在氟化氢、水和氨水中形成,也可以在不同分子间形成。因为破坏氢键需要能量,所以在同类化合物中能形成分子间氢键的物质,其沸点、熔点比不能形成分子间氢键的物质高。如ⅤA～ⅦA元素的氢化物中,NH_3、H_2O、HF的沸点比同族其他相对原子量较大元素的氢化物的沸点高,这种反常是由于它们各自的分子间形成了氢键。

氢键的形成还可影响物质的溶解度。例如,低级醇甲醇、乙醇等虽然是极性较小的有机物,但是由于可以和水形成分子间氢键,故它们的溶解度增加,可以和水以任意比例混溶。分子间氢键形成示意图见图 6-19。

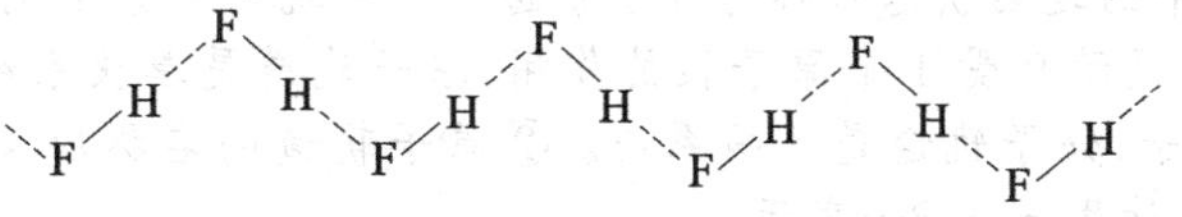

$(HF)_n$, $n=2,3,4\cdots$

图 6-19 分子间氢键形成示意图

② 分子内氢键 若一个分子中存在电负性很大、半径很小的原子X(F、O、N),且X原子与氢原子之间距离合适,可形成稳定的环状结构,那么该分子就可形成分子内氢键。由于氢键有饱和性,当一个分子形成一个分子内氢键后就不能再形成第二个分子间氢键了,这样一来就会使分子间的作用力减小,故相对分子间氢键而言,分子内氢键一般使化合物的沸点和熔点降低。

如图 6-20 所示,邻硝基苯酚中硝基上的氧可与酚羟基的氢形成稳定的六元环,该分子形成了分子内氢键;而间硝基苯酚中,硝基上的氧与酚羟基的氢位置较远,不能形成稳定的五元环或六元环,只能形成分子间氢键。这样一来,间硝基苯酚的分子间作用力就大于邻硝基苯酚,所以其熔沸点高于邻硝基苯酚。同时,由于间硝基苯酚还可与水形成分子间氢键,故其水溶性也大于邻硝基苯酚。

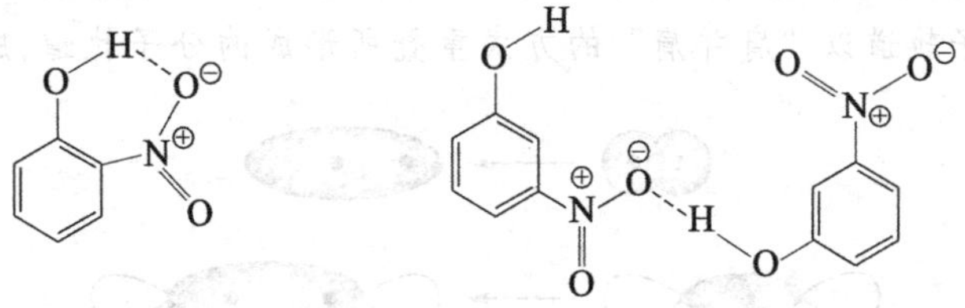

图 6-20 分子内氢键 (a) 和分子间氢键 (b) 的比较

一些生物高分子物质如蛋白质、核酸中均有分子内氢键。脱氧核糖核酸(DNA)分子中,两条多核苷酸链靠碱基(C=O⋯H—N 和 C=N⋯H—N)之间形成的氢键配对而相连,即腺嘌呤(A)与胸腺嘧啶(T)配对形成 2 个氢键,鸟嘌呤(G)与胞嘧啶(C)配对形成 3 个氢键。它们盘曲形成双螺旋结构也是靠氢键维系而增强其稳定性的,一旦氢键被破坏,分子的空间构型发生改变,生理功能就会丧失。因此对医学生来说,氢键的概念具有相当重要的意义。

> 阅读材料

分子轨道理论

分子轨道理论(molecular orbital theory)又称 MO 法,是从氢分子离子 H_2^+ 的量子力学处理发展起来的。与杂化轨道理论不同,它从分子整体出发,把分子看成是一个多核的统一体,能较好地说明多分子的结构,例如解释分子中存在单电子键(如 H_2^+ 中)、三电子键(如 O_2 中)、物质的磁性等,在现代共价键理论中占有很重要的地位。本材料仅提供分子轨道理论最基本的一些观点和结论,并用它来讨论一些最简单的双原子分子的结构,其中以 O_2 和 N_2 为重点。

分子轨道理论的出发点是分子中的电子在多核体系内运动,电子已不再从属于某个原子,所有电子都属于整个分子或者说围绕着整个分子运动。电子在原子内的运动状态称为原子轨道,同理,电子在分子中的运动状态就称为分子轨道。分子轨道和原子轨道的主要区别在于:①在原子中,电子的运动只受 1 个原子核的作用,原子轨道是单核系统;而在分子中所有的原子核都会影响电子,分子轨道是多核系统。②原子轨道的名称用 s、p、d、f…表示,而分子轨道的名称则相应地用 σ、π、δ…表示。

一、分子轨道的形成——原子轨道线性组合

分子轨道由原子轨道(波函数)线性组合而成。例如 A、B 两原子的原子轨道(波函数)分别为 ψ_A 和 ψ_B,它们线性组合为:

$$\psi_A + \psi_B = \psi_{(M.O.)} \quad \text{I}$$
$$\psi_A - \psi_B = \psi^*_{(M.O.)} \quad \text{II}$$

原子轨道(波函数)的线性组合就相当于波的叠加。所以分子轨道就是由原子轨道(波函数)线性组合成的新的波函数,也就是分子中电子运动的空间状态。

两个原子轨道的波函数相加,分子轨道中两核间电子云密度增大,有利于成键形成分子,使体系能量降低;两个原子轨道的波函数相减可得反键分子轨道,反键分子轨道中两核间的电子云密度减小,不利于成键,使体系能量升高。

例如,两个氢原子的 1s 原子轨道经组合形成两个高低不同的分子轨道,一个为成键分子轨道 σ_{1s},另一个为反键轨道 σ^*_{1s},其中 σ 表示以"头碰头"方式重叠所形成的分子轨道,如图 6-21 所示;若原子轨道以"肩并肩"的方式重叠所形成的分子轨道,成为 π 分子轨道,如图 6-22 所示。

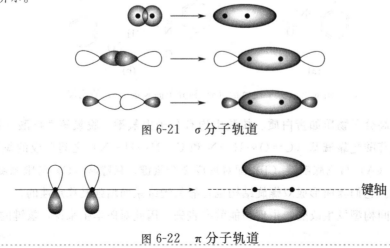

图 6-21　σ 分子轨道

图 6-22　π 分子轨道

二、分子轨道理论的基本要点

（1）n 个原子轨道组合只能得到 n 个分子轨道，其中包括相同数目的成键分子轨道和反键轨道。

（2）原子轨道有效的组成分子轨道必须符合能量近似、轨道最大重叠及对称匹配这三个成键原则。

（3）分子轨道中电子填充顺序所遵循的规则与原子轨道填充电子顺序相同，即按能量最低、泡利不相容原理和洪特规则填充。

分子轨道能级的高低决定于原子轨道能量及轨道间的相互作用，第一、二周期元素所组成的同核双原子分子，只有 O_2 和 F_2 分子中成键原子的 2s 与 2p 原子轨道能量差 $>$ 15eV，因此其他元素所组成的同核双原子分子中成键原子的 2s 与 2p 可相互组合，σ_{2p} 分子轨道能量比 π_{2p} 的高。因而第二周期同核双原子分子轨道能级次序就有如下两种：σ_{1s} $<\sigma_{1s}^*<\sigma_{2s}<\sigma_{2s}^*<\sigma_{2p}<\pi_{2p_y},\pi_{2p_z}<\pi_{2p_y}^*,\pi_{2p_z}^*<\sigma_{2p}^*$ 和 $\sigma_{1s}<\sigma_{1s}^*<\sigma_{2s}<\sigma_{2s}^*<\pi_{2p_y},\pi_{2p_z}<\sigma_{2p}$ $<\pi_{2p_y}^*,\pi_{2p_z}^*<\sigma_{2p}^*$。

三、键级

分子轨道理论是把成键电子数与反键电子数之差（即净成键电子数）的一半定义为键级。键级的大小表示两个相邻原子间成键的强度，键级越大，键越强，且越稳定。

H_2 分子：分子轨道式 $(\sigma_{1s})^2$；键级 $=(2-0)/2=1$，形成一个 σ 键。

He_2：分子轨道式 $(\sigma_{1s})^2(\sigma_{1s}^*)^2$；键级 $=(2-2)/2=0$，键级为零，表示没有成键，因此 He_2 是不存在的，He 是单原子分子。

N_2 分子：分子轨道 $(\sigma_{1s})^2(\sigma_{1s}^*)^2(\sigma_{2s})^2(\sigma_{2s}^*)^2(\pi_{2p_y})^2(\pi_{2p_z})^2(\sigma_{2p})^2$，键级 $=(10-4)/2=3$，形成一个 σ 键和两个 π 键，这与价键理论的结果一致。

O_2 分子：分子轨道 $(\sigma_{1s})^2(\sigma_{1s}^*)^2(\sigma_{2s})^2(\sigma_{2s}^*)^2(\sigma_{2p})^2(\pi_{2p_y})^2(\pi_{2p_z})^2(\pi_{2p_y}^*)^1(\pi_{2p_z}^*)^1$，键级 $=(10-6)/2=2$。

键级也是分子结构的重要参数，它和键能及键长有密切的关系。一般来说，同一周期和同一区内（s 区或 p 区）元素组成的双原子分子中，键级越高，则键能越大，键长越短。

习 题

1. 写出下列各能级或轨道的名称。
   (1) $n=2$，$l=1$
   (2) $n=3$，$l=2$

(3) $n=5$, $l=3$

(4) $n=2$, $l=1$, $m=-1$

(5) $n=4$, $l=0$, $m=0$

2. 氮的价层电子分布是 $2s^2 2p^3$，试用4个量子数分别表示每个电子的运动状态。

3. 判断下列说法是否正确，并说明原因。

(1) 下列原子核外电子运动状态是不存在的：$n=2$, $l=3$, $m=2$, $m_s=1$。（　）

(2) 磁量子数为零的轨道都是s轨道。（　）

(3) 若原子中某一电子处于 $n=3$, $l=1$, $m=0$ 的状态，则该电子是3s电子。（　）

(4) p轨道的角度分布图为"8"形，这表明电子是沿"8"轨道运动的。（　）

(5) 多电子原子轨道的能级只与主量子数 n 有关。（　）

4. 写出原子量为12，25，33，47的元素的电子分布式和外层电子构型。

5. 写出下列各离子的外层电子构型。

Al^{3+}　　Fe^{2+}　　Mn^{2+}　　Mg^{2+}

6. 将下列原子按电负性降低的次序排列，并解释理由。

As，F，S，Ca，Zn

7. 以下各"亚层"哪些可能存在？包含多少轨道？

(1) 2s　(2) 3f　(3) 4p　(4) 5d

8. 区别下列名词：

(1) 分子的极性和键的极性　　(2) 共价键和配位键

(3) 等性杂化和不等性杂化　　(4) σ键和π键

(5) 永久偶极和瞬时偶极　　(6) 范德华力和氢键

9. 为什么共价键具有饱和性和方向性？

10. 使用杂化轨道理论，说明下列分子或离子的中心原子可能采取的杂化类型及分子或离子的空间构型。

NH_3，C_2H_2，C_2H_6，H_3O^+，CH_3Cl，BF_4^-

11. 判断下列化合物中，哪种化合物的极性较大？

(1) ZnO 与 ZnS；

(2) HI、HBr、HCl、HF；

(3) H_2S、H_2Se、H_2Te。

12. 按照沸点由低到高的顺序排列下列两个系列的各个物质，并说明原因。

(1) H_2，CO，HF，Ne

(2) CBr_4，CCl_4，CF_4，CI_4

13. 乙醇和二甲醚组成相同，但乙醇的沸点比二甲醚的沸点高，为什么？

14. 判断下列各组分子间存在哪种分子间作用力：苯和四氯化碳；乙醇和水；苯和乙醇；液氨和液氢。

15. 判断下列各组物质分子间氢键的强弱顺序。

(1) HF-HF；(2) H_2O-H_2O；(3) NH_3-NH_3

16. 某化合物的分子式为 AB_4，A属于ⅣA族，B属于ⅦA族，A、B的电负性分别是2.55和3.16。试回答下列问题。

(1) 已知 AB_4 的空间构型是正四面体，推测其可能存在的杂化方式。

(2) A—B键的极性如何？AB_4 分子的极性如何？

(3) AB_4 分子在常温下是液体，该化合物存在什么分子间作用力？

(4) AB_4 分子与 $SiCl_4$ 分子比较，哪个的熔点、沸点较高？

第七章 配位化合物

配位化合物（简称配合物）是组成复杂、应用广泛的一类化合物。就其数量来说远超过一般无机化合物，约占无机物总数的 75%。不仅现代化学的各个领域广泛涉及配合物，在生物医学领域，配合物也发挥着重要作用，如许多生物酶的活性中心是配合物，许多药物是配合物。本章首先介绍配合物的基本知识，包括配合物的定义、组成、命名法；然后讨论配合物的稳定性和配位平衡；最后介绍螯合物的特殊稳定性及其应用。

在开始配合物相关知识的学习之前，我们先看一组实验（图 7-1）。

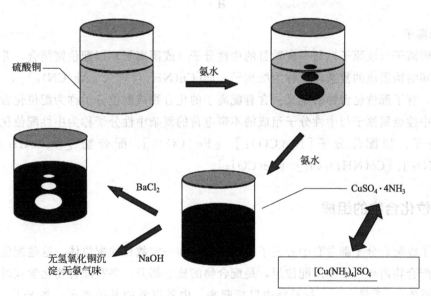

图 7-1 铜配合物的形成

蓝色的硫酸铜溶液中滴入一定量的氨水，可以观察到溶液中出现蓝色沉淀。在溶液中继续加入过量氨水，发现沉淀溶解而溶液的颜色变得更深，成为深蓝色。将深蓝色溶液分为两份，一份加入氢氧化钠溶液，并未看到蓝色沉淀[$Cu(OH)_2$]，也未闻到氨的气味；另一份加入氯化钡溶液，出现白色沉淀（$BaSO_4$）。如何解释以上各实验现象？特别是加入过量氨水后，$Cu(OH)_2$ 为什么消失了，并且颜色变得更深了？通过本章的学习和讨论，以上问题可以得到理论解释。

第一节 配位化合物的基本概念

一、配位化合物的定义

在给出配位化合物的定义之前，首先需要了解一种重要的化学键——配位键以及配离子这两个概念。

1. 配位键

配位键又称配位共价键，是一种特殊的共价键。当共价键中共享电子对是由其中某一原子独自提供时，此共价键称配位键。

成键的两原子间共享的两个电子不是由两原子各提供一个，而是来自一个原子，即：

$$A + :B \longrightarrow A:B(表示为 A \leftarrow B)$$

例如 NH_4^+：

$$\begin{bmatrix} H \\ H:N:H \\ H \end{bmatrix}^+$$

2. 配离子

简单阳离子（或原子）与一定数目的中性分子（或阴离子）以配位键结合，并按一定的组成和空间结构形成的复杂离子称为配离子，如 $[Cu(NH_3)_4]^{2+}$、$[Ag(CN)_2]^-$。

于是，有了**配位化合物**的定义：含有配离子的化合物或配位分子称为配位化合物，简称配合物。中性金属原子与中性分子组成的不带电荷的复杂中性分子称为中性配位化合物，或称配位分子。如配位分子 $[Ni(CO)_4]$、$[Fe(CO)_5]$；配合物 $[Ag(NH_3)_2]NO_3$、$K_3[Fe(CN)_6]$、$[Co(NH_3)_3Cl_3]$、$[Fe(CO)_5]$。

二、配位化合物的组成

配离子或配合分子都含有中心离子（或原子）和一定数目的配位体。这些配位体和中心离子构成配合物内界，也称内配位层，是配合物的核心部分。书写配合物化学式时，要用方括号将内界括起来。内界以外的其他离子，如 SO_4^{2-}，写在方括号外，构成配合物的外界。内界与外界之间的结合力是离子键。配位分子没有外界。配位化合物的组成及其包含的化学键类型如图 7-2 所示。

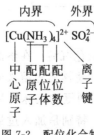

图 7-2 配位化合物的组成和化学键

1. 中心原子

如前所述，配合物都有一个金属原子作为整个配合物的核心（原子占据着中心位置），称作**中心原子**。中心原子又称为配合物形成体，一般是金属离子，特别是过渡元素的金属离子。

2. 配位体

中心原子周围结合着一定数目的中性分子或阴离子，称**配位体**（简称配体）。

3. 配位原子

配位体中提供孤对电子并与中心原子直接连接的原子称为**配位原子**。配位原子至少有一个孤对电子，通常是电负性较大的非金属元素，常见的配位原子有 F、Cl、N、O、S 等。常见的配体有 NH_3、H_2O：、:CN^-、:OH^-、:Cl^-、:NO_2（硝基）、:ONO^-（亚硝酸根）、:SCN^-、:NCS^-（异硫氰酸根）、:CO（羰基）。

配位体分为单齿配体和多齿配体。只含有一个配位原子的配位体称为单齿配体；含有多个配位原子的配体称为多齿配体，如乙二胺（en）。螯合物的配体都是多齿配体，参见本章第三节。

$$\ddot{N}H_2—CH_2—CH_2—\ddot{N}H_2$$
乙二胺

4. 配位数

直接与中心原子以配位键结合的配位原子的数目称为中心原子的**配位数**，常见的配位数为 2、4、6。注意多齿配位体结合时的情况，如[$Pt(en)_2$]Cl_2 中，尽管只有两个配体，但由于 en 是双齿配体，故 Pt^{2+} 的配位数是 4，而非 2。

例题 7-1 （1）配合物[$Fe(en)_3$]Cl_3，其配体是 en，中心原子的配位数是 <u>6</u>。

（2）配合物 [$Co(NH_3)_4(H_2O)_2$] Cl_3，其中心原子是 <u>Co^{3+}</u>，配体是 <u>NH_3，H_2O</u>。

（3）[$PtCl_2(NH_3)_2$] 的配体是 <u>Cl^-、NH_3</u>，配位原子是 <u>Cl、N</u>。

三、 配位化合物的命名

配位化合物的命名服从一般无机化合物的命名原则。例如配合物的外界酸根是一个简单的阴离子，如 Cl^-，则称"某化某"。例如[$Ag(NH_3)_2$]Cl，称为氯化二氨合银(Ⅰ)。若外界酸根是复杂的阴离子，如 SO_4^{2-}，则称"某酸某"，例如[$Cu(NH_3)_4$]SO_4，称为硫酸四氨合铜(Ⅱ)，即同一般酸、碱、盐的命名。

处于配合物内界的配离子，按以下顺序命名：配体数→配体名称（不同配体名称之间以中圆点"·"分开）→合（表示配位结合）→中心离子名称→中心离子的氧化值（加括号，括号内用罗马数字注明）。例如 [FeF_6]$^{3-}$ 配离子的命名为六氟合铁(Ⅲ)酸根离子。

如果配离子含有多种配体，在命名时配体按以下顺序列出：

① 若配体中既有无机配体又有有机配体，则无机配体在前，有机配体在后。

② 在无机配体中既有离子又有分子，则阴离子在前，阳离子其次，中性分子在后。

③ 同类配体（同是无机配体又同是分子）按配位原子的元素符号在英文字母中的顺序排列，如[$Co(NH_3)_5H_2O$]Cl_3 命名为三氯化五氨·一水合钴(Ⅲ)。

④ 同类配体配位原子相同，则原子数目少的排在前面，若原子数目也相同，则按结构式中与配位原子相连原子的元素符号的英文字母顺序排列。如[$Pt(NH_2)(NO_2)(NH_3)_2$]命名为氨基·硝基·二氨合铂(Ⅱ)。

第七章 配位化合物

⑤ 配体个数用倍数词头二、三、四等数字表示。

例题 7-2 命名$[Co(NH_3)_6]^{3+}$、$H_2[PtCl_6]$和$NH_4[Co(NH_3)_2(NO_2)_4]$，分别指出其配体、配位原子及配位数。

解 $[Co(NH_3)_6]^{3+}$是六氨合钴（Ⅲ）配离子，配体是NH_3，配位原子是N，配位数是6。$H_2[PtCl_6]$是六氯合铂（Ⅳ）酸，配体是Cl^-，配位原子是Cl，配位数是6。$NH_4[Co(NH_3)_2(NO_2)_4]$是四亚硝酸根·二氨合钴（Ⅲ）酸铵，配体是NH_3、NO_2^-，配位原子是N、O，配位数是6。

有些常见的配合物，仍沿用一些习惯叫法，如$[Cu(NH_3)_4]^{2+}$称为铜氨配离子，$[Ag(NH_3)_2]^+$称为银氨配离子，$K_3[Fe(CN)_6]$称铁氰化钾（赤血盐），$K_4[Fe(CN)_6]$亚铁氰化钾（黄血盐）等。

第二节 配位平衡

问题： 在$[Ag(NH_3)_2]NO_3$水溶液中存在哪些离子和分子（不包括溶剂分子及其电离型体）？其中最多的是哪个？

分析： 溶液中存在以下电离和电离平衡。

$$[Ag(NH_3)_2]NO_3 \longrightarrow [Ag(NH_3)_2]^+ + NO_3^- \tag{7-1}$$

$$[Ag(NH_3)_2]^+ \rightleftharpoons Ag^+ + 2NH_3 \tag{7-2}$$

所以，溶液中有NO_3^-，$[Ag(NH_3)_2]^+$，Ag^+和NH_3，其中NO_3^-最多。

一、配离子的稳定常数

式（7-2）可以进一步写成：

$$Ag^+ + 2NH_3 \underset{解离}{\overset{配位}{\rightleftharpoons}} [Ag(NH_3)_2]^+$$

则可以得到反应的平衡常数K_s：

$$K_s = \frac{[Ag(NH_3)_2^+]}{[Ag^+][NH_3]^2} \tag{7-3}$$

式中，K_s称为配离子的稳定常数。K_s表示配离子在水溶液中的稳定性，K_s值越大，配离子在水溶液中越稳定。

只有相同类型的配离子，才可根据K_s值大小直接比较其在水溶液中的稳定性。

例题 7-3 分别计算$0.10\text{mol}\cdot\text{L}^{-1}[Cu(en)_2]^{2+}$溶液和$0.10\text{mol}\cdot\text{L}^{-1} CuY^{2-}$溶液中$Cu^{2+}$的浓度，并比较二者的稳定性。已知$K_s([Cu(en)_2]^{2+})=1.0\times10^{20}$，$K_s(CuY^{2-})=5.0\times10^{18}$。

解 设$[Cu(en)_2]^{2+}$溶液中Cu^{2+}浓度为$x\text{mol}\cdot\text{L}^{-1}$，则有：

	$[Cu(en)_2]^{2+}$	$\rightleftharpoons$	Cu^{2+}	$+$	en
起始浓度	0.10		0.00		0.00
平衡浓度	$0.10-x$		x		$2x$

$$K_s = \frac{[Cu(en)_2^{2+}]}{[Cu^{2+}][en]^2}$$

则有：

$$K_s = \frac{0.10-x}{x(2x)^2} \approx \frac{0.10}{x(2x)^2} \approx 1.0 \times 10^{20}$$

$$[Cu^{2+}] = x = 6.3 \times 10^{-8} (mol \cdot L^{-1})$$

同理，求得 CuY^{2-} 溶液平衡时，$[Cu^{2+}] = y = 1.4 \times 10^{-10} (mol \cdot L^{-1})$

虽然 $[Cu(en)_2]^{2+}$ 的 K_s（1.0×10^{20}）大于 CuY^{2-} 的 K_s（5.0×10^{18}），但 $x > y$，所以，CuY^{2-} 比 $[Cu(en)_2]^{2+}$ 更稳定。

二、配位平衡的移动

溶液的配合反应达到平衡后，如果平衡的外部条件发生改变，就会引起配位平衡的移动。影响配合反应的常见因素有以下几个方面。

1. 溶液酸性的影响

由于氢离子（H^+）可与配体形成难电离的弱酸，因此溶液体系的酸性升高（即溶液 pH 值减小）将促进配离子的解离，降低配离子的稳定性。这种因酸性升高而导致配离子解离的现象称为酸效应（图 7-3）。

酸性越大，酸效应越强烈；配合物的 K_s 越大，酸效应越弱。

2. 水解效应

配合物中的中心原子通常是具有强烈水解倾向的过渡金属离子，在碱性介质中可发生水解而引起配离子的解离（图 7-4）。

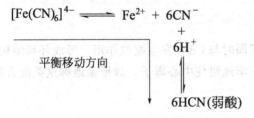

图 7-3 配合反应的酸效应　　图 7-4 配合反应的水解效应

溶液碱性越强，水解效应越强烈，配离子解离程度越大。

3. 配位平衡与沉淀的生成和溶解

向配位平衡体系中加入较强的沉淀剂，可使配离子解离；同样，在沉淀平衡体系中，加入较强的配位剂，可使沉淀逐渐溶解。平衡移动的方向取决于配合物的稳定常数 K_s 和生成沉淀的溶解度。配位平衡与沉淀的关系见图 7-5。

4. 配位平衡之间的相互转化

向配位平衡体系中加入一种更强的配位剂，可使原来的配离子转变为另一种更稳定的配离子。

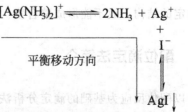

图 7-5 配位平衡与沉淀的关系

$$[Ag(NH_3)_2]^+ + 2CN^- \rightleftharpoons [Ag(CN)_2]^- + 2NH_3 \qquad (7-4)$$

第三节 螯合物

一、螯合物和螯合效应

螯合物是由中心原子和多齿配体形成的一类具有环状结构的配合物。由于螯合物的形成而使配合物的稳定性大大增加的作用称为**螯合效应**。

例如：

$$\begin{bmatrix} H_3C-NH_2 \quad H_2N-CH_3 \\ \quad \searrow \quad \swarrow \\ \quad Cd \\ \quad \nearrow \quad \nwarrow \\ H_3C-NH_2 \quad H_2N-CH_3 \end{bmatrix}^{2+} \quad K_s=3.55\times10^6 \qquad (7-5)$$

$$\begin{bmatrix} H_2C-NH_2 \quad H_2N-CH_2 \\ \quad \searrow \quad \swarrow \\ \quad Cd \\ \quad \nearrow \quad \nwarrow \\ H_2C-NH_2 \quad H_2N-CH_2 \end{bmatrix}^{2+} \quad K_s=1.66\times10^{10} \qquad (7-6)$$

式（7-5）的四甲胺合镉（Ⅱ）配离子的稳定常数比式（7-6）的二乙二胺合镉（Ⅱ）配离子的稳定常数要小得多，这是因为后者配体分子与中心配位离子形成了稳定的五元环结构。

二、影响螯合物的稳定性因素

在上例中，乙二胺的两个配位原子氮原子可同时与 Cd^{2+} 发生配位作用，形成环状结构。螯合剂也就是配体（乙二胺）如螃蟹的螯一样牢牢地钳住中心离子，故形象地称这类配合物为螯合物。

作为螯合剂应具备以下条件：
① 配体必须含有两个或两个以上能给出孤对电子的配位原子；
② 能给出孤对电子的配位原子应间隔两个或三个其他原子。因为这样才能形成五元或六元环状结构，而五元或六元环状结构在化学上是最稳定的结构。例如联氨 H_2N-NH_2，虽有两个配位原子氮，但中间没有间隔其他原子，与金属配合后形成一个三元环，这是一种不稳定的结构，故不能形成螯合物。七、八元环结构的稳定性也远不如五、六元环。

三、配位滴定法简介

以配位反应为基础的滴定分析法称为**配位滴定法**。螯合物由于具有高稳定性而广泛应用于滴定分析，以螯合剂为滴定剂的配位滴定法称为**螯合滴定法**。

经过长期发展，科学家们已经开发多种类型的螯合剂，氨羧螯合剂是用得较多的一类。

其中，乙二胺四乙酸（EDTA）是最有代表性的氨羧螯合剂。下面对其在螯合滴定中的应用作简要的介绍。

乙二胺四乙酸是含有羧基和氨基的螯合剂，可以和很多金属阳离子形成稳定的螯合物，其分子式见图 7-6。

EDTA 羧基上的两个氢离子转移到氮原子上，形成双极离子。乙二胺四乙酸用 H_4Y 表示。EDTA 在水中溶解度小，因此常制成二钠盐，称为 EDTA 二钠盐，用 $Na_2H_2Y \cdot H_2O$ 表示，一般也简称 EDTA。EDTA 二钠盐在水中的溶解度显著增加，100mL 可溶解 11.1g。此溶液的浓度约为 $0.3mol \cdot L^{-1}$，pH 值约为 4.4。

EDTA 螯合物（以铁为例）的立体结构如图 7-7 所示。

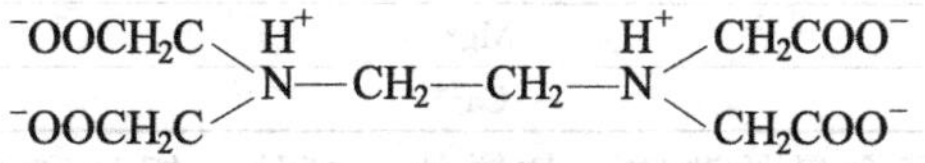

图 7-6 EDTA 分子式 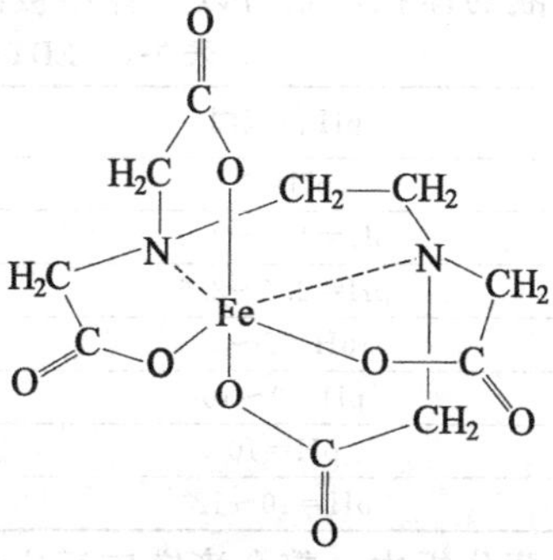　　　　图 7-7 EDTA-Fe 螯合物的立体结构

可见，EDTA 与金属离子形成螯合物时，其结构中的氮原子与氧原子配位键合，生成具有多个五元环的结构。如前所述，这是一种很稳定的结构。

EDTA 与金属离子的配合有以下特点：

① 配位能力强。除碱金属，EDTA 几乎能与所有的金属离子形成稳定的螯合物。

② 易溶于水。EDTA 与金属离子形成的螯合物大多带有电荷，因此易溶于水。

③ 简单的螯合比。除了少数高价金属离子（如五价钼）外，EDTA 与金属离子的螯合，都是形成 1∶1 螯合物。

溶液中螯合物的稳定性还与溶液的 pH 值有关。前已提及，酸效应的存在直接影响螯合反应平衡进而影响螯合物的稳定性。所以，用 EDTA 滴定分析金属离子时，反应介质的 pH 值选择是很重要的。

可以说，EDTA 是螯合滴定法测定溶液中金属离子含量最常用的滴定剂。其基本原理和过程是：

① 在金属离子的样品溶液中，加入一定 pH 值的缓冲溶液，以控制滴定过程中反应体系保持一定的 pH 值。

② 加入合适的指示剂。在螯合滴定中，常用一种能与金属离子形成有色配合物的显色剂来指示滴定过程中金属离子浓度的变化，这种显色剂称为金属离子指示剂，简称**金属指示剂**。它与被滴定的金属离子反应，形成一种与指示剂本身颜色不同的配合物。能够用于金属离子显色的化学试剂盒很多，但其中只有一部分可用作金属离子指示剂。一般而言，作为金属指示剂应满足以下条件：

a. 显色配合物（MIn）与指示剂（In）的颜色应显著不同。

b. 显色反应灵敏、迅速，有良好的变色可逆性。

c. 显色配合物具有适当的稳定性。它既要有足够的稳定性，但要比金属离子与 EDTA 形成的配合物的稳定性小。如果稳定性太低，就会提前出现终点且变色不敏锐；若稳定性太高，则使终点拖后，且有可能使 EDTA 不能"夺出"其中的金属离子，显色反应失去可逆性，以至于不能确定反应终点。

d. 金属离子指示剂应有较好稳定性，便于储藏和使用。

常用的金属离子指示剂有铬黑 T、钙指示剂、二甲酚橙、酸性铬蓝 K、磺基水杨酸以及 PAN 等。

③ 用 EDTA 标准溶液滴定。首先根据待测离子的性质选择合适的缓冲体系（表 7-1），给出 EDTA 滴定常见金属离子的滴定酸度和指示剂；然后以 EDTA 标准溶液进行滴定，EDTA 螯合溶液中游离的金属离子，形成 EDTA-金属离子螯合物，在游离的金属离子被完全螯合后，由于指示剂的金属离子螯合物稳定性小于 EDTA-金属离子螯合物，由于强竞争结合作用，EDTA "夺取" 了指示剂结合的金属离子，并形成更为稳定的螯合物，从而使溶液显出指示剂的颜色，表明滴定已达到终点。根据 EDTA 标准溶液的浓度、消耗的体积以及样品溶液的体积，就可以计算出被测离子的浓度。

表 7-1　EDTA 滴定常见金属离子的 pH 值范围

pH 值范围	被滴定离子
pH=1	Bi^{3+}
pH=1.5～2.5	Fe^{3+}
pH=2.5～3.5	Th^{4+}
pH=5～6	Al^{3+}、Zn^{2+}、Pb^{2+}、Cd^{2+} 及稀土离子
pH=9～10	Zn^{2+}、Mn^{2+}、Cd^{2+} 及稀土离子
pH=10	Mg^{2+}
pH=10～12	Ca^{2+}

在医药分析中，螯合滴定广泛应用于金属离子含量的测定，如镁盐、钙盐、铝盐和铋盐等药物中金属离子的定量分析。

例如，葡萄糖酸钙的含量测定：准确称取一定量的葡萄糖酸钙试样，溶于水，使用 pH≈10 的 NH_3-NH_4Cl 缓冲溶液维持溶液的酸度，以铬黑 T 为指示剂，用 EDTA 标准溶液滴定，葡萄糖酸钙的质量分数按式（7-7）计算：

$$w_{(C_6H_{11}O_7)_2Ca \cdot H_2O} = \frac{c_{EDTA} V_{EDTA} M_{(C_6H_{11}O_7)_2Ca \cdot H_2O}}{m_s \times 1000} \tag{7-7}$$

式中各物理量的单位分别是：c，$mol \cdot L^{-1}$；V，mL；M，$g \cdot mol^{-1}$；m_s（试样质量），g。

第四节　配位化合物在医学上的应用

一、配位化合物在生命过程中的作用

体内许多发挥重要生理作用的金属元素，通过配位作用与生物大分子（称为生物配体）结合形成配合物而发挥作用。可用作配体的生物大分子有很多，如蛋白质、核酸、多糖、磷脂等。它们与金属离子形成具有特定生物活性或生理作用的配合物，在人体内起着特定的作用。例如，金属离子通过配位作用存在于各种金属蛋白和金属酶中，承担着重要的生物功能；通过选择性地与蛋白质以及其他有机化合物的配位结合，形成酶、激素、维生素等，发挥着重要的生理功能。

二、属于配合物的药物

许多药物本身就是配合物，如治疗血吸虫病的酒石酸锑钾，治疗糖尿病的胰岛素（锌配合物），补给缺铁性贫血患者铁质的柠檬酸铁铵，用于治疗血钙过多的 EDTA 二钠盐，治疗恶性贫血的维生素 B_{12}（钴配合物）等。

光动力疗法（photodynamic therapy，PDT）是 20 世纪 70 年代后期发展起来的一种新疗法，这种治疗方法的核心要素之一是光敏剂的使用。光敏剂于一定的时间窗口期内在肿瘤组织内有明显高于正常组织的潴留浓度，然后用一定波长的光激发光敏剂产生光化学反应，从而杀伤癌细胞、破坏肿瘤组织。目前，光敏剂的研发已进入第三代，酞菁配合物（图 7-8）是具有代表性第三代光敏剂，引起了化学家和药学家极大的关注。

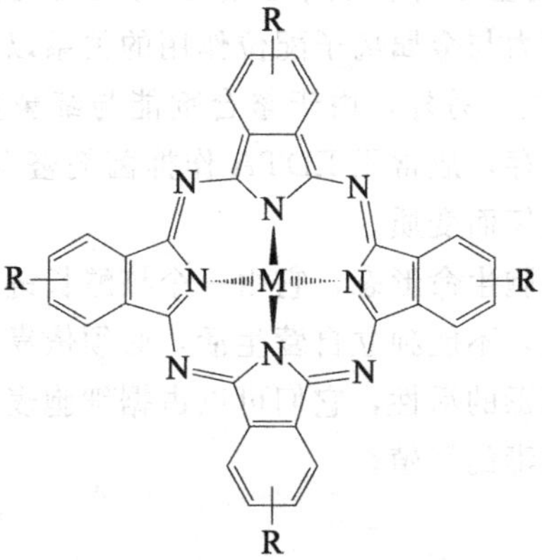

图 7-8　酞菁配合物的结构通式
R—取代基；M—反磁性中心配位原子（Al，Zn，Si，Ga，Ge 等）

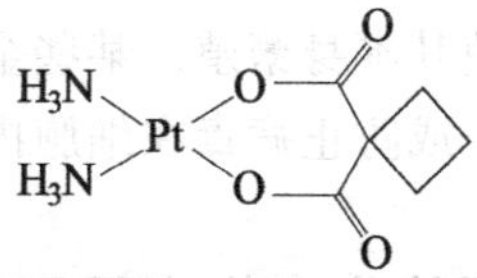

图 7-9　卡铂的结构式

在肿瘤的化学疗法中，金属铂的配合物是最早发现的，也是目前临床使用最多的一种金属治疗药物。1964 年，劳森伯格在细胞的电化学研究中偶然发现顺铂——顺-$[Pt(NH_3)Cl_2]$ 的抑制生长作用，进而发现其抗肿瘤作用。研究认为，顺式的铂配合物之所以能抑制肿瘤，是由于它能与癌细胞中 DNA 上的碱基相结合，从而破坏遗传信息的复制和转录等过程，抑制了癌细胞的分裂。

后来，科学家又合成了另一种新的铂(Ⅱ)配合物顺-$[Pt(C_5H_9NH_2)_2Cl_2]$，它在抑制血浆细胞癌方面，效率要比顺-$[Pt(NH_3)_2Cl_2]$ 高 30~40 倍。卡铂（图 7-9）是 1980 年由 Clear 等发现，1986 年首先在英国上市，其生化特征与顺铂相似，但肾毒性、耳毒性、神经毒性尤其是胃肠道反应明显降低。现在合成的一系列抗癌的金属配合物，大多数为中性的铂配合物，具有顺-$Pt_2A_2X_2$（A＝氨或胺；X＝单卤带电荷的配体，如氯离子等）的形式，通称顺铂。

三、配位化合物的其他生理作用

1. 解毒、抗凝作用

环境污染、职业性中毒、过量服用金属元素药物以及金属代谢障碍，会引起体内 As、Cr、Cd、Hg、Pb 等元素的积累，以及 Ca、Cu、Fe、Zn 等必需元素的过量，导致元素中毒。由于体内无法自行将有毒或过量的元素排出，因此采用配体疗法是一种有效的治疗手段。配体疗法就是选择合适的配体，通常是带有巯基（—SH）、氨基（—NH_2）的多齿配体与这些元素形成水溶性无毒配合物排出体外，以达到治疗的目的。例如：二巯基丁二酸钠可以与进入体内的汞以及其他重金属形成配合物而排出体外；柠檬酸钠可以与 Pb^{2+} 形成稳定的配合物，防治职业性铅中毒。前已述及，EDTA 是分析化学中应用很广的螯合滴定剂。在医学上，它的广谱螯合作用使其成为一种常用的解毒剂。可用 EDTA 排除的金属离子包括铅、铜、锰、铀、钚等。不过 EDTA 的螯合作用虽强，但选择性不佳，在用它排除有害金属离子的同时，也会损失一些有益的金属离子。例如，它会在排毒的同时把体内必要的锌也排泄一部分，故使用 EDTA 后通常需要补充锌。

在血液中加入少量 EDTA 或柠檬酸钠，可起抗凝作用。这是利用 EDTA 或柠檬酸钠的强配位作用，与血液中的 Ca^{2+} 形成可溶性的配合物，防止血液凝固，有利于血液的保存。

2. 杀菌、抗病毒作用

多数抗生素是金属离子的配体，和金属配位后往往能增加其活性。如铜离子能提高对乙酰氨基苯甲醛缩氨基硫脲的抗结核菌能力；p-羟基喹啉和铁单独存在时均无抗菌活性，但形成配合物却有很强的抗菌作用。四环素抗菌能力与金属离子配位作用的关系以及钌配合物的抑菌作用的"构-效"关系研究受到很大的关注。另外，由于螯合剂能与细菌生长所必需的金属离子结合成稳定的螯合物，使细菌不能生存，故常用 EDTA 作抑菌剂螯合金属离子，防止生物碱、维生素、肾上腺素等药物被细菌破坏而变质。

病毒是病原微生物中最小的一种，属于非细胞生命形态，它由一个核酸长链和蛋白质外壳构成。病毒没有自己的代谢机构，没有酶系统，不能独立自营生活，必须依靠宿主的酶系统才能使其本身繁殖。某些金属配合物具有抗病毒的活性，它们可以占据细胞表面防止病毒的吸附，或防止病毒在细胞内再生，从而阻止病毒的繁殖。

四、配位化合物应用于临床检验

临床检验中，利用配合反应生成具有某种特殊颜色的配离子，根据不同颜色的深浅可进行定性和定量分析（比色分析法或分光光度法，参见本书第十一章）。例如，测定尿中铅的含量常用双硫腙与 Pb^{2+} 生成红色螯合物，然后进行比色分析；而 Fe^{2+} 可用硫氰酸盐与其生成血红色配合物来检验。又如，检验有机汞农药中毒，可取检测液经酸化后，加入二苯氨基脲醇清液，若出现紫色或蓝紫色（配合物），则表明有汞离子存在。

> **阅读材料**
>
> ### 时间分辨荧光免疫分析法
>
> 时间分辨荧光分析法(time resolved fluoroimmunoassay, TRFIA)是一种新型非同位素超高灵敏免疫分析技术，其灵敏度高达 $10^{-15}\text{g}\cdot\text{L}^{-1}$。它采用镧系元素标记抗原或抗体，根据镧系元素螯合物发射的长寿命荧光的特点，用时间分辨技术测量荧光，同时检测波长和时间两个参数进行信号分辨，可有效地排除非特异荧光的干扰，极大地提高了分析灵敏度。由于其高灵敏度，在临床上得到了广泛的应用，逐渐代替了放射免疫分析。这一技术常使用著名的氨羧螯合剂二乙烯三胺五乙酸（DTPA，图 7-10）作为螯合剂，以螯合具有长寿命荧光的稀土离子，同时进行信号放大。 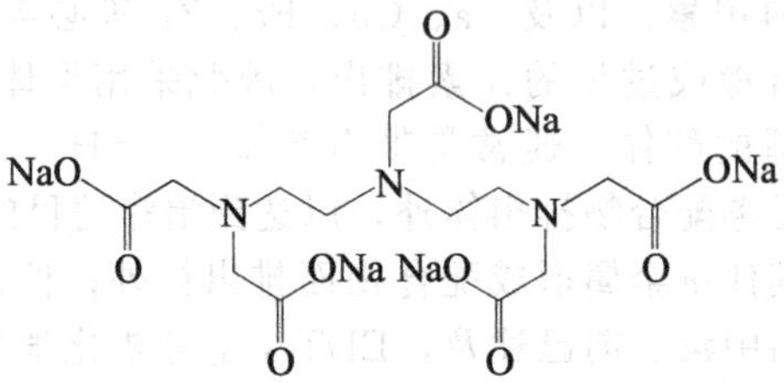
>
> 图 7-10 二乙烯三胺五乙酸（DTPA）

习 题

1. $[Fe(H_2O)_4(OH)(SCN)]NO_3$ 中心原子的电荷是（　　）。
   A. +2　　　　　　B. +3　　　　　　C. +4　　　　　　D. +6
2. 配合物 $[Co(en)(C_2O_4)_2]^-$ 中心原子的配位数是（　　）。
   A. 3　　　　　　B. 4　　　　　　C. 5　　　　　　D. 6
3. 对配合物 $[Cu(en)_2]SO_4$，以下描述错误的是（　　）。
   A. 配位数是2　　B. Cu^{2+} 是中心离子　　C. 乙二胺是配位分子　　D. SO_4^{2-} 是外界
4. 以下化合物可以使 AgCl 沉淀溶于水的是（　　）。
   A. HF　　　　　　B. HCl　　　　　　C. NH_3　　　　　　D. CH_3COO^-
5. 碘单质（I_2）微溶于水，但在 KI 溶液中其溶解度显著增大，这是因为发生了（　　）。
   A. 同离子效应　　B. 盐效应　　C. 配位反应　　D. 水解反应
6. 以下配合物属于弱电解质的是（　　）。
   A. $[PtCl_2(NH_3)_2]$　　B. $Na_2[SiF_6]$　　C. $K_3[Ag(S_2O_3)]$　　D. $[Ag(NH_3)]Cl$
7. 以下化合物能形成螯合物的是（　　）。
   A. CO　　　　　　B. SCN^-　　　　　　C. NH_3　　　　　　D. EDTA
8. 临床上，铅中毒常用的解毒剂是 EDTA 二钠钙盐（Na_2CaY），其原理是（　　）。
   A. Na_2CaY 可与铅螯合成可溶性的 CaPbY 排出体外
   B. Na_2CaY 可与铅螯合成可溶性的 PbCaY 排出体外
   C. Na_2CaY 可与铅螯合成可溶性的 PbY^{2-} 排出体外
   D. Na_2CaY 可以增大 Y^{4-} 对铅离子的螯合能力
9. 指出下列配合物的中心原子、配体、配位原子和配位数，并命名。
   (1) $(NH_4)_3[SbCl_6]$　　　　　　(2) $[Cu(NH_3)_4](OH)_2$
   (3) $Na_3[Ag(S_2O_3)_2]$　　　　　　(4) $H_2[PtCl_6]$
   (5) $H[Al(OH)_4]$　　　　　　(6) $[Co(NO_2)_6]^{3-}$
   (7) $[Co(NH_3)_3(H_2O)Cl_2]^+$　　(8) $[Pt(NH_3)_4(NO_2)Cl]$
   (9) $[Ni(CO)(CN)_2]$　　　　　　(10) $[Co(en)_3]Cl_3$
10. 写出下列化合物的化学式
    (1) 六氰合铁三酸钾　　　　　　(2) 五氰·一羰基合铁（Ⅱ）酸钠
    (3) 三氨·三硝基合钴（Ⅲ）　　　(4) 五羰基合铁
    (5) 二草酸根·二氨合钴（Ⅲ）酸钙　(6) 氯化一氯·一硝基·四氨合钴（Ⅲ）
11. $AgNO_3$ 能将 $Pt(NH_3)_6Cl_4$ 中的氯全部沉淀为 AgCl，但只能沉淀出 $Pt(NH_3)_3Cl_4$ 中 1/4 的氯，根据以上描述写出两种配合物的化学式。
12. 在 Fe^{3+} 的溶液中加入 KSCN，溶液变为血红色，这是因为生成了配离子 $[Fe(SCN)_6]^{3-}$。如将 KSCN 加入以下溶液，能否显色？试作解释。
    (1) $(NH_4)Fe(SO_4)_2$　　　　　(2) $K_3[Fe(CN)_6]$
13. 在 50.0mL 0.10mol·L^{-1} $AgNO_3$ 溶液中加入 50.0mL 6.0mol·L^{-1} 氨水，计算混合溶液中 Ag^+ 的浓度。已知 $K_s([Ag(NH_3)_2]^+)=1.1\times10^7$。
14. 分别计算 0.10mol·L^{-1} $[Cu(en)_2]^{2+}$ 溶液和 0.10mol·L^{-1} CuY^{2-} 溶液中 Cu^{2+} 的浓度，并比较二者的稳定性。已知 $K_s([Cu(en)_2]^{2+})=1.0\times10^{20}$，$K_s(CuY^{2-})=5.0\times10^{18}$。其中 en 为乙二胺，Y 为 EDTA。

第八章
胶体、溶胶与高分子溶液

胶体化学是研究表面现象、分散系和高分子溶液的一门科学，是化学的重要分支。胶体和乳状液不仅是胶体化学的重要研究对象，也与医学有着密切关系。以胶体化学的观点来看，人体就是典型的胶体体系。人体的体液如血液、细胞液和淋巴液等都是胶体溶液；体内许多生理和病理变化都与胶体的性质有关。因此，对于医学工作者来说，学习一些胶体化学的基本知识是很有益的。

第一节　胶体的基本概念

热力学指出，体系是与周围其他部分区分开来的研究对象。相是体系中物理性质和化学性质完全相同的均匀部分，相与相之间存在明显的界面，即相界面。只含有一个相的体系称为单相体系或均相体系。例如，不同气体共存时，因气体能完全混合，故只对应一个相。含有两个及以上相的体系称为多相体系或非均相体系。

一、分散系

分散系是指一种或几种物质分散在另一种物质中所形成的体系。被分散的物质称为**分散相**。分散相所处的连续介质称为**分散介质**。例如，生理盐水是氯化钠（分散相）分散在水（分散介质）中形成的分散系。表 8-1 是生活中常见的分散系。

表 8-1　分散系示例

分散系	分散相	分散介质
云	水	空气
牛奶	乳脂	水
珍珠	水	蛋白质

分子、离子的分散系称为真溶液，简称溶液，其中分散相为溶质，分散介质为溶剂。胶体分散系即胶体溶液，可分为溶胶和高分子溶液。如氢氧化铁溶胶、蛋白质溶液和细胞液都

属于胶体溶液。体内胶体溶液对生命有着不可或缺的作用。粗分散系分为悬浊液和乳状液。悬浊液是固体分散在液体分散介质中形成的，如泥浆。乳状液是液体分散在不相溶的液体分散介质中形成的，如乳白鱼肝油。

二、分散系的分类

按照分散相粒子大小的不同而划分，分散系可分为分子、离子分散系，胶体分散系和粗分散系（表 8-2）。

表 8-2 分散系的分类

分散系	分散相		粒径	主要特征	示例
分子、离子分散系	真溶液	分子、离子	<1nm	热力学稳定,均相,粒子扩散快,能透过半透膜,在超显微镜下也看不见	生理盐水、缓冲溶液
胶体分散系	溶胶	胶粒	1~100nm	热力学不稳定,非均相,粒子扩散慢,能透过滤纸,不能透过半透膜,普通显微镜下看不见,但在超显微镜如电子显微镜下可以看见	氢氧化铁溶胶、金溶胶
	高分子溶液	高分子	1~100nm	热力学稳定,均相,粒子扩散慢,能透过滤纸,不能透过半透膜,普通显微镜下看不见,但在超显微镜下可以看见	蛋白质、核酸溶液
粗分散系	悬浊液	固体颗粒	>100nm	热力学不稳定,非均相,粒子不能透过滤纸和半透膜,在显微镜下可以看见	泥浆
	乳状液	小液滴			乳剂

第二节 溶胶

传统上，将胶体分为亲液胶体和憎液胶体。淀粉、蛋白质等容易与水形成胶体的溶液叫作亲液胶体。憎液溶胶则是指分散相与分散介质没有亲和力或只有很弱亲和力的溶胶。现在通常把亲液胶体称为大分子或高分子溶液，把憎液胶体称为胶体分散体系（常简称为胶体）或溶胶。

一、溶胶的定义与特性

溶胶是难溶性固体分散在介质中所形成的胶体分散系，具有以下特性。

（1）高分散性

分散相粒子大小在 1~100nm 范围，且分散相在分散介质中的溶解度很小，分散相与分散介质之间存在相界面，是高度分散的多相体系，黏度明显大于真溶液。

（2）热力学不稳定性（聚集不稳定性）

溶胶不稳定,胶粒具有自动聚集变大的趋势,放置较长时间后,会沉淀析出,但短时间内具有一定稳定性;胶体沉淀后,再放入分散介质并不会再自动形成溶胶,因此其沉淀过程是不可逆的。

二、溶胶的分类

按分散相和分散介质的相态划分,溶胶可分为液溶胶、固溶胶和气溶胶。

1. 液溶胶

液体作为分散介质所形成的溶胶称为液溶胶,分散相为不同相态时形成不同的液溶胶,包括:①液-固溶胶,如油漆、AgI 溶胶;②液-液溶胶,如牛奶、原油等乳状液;③液-气溶胶,如泡沫。

2. 固溶胶

固体作为分散介质所形成的溶胶,分散相为不同相态时形成不同的固溶胶,包括:①固-固溶胶,如有色玻璃、不完全互溶的合金;②固-液溶胶,如珍珠;③固-气溶胶,如泡沫塑料、沸石。

3. 气溶胶

气体作为分散介质所形成的溶胶称为气溶胶,当分散相为固体或液体时形气-固或气-液溶胶,但分散相都为气体时,并不能形成气-气溶胶,因为气体混合后是单一的均相体系,不是胶体。气溶胶包括:①气-固溶胶,如烟、含尘的空气;②气-液溶胶,如雾、云。

三、胶团的结构

以碘化银溶胶为例来讨论溶胶的结构。将硝酸银的稀溶液和碘化钾溶液缓慢搅拌混合,可制得 AgI 溶胶。许多(设为 m 个)AgI 分子聚集在一起构成胶体粒子的核心,称为胶核。当 KI 溶液过量时,胶核选择性地吸附 I^-(设为 n 个,n 远大于 m);被吸附的 I^- 又能吸引部分(设为 $n-x$ 个)带相反电荷的 K^+,构成吸附层,电泳时吸附层与胶核一起运动;在吸附层外,还有 x 个带异号电荷的 K^+ 分布在胶粒的周围,形成扩散层。

$$AgNO_3 + KI \longrightarrow KNO_3 + AgI \downarrow$$

胶核和吸附层组成了胶粒,由于吸附层中被吸附的 I^- 总数比带异性电荷的 K^+ 总数多,所以胶粒带负电。胶粒与扩散层一起总称为胶团。胶团(图 8-1)是电中性的,它分散在液体介质中便形成溶胶。胶团的结构表达式可以写成图 8-2 的形式。

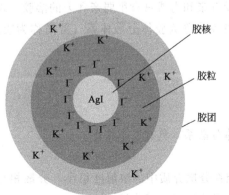

图 8-1 AgI 胶团的结构(I^- 过量)

四、溶胶的基本性质

1. 溶胶的光学性质

将一束光分别射入真溶液和胶体溶液时,可以观察到真溶液是透明的,而溶胶则出现一条明亮的光带(图 8-3),此现象称为丁达尔现象,也称乳光现象。

丁达尔现象是由胶体中的粒子对光散射引

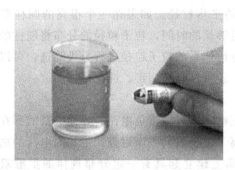

图 8-2 胶团的结构表达式

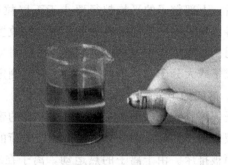

(a) CuSO₄ 溶液　　　　　　　　　(b) Fe(OH)₃ 胶体溶液

图 8-3　光照下的真溶液和胶体溶液

起的。光入射到分散系后的光学现象可分成三种情况：

（1）当光束通过粗分散体系，由于粒子大于入射光的波长，主要发生反射，使体系呈现浑浊。

（2）当光束通过胶体溶液，由于胶粒直径小于可见光波长，主要发生散射，可以看见一道光柱。

（3）当光束通过分子、粒子溶液，由于溶液十分均匀，散射光非常微弱，肉眼难以观察。

2. 溶胶的动力学性质

（1）布朗运动

1827 年，植物学家布朗在显微镜下发现悬浮在水中的花粉不停地进行不规则的运动。最初以为这种无序运动是生命运动现象，但不久后就发现，只要粒子足够小，都有这种运动，且与粒子的化学组成无关，后来就称这种运动为**布朗运动**。

产生布朗运动的原因是溶剂分子对固体粒子进行撞击。固体粒子处于液体分子的包围中，而液体分子处于不停的、无序的热运动状态，时刻撞击着固体粒子。若粒子足够小，则某一瞬间粒子各个方向所受之力不能完全相互抵消，合力指向某一方向，微粒就向某一方向移动，而下一瞬间又向另一方向移动。结果，造成了粒子的无规则运动。胶体粒子的粒径在 1~100nm，尺度足够小，故布朗运动显著。

（2）扩散

若胶体溶液存在浓度差，胶体粒子就会自动地从浓度大的区域向浓度小的区域迁移，溶液最后达到均相状态，这种现象称为**扩散**。浓度差越大，扩散越快。利用胶粒能够自由扩散而又不能透过半透膜的性质，可除去溶胶中的小分子，使其净化，此法称为**透析**或**渗析**。临床上利用透析原理，用人造半透膜制成人工肾，帮助肾病患者清除体内有害物质和代谢产物以净化血液，称为"血透"疗法。

(3) 沉降与沉降平衡

溶胶中粒子的密度一般大于溶剂,在重力场的作用下,胶体粒子会发生**沉降**。沉降是溶胶动力学不稳定性的主要表现。沉降使得溶胶下部的浓度增加,上部浓度降低,破坏了体系的均匀性,产生了浓度差。这样又引起了前述的扩散作用,下部由于浓度大,粒子将向上移动,使体系浓度趋于均匀。沉降作用与扩散作用,恰好是相反的过程。沉降与扩散,可以看是矛盾的两个方面,构成了溶胶体系的动力稳定状态。

多分散体系的沉降平衡较为复杂,各种大小不同的粒子的分布平衡是不一样的。达到平衡以后,上部粒子的平均粒径要小于下层粒子的平均粒径。如果在一个很高的圆柱形容器内,盛以粒子大小不同的多分散体系,并放置足够长的时间,粒子粒径的分布将随柱的高度而不同。实际工作中利用这一原理,可以对多分散体系的粒子粒径进行分级筛选;可以进行溶胶粒子或大分子(如蛋白质)分子量的测定;还可以分离病毒、纯化蛋白质。

3. 溶胶的电学性质

任何溶胶粒子表面上总带有电荷,有的带正电荷,有的带负电荷。界面电荷的存在影响到溶液中离子在介质中的分布,带相反电荷的离子被吸引到表面附近,带相同电荷的离子则从表面被排斥。由于离子的热运动,离子在表面上建立起具有一定分布规律的**扩散双电层**(图 8-1)。这种分布状态决定了溶胶的电学性质及其他的物理化学性质。

水溶液中,溶胶粒子表面电荷的主要来源有电离作用和吸附离子作用。例如,硅胶是许多 SiO_2 分子的聚集体。粒子表面上的 SiO_2 分子与水作用生成 H_2SiO_3,H_2SiO_3 在水中电离生成 SiO_3^{2-}。使硅胶粒子带负电荷。又如,用 $AgNO_3$ 和 KBr 制备 $AgBr$ 溶胶时,$AgBr$ 粒子表面容易吸附 Ag^+ 或 Br^-,而对 K^+ 和 NO_3^- 的吸附就很弱。这是因为 $AgBr$ 晶粒表面上容易吸附继续形成晶格的离子。至于 $AgBr$ 粒子的带电性质,则取决于溶液中 Ag^+ 或 Br^- 的过量情况。$AgNO_3$ 过量,溶胶粒子带正电;KBr 过量,溶胶粒子带负电。

4. 溶胶的聚沉

如前所述,溶胶属于憎液胶体,是热力学不稳定的体系,也就是说其稳定性是相对的。溶胶的粒子有很大的比表面,粒子有自动聚集以降低体系表面能的趋势。粒子由小变大的过程叫聚集,如聚集的最终导致粒子从溶液中沉淀析出,则称为**聚沉**。为了加速聚沉,可以外加其他物质作聚沉剂或采用物理方法,如光、电、热效应。常用的溶胶聚沉方法有:

(1) 加入电解质

溶胶对电解质十分敏感,加入少量盐类就能使溶胶聚沉。但加入的电解质与溶胶的含量不存在化学计量关系,所以不是一般的化学反应。能使溶胶聚沉的电解质的最低浓度称为聚沉值。

电解质对溶胶的聚沉能力主要取决于与溶胶电荷相反的离子(即反离子)的价数,反离子的价数越高,聚沉能力越强。在豆浆中加入少量石膏($CaSO_4 \cdot 2H_2O$)溶液能制成豆腐,是由于电解质中和了豆浆中胶粒的电荷而发生了聚沉作用。

(2) 加入带相反电荷的溶胶

将带相反电荷的两种胶体溶液互相混合时,由于胶粒带的电荷相反,彼此吸引而互相中和,从而发生聚沉作用。明矾[$KAl(SO_4)_2 \cdot 12H_2O$]作为净水剂的原理就是利用溶胶的相互聚沉作用。$KAl(SO_4)_2$ 溶于水后,水解生成带正电荷的 $Al(OH)_3$ 胶粒,遇到水中带负电的杂质胶粒,互相中和后发生快速聚沉。

第三节 高分子溶液

高分子（即高分子化合物）又称大分子，是结构复杂、分子巨大的化合物，其分子量在几千至上千万。低分子化合物是以单个分子存在，而高分子化合物是由许多结构单位连接而成。例如最简单的天然橡胶聚异戊二烯的分子是由几千个—(C_5H_8)—单位连接而成，其分子式可写成—(C_5H_8)$_p$—。这种小单位称为链节，p 称为聚合度，其数值一般在几百以上。最简单的聚乙烯只有一个—(CH_2)—重复单元，而蛋白质分子可以由十几个、几百个乃至上万个氨基酸连接构成，其结构就复杂得多。**高分子溶液**是指高分子化合物溶解在适当的介质（溶剂）中所形成的均相溶液体系。

一、高分子化合物的分类

高分子按其来源可划分为天然高分子与合成高分子两大类。

天然高分子在生物体内生成，与人类有着密切的联系，如蛋白质、核酸、淀粉、多糖、纤维素、天然橡胶、甲壳素、蚕丝、淀粉等。

合成高分子则是采用化学合成方式，以结构和分子量已知的单体为原料，经过一定的聚合反应得到。合成高分子的种类很多，可用作结构材料和功能材料，在生活、生产中应用广泛，如塑料、合成橡胶、化纤、膜、树脂、导电高分子、光敏高分子、高分子催化剂等。

二、高分子溶液的特点

在高分子溶液中，溶质分子的大小通常处于胶体分散系的范围内，所以高分子溶液早期被认为是典型的胶体溶液［例如天然的蛋白质（如明胶溶液）］，都具有扩散缓慢、不能穿过半透膜等溶胶的基本物理化学性能。因此早期把高分子溶液称为亲液溶胶。随着胶体化学的发展，发现高分子溶液是热力学稳定体系，而溶胶是热力学不稳定体系，二者存在着本质上的差别。高分子溶液的溶质是大分子，许多性质又不同于小分子溶液，所以小分子溶液的热力学结论不能直接用于高分子溶液。表 8-3 对溶胶、高分子溶液和小分子溶液进行了比较。

表 8-3 溶胶、高分子溶液和小分子溶液

性质 \ 溶液类型	溶胶	高分子溶液	小分子溶液
胶粒大小	1~100nm	1~100nm	<1nm
分散相	多分子组成的胶粒	单分子	单分子
能否透过半透膜	不能	不能	能
热力学稳定性	不稳定	稳定	稳定
丁达尔效应	强	微弱	微弱
黏度	小，与介质相似	大	小
电解质敏感性	敏感	不太敏感	不敏感
聚沉后再加分散介质	不可逆	可逆	可逆

高分子溶液是均相、稳定的体系，其分散相粒子是单个的高分子。本质上，高分子溶液属于溶液，但不同于分子构成的真溶液，其有些性质与溶胶类似，又具有自身特殊的性质。高分子溶液之所以属于热力学稳定的体系，是因为水溶性高分子常含有—OH、—COOH、—NH_2等强极性亲水基团，通过氢键与水形成一层牢固的溶剂化膜，因而它比溶胶稳定。

大量电解质存在会破坏高分子的溶剂化膜，使高分子丧失稳定性，导致分子相互聚集而从溶液中聚沉析出，这一过程称为**盐析**。在蛋白质研究中，常利用这一原理分离纯化蛋白质。经典的硫酸铵沉淀法就是在样品溶液中加入不同量的硫酸铵，使溶液中不同种类的蛋白质被分级沉淀出来。血清中白蛋白、球蛋白的分离提取就常用硫酸铵沉淀法。

三、高分子溶液对溶胶的保护作用

在溶胶中加入适量的高分子溶液，能显著提高溶胶对电解质的稳定性，这表明高分子溶液对溶胶具有保护作用。如在含有明胶的硝酸银溶液中加入适量的氯化钠溶液，形成的是AgCl胶体溶液，而不是沉淀；医用胃肠道造影剂硫酸钡是阿拉伯胶保护的硫酸钡溶胶。

高分子溶液对溶胶的保护作用是由于加入的高分子被溶胶粒子吸附在表面，将胶粒包裹起来，形成一个保护层。由于高分子溶液具有很强的溶剂化能力，相当于在溶胶颗粒外增加了一层溶剂化膜，有效地阻止了胶粒的聚集，使溶胶颗粒彼此隔离，处于单分散状态。因而，高分子溶液的加入，大大增强了溶胶的稳定性。

高分子溶液对溶胶的保护作用在人体的生理过程中有着重要的意义。血液中的碳酸钙、磷酸钙等微溶的无机盐类，都是以溶胶形式存在并被蛋白质（高分子）所保护，所以虽然它们在血液中比在水中的溶解度大得多，却仍能稳定存在而不聚沉。但当某些疾病使血液中的蛋白质减少时，蛋白质分子对它们的保护作用就会减弱，这些难溶盐的溶胶就会发生聚沉，沉积在胆、肾等器官形成结石。

四、纳米医药简介

纳米材料是一种正在迅速发展的新型材料，通常定义为粒径在1～100nm的各种形貌的材料，属于本章所讨论的胶体体系。

过去二十几年来，纳米科技得到了迅猛发展，纳米材料学和生物学、医学、药学的结合越来越紧密，纳米材料在生物医药领域的应用已取得了很大进展，并展现出良好的发展势头和巨大的发展潜力。许多纳米材料已实现了实用化。纳米材料在医药领域的应用主要有以下几方面。

1. 疾病诊断

磁共振成像（MRI）是一种物理现象，作为一种分析手段广泛应用于物理、化学、生物等领域，1973年开始应用于医学临床检测，现已成为临床上常用的无侵入性肿瘤早期诊断手段。MRI需要借助造影剂来提高诊断能力，磁性纳米粒子在MRI领域中常作为造影剂，以提高 MRI 图像的对比度和清晰度，粒径在 3～10 nm 的超顺磁氧化铁颗粒已经被制成磁共振的成像剂应用于临床诊断。

研究表明，纳米氧化铁造影剂可望用于肝癌早期诊断。由于纳米氧化铁造影剂可被血液带到身体各部位，但只在肝脏和脾脏被网状内皮细胞吸收。由于恶性肿瘤组织内含极少量网状内皮细胞，故只能吸收少量纳米氧化铁，从而区别正常组织和恶性肿瘤组织，显示出其诊断的特异性，纳米氧化铁造影剂可以发现直径为 3mm 以下的肝肿瘤，这对肝癌早期诊断、早期治疗具有重要意义。

被称为量子点（图 8-4）的纳米荧光粒子在疾病诊断方面的应用更为广泛。量子点具有发光强度高、荧光稳定性好以及多色、窄带发射等显著不同于传统荧光试剂的特点，作为荧光示踪剂具有独特的优越性，在分子诊断、病理诊断以及定位成像等方面获得了广泛应用。

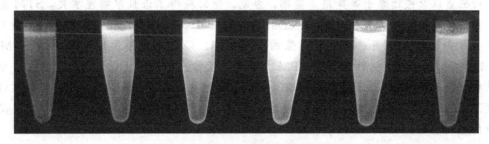

图 8-4　量子点（纳米荧光示踪剂）

2. 药物治疗

当颗粒小于某一尺度时，较小颗粒的溶解度大于较大颗粒，因此，控制药物颗粒大小就可以控制颗粒的溶解速率。纳米颗粒具有很大的溶解度，控制纳米颗粒的大小及粒度分布，可以控制药物释放速率，提高药效和药物生物利用度，如具有生物活性的各种肽类、治疗胰岛素依赖性糖尿病的胰岛素等。

口服或皮下注射胰岛素纳米囊可减少体内酶对胰岛素的破坏，纳米胰岛素脂质体可以保护胰岛素在小肠中的活性并促进胰岛素的吸收，提高胰岛素的降糖作用，降糖作用可持续 7 天。3 天给药 1 次的降糖作用可接近 1 天给药 3 次的常规胰岛素治疗效果。

纳米中药是中药纳米化后的笼统叫法，不是某一新药，它指的是应用纳米技术制造的中药有效成分、有效部位、原药以及复方制剂。其药理效应不能完全归功于该药特有的化学组成，还与药物的颗粒大小有关。研究表明，一些中药纳米化后，能降低其造成的不良反应，提高药效和生物利用度，从而降低患者的用药量。

3. 载运药物

纳米材料作为药物载体在医药领域中获得了广泛的研究和应用，是现代药剂学发展的重要方向之一。将磁性纳米颗粒与药物结合，注入体内，药物可在病变部位集中，从而实现定向治疗。纳米载药的优点有：缓释药物，从而延长药物作用时间；实现靶向输送；在保证药物作用的前提下，减少给药剂量，减轻或避免不良反应；提高药物的稳定性，利于储存；保护药物，防止其在运输过程中被体内核酸酶降解；有望建立一些新的给药途径等。纳米材料药物载体的装载、可控释放以及靶向传输对人类疾病的治疗具有重大的意义。

> **阅读材料**
>
> ### 纳米科技的起源
>
> 人们常把诺贝尔物理学奖获得者查德·费曼于1959年12月的一次题为《自底层构造的丰富结构(There is plenty of room at the bottom)》的讲演看成是纳米科技基本概念的起源。在这次讲演中，他提出："如果我们能按照自己的愿望一个一个地安排原子，那么将会出现什么呢？这些物质将有什么性质呢？这是十分有趣的理论问题。虽然我不能精确地回答它，但我决不怀疑当我们在如此小的尺寸上进行操作时，将会得到具有大量独特性质的物质"。
>
> 1982年，IBM公司苏黎世研究实验室的海因里希·罗瑞尔博士和盖尔德·突尼戈博士共同发明了扫描隧道电子显微镜(STM)，使人类首次能在大气及常温下看见原子，也为相关的测量以及搬迁原子等奠定了基础，为此，他们获得了诺贝尔物理学奖。STM发明后，它在表面高分辨率观察中的各种应用日益增加。1986年，突尼戈等发明了利用激光检测针尖与表面相互作用进行表面成像的分析仪器，即原子力显微镜(AFM)。STM与AFM共同构成了扫描探针显微镜(SPM)。用这些仪器人们不仅可以测量表面原子、分子的结构，还可以根据人的意志加工制造最小的人工结构。世界上最小的原子商标是在液氦温度下由35个氙原子在镍(110)单晶表面组成的。这些成果为纳米科技的发展奠定了必不可少的坚实基础。

习 题

1. 按分散相粒子的大小对粗分散系、胶体分散系和真溶液进行排序，则正确的顺序为（　　）。
   A. 胶体分散系＞真溶液＞粗分散系　　B. 粗分散系＞真溶液＞胶体分散系
   C. 胶体分散系＞粗分散系＞真溶液　　D. 粗分散系＞胶体分散系＞真溶液
2. 区分溶胶与真溶液、高分子溶液和悬浊液的最简单方法是（　　）。
   A. 观察溶液能否透过半透膜　　B. 观察电泳现象
   C. 采用电镜观测粒子大小　　D. 观察丁达尔现象
3. 丁达尔现象是溶胶粒子对光产生了（　　）作用而发生的。
   A. 反射　　B. 折射　　C. 散射　　D. 透射
4. 青霉素钾（钠）溶液使用前需加入注射用水，然后混匀成悬浊液，此溶液属于（　　）。
   A. 粗分散系　　B. 高分子溶液　　C. 真溶液　　D. 溶胶
5. 核酸和蛋白质溶液属于（　　）。
   A. 粗分散系　　B. 高分子溶液　　C. 真溶液　　D. 溶胶
6. 高分子溶液与溶胶的下列哪些性质是一致的（　　）？
   A. 均为多相体系　　B. 都是热力学不稳定体系
   C. 对电解质都很敏感　　D. 分散粒子的直径都分布在1～100nm
7. 以下电解质对As_2S_3（负溶胶）聚沉能力最强的是（　　）。
   A. K_2SO_4　　B. $CaCl_2$　　C. $AlCl_3$　　D. $NaCl$
8. 盐析是指（　　）。
   A. 高速离心使胶体与溶剂分离　　B. 加入大量无机盐使蛋白质沉淀

C. 加入电解质使溶胶聚沉　　　　D. 凝胶脱水发生皱缩

9. 将 100mL 0.01mol·L^{-1} KI 溶液和 80mL 0.01mol·L^{-1} AgNO$_3$ 混合，制备 AgI 溶胶。写出此胶团的结构式。

10. 高分子溶液与胶体溶液有何异同？

11. 健康人血液中碳酸钙、磷酸钙等难溶盐的浓度远超它们在天然水中的浓度，但并不沉淀，为什么？

第九章
常见离子的定性分析

无机阴、阳离子的检测在生产、生活、科研以及教育领域都具有重要意义。虽然定量分析是离子检测技术的主流和发展趋势，但是定性、半定量分析检测方法在实际工作中仍具有重要价值，特别是在需要快速获得结果而对准确度的要求不是很高的场合，如野外分析、田间分析以及各种现场分析。在临床检验方面，无机离子的定性或半定量也具有实用价值，例如利用铵离子与奈氏试剂的特征反应可检测幽门螺杆菌；在教学实践中，学习无机离子定性分析，特别是开展相关实验可以加深对化学理论知识的理解；通过定性分析，了解无机离子的化学性质，对于科学研究也是大有裨益的。本章将介绍常见阳离子、阴离子的定性分析方法及其原理，并简要介绍经典的阳离子硫化氢系统分析法。

定性无机分析是用于判定无机化合物组成的分析方法，主要用于鉴定水溶液中的无机阴、阳离子。因此，物质在分析之前，通常要转化为可溶于水的离子形式。然后，加入一种或多种试剂进行鉴定，鉴定反应大都是在水溶液中进行的离子反应。可用于离子鉴定的反应，应具有明显的外观特征，包括：①溶液颜色的改变；②沉淀的生成或溶解；③气体的产生；④还应该反应迅速，才具有实用价值。

如同其他化学反应，鉴定反应也需要满足一定的条件才能发生，以达到预期的效果。否则，反应效果不理想甚至不能发生。最重要的反应条件包括溶液的酸度、反应物（离子）的浓度、反应温度、催化剂以及溶剂。

一些无机离子的定性分析常使用特效试剂。**特效试剂**是指只对某一离子产生特征反应，而不受其他离子干扰的试剂。采用特效试剂检查某一种离子是否存在是很方便的。但是目前发现的特效试剂不多，只有较少数离子如 H^+、NH_4^+、K^+、Na^+、Fe^{2+}、Fe^{3+}、OH^-、Cl^-、SO_4^{2-} 等有相应的特效试剂。大多数情况下是几种离子对同一试剂有相似的反应特征。

第一节 常见阳离子的定性分析

从准确性和应用方面来看，原子发射光谱是无机阳离子定性分析的最重要手段。但这一方法需要大型仪器，实验流程长，操作复杂。相比之下，常规的化学方法——化学分析法具有自己的优越性。化学分析法灵活性大，不需专门仪器设备，实验方法易于学习和掌握，是一种易于普及的方法。在不具专业仪器条件的地方,更显示出其实用价值。以下介绍常见阳离子的鉴定方法及其原理。

一、K^+ 的鉴定

取 2 滴 K^+ 试样于试管中,加入 2 滴用乙酸酸化过的亚硝高钴酸钠($Na_3[Co(NO_2)_6]$)溶液,若有黄色沉淀出现,则表示有 K^+ 存在。

原理:亚硝高钴酸钠遇钾盐溶液,生成黄色亚硝高钴酸钾钠沉淀。

反应式:$Na_3[Co(NO_2)_6]$(过量)$+2KCl \Longleftrightarrow K_2Na[Co(NO_2)_6]\downarrow +2NaCl$

注:上述沉淀的组成随钾盐的浓度而发生变化。铷离子、铯离子和铵离子亦与试剂形成相似的化合物。通常在应用亚硝高钴酸钠为试剂而鉴别钾离子之前,应先确定无其他离子干扰才可进行检验。实验时溶液不能呈碱性,因为试剂在碱性介质中会发生分解而沉淀出氢氧化高钴。试剂在放置时较易分解,颜色由棕色变为粉红色,不能再使用。

二、Na^+ 的鉴定

取 2 滴 Na^+ 试样于试管中,中和至中性,加 1 滴 $6mol \cdot L^{-1}$ HAc 溶液,8 滴醋酸铀酰锌(也称乙酸双氧铀锌)试剂,5~6 滴乙醇,搅拌。如有淡黄绿色结晶性沉淀生成,则表示有 Na^+ 存在。

原理:醋酸铀酰锌在中性或不太稀的乙酸中与钠离子生成淡黄绿色结晶性沉淀。

反应式:$Na^+ +Zn^{2+}+3UO_2^{2+}+9CH_3COO^-+9H_2O \Longleftrightarrow NaZn(UO_2)_3(CH_3COO)_9 \cdot 9H_2O\downarrow$

注:这个反应很灵敏(一滴试剂溶液可以检出 $12.5\mu g$ 钠离子),是钠离子的特效反应。绝大部分常见阳离子在 20 倍量不影响钠的鉴定,但有大量 K^+ 存在时,可能生成 $CH_3COOK \cdot UO_2(CH_3COO)_2$ 的针状结晶。在这种情况下,可将溶液用水稀释 2~3 倍,然后再进行 Na^+ 的鉴定。在做 Na^+ 试验时,溶液尽量接近中性,酸性溶液可预先用氢氧化铵中和。

三、NH_4^+ 的鉴定

在小表面皿的表面粘贴一条润湿的红色石蕊试纸,再在另一大表面皿中滴入 4 滴 NH_4^+ 试样,然后再滴加 2 滴 $6mol \cdot L^{-1}$ NaOH 溶液,立即将小表面皿盖在大表面皿上,于水浴上加热,若石蕊试纸变蓝,则表示有 NH_4^+ 存在。

原理:石蕊是酸碱指示剂,遇碱呈蓝色。铵离子试样中加入 NaOH 并加热,使 NH_4^+ 转变成 NH_3 逸出,氨气遇湿(水)水解,生成 OH^-,使石蕊变蓝。

反应式: $NH_4^+ +OH^- \Longleftrightarrow NH_4OH \Longleftrightarrow NH_3+H_2O$

四、Ba^{2+} 的鉴定

取 2 滴 Ba^{2+} 试样于点滴板上,加 1 滴 $3mol \cdot L^{-1}$ NaAc 溶液和 2 滴 K_2CrO_4 溶液,若有

黄色沉淀生成，再加 2 滴 6mol·L^{-1} NaOH 溶液，沉淀不溶解，则表示有 Ba^{2+} 存在。

原理：碱金属的铬酸盐遇中性或酸性的钡盐溶液生成很细的铬酸钡黄色沉淀。

反应式： $Ba^{2+} + CrO_4^{2-} \rightleftharpoons BaCrO_4 \downarrow$

五、Al^{3+} 的鉴定

取 5 滴 Al^{3+} 试样于试管中，加 2～3 滴 1% 试铝灵和 2 滴 3mol·L^{-1} NH$_4$Ac 溶液，混匀后放在水浴上加热片刻，然后加 6mol·L^{-1} NH$_3$·H$_2$O 至有氨的气味，再加入 2～3 滴 12%（NH$_4$）$_2$CO$_3$ 溶液。如果有红色絮状沉淀出现，则表示有 Al^{3+} 存在。

原理：将一滴极稀的试剂溶液加至铝盐溶液中，并加氢氧化铵使溶液呈弱碱性。氢氧化铵沉淀铝为氢氧化铝，后者与铝试剂形成红色沉淀，这是铝的非常灵敏的鉴定反应。

试铝灵结构式：

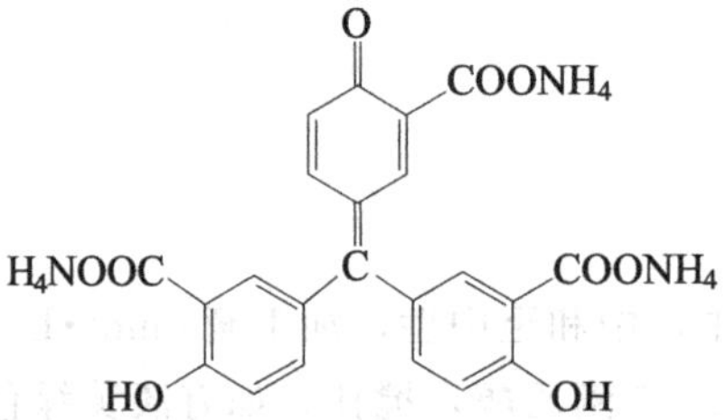

六、Pb^{2+} 的鉴定

取 2 滴 Pb^{2+} 试样于试管中，加 1 滴 2mol·L^{-1} H$_2$SO$_4$ 溶液，搅拌，离心沉淀，吸出上清液，在沉淀上加 5 滴 6mol·L^{-1} NaOH 溶液。搅拌，加热，使沉淀溶解。用 6mol·L^{-1} HAc 溶液酸化，加 2 滴 K$_2$CrO$_4$ 溶液，有黄色沉淀生成，且沉淀溶于 NaOH 溶液，则表示有 Pb^{2+} 存在。

原理：硫酸或可溶性硫酸盐遇铅离子生成白色细小的硫酸铅结晶性沉淀。硫酸铅是一种两性物质，可溶于氢氧化物溶液而形成铅酸根离子，在高浓度的乙酸溶液中，又转化成乙酸铅溶液。最后，铅离子（乙酸铅）与铬酸根反应形成黄色细微的沉淀。

反应式： $Pb^{2+} + SO_4^{2-} \rightleftharpoons PbSO_4 \downarrow$

$PbSO_4 + 2OH^- \rightleftharpoons Pb(OH)_2 + SO_4^{2-}$

$Pb(OH)_2 + OH^- \rightleftharpoons HPbO_2^- + H_2O$

$Pb^{2+} + CrO_4^{2-} \rightleftharpoons PbCrO_4 \downarrow$

七、Cr^{3+} 的鉴定

试管中加入 0.1mol·L^{-1} CrCl$_3$ 试液 5 滴，滴加 2mol·L^{-1} NaOH 溶液至生成的灰绿色沉淀溶解成亮绿色溶液，然后加入 6～7 滴 3% H$_2$O$_2$，在水浴上加热使溶液变为黄色。所得的黄色溶液用 6mol·L^{-1} HAc 酸化后，滴加 0.1mol·L^{-1} Pb(NO$_3$)$_2$ 溶液，若生成黄色沉淀，则表示 Cr^{3+} 存在。

原理：铬离子与 NaOH 反应生成淡灰绿色胶黏性氢氧化铬沉淀，此沉淀易溶于过量的冷氢氧化物溶液中，形成绿色亚铬酸根离子。亚铬酸根离子在碱性介质中被 H_2O_2 氧化成铬酸根离子。铬酸根离子与铅离子反应形成黄色沉淀。

反应式：
$$Cr^{3+} + 3OH^- \rightleftharpoons Cr(OH)_3$$
$$Cr(OH)_3 + OH^- \rightleftharpoons CrO_2^- + 2H_2O$$
$$2CrO_2^- + H_2O_2 + 2OH^- \rightleftharpoons 2CrO_4^{2-} + 4H_2O$$
$$CrO_4^{2-} + Pb^{2+} \rightleftharpoons PbCrO_4 \downarrow$$

八、Mn^{2+} 的鉴定

取 1 滴 Mn^{2+} 试样于点滴板上，加 2 滴 $2mol \cdot L^{-1}$ HNO_3 溶液酸化及少许固体 $NaBiO_3$ 搅拌后静置，如溶液呈紫色，则表示有 Mn^{2+} 存在。

原理：铋酸钠在冷的稀硝酸溶液中将锰离子氧化为高锰酸根离子，呈紫色。

反应式：
$$2MnSO_4 + 5NaBiO_3 + 16HNO_3 \rightleftharpoons 2HMnO_4 + 5Bi(NO_3)_3 + NaNO_3 + 2Na_2SO_4 + 7H_2O$$

九、Fe^{3+} 的鉴定

(1) 取 1 滴 Fe^{3+} 试液于点滴板上，加 2 滴 $K_4[Fe(CN)_6]$ 溶液及 1 滴 $2mol \cdot L^{-1}$ HCl 溶液，立即生成蓝色沉淀，表示有 Fe^{3+} 存在。若 Cu^{2+} 大量存在，则可先加氨水将其分离。

原理：碱金属的亚铁氰化物与铁盐溶液生成黑蓝色胶性亚铁氰化铁沉淀，此沉淀常称为普鲁士蓝。

反应式：
$$4Fe^{3+} + 3[Fe(CN)_6]^{4-} \rightleftharpoons Fe_4[Fe(CN)_6]_3 \downarrow$$

(2) 取 1 滴 Fe^{3+} 试液于点滴板上，加 1 滴 NH_4SCN，溶液呈血红色，则表示有 Fe^{3+} 存在。

原理：硫氰酸铵的溶液与铁盐有深红色反应（与亚铁盐的反应不同）。此颜色以前认为是不解离的硫氰酸铁所产生，现在已清楚是形成的配离子 $[Fe(SCN)]^{2+}$ 的颜色。

反应式：
$$Fe^{3+} + 3SCN^- \rightleftharpoons Fe(SCN)_3$$
$$Fe(SCN)_3 \rightleftharpoons Fe(SCN)^{2+} + 2SCN^-$$

十、Fe^{2+} 的鉴定

取 1 滴 Fe^{2+} 试液于点滴板上，加一滴 $K_3[Fe(CN)_6]$ 溶液及 1 滴 $2mol \cdot L^{-1}$ HCl 溶液，立即生成蓝色沉淀，则表示有 Fe^{2+} 存在。

原理：碱金属的铁氰化物与亚铁盐溶液生成黑蓝色铁氰化亚铁沉淀，其沉淀也称滕氏蓝。

反应式：
$$3Fe^{2+} + 2[Fe(CN)_6]^{3-} \rightleftharpoons Fe_3[Fe(CN)_6]_2 \downarrow$$

十一、Cu^{2+} 的鉴定

取 2 滴 Cu^{2+} 试液于离心管中，加 2 滴 $6mol \cdot L^{-1}$ HAc 溶液酸化，再加 2 滴 $K_4[Fe(CN)_6]$ 溶

液，有红棕色沉淀生成，则表示有 Cu^{2+} 存在。

原理：亚铁氰化钾在铜盐的中性或酸性溶液中生成棕红色亚铁氰化铜沉淀。

反应式： $2Cu^{2+} + [Fe(CN)_6]^{4-} \rightleftharpoons Cu_2[Fe(CN)_6]\downarrow$

十二、Ag^+ 的鉴定

取 2 滴 Ag^+ 试液于离心试管中，加 2 滴 $2mol \cdot L^{-1}$ HCl 溶液，生成白色沉淀。离心分离，弃去上层清液，在沉淀上滴加 $6mol \cdot L^{-1} NH_3 \cdot H_2O$，边加边振荡，使沉淀全部溶解，然后再滴加 $6mol \cdot L^{-1}$ HNO_3 溶液，白色沉淀又出现，则表示有 Ag^+ 存在。

原理：银离子遇氯离子生成白色凝乳状的氯化银沉淀。氯化银很容易溶解于氨水形成银氨配离子。往配离子溶液中加入强酸，配离子被破坏使银离子重新游离出来，溶液中又重新出现氯化银沉淀。

反应式：
$$Ag^+ + Cl^- \rightleftharpoons AgCl\downarrow$$
$$AgCl + 2NH_3 \rightleftharpoons [Ag(NH_3)_2]^+ + Cl^-$$
$$[Ag(NH_3)_2]^+ \rightleftharpoons Ag^+ + 2NH_3$$
$$+$$
$$2HNO_3 \rightleftharpoons 2NO_3^- + 2H^+$$
$$\updownarrow$$
$$2NH_4^+$$

十三、Hg^{2+} 的鉴定

取 1 滴 Hg^{2+} 试液于新磨光的铜片上，数秒后洗去液滴，若铜片上留有白色斑点，加热后消失，则表示有 Hg^{2+} 存在。如果试液中有 Ag^+ 存在，应加 HCl 除去 Ag^+。

原理：在金属活泼性系列排在汞之前的金属，可以将汞离子置换出来。

反应式： $Hg^{2+} + Cu \rightleftharpoons Hg + Cu^{2+}$

十四、Hg_2^{2+} 的鉴定

取 1 滴 Hg_2^{2+} 试液于试管中，加 2 滴 $2mol \cdot L^{-1}$ HCl 溶液，生成白色沉淀。离心分离，弃去上层清液，在沉淀上滴加 2 滴 $6mol \cdot L^{-1} NH_3 \cdot H_2O$，沉淀立即变为黑色，则表示有 Hg_2^{2+} 存在。

原理：氯离子遇亚汞离子生成白色凝乳状沉淀。氨水可以分解氯化亚汞，使亚汞离子发生歧化反应转化为氯化氨基汞及金属汞，反应产物中的汞因以极细小的颗粒存在而显黑色。

反应式：
$$Hg_2^{2+} + 2Cl^- \rightleftharpoons Hg_2Cl_2$$
$$Hg_2Cl_2 + 2NH_3 \rightleftharpoons HgNH_2Cl + Hg + NH_4^+ + Cl^-$$

十五、Co^{2+} 的鉴定

试管中加入 $0.1mol \cdot L^{-1} CoCl_2$ 试液 5~6 滴，加入 $2mol \cdot L^{-1}$ HCl 溶液 2 滴，NH_4SCN

饱和溶液 5~6 滴和丙酮 10 滴，振荡，若溶液呈蓝色，则表示有 Co^{2+} 存在。

原理：硫氰酸铵的饱和醇（或丙酮）溶液与钴离子生成钴硫氰酸根配离子而呈蓝色。

反应式：$Co^{2+} + 4SCN^- \rightleftharpoons [Co(SCN)_4]^{2-}$

注：这个配离子不是很稳定。溶液被稀释时，其反应逆向进行，钴离子游离出来，溶液变为粉红色。如果再加入硫氰酸铵，则将又恢复其配离子的蓝色。此反应对钴离子非常灵敏，且在锰、铁和镍存在下，反应仍非常灵敏。如果加入戊醇和醚的混合液并振摇时，将更为灵敏。

十六、Zn^{2+} 的鉴定

试管中加入 0.1mol·L^{-1} $ZnSO_4$ 试液 3 滴，依次加入 6~7 滴 2mol·L^{-1} NaOH 溶液和 0.5mL 0.01% 双硫腙-CCl_4 溶液，搅匀后放入水浴中加热，若水溶液层呈粉红色，CCl_4 层为棕色，则表示有 Zn^{2+} 存在。

原理：双硫腙的四氯化碳溶液与锌盐的强碱性溶液反应，水层颜色变为粉红色，而四氯化碳层由绿色变为棕色。这是一个灵敏的反应，但应在强碱性介质中进行。

双硫腙分子式：

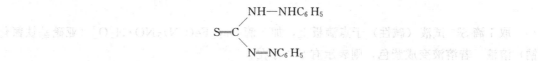

第二节　常见阴离子的定性分析

一、Cl^- 的鉴定

取 2 滴 Cl^- 试液于试管中，加 1 滴 6mol·L^{-1} HNO_3 溶液酸化，然后加 0.1mol·L^{-1} $AgNO_3$ 溶液至沉淀完全。离心分离，弃去离心液，在沉淀上加数滴 12% $(NH_4)_2CO_3$ 溶液，充分搅拌，离心分离，离心液中加 6mol·L^{-1} HNO_3 溶液，若出现白色沉淀，则表示有 Cl^- 存在。

原理：氯离子与硝酸银在中性或酸性介质中，生成白色凝乳状氯化银沉淀。氯化银可稍溶于碳酸铵溶液中，这是因为碳酸铵水解生成氨水，可以溶解部分氯化银。在强酸性介质中，阴离子又重新游离出来，再次形成 AgCl 沉淀。

反应式：$Cl^- + Ag^+ \rightleftharpoons AgCl\downarrow$

$(NH_4)_2CO_3 + H_2O \rightleftharpoons NH_3·H_2O + NH_4HCO_3$

$AgCl + 2NH_3 \rightleftharpoons [Ag(NH_3)_2]^+ + Cl^-$

二、Br^- 的鉴定

取 2 滴 Br^- 试液于试管中，加 4 滴 CCl_4 溶液及 1 滴 6mol·L^{-1} H_2SO_4 溶液酸化，然后

加1滴氯水（或NaClO），振荡离心管，若CCl_4层显红棕色或黄色，则表示有Br^-存在。

原理：氯水（或NaClO）不加热即可氧化溴离子，得到单质溴。单质溴可被四氯化碳萃取，溶液呈红棕色。

反应式：$$2Br^- + Cl_2 \rightleftharpoons Br_2 + 2Cl^-$$

三、I^-的鉴定

在离心管中加2滴I^-试液，再加4滴CCl_4溶液及1滴$6mol·L^{-1} H_2SO_4$溶液酸化，然后滴加氯水（或NaClO），用力振摇，每加1滴后注意观察CCl_4层，若CCl_4层显紫红色，氯水过量则颜色褪去，这表示有I^-存在。

原理：类似Br^-的鉴定，氯水（或NaClO）可以氧化I^-，得到单质碘，单质碘溶于四氯化碳呈淡红紫色。

反应式：$$2KI + Cl_2 \rightleftharpoons 2KCl + I_2$$

四、S^{2-}的鉴定

取1滴S^{2-}试液（碱性）于点滴板上，加1滴$Na_2[Fe(CN)_5NO·H_2O]$（亚硝基铁氰化钠）溶液，若溶液变成紫色，则表示有S^{2-}存在。

原理：S^{2-}可与亚硝基铁氰化钠反应，呈现淡红紫色，HS^-和H_2S不发生这个颜色反应。

反应式：

$$[Fe(CN)_5NO]^{2-} + S^{2-} \longrightarrow [Fe(CN)_5NOS]^{4-}$$

五、$S_2O_3^{2-}$的鉴定

取2滴$S_2O_3^{2-}$试液于点滴板上，加3滴$0.1mol·L^{-1} AgNO_3$溶液，若出现白色沉淀，然后白色沉淀逐渐变黄，变成棕黑色，则表示有$S_2O_3^{2-}$存在。

原理：过量的硝酸银与硫代硫酸盐溶液生成硫代硫酸银白色沉淀。此沉淀是不稳定的，立刻水解。水解过程伴随颜色变化，由白→黄→棕，最后变成黑色的硫化银。

反应式：$$S_2O_3^{2-} + 2Ag^+ \rightleftharpoons Ag_2S_2O_3$$

$$Ag_2S_2O_3 + H_2O \rightleftharpoons Ag_2S + SO_4^{2-} + 2H^+$$

六、SO_3^{2-}的鉴定

取2滴SO_3^{2-}试液于点滴板上，加1滴$3mol·L^{-1} NaAc$溶液和1滴$3mol·L^{-1} HAc$溶液，再加1滴0.1%品红溶液，若红色立即褪去，则表示有SO_3^{2-}存在。

原理：亚硫酸盐能使某些有机染料褪色，如品红、孔雀绿，可用于SO_3^{2-}的鉴定。

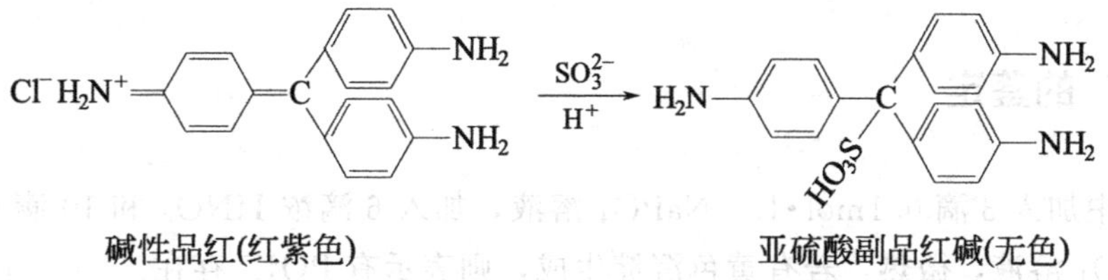

Cl⁻ H₂N⁺
NH₂
NH₂
C
SO₃²⁻
H⁺
H₂N
HO₃S
C
NH₂
NH₂
碱性品红(红紫色)
亚硫酸副品红碱(无色)

七、 SO_4^{2-} 的鉴定

取 2 滴 SO_4^{2-} 试液于离心管中，加 2 滴 0.1mol·L^{-1} $BaCl_2$ 溶液和 2 滴 6mol·L^{-1} HCl 溶液，振荡离心管，若有白色沉淀生成，则表示有 SO_4^{2-} 存在。

原理：钡盐与硫酸根生成白色细小的结晶性硫酸钡沉淀。

反应式：

$$Ba^{2+}+SO_4^{2-} \rightleftharpoons BaSO_4\downarrow$$

八、 NO_2^- 的鉴定

取 1 滴 NO_2^- 试液于点滴板上，加 1 滴 3mol·L^{-1} HAc 溶液酸化，再加 1 滴对氨基苯磺酸溶液和 1 滴 α-萘胺溶液，若呈现红色，表示有 NO_2^- 存在。

原理：乙酸介质中，亚硝酸根酸化后成为亚硝酸，在同样介质中使对氨基苯磺酸重氮化，再与 α-萘胺发生偶合反应形成红色的偶氮染料。

反应式：

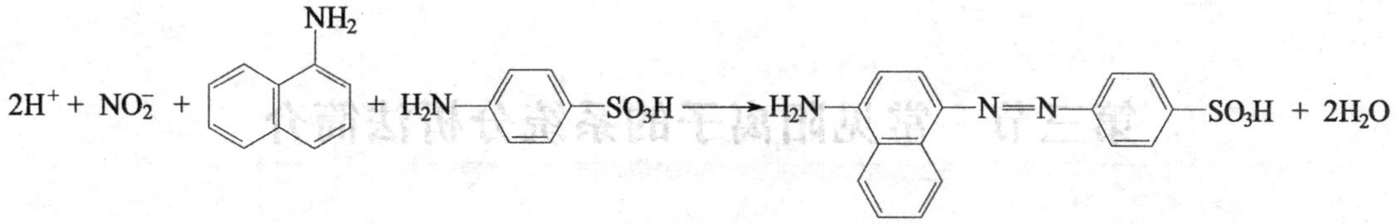

2H⁺ + NO₂⁻ +
NH₂
+ H₂N
SO₃H
H₂N
N=N
SO₃H + 2H₂O

粉红色偶氮染料

九、NO_3^- 的鉴定

取 1 滴 NO_3^- 试液于点滴板上，加 1 滴 3mol·L^{-1} H_2SO_4 溶液和 2 滴二苯胺（1%）溶液，若有蓝色出现，则表示有 NO_3^- 存在。当有 NO_2^- 存在时，应先除去。

原理：二苯胺在酸性条件下，经硝酸氧化后呈氧化态的深蓝色或紫色。

反应式：

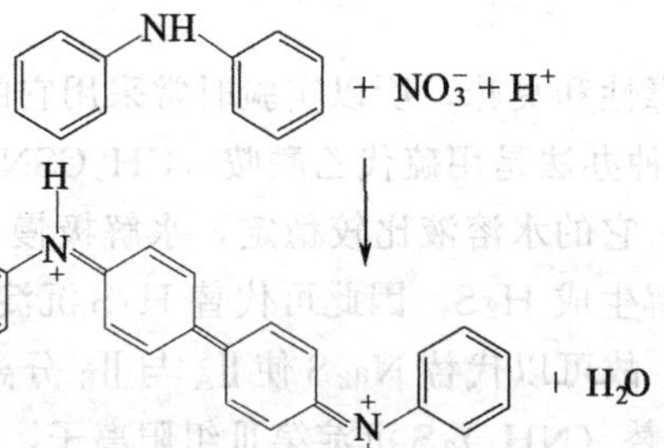

NH
+ NO₃⁻ + H⁺
H
N⁺
N⁺
H
+ H₂O

十、PO_4^{3-} 的鉴定

在试管中加入 3 滴 $0.1mol·L^{-1} NaPO_4$ 溶液,加入 6 滴浓 HNO_3 和 10 滴 $0.1mol·L^{-1}$ $(NH_4)_2MoO_4$ 溶液,微热,若有黄色沉淀生成,则表示有 PO_4^{3-} 存在。

原理:过量的钼酸铵加到磷酸盐的硝酸溶液中,在冷却过程中慢慢生成淡黄色、高结晶性磷钼酸铵沉淀。

反应式:$PO_4^{3-} + 12MoO_4^{2-} + 24H^+ + 3NH_4^+ \longrightarrow (NH_4)_3PO_4·12MoO_3\downarrow + 12H_2O$

十一、CO_3^{2-} 的鉴定

取 5 滴 CO_3^{2-} 试液于试管中,加 2 滴 3% H_2O_2 溶液,微热数分钟,冷却。再向离心管中加 3 滴 $2mol·L^{-1}$ HCl 溶液,立即用带滴管的塞子塞紧离心管口[滴管的尖端留有少许 $Ba(OH)_2$ 清液],若有气泡产生,并使滴管尖端的溶液变浑浊,则表示有 CO_3^{2-} 存在。

原理:碳酸根遇酸变为碳酸,碳酸分解逸出二氧化碳,二氧化碳遇 $Ba(OH)_2$ 溶液生成 $BaCO_3$ 沉淀。通过 CO_2(气泡)和 $BaCO_3$ 的生成鉴定 CO_3^{2-}。

反应式:
$$CO_3^{2-} + 2H^+ \rightleftharpoons H_2CO_3$$
$$H_2CO_3 + Ba(OH)_2 \rightleftharpoons BaCO_3 \downarrow + 2H_2O$$

注:加入 H_2O_2 是为将可能存在的含硫的还原性酸根如亚硫酸根转化为硫酸根,以免对检测产生干扰。

第三节 常见阳离子的系统分析法简介

前面讨论了常见阳离子与几种常用试剂的反应。从这些反应的相似性和差异性可以看出,选用适当的组试剂,可以将阳离子分成若干个组,使各组离子按顺序分批沉淀下来,然后在各组中进一步分离和鉴定每一种离子。这就是**阳离子系统分析法**。

在阳离子系统分析中,利用不同的组试剂可以提出许多种分组方案。比较有意义的是**硫化氢系统分析法**。

所谓硫化氢系统分析法就是以硫化物溶解度不同为基础的系统分析法。以 HCl、H_2S、$(NH_4)_2S$ 和 $(NH_4)_2CO_3$ 为组试剂,将 25 种常见阳离子分为五个组,分组情况如表 9-1 所示。

由于硫化氢气体具有毒性和臭味,所以实验时常采用它的代用品。一种办法是用新配制的 H_2S 饱和水溶液,另一种办法是用硫代乙酰胺(CH_3CSNH_2,简称 TAA)。

硫代乙酰胺易溶于水,它的水溶液比较稳定,水解极慢,能放置 2～3 周不变质。在酸性溶液中,硫代乙酰胺水解生成 H_2S,因此可代替 H_2S 沉淀第Ⅱ组阳离子。在碱性溶液中,硫代乙酰胺水解生成 S^{2-},故可以代替 Na_2S 使ⅡA 与ⅡB 分离。在氨性溶液中,硫代乙酰胺水解生成 HS^-,故可以代替 $(NH_4)_2S$ 沉淀第Ⅲ组阳离子。

硫代乙酰胺的水解速度随温度升高而加快,故反应一般在沸水浴中进行。在碱性溶液

中，硫代乙酰胺的水解速度较在酸性溶液中快。

表 9-1　阳离子的硫化氢系统分析法

分组依据	硫化物不溶于水				硫化物溶于水	
	在稀酸中生成硫化物沉淀			在稀酸中不生成硫化物沉淀	碳酸盐不溶于水	碳酸盐溶于水
	氯化物不溶于热水	氯化物溶于热水				
		硫化物不溶于硫化钠	硫化物溶于硫化钠			
相应离子	Ag^+, Hg_2^{2+}, Pb^{2+}①	Pb^{2+}, Bi^{3+}, Cu^{2+}, Cd^{2+}	Hg^{2+}, As(Ⅲ, Ⅴ), Sb(Ⅲ, Ⅴ), Sn^{2+}, Sn^{4+}	Fe^{3+}, Fe^{2+}, Al^{3+}, Mn^{2+}, Cr^{3+}, Zn^{2+}, Co^{2+}, Ni^{2+}	Ba^{2+}, Sr^{2+}, Ca^{2+}	Mg^{2+}, Na^+, K^+, NH_4^+②
组名称	第Ⅰ组（银组、盐酸组）	ⅡA组	ⅡB组	第Ⅲ组（铁组、硫化铵组）	第Ⅳ组（钙组、碳酸铵组）	第Ⅴ组（钠组、可溶组）
		第Ⅱ组（铜锡组、硫化氢组）				
组试剂	HCl	H_2S (0.3 mol·L^{-1} HCl)		$(NH_4)_2S$ (NH_3-NH_4Cl)	$(NH_4)_2CO_3$ (NH_3-NH_4Cl)	—

① Pb^{2+} 浓度大时大部分沉淀。
② 系统分析中要加入铵盐，需另行检出。

阅读材料

水中的重金属元素

在水中存在着各种金属离子,这些金属离子有些是水中的有利离子,有些则有着很大的毒性。比如水中的重金属离子汞离子、镉离子、铅离子、铬离子、铜离子、钴离子、锌离子等,它们都有一定的毒性。这些重金属离子主要来自采矿、冶炼、电镀、化工等工业废水。随着工业的飞速发展,水资源的重金属污染越趋严重。而这些重金属离子通过食物或饮水及呼吸进入人体,且不易排泄,能在人体的一定部位积累,使人慢性中毒。众所周知的日本水俣病是由汞的污染所造成的;骨痛病是由镉污染所致;铬为有毒元素,长年吸入六价铬能引起鼻中铬穿孔,在肺组织内积存可能引起肺癌,连续饮用含铬的水,在肝、肾、脾脏中积累,都会造成危害。所以,在环境污染的检测特别是对水资源的检测中,重金属元素是必须检测的内容之一。因此,为保护环境和人体健康的需要,要建立对环境样品中超微量重金属元素的检验方法。

重金属离子的螯合物的分析检测可采用气相色谱分析法,这一方法已经被广泛地应用于自来水、污水、海水、血液、尿、生物组织中重金属离子的检验。此法具有方法灵敏、选择性好、仪器较简单等优点。

习　题

1. $MgCl_2$ 与 $NH_3·H_2O$ 发生沉淀反应,生成 $Mg(OH)_2$ 和 NH_4Cl。但 $Mg(OH)_2$ 沉淀又可溶于饱和 NH_4Cl 溶液中,试用学过的化学原理,对以上现象加以解释。

2. 哪些金属离子可采用焰色反应进行鉴定？用于焰色反应的镍铬丝为什么每次使用时均需处理干净并蘸一下浓盐酸溶液？

3. 实验室中为什么不能用磨口玻璃器皿来储藏碱液,保存碱液的玻璃瓶应选用何种塞子？为什么？

4. 金属与稀硝酸作用和与稀硫酸或稀盐酸有何不同？为什么一般不用硝酸作为酸性反应的介质？

5. 碱式碳酸铅[$2PbCO_3 \cdot Pb(OH)_2$]俗称铅白，是一种常见绘画涂料，很多古画都会使用它作为白色颜料。时间长以后，以铅白为原料所作的画会逐渐变黑，为什么？如用 H_2O_2 稀溶液处理一下，又可以恢复原来色彩，为什么？

6. 举例说明碘的理化性质在实验室中的具体应用。

7. 分析天平中为什么要放一小烧杯蓝色硅胶？试对硅胶变色的原理进行解释。

8. 铬酸洗液是实验室传统的洗液，现在仍经常使用。它是由 $K_2Cr_2O_7$ 和浓 H_2SO_4 配制而成的，说明铬酸洗液洗净玻璃仪器的原理及其失效后外观有何变化。

9. 进行银镜反应时为什么要把 Ag^+ 转变成银氨配离子？镀在试管内壁上的银镜怎样洗去？

10. 使用硝酸银溶液做实验时为何要戴上手套？若不小心皮肤沾到了硝酸银溶液会出现什么现象？为什么？

11. 铵离子可用奈斯勒试剂鉴定，该反应可用于幽门螺杆菌的定性或半定量分析，试分析其原理。

第十章
滴定分析法

滴定分析法（titrametric analysis）是将一种已知浓度的溶液滴加到待测物质中，至二者按**化学计量关系**（stoichiometric relationship）定量反应为止，然后计算待测物质含量的分析方法。滴定分析法主要用于组分含量在1%以上（常量组分），取样量大于0.1g（常量分析）试样的测定。该分析法准确度高、操作简便快捷、仪器廉价易得，被广泛使用在生产实际和科学研究中。

第一节　滴定分析法概论

一、滴定方法分类

1. 滴定分析法介绍

以盐酸滴定氢氧化钠为例（图10-1）进行介绍。置于滴定管中浓度准确已知的溶液叫**滴定剂**；体积准确已知但浓度未知，需要通过和滴定剂之间确定的化学计量关系，才能计算出其准确浓度的物质称作**待测物质**（又叫被滴定溶液、被测组分或被测物质）。随着滴定剂不断加入，滴定剂和待测物质按照化学计量比，完全反应的时刻称为**化学计量点**（stoichiometric point，sp）。若滴定剂和待测物质发生化学反应时无明显变化，可加入指示剂来（或仪器）指示反应终点的到达，**指示剂**（indicator）变色的那一点称为**滴定终点**（end point）。滴定终点和化学计量点的差值称为**滴定终点误差**（titration end error），简称**滴定误差**（titration error），它是滴定分析误差的主要来源，滴定误差越小，滴定越准确。滴定误差的大小主要取决于滴定反应的完成程度和指示剂的选择。

（1）滴定曲线

在滴定过程中，随着滴定剂的加入，滴定剂与被测组分不断反应，被测组分的浓度（或其他正比于浓度的某些性质）也不断发生改变，以溶液中组分浓度（或其他正比于浓度的某些性质）对加入滴定剂的体积（或滴定百分数）作图，即得到滴定曲线，如图10-2所示。

滴定曲线有如下特点：

① 滴定曲线的起点取决于被滴定物质的性质或浓度，一般被滴定物质的浓度越高，滴

定曲线的起点就越低。需要注意的是,并不是每种滴定曲线都有起点。例如绘制氧化还原滴定曲线时,由于在滴定开始前,空气中的氧气就有可能将待测物质氧化而形成电对,但是由于氧化态浓度未知,故滴定开始前的电极电位无法确定,滴定曲线也就没有起点了。

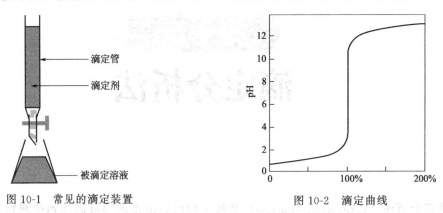

图 10-1　常见的滴定装置　　　　图 10-2　滴定曲线

② 滴定开始时,加入滴定剂引起的被测溶液浓度(或其他相关参数)的变化较小,曲线较为平坦;至化学计量点附近,被测溶液的浓度(或其他相关参数)将发生突变,曲线变得陡直。

③ 化学计量点后,曲线由陡直逐渐趋于平缓,变化趋势取决于滴定剂的浓度。

④ 滴定突跃和突跃范围　滴定过程中,当反应按照化学计量关系发生 99.9%～100.1% 之间范围内,被测溶液浓度(或其他相关参数)所发生的急剧变化称为**滴定突跃**(abrupt change in titration curve),滴定突越所在的范围称为突跃范围(range of abrupt change in titration curve)。

突跃范围反映了滴定反应的完全程度,也是选择指示剂的依据。相同条件下,滴定反应的平衡常数越大,滴定突跃越大,滴定越准确。同时突跃范围还会受到浓度、溶剂、温度等多方面的影响。

(2) 指示剂

指示剂(indicator)是一种在溶液中能以两种不同型体存在的化合物,两种型体具有明显不同的颜色。若指示剂的两种型体都有颜色,指示剂被称为双色指示剂;若只有一种型体有颜色,则是单色指示剂。

指示剂以哪种型体存在于溶液中取决于溶液的某种性质(如 pH 值、浓度等),在滴定突跃时,被测离子的浓度(或其他相关参数)发生急剧变化,使指示剂由一种型体变成另一种型体,宏观上看,被测溶液的颜色发生明显改变,指示到达滴定终点。

一般情况下,当两种型体的浓度之比大于 10 时,可观察到浓度较大的型体的颜色。指示剂由一种型体的颜色变成另一种型体的颜色时,溶液参数的变化范围称为指示剂的变色范围(colour change interval of indicator)。当两种型体浓度相等时,溶液呈现指示剂的中间过渡色,这一点称为指示剂的**理论变色点**(colour transition point)。

指示剂的选择原则包括以下几点:a. 指示剂的理论变色点应尽可能接近化学计量点;b. 指示剂的变色范围应当全部或部分落在滴定范围内;c. 指示剂变色时尽可能使它由无色变为有色,或由浅色变成深色。

2. 滴定分析法分类

滴定分析法按照化学反应的不同,可分为四大类:酸碱滴定法(acid-base titration)、配位滴定法（complex-formation titration）、氧化还原滴定法（oxidation-reduction titration）和沉淀滴定法（precipitation titration）。

（1）酸碱滴定法

酸碱滴定法是以质子转移为基础的滴定分析法，一般的酸、碱以及能与酸、碱直接或间接发生质子转移的物质都可以用酸碱滴定法测定。滴定反应的实质是：

强酸（碱）滴定强碱（酸）：$H_3O^+ + OH^- \rightleftharpoons 2H_2O$

强酸滴定弱碱：$A^- + H_3O^+ \rightleftharpoons HA + H_2O$

强碱滴定弱酸：$HA + OH^- \rightleftharpoons A^- + H_2O$

（2）配位滴定法

配位滴定法是以配位反应为基础的滴定分析法，主要用于金属离子的测定。目前应用最广泛、最成熟的是以乙二胺四乙酸（ethylenediamine tetraacetic，EDTA）为配位剂的滴定反应，其基本反应是：

$$M^{n+} + Y^{4-} \rightleftharpoons MY^{n-4}$$

（3）氧化还原滴定法

氧化还原滴定法是以电子转移的形式进行，以氧化还原反应为基础的一类滴定分析法。它不仅能直接测定具有氧化性或还原性的物质，也能间接测定一些能与氧化剂或还原剂发生定量反应的物质。

（4）沉淀滴定法

沉淀滴定法是以沉淀反应为基础的一类滴定分析法，虽然沉淀反应很多，但是沉淀滴定法要求沉淀反应迅速完全、沉淀溶解度小、有适当的指示剂指示终点、沉淀的吸附不影响终点的确定，故可供沉淀滴定使用的沉淀反应并不多，目前应用最多的是生成难溶性银盐的反应（银量法），其基本反应是：

$$Ag^+ + X^- \rightleftharpoons AgX \downarrow \quad (X 表示 Cl^-、Br^-、I^-、SCN^- 等)$$

二、 滴定分析法对化学反应的要求

滴定分析法简单快捷、准确度高、成本低廉，但是并不是每种反应都适用于滴定分析。滴定分析法的适用条件包括以下几点。

① 反应必须定量完成。即被测物质与标准溶液之间必须按一定的反应方程式进行，有确定的化学计量关系；无副反应发生；反应完全程度达到99.9%以上。

② 反应速率快。反应最好瞬间完成，或者在加热、催化等条件下反应速率快。

③ 必须有适宜的方法确定终点。比如有合适的指示剂或者在化学计量点附近反应本身有明显变化等。

三、 标准溶液和基准物质

标准溶液（standard solution）是浓度准确已知的试剂溶液，**基准物质**（primary standard）是用来直接配制或标定标准溶液浓度的物质。

1. 基准物质

基准物质是滴定分析的准绳。这是因为滴定分析法是以一定的化学计量关系为桥梁，通过滴定过程中消耗的标准溶液的物质的量来测定未知溶液浓度的方法,可见如果标准溶液的浓度不准确,测定的结果自然也是不准确的。因此为保证滴定分析的准确度,基准物质必须符合以下要求:

① 组成与化学式完全相符,若含结晶水,其结晶水的含量也应与化学式相符。
② 纯度足够高(主要成分含量大于 99.9%),且所含杂质不影响滴定反应的准确度。
③ 性质稳定,例如不易吸收空气中的 CO_2、不易挥发、不易被空气中的 O_2 氧化等。
④ 最好有较大的摩尔质量,以减小称量时的相对误差。
⑤ 应按滴定反应式定量进行,且无副反应。

基准物质必须以适宜的方法进行干燥处理并妥善保管,常见的基准物质及其干燥条件和标定对象见表 10-1。

表 10-1 常用基准物质及其干燥条件和标定对象

基准物质		干燥后组成	干燥条件	标定对象
名称	化学式			
无水碳酸钠	Na_2CO_3	Na_2CO_3	270~300℃	酸
十水合碳酸钠	$Na_2CO_3 \cdot 10H_2O$	Na_2CO_3	270~300℃	酸
硼砂	$Na_2B_4O_7 \cdot 10H_2O$	$Na_2B_4O_7 \cdot 10H_2O$	放入装有 NaCl 和蔗糖饱和溶液的干燥器中	酸
二水合草酸	$H_2C_2O_4 \cdot 2H_2O$	$H_2C_2O_4 \cdot 2H_2O$	室温空气干燥	碱或 $KMnO_4$
邻苯二甲酸氢钾	$KHC_8H_4O_4$	$KHC_8H_4O_4$	105~110℃	碱或 $KMnO_4$
重铬酸钾	$K_2Cr_2O_7$	$K_2Cr_2O_7$	140~150℃	还原剂
溴酸钾	$KBrO_3$	$KBrO_3$	150℃	还原剂
碘酸钾	KIO_3	KIO_3	130℃	还原剂
草酸钠	$Na_2C_2O_4$	$Na_2C_2O_4$	130℃	氧化剂
三氧化二砷	As_2O_3	As_2O_3	室温干燥器中保存	氧化剂
锌	Zn	Zn	室温干燥器中保存	EDTA
氧化锌	ZnO	ZnO	800℃	EDTA
氯化钠	NaCl	NaCl	500~600℃	$AgNO_3$
苯甲酸	$C_7H_6O_2$	$C_7H_6O_2$	硫酸真空干燥器中干燥至恒重	CH_3ONa
对氨基苯磺酸	$C_6H_7O_3NS$	$C_6H_7O_3NS$	120℃	$NaNO_2$

2. 标准溶液的配制

标准溶液的配制有两种方法:**直接配制法**和**标定法**。

(1) 直接配制法

准确称取一定量的基准物质,用适当的溶剂溶解后,定量地转移至容量瓶中,稀释至刻度。根据称取基准物质的质量、摩尔质量和溶液的体积,计算出标准溶液的准确浓度。例如,称取 3.022g 基准物质 $Na_2C_2O_4$,置于小烧杯中,用水溶解后,转移至 100mL 容量瓶中,用水稀释至刻度,摇匀后即得浓度为 $0.2255mol \cdot L^{-1} Na_2C_2O_4$ 标准溶液。

(2) 标定法

这是一种间接配制法。有些试剂如 NaOH、HCl、$Na_2S_2O_3$ 等并不符合作为基准物质的条件,不能直接配制标准溶液,因此在滴定分析中需要用到上述物质的标准溶液时,可先将其配制成与所需浓度近似的溶液,然后选择合适的基准物质标定,即可得到准确浓度,这种方法就是标定法。例如欲配制浓度为 $0.1mol \cdot L^{-1} Na_2S_2O_3$ 标准溶液,可先配制浓度近似等于 $0.1mol \cdot L^{-1} Na_2S_2O_3$ 溶液,然后以 $K_2Cr_2O_7$ 为基准物质,采取置换滴定法进行标定,

即可求出 $Na_2S_2O_3$ 溶液的准确浓度。

四、滴定方式

按照滴定方式的不同,滴定分析法可分为两类:**直接滴定法**和**非直接滴定法**。

1. 直接滴定法

直接滴定法是指用标准溶液直接滴定被测物质的方法,它是滴定分析中最常用的方法。使用直接滴定法必须满足下列条件:①按一定的化学计量关系定量进行(反应 99.9% 以上);②反应速率快,或者在加热、催化剂等条件下反应速率快;③有适当的方法确定终点。

例如:NaOH 滴定盐酸按 $NaOH + HCl \rightleftharpoons NaCl + H_2O$ 定量进行,二者有明确的化学计量关系,反应速率快,可选择酚酞等指示反应终点。又如 EDTA 测定水的硬度(配位滴定法),测定银离子的浓度(沉淀滴定法)等都属于直接滴定法。

2. 非直接滴定法

倘若在直接滴定法的 3 个条件中有 1 个不能满足,就不能使用直接滴定法,可考虑使用非直接滴定法。它包括 3 种常见的方法:**置换滴定法;返滴定法和间接滴定法**。

(1) 置换滴定法

置换滴定法是指当滴定剂与待测物之间不存在明确的化学计量关系时,可选择合适的物质作为媒介与待测物发生反应,置换出能与滴定剂定量、快速反应的中间产物,通过消耗的滴定剂计算出中间产物的量,再由中间产物求出待测物的量。

例如:用 $Na_2S_2O_3$ 标定 $K_2Cr_2O_7$ 时,由于 $Na_2S_2O_3$ 和 $K_2Cr_2O_7$ 并无明确的化学计量关系,无法用直接滴定法测定 $K_2Cr_2O_7$ 的含量,可考虑使用置换滴定法:

$$Cr_2O_7^{2-} + 6I^- (过量) + 14H^+ \rightleftharpoons 2Cr^{3+} + 3I_2 + 7H_2O$$

首先使用过量的 KCl 与 $K_2Cr_2O_7$ 反应,使 $K_2Cr_2O_7$ 完全反应得到碘单质:

$$I_2 + 2S_2O_3^{2-} \rightleftharpoons 2I^- + S_4O_6^{2-}$$

置换得到的碘单质再与 $K_2Cr_2O_7$ 发生定量反应,综合上述两个反应式,得到 $Cr_2O_7^{2-}$ 与 $S_2O_3^{2-}$ 的化学计量关系:

$$Cr_2O_7^{2-} \sim 3I_2 \sim 6S_2O_3^{2-}$$

即可通过 $Na_2S_2O_3$ 的浓度与消耗的体积计算得到 $K_2Cr_2O_7$ 的物质的量,从而得出 $K_2Cr_2O_7$ 的浓度。

(2) 返滴定法

当滴定剂与待测物质反应速率较慢,或某些被测物是不溶性固体试样时,可考虑加入过量的滴定剂增加其与待测物的反应速率,待反应完成后,再加入另一种标准溶液滴定过量的滴定剂,这种方法称为返滴定法。

例如:用 EDTA 滴定 Al^{3+} 时,因二者反应速率较慢,故先加入过量的、体积准确已知的 EDTA 标准溶液,煮沸 10min 使 Al^{3+} 全部与 EDTA 络合。待冷却后,再用 Zn^{2+} 标准溶液或 Cu^{2+} 标准溶液滴定过量的 EDTA。

(3) 间接滴定法

间接滴定法可用于测定不能与滴定剂直接反应的物质。例如,Ca^{2+} 不能直接用氧化还原滴定法测定,但是倘若先用 $C_2O_4^{2-}$ 将 Ca^{2+} 沉淀下来,再将沉淀过滤、洗净后溶于 H_2SO_4 即可得到 $H_2C_2O_4$,最后用 $KMnO_4$ 标准溶液滴定 $H_2C_2O_4$,通过 $C_2O_4^{2-}$ 与 Ca^{2+} 的定量关系就可以用氧化还原滴定法间接求出 Ca^{2+} 的含量。

五、滴定分析中的计算

（1）直接配制法

设基准物质 B 的摩尔质量为 M_B （$g·mol^{-1}$），质量为 m_B（g），则物质 B 的物质的量为 $n_B=m_B/M_B$，若将其配制成体积为 V（L）的标准溶液，则它的物质的量浓度为可用式（10-1）计算。需要注意的是，表示物质的量浓度时必须指明基本单元，因为在不同的化学反应中，物质的基本单元不同，其摩尔质量不同，所表示的浓度也不相同。

$$c_B = \frac{m_B}{VM_B} \tag{10-1}$$

（2）标定法

以标定法求解标准溶液的准确浓度时，首先需要明确基准物质与标准溶液的化学计量关系，然后再根据式（10-1）求解。

例题 10-1 NaOH 固体易吸收空气中的水分和 CO_2，无法称量其准确质量，故不能直接配制 NaOH 标准溶液。现以邻苯二甲酸氢钾（$KHC_8H_4O_4$）为基准物质标定 NaOH 溶液，称取 1.968g 邻苯二甲酸氢钾，溶解后定量转移至 100mL 容量瓶中，取 25.00mL 置于锥形瓶中，用 NaOH 标准溶液滴定，消耗 NaOH 标准溶液 26.75mL，计算 NaOH 溶液的浓度。已知邻苯二甲酸氢钾的摩尔质量为 204.22g·mol^{-1}。

解 已知 $M_{KHC_8H_4O_4} = 204.22$ g·mol^{-1}，据式（10-1）：

$$c_{KHC_8H_4O_4} = \frac{m_{KHC_8H_4O_4}}{VM_{KHC_8H_4O_4}} = \frac{1.968}{0.1000 \times 204.22} = 0.09637 \text{ (mol·L}^{-1}\text{)}$$

滴定反应为：$NaOH + KHC_8H_4O_4 \Longleftrightarrow KNaC_8H_4O_4 + H_2O$

NaOH 和 $KHC_8H_4O_4$ 化学计量比为 1:1，据式 $c = \frac{n}{V}$ 可得：

$$c_{NaOH} = \frac{n_{NaOH}}{V_{NaOH}} = \frac{V_{KHC_8H_4O_4} \cdot c_{KHC_8H_4O_4}}{V_{NaOH}} = \frac{0.02500 \times 0.09637}{0.02675} = 0.09007 \text{ (mol·L}^{-1}\text{)}$$

（3）滴定度

在常规分析中，由于测定对象比较固定，常使用同一标准溶液测定同种物质，因此引入**滴定度**（titer）的概念，简化计算。滴定度定义为每毫升标准溶液相当于被测物质的质量（g 或 mg），以符号 $T_{T/B}$ 表示，其下标 T、B 分别表示标准溶液的溶质、被测物质的化学式，例如 $T_{NaOH/HCl} = 0.002160$ g·mL^{-1}，表示每毫升 NaOH 标准溶液恰能与 0.002160g HCl 反应。滴定度的计算公式如式（10-2）所示。

$$T_{T/B} = \frac{m_B}{V_T} \tag{10-2}$$

例题 10-2 $KMnO_4$ 标准溶液的 $T_{KMnO_4/Fe^{2+}} = 0.004655$ g·mL^{-1}。测定 0.5000g 含铁试样时，用去该标准溶液 24.56mL。计算 T_{KMnO_4/Fe_3O_4} 和试样中铁以 Fe、Fe_3O_4 表示时的质量分数。

解 已知 $M_{Fe} = 55.85$ g·mol^{-1}，$M_{Fe_3O_4} = 231.5$ g·mol^{-1}，滴定反应为：

$$5Fe^{2+} + MnO_4^- + 8H^+ \Longleftrightarrow Mn^{2+} + 5Fe^{3+} + 4H_2O$$

$$n_{Fe_3O_4} = \frac{1}{3}n_{Fe}$$

$$T_{KMnO_4/Fe_3O_4} = T_{KMnO_4/Fe^{2+}} \frac{M_{Fe_3O_4}}{3M_{Fe^{2+}}} = 0.004655 \times \frac{231.5}{3 \times 55.85} = 0.006432 (g \cdot mL^{-1})$$

$$w_{Fe} = \frac{T_{KMnO_4/Fe^{2+}} V_{KMnO_4}}{m} = \frac{0.004655 \times 24.56}{0.5000} \times 100\% = 22.87\%$$

$$w_{Fe_3O_4} = \frac{T_{KMnO_4/Fe_3O_4} V_{KMnO_4}}{m} = \frac{0.006432 \times 24.56}{0.5000} \times 100\% = 31.59\%$$

(4) 物质的量浓度与滴定度之间的换算

物质的量浓度是浓度的国际表示形式，滴定度则被广泛应用于实际生产生活中，因此有必要掌握两种关系间的换算。假设直接滴定法中，滴定剂 T 与被滴定物 B 按下述化学计量关系进行反应：

$$tT + bB = aA + dD$$

则物质 T 与物质 B 的化学计量关系为：

$$n_T : n_B = t : b$$

根据滴定度的定义和式(10-2)可得：

$$\frac{c_T \times 10^{-3}}{T_{T/B}/M_B} = \frac{n_T}{n_B}$$

将物质 T 与物质 B 的化学计量关系代入上式得：

$$\frac{c_T \times 10^{-3}}{T_{T/B}/M_B} = \frac{n_T}{n_B} = \frac{t}{b}$$

整理得：

$$c_T = \frac{t}{b} \times \frac{T_{T/B} \times 10^3}{M_B} \quad \text{或} \quad T_{T/B} = \frac{b}{t} \times \frac{c_T M_B}{10^3} \tag{10-3}$$

例题 10-3 需在 1L 水溶液中加入多少克 Na_2CO_3，才能使配制的 Na_2CO_3 标准溶液对 HCl 的滴定度为 $T_{Na_2CO_3/HCl} = 0.001245 g \cdot mL^{-1}$？

解： 已知 $M_{HCl} = 36.5 g \cdot mol^{-1}$，$Na_2CO_3$ 和 HCl 的反应为：

$$Na_2CO_3 + 2HCl = 2NaCl + H_2O + CO_2 \uparrow$$

根据式(10-3)，先计算出标准溶液 Na_2CO_3 的物质的量浓度：

$$c_{Na_2CO_3} = \frac{1}{2} \times \frac{T_{Na_2CO_3/HCl} \times 10^3}{M_{HCl}} = \frac{0.001245 \times 10^3}{36.5} \times \frac{1}{2} = 0.01705 (mol \cdot L^{-1})$$

设需要加 Na_2CO_3 的质量为 m g，则：

$$m_{Na_2CO_3} = c_{Na_2CO_3} V_{Na_2CO_3} = 0.01705 \times 1 = 0.01705 (g)$$

第二节 酸碱滴定法

一、酸碱指示剂

1. 酸碱指示剂的作用原理

酸碱指示剂（acid-base indicator）是弱的有机酸、有机碱或有机两性物质，它们在酸碱滴定过程中也参与质子转移平衡，在得失质子的过程中，自身的结构发生变化，从而引起颜色改变,且这种颜色随结构的转变是可逆的。随着溶液 pH 值的改变,指示剂共轭酸碱对的比例发生相应的改变而产生颜色变化信号,起到指示滴定终点的作用。

例如甲基橙(MO)是一种有机弱碱,它在水溶液中的解离作用和颜色变化可用下式表示:

$$(H_3C)_2N-\!\!\!\!\bigcirc\!\!\!\!-N=\!\!N-\!\!\!\!\bigcirc\!\!\!\!-SO_3^- \underset{OH^-}{\overset{H^+}{\rightleftharpoons}} (H_3C)_2\overset{+}{N}=\!\!\!\!\bigcirc\!\!\!\!=N-\overset{H}{N}-\!\!\!\!\bigcirc\!\!\!\!-SO_3^-$$

当溶液中氢离子浓度增加时,平衡右移,甲基橙会由碱式型(黄色)转化为酸式型(黄色),溶液逐渐由黄变红;反之,则由红变黄。

又如酚酞(PP)是一种有机弱酸,在酸性介质中无色,碱性介质中呈红色,它在溶液中的解离平衡可用下式表示:

酸式型(无色)   碱式型(红色)

当溶液中氢氧根离子浓度增加时,平衡向右进行,酚酞的酸式型转化为碱式型,溶液也由无色变成浅红色,最后变成桃红色;反之,平衡向左进行,酚酞的红色逐渐褪去,变为无色。类似地,指示剂在酸式型或碱式型中仅有一种有颜色的称为单色指示剂。

2. 指示剂的变色范围

以上我们讨论了指示剂变色的原因,但更值得关心的是指示剂在怎样的 pH 值条件下才会发生颜色的突变。只有知道了这一点,才有可能利用它来指示终点,故还需讨论指示剂颜色变化与 pH 值的定量关系。

以弱酸指示剂为例说明,弱酸指示剂在溶液中的解离平衡可用下式表示:

$$HIn \rightleftharpoons H^+ + In^-$$

平衡时:
$$K_a = \frac{[H^+][In^-]}{[HIn]} \tag{10-4}$$

K_a 为指示剂的解离平衡常数,在一定温度下,K_a 为常数,则上式可改写为:

$$\frac{[In^-]}{[HIn]} = \frac{K_a}{[H^+]} \tag{10-5}$$

溶液的颜色是由 $[In^-]/[HIn]$ 的比值决定的,对于某种特定的指示剂而言,在一定的温度下,K_a 为常数,故 $[In^-]/[HIn]$ 的比值,即溶液的颜色仅与溶液中氢离子的浓度有关。溶液中指示剂的颜色是两种不同颜色的混合色,当两种颜色的浓度之比≥10∶1 时,我们只能看到浓度较大的那种颜色。一般认为能够看到颜色变化的指示剂两种型式 $[In^-]/[HIn]$ 的浓度比的范围是 1∶10~10∶1,代入式(10-5)得:

$$\frac{[In^-]}{[HIn]} = \frac{K_a}{[H^+]} = \frac{1}{10}, \ [H^+] = 10K_a, \ pH = pK_a - 1$$

$$\frac{[In^-]}{[HIn]} = \frac{K_a}{[H^+]} = 10, \ [H^+] = K_a/10, \ pH = pK_a + 1$$

由上式知，pH<pK_a－1时，只显指示剂酸式型的颜色，pH>pK_a＋1时，只显指示剂碱式型的颜色。当pK_a－1<pH<pK_a＋1时，才能看到指示剂颜色的变化。因此这一颜色变化的pH值范围，即pH=pK_a±1，称为指示剂的**变色范围**（transition interval）。

指示剂的实际变色范围是由人目测确定的，与理论值pK_a±1并不完全一致。这是因为人眼对各种颜色的敏感程度不一致，以及指示剂两种颜色的强度不同。例如甲基红（MR）的pK_a=5.1，理论变色范围应为pH=4.1～6.1，而实际测得的范围是pH=4.4～6.2。当pH=4.4时，[In^-]/[HIn]=0.2，当pH=6.2时，[In^-]/[HIn]=12.5。当酸式型的浓度为碱式型的5倍时，只能看见酸式型的颜色（红色）；当碱式型的浓度是酸式的12.5倍时，只能看见碱式型的颜色（黄色）。这是因为人眼对红色比对黄色更敏感，所以甲基红的变色范围在pH值小的一端就短一些。

一般而言，人们观察指示剂颜色的变化约有0.2～0.5pH单位的误差，称为观测终点的不确定性，用ΔpH来表示。ΔpH=pH$_{ep}$－pH$_{sp}$，即滴定终点与化学计量点的溶液pH值之差。本章按ΔpH=±0.2来考虑，作为使用指示剂目测终点的分辨极限值。

常用的几种指示剂列于表10-2中。

表10-2 常用酸碱指示剂的变色区间和配制方法

指示剂	变色范围(pH)	颜色		pK_a	浓度
		酸式色	碱式色		
百里酚蓝	1.2～2.8	红	黄	1.65	0.1%的20%乙醇溶液
甲基黄	2.9～4.0	红	黄	3.25	0.1%的90%乙醇溶液
甲基橙	3.1～4.4	红	黄	3.45	0.05%的水溶液
溴酚蓝	3.0～4.6	黄	紫	4.10	0.1%的20%乙醇溶液或其钠盐的水溶液
溴甲酚绿	3.8～5.4	黄	蓝	4.90	0.1%的乙醇溶液
甲基红	4.4～6.2	红	黄	5.10	0.1%的60%乙醇溶液或其钠盐的水溶液
溴百里酚蓝	6.2～7.6	黄	蓝	7.30	0.1%的20%乙醇溶液或其钠盐的水溶液
中性红	6.8～8.0	红	橙黄	7.40	0.1%的60%乙醇溶液
酚红	6.7～8.4	黄	红	8.00	0.1%的61%乙醇溶液或其钠盐的水溶液
酚酞	8.0～10.0	无	红	9.10	0.5%的90%乙醇溶液
百里酚酞	9.4～10.6	无	蓝	10.00	0.1%的91%乙醇溶液

3. 影响指示剂变色的因素

（1）指示剂的用量

适宜的指示剂浓度有助于指示剂在滴定终点变色更加敏锐，从而提高滴定分析结果的准确度，对单色指示剂更是如此。双色指示剂如甲基橙，溶液的颜色取决于[In^-]/[HIn]的比值，与指示剂的用量无关。但因为指示剂本身也是弱酸或弱碱，在滴定过程中也参与反应，因此指示剂的浓度过大时将导致终点颜色变化不敏锐。单色指示剂如酚酞，若HIn无色，溶液颜色深度仅取决于[In^-]。由于人眼能感觉到颜色时的[In^-]为一定值，用[In^-]$_{min}$表示，设指示剂浓度为c时变色，则有：

$$[H^+]=K_a\frac{[HIn]}{[In^-]}=K_a\frac{c-[In^-]_{min}}{[In^-]_{min}} \tag{10-6}$$

若指示剂的浓度增加，由于[In^-]$_{min}$不变，则溶液中[H^+]增加，即指示剂较前者在低的 pH 值条件下变色。例如：在 50～100mL 溶液中加入 0.1% 酚酞指示剂 2～3 滴，pH＝9 时溶液变红，同样条件下加 15 滴，则在 pH＝8 时即呈微红。因此使用单色指示剂时，需严格控制指示剂的用量。

(2) 温度

温度的改变会导致 K_a 与 K_w 的改变，因此指示剂的变色范围会发生变化。温度对碱性指示剂的影响比对酸性指示剂更明显。例如，甲基橙在室温下变色范围为 pH＝3.1～4.4，在 100℃ 时，变色范围为 pH＝2.5～3.7。因此滴定应在室温下进行，如需加热，也须待溶液冷却后再滴定。

(3) 离子强度

中性电解质的存在会增大溶液的离子强度，改变指示剂的解离常数及变色范围。此外，某些盐类还会改变指示剂颜色的深度和色调，所以滴定溶液中不宜有大量盐类存在。

(4) 溶剂

不同溶剂的介电常数、酸碱性质有很大差别，直接影响到指示剂的解离，使指示剂的变色区间发生很大改变。有些甚至完全改变了指示剂最大吸收波长。在水溶液中滴定时，有时为了某种需要而加入一些与水混溶的有机溶剂也会影响到指示剂的变色区间。

4. 混合指示剂

在某些酸碱滴定中，为了达到一定的准确度，需将滴定终点限制在较窄的 pH 值范围内，一般的指示剂很难满足需要，此时可采用混合指示剂。混合指示剂可分为以下两种：

① 将两种 pK_a 值相近的且其酸式型与碱式型的颜色又互为补色的指示剂混合起来使用。例如，溴甲酚绿（0.1% 乙醇溶液）的 pK_a＝4.90，其变色区间为 pH＝3.8（黄）～5.4（蓝），甲基红（0.2% 乙醇溶液）的 pK_a＝5.00，其变色区间为 pH＝4.4（红）～6.2（黄），二者混合就得到 pH＝5.1 时紫红与蓝绿互补而呈灰色的敏锐变色点。溶液颜色变化为橙色→灰色→绿色，颜色变化十分明显，易于判断终点。

② 在某种指示剂中加入惰性染料作背景，与指示剂自身的颜色互补，使指示剂的颜色变化更显著。例如：在甲基橙或甲基黄中加入亚甲蓝或靛蓝磺酸钠（均为蓝色），根据颜色互补作用，指示剂的颜色变化为紫色→灰色→绿色，这样就能更准确地判断终点，减小误差。

二、滴定曲线和指示剂的选择

在滴定过程中，当滴定剂与被测物发生反应达到化学计量比，即达到理论滴定终点时，溶液的 pH 值用 pH_{sp} 表示。但实际测定中，我们只能依靠指示剂颜色的变化判断终点。当指示剂变色，达到实际测定终点时，溶液的 pH 值用 pH_{ep} 表示。一般地，$pH_{sp} \neq pH_{ep}$，所以要评估物质能否被准确滴定、指示剂的选择是否恰当，就必须了解滴定过程中，尤其是化学计量点前后 ±0.1% 相对范围内溶液 pH 值的变化情况。下面讨论几种典型的滴定过程，并分析指示剂的选择。

1. 强碱（酸）滴定强酸（碱）

强碱（酸）滴定强酸（碱）的基本反应为：

$$H^+ + OH^- \rightleftharpoons H_2O$$

现以 c_b＝0.1000mol·L^{-1} 的 NaOH 溶液滴定 c_a＝0.1000mol·L^{-1}、V_a＝20.00mL 的

HCl 溶液为例进行讨论。设加入 NaOH 的体积为 V_b，整个滴定过程中 [H^+] 的计算可分成 4 个阶段。

① 滴定开始前（$V_b=0$）　此时溶液中 [H^+] 等于 HCl 的起始浓度：
$$[H^+]=c_{HCl}=0.1000 mol\cdot L^{-1}，pH=1.00$$

② 滴定开始至化学计量点前　溶液中的 [H^+] 等于剩余 HCl 的浓度：
$$[H^+]=\frac{c_a V_a - c_b V_b}{V_a + V_b}$$

例如，当滴入 NaOH 的体积为 19.98mL（化学计量点前 0.1%）时：
$$[H^+]=\frac{0.1000\times 20.00-0.1000\times 19.89}{20.00+19.98}=5.00\times 10^{-5} \text{（mol}\cdot L^{-1})$$
$$pH=4.30$$

③ 化学计量点时　此时酸、碱完全反应：
$$[H^+]=[OH^-]，pH=7.00$$

④ 化学计量点后　溶液中 [OH^-] 等于过量 NaOH 的浓度：
$$[OH^-]=\frac{c_b V_b - c_a V_a}{V_a + V_b}$$

例如，当滴入 NaOH 的体积为 20.02mL（化学计量点后 0.1%）时：
$$[OH^-]=\frac{0.1000\times 20.02-0.1000\times 20.00}{20.02+20.00}=5.00\times 10^{-5} \text{（mol}\cdot L^{-1})$$
$$pOH=4.30，pH=9.70$$

按上述方法计算出的滴定过程中溶液 pH 值变化列于表 10-3 中。

表 10-3　$0.1000 mol\cdot L^{-1}$ NaOH 溶液滴定 $0.1000 mol\cdot L^{-1}$ HCl 溶液的 pH 值变化

加入的 NaOH		剩余的 HCl		[H^+]	pH	
加入量/%	V/mL	剩余量/%	V/mL			
0.00	0.00	100.00	20.00	1.00×10^{-1}	1.00	
90.00	18.00	10.00	2.00	5.00×10^{-3}	2.30	
99.00	19.80	1.00	0.20	5.00×10^{-4}	3.30	
99.90	19.98	0.10	0.02	5.00×10^{-5}	4.30	突跃范围
100.00	20.00	0.00	0.00	1.00×10^{-7}	7.00	
100.10	20.02	0.10	0.02	1.00×10^{-8}	9.70	
101.00	20.20	1.00	0.20	1.00×10^{-9}	10.70	

若以滴定完成的百分数为横坐标，以溶液的 pH 值为纵坐标作图，即得到强碱滴定强酸的滴定曲线，如图 10-3 所示。

由图 10-3 和表 10-3 可知，从滴定开始时至加入 NaOH 滴定液 19.98mL 时，溶液的 pH 值仅改变了 3.30 个 pH 单位，故这段曲线较平坦。紧接着，溶液的 pH 值由化学计量点前的 4.30 突增至化学计量点后的 9.70，增大了 5.40 个 pH 单位，而 NaOH 的体积只增大了 0.40mL，故这段曲线几乎呈直线向上伸展，这种 pH 值的突然改变称为**滴定突跃**，滴定突跃所在的 pH 值范围称为**滴定突跃范围**。化学计量点后，继续滴加 NaOH，体系的 pH 值变化逐渐减小，曲线重新变得平坦。如果用 $0.1000 mol\cdot L^{-1}$ HCl 滴定同浓度 NaOH，情况相似，但 pH 值的变化方向相反，滴定曲线与图 10-3 呈反对称。

增大或减小滴定体系的浓度，不影响化学计量点的 pH 值，但会改变滴定突跃的范围。如图 10-4 所示，若 HCl 的浓度增大 10 倍，则滴定突跃范围增大 2 个 pH 单位（pH=3.30～

10.70),反之则减小2个pH单位(pH=5.30~8.70)。

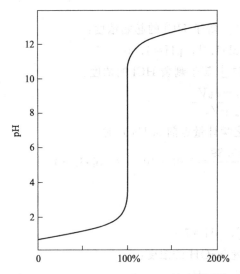

图10-3 0.1000mol·L⁻¹NaOH滴定同浓度 HCl的滴定曲线

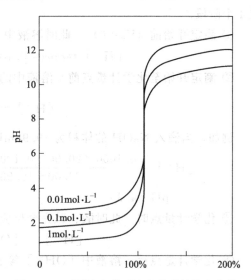

图10-4 不同浓度强碱滴定强酸的滴定曲线

讨论滴定过程是为了得到滴定曲线,而得到滴定曲线则是为了帮助我们选择合适的指示剂。理想的指示剂应恰好在化学计量点变色,但这是很难做到的。实际上,只要指示剂的变色范围部分或全部落在滴定突跃范围内,即可满足分析结果准确度的要求。因此滴定突跃越大,可供选择的指示剂种类也越多。上例中,由于突跃范围是pH=4.30~9.70,因此甲基橙(pH=3.1~4.4)、甲基红(pH=4.4~6.2)和酚酞(pH=8.0~9.6)均可作为指示剂。但是,还须注意在实际操作中,人眼对颜色的敏感度是不同的。一般地,我们倾向于选择颜色变化由浅到深的指示剂,因为这样的颜色变化较容易被眼睛察觉,这也是我们常选用酚酞作指示剂的原因。

是不是滴定突跃范围越大越好呢?也不尽然。相同的反应物,滴定突跃范围大,说明反应物的浓度也越大,在化学计量点前后多加或少加半滴引起的误差也越大,滴定的准确度就越差。而反应物的浓度太小(低于10^{-4})时,无明显滴定突跃,无法选择指示剂,也就无法进行准确测定。所以,在分析工作中,通常采用0.1~0.5mol·L⁻¹的酸、碱标准溶液。

2. 强碱(酸)滴定弱酸(碱)

强碱滴定弱酸的基本反应为:

$$HA + OH^- \rightleftharpoons H_2O + A^-$$

现以$c_b=0.1000$mol·L⁻¹的NaOH溶液滴定$c_a=0.1000$mol·L⁻¹、$V_a=20.00$mL的HAc溶液为例进行讨论。设加入NaOH溶液的体积为V_b、整个滴定过程中[H⁺]的计算可分成4个阶段。

① 滴定开始前 此时溶液的[H⁺]等于HAc的起始浓度:

$$[H^+] = \sqrt{c_a K_a} = \sqrt{0.1000 \times 1.76 \times 10^{-5}} = 1.33 \times 10^{-3} (\text{mol·L}^{-1})$$
$$pH = 2.88$$

② 滴定开始至化学计量点前 此时溶液由HAc和NaAc组成,构成缓冲体系,故:

$$[H^+] = pK_a + \lg \frac{c_{Ac^-}}{c_{HAc}}$$

例如,当加入NaOH溶液的体积为19.98mL时:

$$[H^+] = 4.74 + \lg\frac{19.98}{0.02} = 7.8(mol \cdot L^{-1})$$

③ 化学计量点时　此时 HAc 和 NaOH 完全反应，生成 NaAc，溶液可看作是一元弱碱：

$$[OH^-] = \sqrt{c_b K_b} = \sqrt{\frac{0.1000}{2} \times 5.68 \times 10^{-10}} = 5.33 \times 10^{-6}(mol \cdot L^{-1})$$

$$pOH = 5.27, pH = 8.73$$

④ 化学计量点后　此时溶液中 $[OH^-]$ 取决于过量的 NaOH：

$$[OH^-] = \frac{c_b V_b - c_a V_a}{V_a + V_b}$$

例如，当加入 NaOH 的体积是 20.02 mL 时：

$$[OH^-] = \frac{0.1000 \times 20.02 - 0.1000 \times 20.00}{20.02 + 20.00} = 5.00 \times 10^{-5}(mol \cdot L^{-1})$$

$$pOH = 4.30, pH = 9.70$$

按上述方法计算出的滴定过程中溶液 pH 值列于表 10-4 中，并绘制滴定曲线图 10-5。

表 10-4　$0.1000 mol \cdot L^{-1}$ NaOH 溶液滴定 $0.1000 mol \cdot L^{-1}$ HAc 溶液的 pH 值变化

加入 NaOH		剩余 HAc		pH
加入量/%	V/mL	剩余量/%	V/mL	
0.00	0.00	100.00	20.00	2.88
90.00	18.00	10.00	2.00	5.70
99.00	19.80	1.00	0.20	6.75
99.90	19.98	0.10	0.02	7.80
100.00	20.00	0.00	0.00	8.73
100.10	20.02	0.10	0.02	9.70
101.00	20.20	1.00	0.20	10.70
110.00	22.00	10.00	2.00	11.70
200.00	40.00	100.00	20.00	12.50

（7.80～10.70 为滴定突跃）

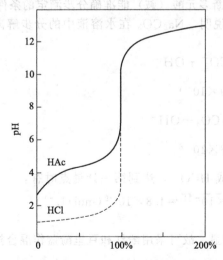

图 10-5　$0.1000 mol \cdot L^{-1}$ NaOH 溶液滴定 $0.1000 mol \cdot L^{-1}$ HAc 溶液的滴定曲线

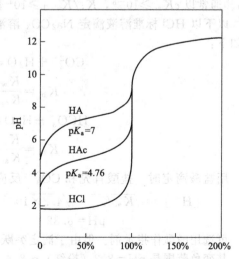

图 10-6　$0.1000 mol \cdot L^{-1}$ NaOH 溶液滴定 $0.1000 mol \cdot L^{-1}$ 不同 K_a 值弱酸的滴定曲线

由图 10-5 可看出，强碱滴定弱酸的滴定曲线和强碱滴定强酸的滴定曲线有几个明显的差别：
① 曲线的起点较高，NaOH 滴定 HAc 的起点较 NaOH 滴定 HCl 的起点高了 1.88 个

pH 单位。这是因为 HAc 是一种弱酸，它在水中只能部分电离，故 [H^+] 远低于 HAc 的起始浓度。

② 滴定开始至化学计量点前滴定曲线的形状完全不同于 NaOH 滴定 HCl 的曲线形状。这是由于滴定开始即有 NaAc 生成。由同离子效应可知，NaAc 的存在会抑制 HAc 的解离，而 NaOH 溶液的加入又会大量消耗 H^+，故滴定刚开始时，曲线的斜率较大，溶液 pH 值随 NaOH 溶液的加入变化明显。但是滴定开始一段时间后，生成的 NaAc 和剩余的 HAc 可组成缓冲体系，故这一段曲线变得较为平坦。到了化学计量点附近，由于 HAc 几乎消耗殆尽，缓冲体系遭到破坏，pH 值上升又变快了，曲线斜率又一次增大。

③ 强碱滴定弱酸的突跃范围 pH＝7.80～9.70，这个突跃范围的上限和相同浓度的强碱滴定强酸一样，但下限则增大了 3.50 个 pH 单位。并且全部处在碱性范围内，故只能选择酚酞作指示剂。

④ 化学计量点时，溶液中大量存在的 Ac^-，它是一种弱碱，故此时溶液的 pH＝8.73，而不是 7.00。

由以上讨论可以看出，弱酸的滴定突跃范围不仅与酸、碱的浓度有关，还与酸的强度有关。图 10-6 是 $0.1000 mol \cdot L^{-1}$ NaOH 溶液滴定 $0.1000 mol \cdot L^{-1}$ 不同 K_a 的弱酸的滴定曲线。由曲线可看出，当 K_a 增大 10 倍时，滴定突跃增加 1 个 pH 单位，而当弱酸的 $K_a < 10^{-7}$ 时，滴定突跃几乎消失，不能再用滴定法准确测定浓度了。一般地，我们用 $c_a K_a \geq 10^{-8}$ 来判断弱酸是否能被强碱准确滴定。一元弱碱也必须用强酸滴定，其滴定曲线同一元弱酸的类似，只是曲线的变化方向相反，并且只有当 $c_b K_b \geq 10^{-8}$ 时，才能用强酸直接滴定。

3. 多元酸(碱) 的滴定

多元酸（碱）在滴定过程中体系的组成较复杂，计算滴定曲线上各点的 pH 值比较困难。这里只讨论多元酸（碱）能否被准确滴定及指示剂的选择问题。

根据逐级解离方程式，分步滴定的前提是满足一级解离完全而二级解离尚未开始，数值上一级解离的量是二级解离的 1000 倍以上，即 $K_{a_1}/K_{a_2} = 10^6$。现实中几乎没有一种多元弱酸能满足上述条件。为此，我们将条件降低为 $K_{a_1}/K_{a_2} = 10^4$，解离的允许误差也降低至 1%。通常以 $cK_{a_i} \geq 10^{-8}$，$K_i/K_{i+1} \geq 10^4$ 作为判断多元酸（碱）能准确分步滴定的条件。

以下以 HCl 标准溶液滴定 Na_2CO_3 溶液为例说明，Na_2CO_3 在水溶液中的分步解离反应如下：

$$CO_3^{2-} + H_2O \rightleftharpoons HCO_3^- + OH^-$$

$$K_{b_1} = \frac{K_w}{K_{a_2}} = 1.79 \times 10^{-4}$$

$$HCO_3^- + H_2O \rightleftharpoons H_2CO_3 + OH^-$$

$$K_{b_2} = \frac{K_w}{K_{a_1}} = 2.38 \times 10^{-8}$$

用盐酸滴定时，盐酸首先和 CO_3^{2-} 反应，生成 HCO_3^-，达到第一计量点时有：

$$[H^+] = \sqrt{K_{a_1} K_{a_2}} = \sqrt{4.2 \times 10^{-7} \times 5.6 \times 10^{-11}} = 4.8 \times 10^{-9} (mol \cdot L^{-1})$$

$$pH = 8.32$$

可选用酚酞作指示剂。但由于滴定突跃不太明显，故可采用酚红和百里酚蓝作混合指示剂，其变色范围是 pH＝8.2（粉红）～8.4（紫）。

第二个化学计量点时，溶液是 CO_2 的饱和溶液，$c = 0.04 mol \cdot L^{-1}$，此时有：

$$[H^+] = \sqrt{c_a K_a} = \sqrt{4.2 \times 10^{-7} \times 0.04} = 1.3 \times 10^{-4} \ (mol \cdot L^{-1})$$

$$pH = 3.89$$

可选用甲基橙作指示剂。但在滴定快到终点的时候应剧烈振摇溶液，或加热煮沸避免变为

CO_2 的过饱和溶液，以免终点提前。HCl 标准溶液滴定 Na_2CO_3 溶液的滴定曲线如图 10-7 所示。

三、 酸碱标准溶液的配制与标定

酸碱滴定法是一种相对分析法，因此需要有一个参照标准，这个标准就是酸碱标准溶液。它是已知准确浓度的溶液（常用四位有效数字表示），也是滴定中进行定量计算的依据之一。常用的标准溶液是 HCl 标准溶液和 NaOH 标准溶液，也可用 H_2SO_4、HNO_3、KOH 等其他强酸或强碱的标准溶液，浓度一般为 $0.1000 \sim 1.0000 \text{mol} \cdot L^{-1}$，最常用的浓度是 $0.1000 \text{mol} \cdot L^{-1}$。

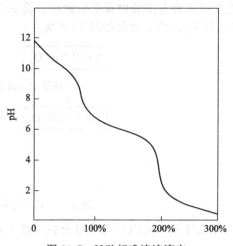

图 10-7 HCl 标准溶液滴定 Na_2CO_3 溶液的滴定曲线

1. 酸标准溶液

由于 HCl 有挥发性，故 HCl 标准溶液一般采用稀释法配制。先取一定量的浓盐酸加水稀释至大致所需浓度，然后用无水碳酸钠或硼砂标定，得到准确浓度的溶液。

无水碳酸钠（Na_2CO_3）吸湿性强，使用前在 270~300℃干燥至恒重，置于干燥器中保存备用。标定反应为：

$$Na_2CO_3 + 2HCl \Longrightarrow 2NaCl + H_2O + CO_2$$

硼砂（$Na_2B_4O_7 \cdot 10H_2O$）在空气中易风化失去结晶水，因此应保存在相对湿度为 60% 的密闭容器中备用。标定反应为：

$$Na_2B_4O_7 + 2HCl + 5H_2O \Longrightarrow 4H_3BO_3 + 2NaCl$$

2. 碱标准溶液

碱标准溶液一般用 NaOH 配制。由于 NaOH 易吸潮也易吸收空气中的 CO_2，因此碱标准溶液也采用间接法配制。先将 NaOH 配成饱和溶液，取上层澄清液稀释到大致所需浓度，再用邻苯二甲酸氢钾或草酸标定。

邻苯二甲酸氢钾易获得纯品，不吸潮，分子量大，因此标定反应中用得略多一些。标定反应为：

$$\underset{\text{COOK}}{\underset{\text{COOH}}{\bigcirc}} + NaOH \longrightarrow \underset{\text{COOK}}{\underset{\text{COONa}}{\bigcirc}} + H_2O$$

第三节　酸碱滴定法的应用

酸碱滴定法在生产生活中有广泛的应用，现举几例说明。

一、NaOH 的测定

NaOH 用途广泛，可分为工业用和药用两种。但无论哪种都易吸收空气中的 CO_2，形成 NaOH 和 Na_2CO_3 的混合物，因此都可用双指示剂法测定其中 Na_2CO_3 的含量。

测定时，先在试样中加入酚酞，用浓度为 c 的 HCl 标准溶液滴至红色褪去，再加入甲基橙并继续滴至溶液由黄变为微红。设试样的质量为 m_s，前后消耗的 HCl 溶液的体积分别为 V_1 和 V_2。滴定过程如图 10-8 所示：

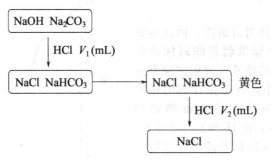

图 10-8　HCl 标准溶液滴定 Na_2CO_3 的过程

NaOH 和 Na_2CO_3 的质量分数可按下式计算：

$$w_{NaOH}=\frac{[c(V_1-V_2)]M_{NaOH}}{m_s}\times100\%,\quad w_{Na_2CO_3}=\frac{cV_2M_{Na_2CO_3}}{m_s}\times100\%$$

问题：若此处 $V_1<V_2$，说明什么问题？Na_2CO_3 的质量分数又该如何计算？请自行寻找答案。

二、乙酰水杨酸的测定

乙酰水杨酸（阿司匹林）是常用的解热镇痛药，在溶液解离出 H^+，可以酚酞为指示剂，用碱标准溶液直接滴定。其滴定反应为：

$$\begin{array}{c}\text{COOH}\\\text{OCOCH}_3\end{array}+NaOH\longrightarrow\begin{array}{c}\text{COONa}\\\text{OCOCH}_3\end{array}+H_2O$$

精确称取一定质量（m_s）的乙酰水杨酸试样，用体积分数为 95% 的乙醇溶解，加入 2～3 滴酚酞试剂，用 NaOH 标准溶液滴定。当溶液由无色滴定至略现红色（可衬白纸观察）且 30s 不褪色时，即达到滴定终点。根据试样的质量及 NaOH 标准溶液的浓度、体积，即可计算乙酰水杨酸的含量：

$$w_{C_9H_8O_4}=\frac{c_{NaOH}V_{NaOH}M_{C_9H_8O_4}}{m_s}\times100\%$$

为防止分子中酯的结构水解而使结果偏高，滴定应在中性乙醇溶液中进行。应注意滴定时温度不易太高，且需在振摇下快速滴定。

三、食醋总酸度的测定

乙酸为弱的有机酸，与 NaOH 反应式为：

$$HAc+NaOH=\!=\!=NaAc+H_2O$$

精确移取食用白醋 25.00mL 置于 250mL 容量瓶内，用蒸馏水稀释至刻度摇匀。用 50mL 移液管取上述溶液，置于 250mL 锥形瓶中，加入酚酞指示剂 2～3 滴，用 NaOH 标准溶液滴定至微红且在 30s 内不褪色即为终点。

$$w_{HAc}=\frac{m_{HAc}}{V_{食醋}}\times100\%=\frac{c_{NaOH}\dfrac{V_{NaOH}}{1000}M_{HAc}}{V_{食醋}}\times100\%$$

> 阅读材料

非水滴定及其应用

酸碱滴定一般在水溶液中进行，但是以水作为介质进行酸碱滴定是有一定局限性的。例如有些弱酸或弱碱在水溶液中不满足 $cK>10^{-8}$，那么它们就没有明显的滴定突跃，不能被准确滴定；再比如有些有机物在水中的溶解性较差，也会使滴定产生困难。如果此时考虑更换溶剂，把水换成非水溶剂，如冰醋酸、乙醇、乙二胺、四氢呋喃等，可以克服上述困难，扩大滴定分析的应用范围。

在非水溶液中进行的滴定分析方法称为非水滴定法，在非水溶剂中进行的酸碱滴定法称为非水酸碱滴定法。采用非水溶剂为滴定介质，不仅能增加有机物的溶解度，而且能改变物质的酸碱性及其强度，使得在水中进行不完全的反应得以进行完全。非水滴定法除溶剂较特殊外，具有一般滴定分析法所具有的准确、快速、便捷、经济等优点，为各国药典和其他常规分析所采用。在药物分析中，非水酸碱滴定法可根据滴定对象不同可以分为非水碱量法和非水酸量法。

一、非水碱量法

非水碱量法通常是以冰醋酸为溶剂、高氯酸为滴定剂，测定弱碱性药物及其盐类的分析方法。冰醋酸属于酸性溶剂，它是碱的拉平试剂，可将碱的强度拉平到溶剂阴离子水平，增大弱碱的强度，使滴定突跃范围增大。市售冰醋酸中含有少量的水，通常加入醋酸酐与水反应，达到除水的目的，从而避免水影响滴定突跃。

由于高氯酸即使在冰醋酸中也能完全解离，且绝大多数有机碱的高氯酸盐易溶于有机溶剂，所以常使用高氯酸作为滴定剂，以邻苯二甲酸氢钾为基准物质标定高氯酸。需要注意的是，由于冰醋酸的膨胀系数较大，若滴定供试品与标定高氯酸滴定液时的温度相差 $10℃$ 以上，则需要重新标定。

非水碱量法可用指示剂或电位法指示终点。常用的指示剂是结晶紫。在滴定过程中，随着溶液酸度的增加，结晶紫有紫色（碱式色）编制蓝紫、蓝、蓝绿、绿、黄绿，最后转变为黄色（酸式色）。在滴定不同强度的碱时，终点颜色略有不同。滴定较强碱，终点为蓝色或蓝绿色；滴定极弱碱时，终点为蓝绿色或绿色。除结晶紫外，有时也使用 α-萘酚苯甲醇、喹哪啶红等为指示剂。

在药物分析中，非水碱量法主要用于有机弱碱及其氢卤酸盐、硫酸盐、磷酸盐，有机碱的有机酸盐及有机酸的碱金属盐等药物的测定，如肾上腺素、地西泮、盐酸麻黄碱、硫酸阿托品、枸橼酸钾等。

例如，地西泮属于苯并二氮杂䓬类药物，在临床上广泛应用于抗焦虑、抗惊厥治疗，其化学结构式如下图所示。

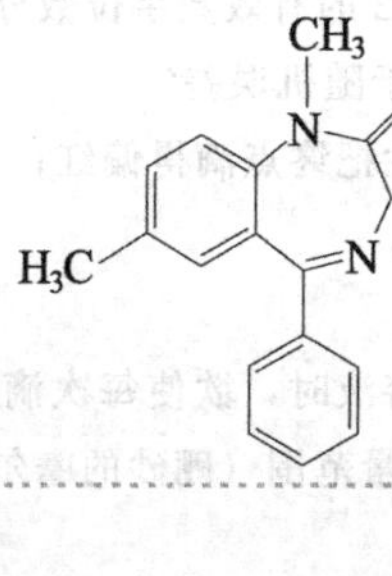

地西泮二氮杂草环上的氮原子有碱性，因此可以用非水碱量法测定其含量。测定方法：取样品约 0.2g，精密称定，加冰醋酸与醋酸酐各 10mL 使其溶解，加结晶紫指示剂 1 滴，用高氯酸标准溶液（0.1mol·L^{-1}）滴定至溶液显绿色。

二、非水酸量法

滴定弱酸宜选择碱性溶剂，它接受质子的能力较强，是酸的拉平试剂，可使弱酸性药物的酸性增强，增大滴定突跃范围。滴定弱酸或极弱的酸宜选用乙二胺或 N,N-二甲基甲酰胺等为溶剂，不太弱的酸可选用乙醇作溶剂，有时也可采用甲醇-苯、甲醇-丙酮等混合溶剂。

非水酸量法中常常选择甲醇钠为滴定剂，它由甲醇和金属钠反应制得，遇水可反应得到 NaOH，由此可见它是一种碱性很强的物质。通常使用苯甲酸为基准物质进行标定。常用的指示剂包括麝香草酚蓝（百里酚蓝）、偶氮紫、溴酚蓝等。

如《中国药典》（2020 年版）中乙琥胺的含量测定，采用的就是非水酸量法。乙琥胺是一类较新的抗癫痫药，主要用于癫痫小发作。毒性较小，效果好，为小发作的首选药。乙琥胺的化学结构如下所示，它具有二酰亚胺的结构，N 原子上的氢有微弱的酸性，若采用 N,N-二甲基甲酰胺为溶剂，可增加该药物的酸性，使滴定能顺利进行。

测定方法：精密称取供试品约 0.2g，加二甲基甲酰胺 30mL 使溶解，加偶氮紫指示液 2 滴，在氮气流中，用甲醇钠滴定液（0.1mol·L^{-1}）滴定至溶液显蓝色，并将滴定的结果用空白试验校正。每 1mL 甲醇钠滴定液（0.1mol·L^{-1}）相当于 14.12mg 的乙琥胺。

习 题

1. 选择酸碱指示剂的依据是什么？化学计量点和滴定终点有什么不同？
2. 某酸碱指示剂的 pK_a=5.31，其理论变色范围是多少？
3. 用 0.1000mol·L^{-1} NaOH 溶液滴定 0.1000mol·L^{-1} HAc（K_a=1.76×10^{-5}）溶液，其计量点的 pH 值为多少？应选用什么指示剂？
4. 以甲基橙为指示剂，用 Na$_2$CO$_3$ 为基准物质标定 HCl 标准溶液时，0.1578g Na$_2$CO$_3$ 恰好用去盐酸溶液 23.55mL，试计算 HCl 标准溶液的浓度。
5. 数据 0.0719、1.8×10^{-5} 和 pH=10.12 的有效数字位数分别为几位？
6. 以下误差哪些属于系统误差，哪些属于随机误差？
   (1) 滴定时以酚酞作指示剂，有人习惯性把终点滴得偏红；
   (2) 用溶解了 CO$_2$ 的蒸馏水配制 NaOH；
   (3) 天平的两臂不等长。
7. 标定浓度约为 0.1mol·L^{-1} HCl 标准溶液时，欲使每次滴定消耗 HCl 溶液的体积为 20～25mL，计算所需分析纯硼砂（Na$_2$B$_4$O$_7$·10H$_2$O）的质量范围（硼砂的摩尔质量是 381.38g·mol^{-1}）。

8. 称取 1.000g 混合碱（NaOH 和 Na_2CO_3 或 Na_2CO_3 和 $NaHCO_3$ 的混合物）试样，溶于水后用 $0.5000mol \cdot L^{-1}$ HCl 滴至酚酞褪色，消耗 22.00mL HCl 溶液。再以甲基橙为指示剂，继续滴加至出现橙色，又用去 15.00mL HCl 溶液。问试样中含什么组分？其质量分数各为多少？

9. 称取 0.4366g 乙酰水杨酸试样，加入 25mL 体积分数为 95% 的乙醇溶解后，再加入 2 滴酚酞试液，控制溶液的温度在 10℃以下，用 $0.1021mol \cdot L^{-1}$ NaOH 标准溶液进行滴定，至终点时消耗 22.65mL NaOH 溶液，试计算该试样中乙酰水杨酸的质量分数（乙酰水杨酸的摩尔质量是 $180.16g \cdot mol^{-1}$）。

第十一章 分光光度法

在近代分析化学中，根据物质发射的电磁辐射或电磁辐射与物质的相互作用所产生的信号及信号的变化而建立起来的一类仪器分析方法，统称为**光学分析法**（optical analysis）。光学分析法有许多不同的分类方法，根据光谱谱系的特征不同，可把光谱分析分成三种：发射光谱分析、吸收光谱分析和散射光谱分析三大类。

分光光度法（spectrophotometry）属于吸收光谱分析，它是利用物质对光的选择性吸收特性对物质的组成进行定性和定量及结构分析的一种方法。分光光度法包括紫外-可见分光光度法、红外分光光度法等。本章简单介绍分光光度法的基本知识，重点介绍紫外-可见分光光度法的特点及应用。

第一节 分子光谱学基础

一、电磁辐射和电磁波谱

电磁辐射（electromagnetic radiation）是一种在空间传播的交变电磁场，它的传播不需要任何介质。任何带电体周围都存在电场，周期性变化的电场会产生周期性变化的磁场，存在电磁波，产生电磁辐射。

电磁辐射按波长顺序排列称为电磁波谱（electromagnetic spectrum），它包括了波长和能量的无限范围。按照波长范围不同，电磁波谱可以分为不同的区域，如表11-1所示。

表11-1 电磁波谱的划分

波谱区域	光子能量/eV	波长范围	跃迁类型
γ射线	$8.7\times10^4 \sim 2.5\times10^6$	$5\times10^{-4} \sim 0.014$nm	核反应
X射线	$1.25\times10^2 \sim 8.7\times10^4$	$0.014 \sim 10$nm	内层电子跃迁
紫外光区	$3.1 \sim 1.25\times10^2$	$10 \sim 400$nm	外层电子跃迁
可见光区	$1.6 \sim 3.1$	$400 \sim 760$nm	外层电子跃迁
红外光区	$0.50 \sim 0.025$	$0.75 \sim 1000\mu m$	分子振动或转动能级跃迁
微波	$1.25\times10^{-6} \sim 1.25\times10^{-3}$	$0.1 \sim 100$cm	电子自旋跃迁
无线电波	$1.25\times10^{-9} \sim 1.25\times10^{-6}$	$1 \sim 1000$m	核自旋能级跃迁

光是电磁波谱的一部分，具有波粒二象性（wave-particle duality）。光的波动性（wave

character) 表现在光具有一定的波长和频率，能产生折射、衍射和干涉等现象。光的波长 (λ)、频率 (ν) 和光速 (c) 之间的关系为：

$$\nu = \frac{c}{\lambda} \tag{11-1}$$

光的粒子性（corpuscular nature）表现在光是由大量以光速运动的粒子流所组成，能产生光电效应，这种粒子称为光子（photon）。每个光子具有一定的质量和能量，当光与物质互相作用时，光子只能整个被物质所吸收或发射，光子的能量 E 与波长之间的关系如下：

$$E = h\nu = h\frac{c}{\lambda} \tag{11-2}$$

式中，h 为 **Planck 常量**，$h = 6.6262 \times 10^{-34}$ J·s。式（11-2）表明光子的能量与辐射频率成正比，而与波长成反比。频率越高，波长越短，光子能量就越大。

二、电磁辐射与物质的相互作用

电磁辐射与物质的相互作用是普遍发生的复杂的物理现象，包括涉及物质内能变化的吸收，如荧光、磷光的产生，拉曼散射等，以及不涉及物质内能变化的透射、折射、非拉曼散射、衍射和旋光等。下面以物质对光的选择性吸收为例，说明电磁辐射与物质的相互作用方式。

物质在不断地运动，构成物质的分子及原子具有一系列不连续的特征能级。在一般情况下，物质的分子都处于能量最低的能级（基态）。当电磁辐射通过固体、液体或气体等透明介质时，电磁辐射的交变电场导致分子（或原子）外层电子相对其核的振荡，造成这些分子（或原子）周期性的极化。如果入射的电磁辐射能量正好与介质分子（或原子）基态和某一激发态之间的能量差相等，介质分子（或原子）就会选择性地吸收这部分辐射能量，从原来能量最低的能级（基态）跃迁到能量较高的能级（激发态）。一般地，激发态的寿命很短，约 10^{-8} s，激发态会释放出能量，回到基态。由于分子吸收的能量等于两个能级的能量差 ΔE，所以当电子跃迁时所需要的能量 ΔE 必须与电磁波中某一光子的能量相一致，即：

$$\Delta E = E_2 - E_1 = h\frac{c}{\lambda} \tag{11-3}$$

式中，E_1 为分子跃迁（基态）的能量；E_2 为分子跃迁后（激发态）的能量。ΔE 的大小由分子的组成和结构所决定，故一种分子只能吸收一定波长（或频率）的光。不同物质的基态和激发态的能量差不同，选择性吸收的光波长亦不同，所以物质对光的吸收具有选择性，如图 11-1 所示。

需要注意的是，某些情况下处于激发态的分子（或原子）可发生化学变化，或以荧光、磷光的形式发射出所吸收的能量并回到基态。

如果入射的电磁辐射能量与介质分子（或原子）基态与激发态的能量差不相等，则电磁辐射不被吸收，分子（或原子）极化所需的能量仅被介质分子（或原子）瞬间保留，然后再被发射，从而产生光的透射、非拉曼散射、反射、折射等物理现象。

常见的电磁辐射与物质作用的术语有：

① **基态** 原子所处的最低能级，原子最稳定，电子在离核最近的轨道上运动。

② **激发态** 原子或分子吸收一定的能量后，电子被激发到较高能级但尚未电离的状态。

此时电子在离核较远的轨道上运动，这是一种不稳定的状态。

③ 吸收　原子、分子或离子吸收光子的能量后，从基态跃迁至激发态的过程。

④ 发射　物质从激发态跃迁回基态，并以电磁辐射的形式释放出能量的过程。

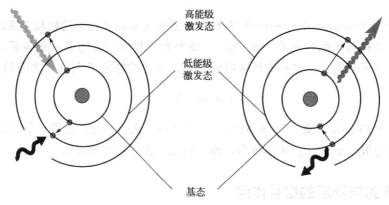

图 11-1　物质对光的选择性吸收与释放

第二节　紫外-可见分光光度法

紫外-可见分光光度法（ultraviolet visible spectrophotometry，UV-vis）是通过分析物质在紫外-可见光区（200～760nm）产生吸收光谱进行定性、定量和结构分析的方法。紫外-可见光谱属于电子光谱，由于电子光谱强度较大，所以紫外-可见分光光度法灵敏度较高，一般可达 10^{-6}～10^{-4} g·mL^{-1}，部分可达 10^{-7} g·mL^{-1}。该方法测定准确度高，相对误差一般在 0.5%，若使用精密度高的仪器，准确度可到 0.2%。

绝大多数无机离子或有机化合物，都可以直接或间接地使用紫外-可见分光光度法进行测定。该方法所使用的仪器设备简单、价格低廉、操作简便，既可用于常量分析又可用于痕量分析。它还可作为红外光谱、核磁共振、质谱等方法的辅助手段，广泛地应用于药物分析、食品检验、环境监测、工农业生产等领域。该方法在药品质量标准的研究中，已被制订成为标准方法。

需要注意的是，紫外光可分为远紫外光（10～200nm）和近紫外光（200～400nm），由于空气中的二氧化碳、水蒸气等对远紫外光都有吸收，故研究物质对远紫外光的吸收必须在真空条件下进行。真空紫外光谱仪价格昂贵，远紫外光的应用受到限制，所以通常所说的紫外-可见吸收光谱，实际上是近紫外-可见吸收光谱（200～760nm）。

一、物质颜色与吸收光的关系

含有同一波长的光称为单色光（monochromatic light），含有两种或两种以上波长的光称为复合光（polychromatic light）。阳光是由七种颜色的光组成的复合光，实际上若把两种适当颜色的光按照一定强度比例混合，就可以得到白光，这样的两种光被称为互补光，颜色为互补色。表 11-2 为物质的颜色与其吸收光颜色的关系。

表 11-2 物质的颜色与其吸收光颜色的关系

物质的颜色	吸收光颜色	吸收光波长范围	物质的颜色	吸收光颜色	吸收光波长范围
黄绿	紫	400~450nm	紫	黄绿	560~580nm
黄	蓝	450~480nm	蓝	黄	580~600nm
橙	绿蓝	480~490nm	绿蓝	橙	600~650nm
红	蓝绿	490~500nm	蓝绿	红	650~760nm
红紫	绿	500~560nm			

二、吸收光谱

物质对光的吸收具有选择性。不同的物质对不同波长入射光的吸收系数不同。用不同波长的光透过某一固定浓度的有色溶液，分别测定其对不同波长的吸光度。以吸光度 A 为纵坐标，以波长 λ 为横坐标作图，即可得一曲线，称为**吸收光谱**（absorption spectrum）。

图 11-2 为不同浓度（a、b、c、d）的高锰酸钾溶液的吸收光谱曲线。从图中可以看出，高锰酸钾对波长 525nm 附近的绿色光吸收最大，而对其互补色紫色和红色光吸收很弱。吸光度最大处吸收光的波长称为**最大吸收波长**，常用 λ_{max} 表示。浓度不同时，吸收光谱的形状基本相同，λ_{max} 值不变，但吸光度大小不同。吸收光谱这一性质，体现了物质的特性，这是定性和定量分析的基础。

吸收光谱是分光光度分析中选择波长的重要依据。通常都是选用吸收峰最大处相应波长（λ_{max}）的单色光作为入射光进行测定。

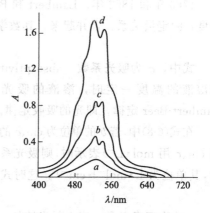

图 11-2 高锰酸钾溶液的吸收光谱曲线

三、朗伯-比尔（Lambert-Beer）定律

如图 11-3 所示，当一束平行的单色光通过溶液时，光的一部分被吸收，一部分透过溶液，一部分被器皿的表面反射。

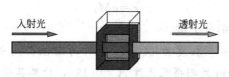

图 11-3 Lamber-Beer 定律示意图

设实际入射光的强度为 I'_0，吸收光的强度为 I'_a，透射光的强度 I'_t，反射光的强度为 I'_r，则：

$$I'_0 = I'_a + I'_t + I'_r \tag{11-4}$$

在分光光度法中，测量时都是采用同样质料的吸收池，反射光的强度基本上是不变的，其影响可以相互抵消。式（11-4）可以简化为：

$$I'_0 = I'_a + I'_t \tag{11-5}$$

在实际操作中，I'_0 和 I'_t 是无法测得的。因为当入射光通过吸收池的溶液时，吸收池壁、溶剂等都吸收光而使入射光强度减弱。为了消除这些因素的影响，通常以通过溶液后的光强度（I_t）与通过溶剂后的光强度（I_0）之比表示**透光率**（transmittance），即：

$$T = \frac{I_t}{I_0} \tag{11-6}$$

透光率的负对数 $-\lg\dfrac{I_t}{I_0} = \lg\dfrac{I_0}{I_t}$ 称为**吸光度**（absorbance），用符号 A 表示。

$$A = -\lg T \tag{11-7}$$

当 $T=0$ 时，$A \to \infty$，这表明入射光已全部被吸收，透射光强度 $I_t=0$，此时吸收程度最大。当 $T=1$ 时，$A=0$，此时 $I_t=I_0$，入射光全部透射过溶液，表明吸收程度为零。显然，透光率（T）越大，则吸光度（A）越小。

实验表明，溶液对光的吸收程度与溶液的浓度、液层厚度以及入射光的波长等因素有关。

1760 年和 1852 年，Lambert 和 Beer 分别提出了溶液的吸光度 A 与液层厚度 b 及溶液浓度 c 的定量关系，合并起来，其数学表达式为：

$$A = abc \tag{11-8}$$

式中，a 为**吸光系数**（absorptivity）。上式表明：当入射光波长、溶剂、吸光物质种类和溶液的温度一定时，溶液的吸光度与液层厚度及溶液浓度的乘积成正比。这就是 Lambert-Beer 定律，即光的吸收定律。

在式(6-8)中，若 b 的单位为 cm、c 的单位为 $g \cdot L^{-1}$ 时，吸光系数 a 的单位为 $L \cdot g^{-1} \cdot cm^{-1}$；若 b 用 cm、c 用 $mol \cdot L^{-1}$ 表示时，则吸光系数称为**摩尔吸光系数**（molar absorptivity），用符号 ε 表示，其单位为 $L \cdot mol^{-1} \cdot cm^{-1}$。这时式(11-8)可改写为：

$$A = \varepsilon bc \tag{11-9}$$

ε 的物理意义是：当入射光波长、溶剂、吸光物质种类和溶液的温度一定时，ε 在数值上等于厚度为 1cm、浓度为 $1 mol \cdot L^{-1}$ 溶液的吸光度。

a（或 ε）表明物质对某一特定波长光的吸收能力。a（或 ε）越大，表示该物质对某波长光的吸收能力越强，用分光光度法测定的灵敏度就越高。为了提高分析的灵敏度，必须选择摩尔吸光系数较大的有色化合物，一般 ε 在 10^3 以上即可进行分光光度测定。

a 和 ε 可通过下式互相换算：

$$\varepsilon = a M_r \tag{11-10}$$

式中，M_r 为被测物质的分子量。

例题 11-1 已知含 Fe^{2+} 浓度为 $500 \mu g \cdot L^{-1}$ 的溶液，用邻二氮菲沉淀铁离子，以 2.00cm 吸收池在波长 508nm 处测得吸光度 $A=0.190$，计算其摩尔吸光系数。

解 已知 Fe 的原子量为 55.85，Fe^{2+} 的物质的量浓度为：

$$c_{Fe^{2+}} = \frac{500 \times 10^{-6}}{55.85} = 8.95 \times 10^{-6} \ (mol \cdot L^{-1})$$

根据 Lambert-Beer 定律： $A = \varepsilon bc$

$$\varepsilon = \frac{0.190}{2.00 \times 8.95 \times 10^{-6}} = 1.06 \times 10^4 \ (L \cdot mol^{-1} \cdot cm^{-1})$$

在化合物组成不明的情况下，物质的分子量无从知道，物质的量浓度无法确定，也就不能使用摩尔吸光系数。为此，医药学上还常用**百分吸光系数**这一概念。**百分吸光系数**是指

100mL 溶液中被测物质质量为 1g，液层厚度为 1cm 的吸光度值，用 $E_{1cm}^{1\%}$ 表示。它与 ε 和 a 的关系为：

$$\varepsilon = \frac{M}{10} \times E_{1cm}^{1\%}, \quad a = 0.1 E_{1cm}^{1\%} \tag{11-11}$$

如果溶液中同时存在两种或两种以上对光有吸收的物质，在同一波长下只要共存物质不互相影响，即不因共存物的存在而改变本身的吸光系数，则总吸光度是各共存物吸光度之和，即：

$$A = A_a + A_b + A_c + \cdots \tag{11-12}$$

式中，A 为总吸光度；A_a、A_b、A_c…为溶液中共存物质各组分 a、b、c…的吸光度。而各组分的吸光度由各自的浓度与吸光系数所决定。吸光度的这种加和性是分光光度法中分析测定混合物中各组分的依据。

例题 11-2 测试酶与腺苷酸（AMP）体系的吸光度分别如下：$A_{260nm} = 0.58$，$A_{280nm} = 0.46$，试计算每一组分的浓度。已知：酶的 $\varepsilon_{280nm} = 2.96 \times 10^4 \text{L·mol}^{-1}\text{·cm}^{-1}$；$\varepsilon_{260nm} = 1.52 \times 10^4 \text{L·mol}^{-1}\text{·cm}^{-1}$。AMP 的 $\varepsilon_{280nm} = 2.4 \times 10^4 \text{L·mol}^{-1}\text{·cm}^{-1}$；$\varepsilon_{260nm} = 1.5 \times 10^4 \text{L·mol}^{-1}\text{·cm}^{-1}$。吸收池厚度为 1.00cm。

解 设酶和 AMP 的浓度分别为 y 和 z，因吸收光的加和性：

λ 为 260nm：$0.58 = 1.52 \times 10^4 \times 1.00y + 1.5 \times 10^4 \times 1.00z$

λ 为 280nm：$0.46 = 2.96 \times 10^4 \times 1.00y + 2.4 \times 10^4 \times 1.00z$

解方程得：$y = 1.4 \times 10^{-5} \text{mol·L}^{-1}$；$z = 2.5 \times 10^{-5} \text{mol·L}^{-1}$

即酶的浓度为 $1.4 \times 10^{-5} \text{mol·L}^{-1}$，AMP 的浓度为 $2.5 \times 10^{-5} \text{mol·L}^{-1}$。

四、Lambert-Beer 定律的适用范围

Lambert-Beer 定律是吸光光度法的基本定律，是描述物质对单色光吸收的强弱与吸光物质的浓度和厚度间关系的定律，也是定量分析的理论基础。因此必须明确 Lambert-Beer 定律的适用范围。

（1）平行光

由 Lambert-Beer 定律可知，固定其他条件不变，物质的吸光度与液层厚度成正比。倘若入射光不平行，如图 11-4 所示，则倾斜光通过吸收池的实际光程比垂直照射的平行光的光程长，使液层厚度增加而影响测量值，产生误差。所以，使用 Lambert-Beer 定律时，应尽可能选择平行光。

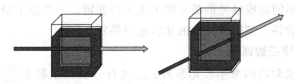

图 11-4 平行光与非平行光的光程比较

（2）单色光

Lambert-Beer 定律的一个重要前提是入射光为单色光，但事实上单色光是难以得到的。当光源为连续光谱时，采用单色器分离出的光包含了所需波长和附近波长的光，即具有一定波长范围的光。这一宽度称为谱带宽度，常用半峰宽来表示。半峰宽越小，单色性越好，越

符合 Lambert-Beer 定律，测量误差也越小。一般来说，单色光的纯度越差、吸光物质的浓度越大或吸收池的厚度越大，则引起偏离标准曲线的程度越大，如图 11-5 所示。

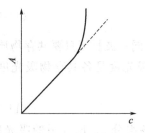

图 11-5　偏离 Lambert-Beer 定律示意图

（3）空白试剂

光的散射、反射均可使透射光减弱，对于普通溶液而言，使用空白试剂作参比，可有效提高测定准确度。

需要注意的是，空白试剂并不是万能的。对于胶体、悬浊液来说，其质点大，散射光强，一般不易制备相同空白补偿，常常使测定的吸光度偏高；另外，当空白试剂液与试样溶液的折射率差异较大时，也会使吸光度值产生较大误差。

（4）化学因素的影响

溶液中的溶质可能会因为浓度的改变而产生解离、缔合、与溶剂相互作用等现象而偏离 Lambert-Beer 定律。故使用 Lambert-Beer 定律时应尽可能控制溶液条件，设法避免上述干扰，使待测化合物实际浓度与理论浓度尽可能吻合。

第三节　紫外-可见分光光度法的应用

利用物质的分子选择吸收一定能量的紫外光，发生电子能级的跃迁而形成特征的分子光谱来进行定性和定量分析的方法，称为**紫外分光光度法**。以紫外光作光源，进行分光光度法测定的仪器称为**紫外分光光度计**。紫外分光光度计的波长范围一般都包括可见光区，也可用于可见分光光度法。但它的精密度要比单纯的可见分光光度计高，不仅可作定量测定，还可作物质的定性分析、纯度鉴定、某些物理化学常数的测定以及与其他分析方法配合，用以推断有机化合物的分子结构。

一、定性分析

利用紫外分光光度计对有机化合物进行定性鉴定的主要依据是这些化合物的吸收光谱特征，如吸收光谱形状、吸收峰数目以及各吸收峰的波长位置、强度和相应的吸光系数值等。定性鉴定有机化合物的主要参数是最大吸收波长 λ_{max} 和相应的 ε_{max}。如果两种物质所含组分相同，则它们的吸收光谱应完全相同。

另外，也可依据不同吸收峰处的吸光度值来进行鉴定。一个以上吸收峰的化合物，可在不同吸收峰处（或吸收谷）测得吸光度的比值进行鉴别。

1. 对比吸收光谱特征数据

最大吸收峰 λ_{max} 及对应的摩尔吸光系数 ε_{max} 或百分吸光系数 $E_{1cm}^{1\%}$，常用于鉴别光谱特征数据。这是因为不同化合物虽然可能具有相同的最大吸收波长，但是它们的摩尔质量并不相同，因此吸光系数常常存在差异。

2. 对比吸光度（或吸光系数）比值

若化合物有两个以上的吸收峰，可根据不同的吸收峰（或吸收谷）处吸光度比值进行鉴别。

例如，维生素 B_{12} 在 278nm、361nm、550nm 处有 3 个吸收峰，药典规定其吸光度比值应为：

$$\frac{A_{361nm}}{A_{278nm}} = 1.62 \sim 1.88, \frac{A_{361nm}}{A_{550nm}} = 2.82 \sim 3.45$$

3. 对比吸收光谱的一致性

将试样与已知标准品配制成浓度完全相同的溶液，在同一条件下测定，比较未知物与已知标准物的吸收光谱，如果二者的光谱完全一致，可以初步认定它们可能是同一化合物；若不完全一致，则可认定二者并不是同一化合物。

二、纯度鉴定

1. 杂质检查

如果化合物在紫外-可见光区没有明显吸收，而杂质有较强吸收，那么即使杂质的含量很低也能用光谱检查出来。例如：乙醇和环己烷中若含有少量杂质苯，苯在 256nm 处有吸收峰，而乙醇和环己烷在此波长处无吸收，乙醇中苯的含量低至 0.001% 也能从光谱中检测出来。

若化合物有较强的吸收峰，而所含杂质在此波长处无吸收峰或吸收很弱，杂质的存在会使该化合物的吸光系数降低；若杂质在此吸收峰处有比化合物更强的吸收，则会使化合物的吸光系数增大，同时导致化合物吸收光谱变形。这些现象都可以用于杂质检查。

2. 杂质的限量检查

对于药物中的杂质，常需制订一个允许其存在的限量。若杂质在某一波长处有最大吸收，而药物在该处无吸收，可以通过控制供试品溶液杂质特征吸收波长处的吸光度来控制杂质的量。

例如，肾上腺素在合成过程中有一中间体肾上腺酮，当它还原成肾上腺素时，反应不够完全。因此肾上腺素中总会含有一定量的肾上腺酮。若肾上腺酮的含量过高会影响肾上腺素的疗效，因此，肾上腺酮的量必须低于某个值。具体限量检查方法如下：将肾上腺素用 $0.05 mol \cdot L^{-1}$ HCl 溶液配制成 $2mg \cdot L^{-1}$ 溶液，在 1cm 吸收池中，于 310nm 处测定吸光度，并规定 A 不得超过 0.05，相当于含肾上腺酮不超过 0.06%。

三、定量测定

根据 Lambert-Beer 定律，物质在一定波长处的吸光度与浓度之间呈线性关系。因此，只要选择适合的波长测定溶液的吸光度，即可求出浓度。在紫外-可见分光光度法中，通常应以被测物质吸收光谱的最大吸收峰处的波长作为测定波长。若被测物质有几个吸收峰，则选不被共存物干扰，峰较高、较宽的吸收峰波长，以提高测定的灵敏度、选择性和准确度。常用比较法进行定量测定或根据百分吸光系数（或摩尔吸光系数）进行测定，如吸光系数法、标准曲线法、标准加入法及标准对照法等。

1. 吸光系数法

若已知液层厚度和物质的吸光系数 $E_{1cm}^{1\%}$ 或 ε，即可根据吸光度 A 求出被测物的浓度和含量。

$$c = \frac{A}{E_{1cm}^{1\%} l} \tag{11-13}$$

例题 11-3 精密称取维生素 B_{12} 样品 25.0mg，用水配成 100mL 溶液。精密吸取 10.00mL，置于 100mL 容量瓶中，加水至刻度。取此溶液在 1cm 的吸收池中，于 361nm 处测定吸光度为 0.507，求 B_{12} 的质量分数（$E_{1cm}^{1\%}$ 为 207）。

解 $c_i = \dfrac{A}{E_{1cm}^{1\%} l} = \dfrac{0.507}{207 \times 1} = 2.45 \times 10^{-3}$ （$g \cdot 100mL^{-1}$）$= 2.45 \times 10^{-5}$ （$g \cdot mL^{-1}$）

$$c_{样} = \dfrac{2.50 \times 10^{-2}}{100} \times \dfrac{10}{100} = 2.50 \times 10^{-5} \text{ （}g \cdot mL^{-1}\text{）}$$

$$w_{B_{12}} = \dfrac{c_i}{c_{样}} \times 100\% = \dfrac{2.45 \times 10^{-5}}{2.50 \times 10^{-5}} \times 100\% = 98.0\%$$

2. 标准曲线法

根据光的吸收曲线，如果液层厚度、入射光波长保持不变，则在一定浓度范围内，所测得的吸光度与溶液中待测物质的浓度成正比。先配制一系列已知准确浓度的标准溶液，在选定波长处分别测其吸光度 A，然后以标准溶液的浓度 c 为横坐标，以相应的吸光度 A 为纵坐标，绘制 A-c 关系图，得到一条通过坐标原点的直线，称为**标准曲线**（图 11-6）。在相同条件下测出试样溶液的吸光度，可从标准曲线上查出试样溶液的浓度。

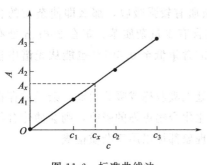

图 11-6 标准曲线法

3. 标准加入法

在若干份相同体积的试样溶液中，分别加入不同量待测物质的标准溶液，稀释至一定体积后，分别测出其吸光度，配制方法如图 11-7(a) 所示。然后以加入待测物质的浓度为横坐标，以相应的吸光度为纵坐标作图，可得一条直线。该线的延长线与横轴的交点到原点的距离（x）所代表的就是原始试液中待测物质被稀释后的浓度，如图 11-7(b) 所示。

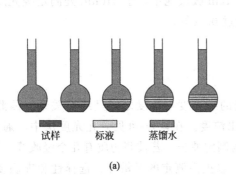
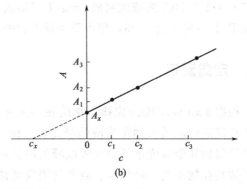

图 11-7 标准加入法

4. 标准对照法

在相同条件下，配制待测试样溶液及其浓度详尽的标准溶液，在所选波长处分别测量标准溶液的吸光度 A_s 和试样溶液的吸光度 A_x。由于所测的是同一物质，且在同一波长处测定，则有 $\varepsilon_s = \varepsilon_x$、$b_s = b_x$。根据公式 $A_s = \varepsilon_s b_s c_s$ 及 $A_x = \varepsilon_x b_x c_x$ 进行比较可得：

$$\dfrac{A_s}{A_x} = \dfrac{c_s}{c_x}$$

故有
$$c_x = \frac{A_x}{A_s} c_s \tag{11-14}$$

四、紫外-可见吸收光谱分析的条件选择

1. 选择合适的波长

为使测定有较高的灵敏度、准确度和选择性，应选择被测物质最大吸收波长（λ_{max}）的光作为入射光，此称为**最大吸收原则**。在 λ_{max} 处测定时，吸光系数越大，灵敏度越高；单色光的波长范围越窄，越能更好地符合 Lambert-Beer 定律。但是当有干扰物质存在时，应根据"吸收尽可能最大，干扰尽可能最小"的原则，选择适当的波长，从而提高分析的灵敏度和准确度。

2. 控制适当的吸光度范围

为了减小测量误差，一般应使被测溶液的吸光度 A 处在 0.2～0.7 为宜，为此可通过调节溶液的浓度和选择不同厚度的吸收池来达到此要求。

3. 选择适当的参比溶液

参比溶液也称**空白溶液**。在测定吸光度时，利用参比溶液调节仪器的零点，不仅可以消除由吸收池和入射光的反射和吸收所带来的误差，而且能够提高测定的抗干扰能力。现将常见的参比溶液及其作用介绍如下：

① 溶剂参比　制备试样溶液的试剂和显色剂均无色，即溶液中除被测物质外，其他物质对测定波长的光几乎无吸收，可用溶剂作参比溶液，称为**溶剂参比**。

② 试剂参比　显色剂或其他试剂有颜色，在测定波长处有吸收，可按显色反应相同条件，只是不加入试样溶液，同样加入所需试剂和溶剂作为参比溶液，称为**试剂参比**。

③ 试样参比　试样基体有色（如试样溶液中混有其他有色离子），即在测定波长处有吸收而与显色剂不起反应时，可按显色反应相同条件，取相同量的试样溶液，只是不加显色剂作参比溶液，称为**试样参比**。

4. 吸光度读数范围

溶液的吸光度太大或太小，都会影响测量的准确度。

从光度计的标尺上可以看出，透光率的标尺刻度是均匀的，吸光度与透光率是负对数关系，故它的标尺刻度是不均匀的。在吸光度较小的一端（如 $A=0.02$，$A=0.04$ 时），读数只能准确至 1～2 位有效数字；在吸光度较大的一端（如 $A=1.2$，$A=1.4$ 时），刻度很密，读数也只能准确至 1～2 位有效数字；而在标尺中间部分（如 $A=0.1～0.7$ 时），读数可准确至 2～3 位有效数字。因而，吸光度读数在标尺刻度中部时，测定的准确度较高，相对误差最小。

在比色和分光光度法分析中，为了得到较高的准确度，应控制标准溶液和被测试液的吸光度在一定范围内，一般在 0.1～0.7 范围内时所产生的浓度相对误差较小。当溶液透光率为 36.8%（$A=0.434$）时所产生的浓度相对误差最小。为此，可以从两方面考虑控制吸光度读数：①控制溶液浓度，如改变试样的称取量和改变溶液的稀释度等。②选择不同厚度的吸收池。

> **阅读材料**
>
> **紫外-可见分光光度法的应用实例**
>
> ## 一、水中氮素化合物的测定
>
> ### 1. 测定意义
>
> 水中有机物包括含氢、碳、氧、氮、硫、磷等元素的化合物，其中以氮化合物为最不稳定，它们进入水体时多是以复杂的有机氮形式存在着，受水中微生物的作用分解后，逐渐变成较简单的化合物即由蛋白质分解成肽、氨基酸等，最后生成氨。
>
> 在地下水中，由于硝酸盐与 Fe^{2+} 作用，也会分解产生 NH_4^+。此外，沼泽水中腐殖酸能将硝酸盐还原成氨，故沼泽水中通常含有大量的 NH_4^+。
>
> 由此可知，水中氨的来源很多，但以有机含氮化合物被微生物分解产生为主。在发生生物化学反应的过程中，有机含氮化合物不断减少，无机含氮化合物则逐渐增多。若无氧存在，氨是最终产物；有氧存在，氨继续被微生物分解转变成亚硝酸盐氮（NO_2^-）、硝酸盐氮（NO_3^-），此作用称为"硝化作用"。此时，有机含氮化合物已由复杂的有机物转变为无机物硝酸盐的形式，这是最终的分解产物，代表着有机含氮化合物已完成"无机化"作用。
>
> 在水质卫生分析中，测定各类含氮化合物（有机氮、氨氮、亚硝酸盐氮和硝酸盐氮）对于探讨水源污染的状况及分解的趋势有很大帮助。如果水中含有大量氨氮，说明水源在不久前被严重污染过，卫生状况很差；如果水中硝酸盐氮增加的同时，还有亚硝酸盐氮和氨氮，则表明水源不仅过去曾被污染，而且现在继续被污染，卫生状况也很差；如果水中硝酸盐氮含量很高，而氨氮和亚硝酸盐氮含量很少甚至检测不出，则表明水源曾被有机物污染过，但现在已经完全"自净"了，其卫生状况较好。通常地面水中含硝酸盐氮为 $0.1 \sim 1.0 mg \cdot L^{-1}$。从 NH_3、NO_2^-、NO_3^- 这些成分的相对含量，就可推测出污染的程度和污染后净化的程度。
>
> 此外，在自来水厂用氯气消毒、污水生物处理的进程和处理效果的分析工作中，含氮化合物的测定也是很重要的：水中含氮化合物有时也可能来自无机物，如地下深水可能由于地下矿物质的溶解而含硝酸盐；再如打雷闪电时，大气中的氮被氧化为亚硝酸盐氮和硝酸盐氮，随雨水落到地面流入水体中。这与污染无关，因此对测定结果还必须结合具体情况作具体分析。
>
> 含氮化合物的测定主要是测定氨氮、亚硝酸盐氮和硝酸盐氮3个项目。而这3个项目都需使用分光光度法。
>
> ### 2. 测定方法
>
> （1）氨氮的测定
>
> 用直接比色法或蒸馏比色法可测定氨氮。直接比色法适用于无色、透明、含氨氮量较高的清洁水样。对于有颜色、混浊、含干扰物质较多，氨氮含量较少的水样，一般用蒸馏比色法，即先将被测溶液蒸馏，收集蒸馏液再以比色法或分光光度法测定。
>
> 氨与碘化汞钾（K_2HgI_4，也称纳氏试剂或奈斯勒试剂）在碱性溶液中作用，随着氨氮浓度的不同，反应生成淡黄色到红棕色的络合物，可选用425nm波长或蓝色滤光片进行比色测定，其颜色深浅与氨氮含量成正比。若氨氮含量很高，则生成红棕色沉淀。

若水样混浊可用滤纸过滤。少量 Ca^{2+}、Mg^{2+}、Fe^{3+} 等离子可用酒石酸钾钠或 EDTA 掩蔽。

纳氏试剂对氨的反应极为灵敏,所以必须防止外界的氨(空气中的氨或其他试剂中的氨)进入水样中,同时要用无氨蒸馏水配制各种试剂。当水样(如污水)中氨氮含量大于 $5mg \cdot L^{-1}$ 时,可用滴定法进行测定。其方法是将蒸馏出的氨通入一定量过量的 H_2SO_4 溶液中,过量的 H_2SO_4 再用 NaOH 标准溶液返滴定。

(2) 亚硝酸盐氮的测定

在 pH=1.8±0.3 时,亚硝酸盐可与对氨基苯磺酰胺反应,生成重氮盐,再与 N-(1-萘基)乙二胺偶联,生成红色染料。此红色化合物在 540nm 处有最大吸收。

(3) 硝酸盐氮的测定

在碱性溶液中,NO_3^- 与酚二磺酸作用,生成黄色的苦味酸钾。此法的精确度较高,但操作比较繁琐。

二、挥发酚的测定

1. 测定意义

酚类化合物一般都是具有特殊气味的固体,对于人及其他生物都有一定的毒性。例如苯酚能使蛋白质凝固,损坏人体蛋白质,腐蚀皮肤。水体中每升含酚量达几毫克时,就会毒害鱼类。

另一方面,酚类化合物是重要的化工原料,和酚类化合物有关的工业可以分成两大类:一类是直接或间接生产酚的工业,如焦化厂、炼油厂、石油化工厂、煤气发生站及酚合成厂等;另一类是用酚作原料的工业,如塑料厂、树脂厂、染料、合成纤维和农药厂等。这些工业多,含酚的工业废水也多,它已成为环境污染的一个普遍性因素。

我国规定地面水中挥发酚的最高允许浓度为 $0.01mg \cdot L^{-1}$,饮用水标准规定挥发酚的允许含量不超过 $0.002mg \cdot L^{-1}$。

2. 测定原理和方法

大多数的一元酚在常压下可以与水蒸气一同蒸发出来,具有这种性质的酚类化合物称为挥发酚;不能和水蒸气一同挥发的酚称为非挥发酚。多元酚大多数属于非挥发酚。

目前,酚类的测定是先用蒸馏法把挥发酚自水样中分离出来,然后对蒸馏液进行比色测定。但是这样测出来的只是挥发酚的含量,而受污染的水样中的酚类是多种酚类的混合物,非挥发酚未能被测出,因而测定结果只是代表了水中酚类的最低含量,而非实际含量。

测定挥发酚最常用的方法是 4-氨基安替比林(简称 4-AAP)比色法。在 pH=10.0±0.2 的缓冲溶液中,在氧化剂铁氰化钾($K_3[Fe(CN)_6]$)存在下,4-氨基安替比林与挥发酚形成安替比林红色染料,颜色的深浅与酚含量成正比。

含量在 $0.1\sim 2mg \cdot L^{-1}$ 范围内,溶液呈红色,能稳定存在 30min。最大吸收波长为 490nm。含量小于 $0.1mg \cdot L^{-1}$ 时,可用氯仿萃取,形成的染料在氯仿中呈橙黄色或黄色,稳定时间可达 4h,最大吸收波长为 460nm。

习 题

1. 朗伯-比尔定律的物理意义是什么？什么叫吸收曲线？什么叫标准曲线？
2. 摩尔吸光系数的物理意义是什么？
3. 符合朗伯-比尔定律的有色溶液，当其浓度增大后，λ_{max}、T、A 和 ε 有无变化？有什么变化？
4. 同吸收曲线的肩部波长相比，为什么在最大吸收波长处测量能在较宽的浓度范围内使标准曲线呈线性关系？
5. 显色剂的选择原则是什么？显色条件是指哪些条件？如何确定适宜的显色条件？
6. 某试液用 2cm 吸收池测量时，$T=100\%$。若用 1cm 或 3cm 吸收池进行测量，T 及 A 各是多少？
7. 含 Cu^{2+} 0.510mg·L^{-1} 的溶液，用双环己酮草酰二腙显色后，在 600nm 处用 2cm 吸收池测得 $A=0.300$。求透光率 T、吸光系数 a 和摩尔吸光系数 ε。
8. 强心药托巴丁胺（$M_r=270$）在 260nm 波长处有最大吸收，摩尔吸光系数 $\varepsilon_{260nm}=703$L·mol^{-1}·cm^{-1}，取 1 片该片剂，溶于水稀释成 2.00L，静置后取上清液用 1.00cm 吸收池于 260nm 波长处测得吸光度为 0.687，计算这片药片中含托巴丁胺多少克？
9. 称取含维生素 C 的样品 0.0500g 溶于 100mL $5.00×10^{-3}$ mol·L^{-1} 硫酸溶液中，再准确量取 2.00mL 此溶液，稀释至 100.0mL，取此溶液于 1.00cm 吸收池中，在 $\lambda_{max}=245$nm 处测得 A 值为 0.551，求样品中维生素 C 的质量分数 ［吸光系数 a_{245nm} 为 560］。
10. 安络血的分子量为 236，将其配成每 100mL 含 0.4962mg 安络血的溶液，盛于 1.0cm 吸收池中，在 $\lambda_{max}=355$nm 处测得 A 值为 0.557，试求安络血的吸光系数 a 及摩尔吸光系数 ε。
11. 称取某药物一定量，用 0.1mol·L^{-1} HCl 溶解后，转移至 100mL 容量瓶中用同样 HCl 稀释至刻度。吸取该溶液 5.00mL，再稀释至 100mL。取稀释液盛于 2cm 吸收池，在 310nm 处进行吸光度测定，欲使吸光度为 0.350。问需称样多少克（已知：该药物在 310 nm 处摩尔吸收系数 $\varepsilon=6130$L·mol^{-1}·cm^{-1}，摩尔质量为 327.8g·mol^{-1}）？
12. 精密称取维生素 B_{12} 对照品 20.0mg，加水准确稀释至 1000mL，将此溶液置于厚度为 1 cm 的吸收池中，在 $\lambda=361$nm 处测得 $A=0.414$。另取两个试样，一个试样为维生素 B_{12} 的原料药，精密称取 20.0mg，加水准确稀释至 1000mL，同样条件下测得 $A=0.390$，另一个试样为维生素 B_{12} 注射液，精密吸取 1.00mL，稀释至 10.00mL，同样条件下测得 $A=0.510$。试分别计算维生素 B_{12} 原料药的质量分数和注射液的浓度。
13. 今有 A、B 两种药物组成的复方制剂溶液。在 1cm 吸收池中，分别以 295nm 和 370nm 的波长进行吸光度测定，测得吸光度分别为 0.320 和 0.430。浓度为 0.01mol·L^{-1} 的 A 对照品溶液，在 1cm 的吸收池中，在波长 295nm 和 370nm 处，测得吸收度分别为 0.08 和 0.90；同样条件，浓度为 0.01mol·L^{-1} 的 B 对照品溶液测得吸收度分别为 0.67 和 0.12。计算复方制剂中 A 和 B 的浓度（假设复方制剂中其他试剂不干扰测定）。

第十二章 有机化合物概述

第一节 有机化合物和有机化学

一、有机化学的研究对象

有机化学是化学学科的一个分支，是研究有机化合物的化学学科。有机化合物和人们的衣、食、住、行、生、老、病、死都有密切关系，体内自身的变化就是一连串非常复杂、彼此制约、彼此协调的有机化合物之间的变化过程。人们对有机化合物的认识逐渐由浅入深，把它变成了一门学科。

早期化学家根据化合物来源，将从矿物中得到的化合物称为无机化合物（inorganic compound），将从动物、植物等生命体中获得的物质叫作有机化合物（organic compound）。1828 年，德国一位年仅 28 岁的青年化学家 F.Wöhler 在实验室里浓缩氰酸铵时，偶然地制得了尿素：

$$NH_4OCN \xrightarrow{\triangle} (NH_2)_2CO$$

这是一个具有划时代意义的发现，它为近代有机化合物概念的确立奠定了基础。目前数以万计有机化合物被合成出来。许多重要的生命物质，例如蛋白质、核酸和激素等被成功合成。由于历史的原因，目前人们仍然使用"有机"一词描述有机物和有机化学等概念，但其含义与早期相应名词的含义有本质的差异。有机化合物在化学组成上与无机化合物有着显著的差别。构成无机化合物的元素有一百余种，已报道的无机化合物有几十万种；构成有机化合物的元素只有几种，而已报道了数千万种有机化合物。几乎所有的有机化合物都含有碳元素和氢元素，许多有机化合物中还含有氧、氮、卤素、硫和磷等元素。现在对有机化学（organic chemistry）的定义是研究有机化合物的来源、制备、结构、性质、应用和功能以及有关理论与方法的科学。

二、有机化合物的特点

有机化合物是含碳化合物，碳位于元素周期表的第二周期、第ⅣA族（电子构型为 $1s^2 2s^2 2p^2$），决定了碳原子既不容易得到电子、也不容易失去电子，通常以共价键与其他元素的原子形成共价化合物，这就决定了有机化合物与无机化合物的性质存在着明显的差异。

一般说来，有机化合物具有下列特性：

① 有机化合物一般可以燃烧，而大多数无机化合物则不能燃烧。

② 有机化合物的熔点较低，一般不超过300℃，而无机化合物的熔点一般较高，难以熔化。

③ 有机化合物大多数难溶于水，易溶于非极性或极性小的有机溶剂。不过，也有一些有机化合物在水中有较大的溶解度。

④ 有机化合物反应速率较慢，通常要加热或加催化剂，副反应也较多。

需要指出，上述有机化合物的共同性质是指大多数的有机化合物，不是绝对的，如四氯化碳不但不易燃烧，而且可作为灭火剂。

三、有机化学在医学中的重要性

人类生命活动与有机化学和有机化合物息息相关，有机化学是医学重要的基础课。人体组织的成分除了水和无机离子外，几乎都是有机分子。机体的代谢过程和生物转化过程实际就是机体内的有机化学反应。人的发育、生长、衰老等过程伴随许多有机化合物的合成反应和分解反应，成千上万有序进行的有机反应构成了生命现象。化学家已经发现生物体内的化学反应和实验室中进行的化学反应有许多类似之处。有机化学的研究方法可用于阐明人类体内糖、脂肪、蛋白质等的代谢过程，解释激素、维生素等生物活性物质的作用，也有助于了解关于基因序列、蛋白质功能等有机化合物分子与其功能之间的关系。因此掌握有机化合物的结构、性质及相互关系，才能深刻了解蛋白质、核酸等生命物质的结构和功能，并奠定探索生命奥妙的基础。人体某些疾病可导致机体的代谢障碍、内分泌失调或脏器功能的损伤，这些疾病将使机体内某些有机分子（如胆固醇、酮体、尿酸、甘油三酯、羟皮质类固醇等）的含量发生改变。分析上述化合物给出各种临床化验指标，临床医生根据化验报告，结合其症状进行诊断，并制订治疗方案。许多有机化合物的分析结果是临床医生诊断疾病的重要依据。有机化学和分子生物学等科学密切配合，预计不远的将来可以征服一些束手无策的疾病，如癌症、精神病等，以及在控制遗传、延长人类的寿命等方面起到巨大的作用。

第二节 有机化合物中的结构理论

在学习有机化合物的结构理论中，必须弄清楚以下几个问题：

① 原子如何结合在一起形成分子。

② 碳的四价性。

③ 碳与碳之间成键，连成长链或复杂化合物。

学习和探索有机物的结构特点对于深入了解有机物的性质及其反应规律有着极其重要的作用。

一、碳原子的特性

有机化合物是以碳原子为主体的化合物，碳原子的特性决定了有机化合物的结构特点。在元素周期表中，碳原子位于第二周期第ⅣA族，最外层有4个电子，它有如下特性：

1. 碳原子的四价性

无论是在简单的或复杂的有机化合物中，碳原子总是四价的，而其他元素的原子正常成键时，氢原子形成1个共价键，氧原子形成2个共价键，氮原子形成3个共价键。例如：

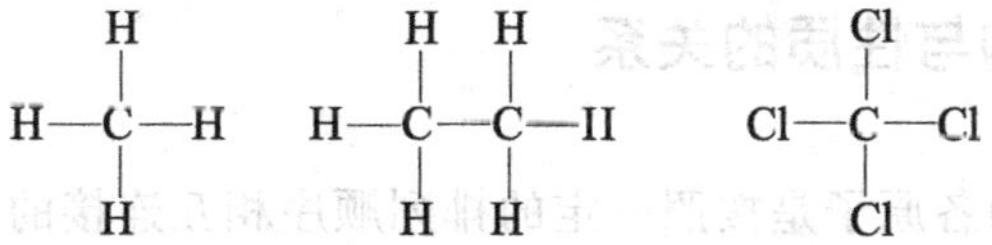

甲烷　　　乙烷　　　四氯化碳

在分子结构中，为了满足四价性，碳原子除与其他原子成键外，还可以与碳原子以不同的方式成键。碳原子以碳碳单键（共享1对电子）、碳碳双键（共享2对电子）或碳碳三键（共享3对电子）相互连接成碳链或碳环，这是有机化学结构理论的基础。例如：

链状结构　　　单键　　　双键　　　三键

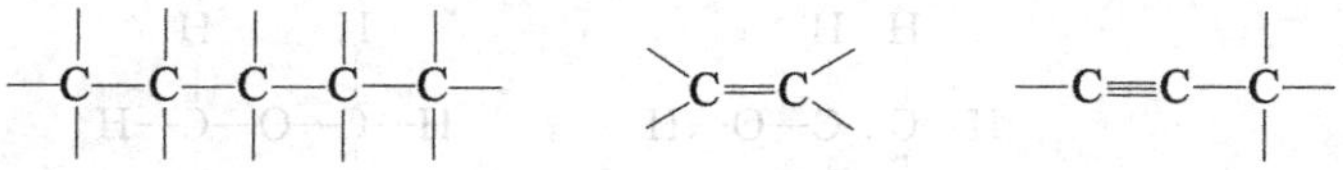

环状结构

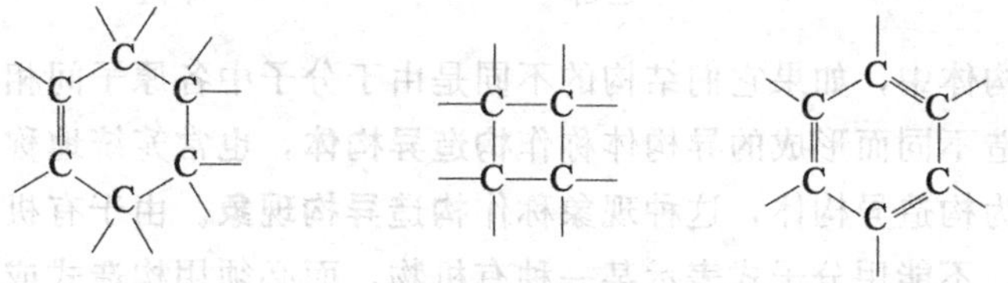

2. 碳原子的杂化方式

有机化合物是以碳原子为主体的化合物。在不同的有机化合物中碳原子的杂化方式不同，其主要杂化方式为sp^3杂化、sp^2杂化和sp杂化。碳原子的杂化方式决定有机化合物的结构、性质等（表12-1）。

表12-1　碳原子的杂化方式与有机化合物的结构、性质等的关系

碳原子杂化方式	键角	结构	形成共价键的类型
sp^3杂化	109°28′	四面体构型	σ键
sp^2杂化	120°	平面三角构型	σ键、π键
sp杂化	180°	直线型	σ键、π键

3. 碳原子的类型

在饱和碳原子结构中，按照与它相连的碳原子的数目不同，可分为伯、仲、叔、季碳原子，相应的又称为一、二、三、四级碳原子，分别用1°、2°、3°和4°表示。

第十二章　有机化合物概述　　169

伯碳原子是指与1个碳原子直接相连的碳原子。仲碳原子是指与2个碳原子直接相连的碳原子。叔碳原子是指与3个碳原子直接相连的碳原子。季碳原子是指与4个碳原子直接相连的碳原子。例如：

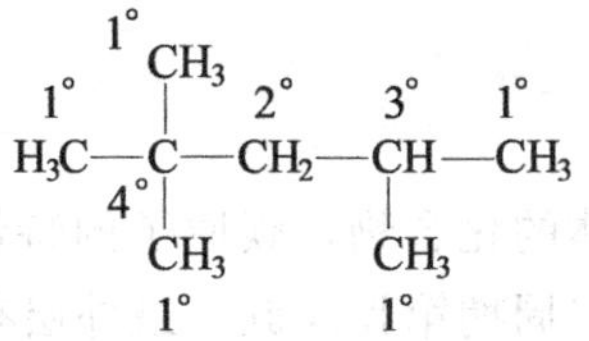

$$\underset{1°}{H_3C}-\underset{\underset{\underset{1°}{CH_3}}{4°}}{\overset{\overset{1°}{CH_3}}{C}}-\underset{2°}{CH_2}-\underset{\underset{\underset{1°}{CH_3}}{}}{\overset{3°}{CH}}-\underset{1°}{CH_3}$$

除季碳原子外，伯、仲、叔碳原子上的氢原子，分别称为伯氢原子（1°氢原子）、仲氢原子（2°氢原子）、叔氢原子（3°氢原子），不同类型氢原子的相对反应活性不同。

二、分子的化学结构与性质的关系

有机化合物分子中的各原子是按照一定的排列顺序相互连接的。有机化合物的性质不仅取决于其分子组成，而且取决于其化学结构。在有机化学中，人们把这种分子组成（分子式）相同、化学结构不同的现象称作**同分异构现象**，这些化合物互称**同分异构体**。目前已知的有机化合物种类远远超过无机物，其中一个重要的原因是有机化合物中普遍存在同分异构现象。例如乙醇和甲醚，它们的分子式都是 C_2H_6O，两者的结构却不相同，性质各异。

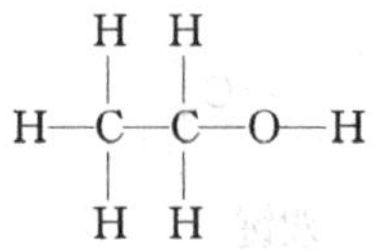

乙醇 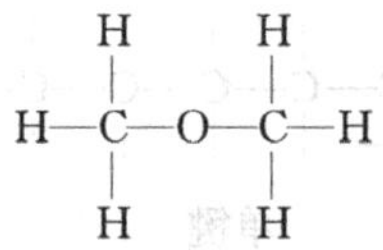　　　　　　甲醚

同分异构体中，如果它们结构的不同是由于分子中各原子间相互排列的顺序和连接方式不同，即构造不同而形成的异构体称作**构造异构体**，也常笼统地称为**结构异构体**。上述的乙醇和甲醚互为构造异构体，这种现象称作**构造异构现象**。由于有机化合物同分异构现象普遍存在，因此，不能用分子式表示某一种有机物，而必须用构造式或构造简式来表示。每种化合物，都只有一种合理的构造式。

有机化合物构造式的表示方法常有以下几种：

① **电子式**　用元素符号和电子符号表示化合物的化学式叫**电子式**，也叫**路易斯式**，如乙烷的电子式。

② **价键式**　用元素符号和价键符号表示化合物构造的化学式叫**价键式**，如乙烯的价键式。

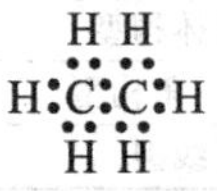

乙烷的电子式 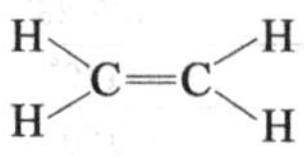　　　　　　乙烯的价键式

③ **键线式**　把碳、氢元素符号省略，只写出碳原子的锯齿形骨架的表示式叫**键线式**。如环戊烷的结构可表示为五元环，环己烷表示为六元环。

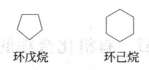

环戊烷　　环己烷

第三节　有机化合物共价键断裂方式和反应类型

有机化合物发生化学反应时，总是伴随着旧化学键的断裂和新化学键的形成。共价键的断裂有两种断裂方式——均裂和异裂。

一、均裂与自由基反应

成键的一对电子平均分给两个原子或原子团，生成两个自由基。

$$A:B \xrightarrow{均裂} A\cdot + \cdot B$$

在有机反应中，按均裂方式进行的反应叫作**自由基反应**。例如甲烷在光照条件下的氯代反应。

二、异裂与离子型反应

成键的一对电子在断裂时分给某一原子或原子团，生成正、负离子。在有机反应中，按异裂方式进行的反应叫作**离子型反应**。

在反应过程中接受电子的试剂称为**亲电试剂**。在反应过程中能提供电子而进攻反应物中带部分正电荷碳原子的试剂，称为**亲核试剂**。在离子型反应中，由亲电试剂进攻而引发的离子型反应称为**亲电反应**。例如：乙烯与氯化氢的亲电加成反应。

由亲核试剂进攻而引发的离子型反应，称为**亲核反应**。例如羰基的亲核加成反应。

第四节　有机化合物的分类

有机化合物的种类繁多，为了系统地学习和研究方便，有必要对其进行科学的分类。有机化合物一般的分类方法有两种：一种是按碳链骨架分类；另一种是按官能团分类。在有机化合物中，决定一类有机物的化学特性的原子或原子团，称为官能团（function group，又称作功能基）。

一、按碳架分类

有机化合物按分子中碳链骨架的不同分为链状化合物、碳环化合物和杂环化合物三类。

1. 链状化合物

链状化合物是分子中碳原子间或与其他原子（如 O、S、N）之间结合成开放的链状结构。因这类化合物最初在油脂中发现，所以又称脂肪族化合物。例如：

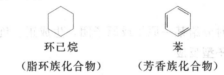

$CH_3-CH_2-CH_3$　　　CH_3-CH_2-COOH
　　　丙烷　　　　　　　　　　丙酸

2. 碳环化合物

分子中碳原子与碳原子之间结合成闭合的环状结构。按碳原子成键种类不同，又分为脂环族化合物和芳香族化合物。例如：

环己烷　　　　　　　　　苯
（脂环族化合物）　　　　（芳香族化合物）

3. 杂环化合物

杂环化合物是指成环的原子除碳原子外，还含有其他元素的原子（如 O、S、N 等）。例如：

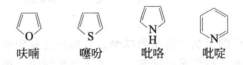

呋喃　　噻吩　　吡咯　　吡啶

二、按官能团分类

有机化合物的性质主要取决于其官能团的性质，含有相同官能团的化合物，其主要化学性质基本相同。根据分子中所含官能团的不同可将有机化合物分为若干类。例如：烯烃的化学反应很大部分就来自于其官能团碳碳双键的反应。本书以官能团分类为主，再适当结合骨架，把重点放在与医学有关的常见基本有机化合物类别上。

下面是不同类别有机物中的常见官能团，式中的 R 代表**烷基**；Ar 代表**芳基**；X 代表**卤素**。

仅含碳和氢的官能团：

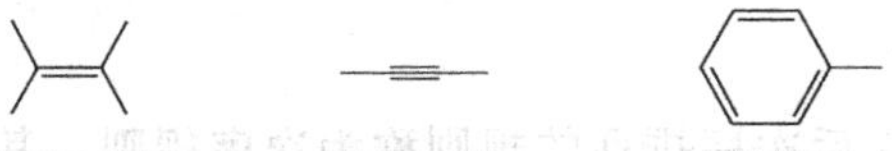

碳碳双键	碳碳三键	苯基
烯烃	**炔烃**	**芳烃**

含单键氧的官能团：

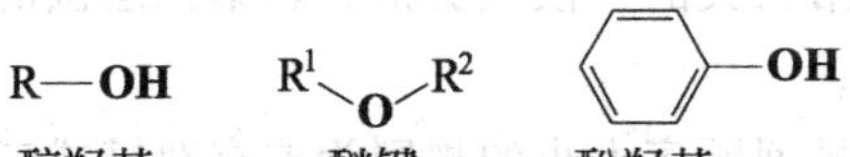

R—OH   R¹—O—R²   苯—OH
醇羟基   醚键   酚羟基
醇   **醚**   **酚**

含双键氧的官能团：

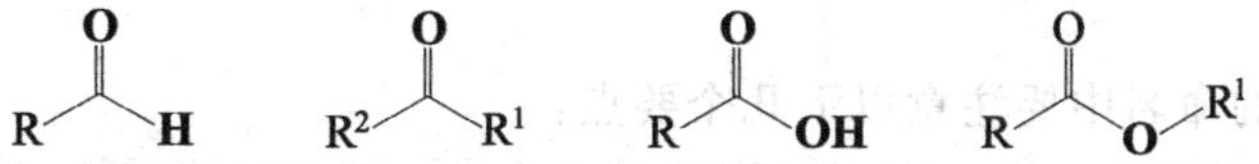

醛基	酮基	羧基	酯基
醛	**酮**	**羧酸**	**酯**

含氮官能团：

—CN   —NH₂   —NO₂
氰基   氨基   硝基
腈   **胺**   **硝基化合物**

含卤素官能团：

R—X   苯—X
卤素   卤素
卤代烷   **卤代芳烃**

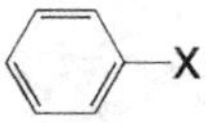

含硫官能团：

R—SH   R¹—S—R²   苯—SH   R¹—S—S—R²
巯基   硫醚键   酚巯基   二硫键
硫醇   **硫醚**   **硫酚**   **二硫化物**

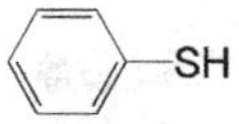

第五节 有机化合物的命名

有机化合物数目庞大、种类繁多，即使同一分子式所代表的化合物也有不同的异构体。采用合理、完善的命名法，才能准确地用文字表达化合物的结构。命名有机化合物或确立其立体异构时，常常需要比较原子或原子团的大小，为此先讨论次序规则。

一、次序规则

各种原子或取代基按先后次序排列的规则称为**次序规则**，其要点如下：

规则① 将各种取代基的连接原子，按原子序数的大小排列，原子序数大的顺序在前。若为同位素，则质量数大的顺序在前。

规则② 若多原子基团第一个连接的原子相同，则比较与它相连的其他原子，先比较原子序数最大的原子，再比较第二大的，依次类推。若第二层次的原子仍相同，则沿取代链依次相比，直至比出大小为止。

规则③ 含不饱和键时排列顺序大小的规则为连有双键或三键的原子可以认为连有两个或三个相同的原子。

二、有机化合物的命名原则

在有机化合物的命名中要注意以下几个要点：

① 要认识各种官能团，化合物要以官能团来命名。常见官能团与有机化合物的类别如表 12-2 所示。

表 12-2 常见官能团与有机化合物的类别

官能基	化合物类别	主体（词尾）
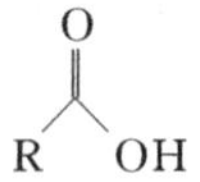 (—COOH)	羧酸	酸
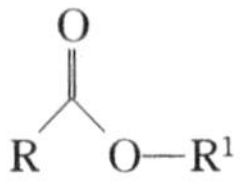 (RCOOR^1)	酯	酯
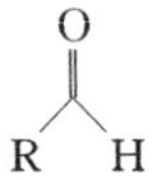 (RCHO)	醛	醛
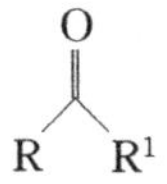 (RCOR^1)	酮	酮
R—OH(ROH)	醇	醇
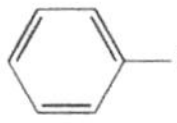 ⌬—OH (PhOH)	酚	酚

② 看分子结构中的不饱和状态，也就是有几个双键或三键。

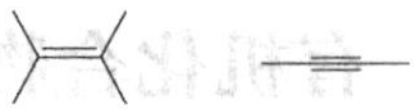

双键   三键

③ 要看分子的主体，也就是主链有多长。

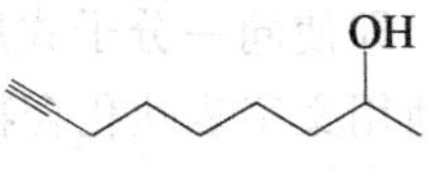

与OH连接的碳原子编号为2

④ 要看除主链以外的基团，也就是取代基。要确定取代基的名称和在主链上的位置。主链上有官能团时，官能团连接的碳原子编号要最小；主链上没有官能团但有双键时，双键的碳原子编号要最小；主链上没有官能团也没有双键但有三键时，要让三键的碳原子编号最小；主链上没有官能团也没有双键或三键时，要让取代基所在的碳原子编号最小。

系统命名法是中国化学学会根据国际纯粹与应用化学联合会（International Union of Pure and Applied Chemistry，IUPAC）制定的有机化合物命名原则，再结合我国汉字的特点而制定的（1960 年制定，1980 年进行了修订）。系统命名法规则如下：

（1）选择主链（母体）

选择含官能团在内的、取代基最多的最长碳链作为主链。系统命名法规则找出分子中最长的链并且命名，这是正确命名的关键。在复杂的结构中，特别在缩写式中，最长链往往被掩盖。例如下面烷烃结构中，最长链即主链。主链的主体名称即为该分子的名称，连接到主链上的（除氢以外）基团称为取代基。

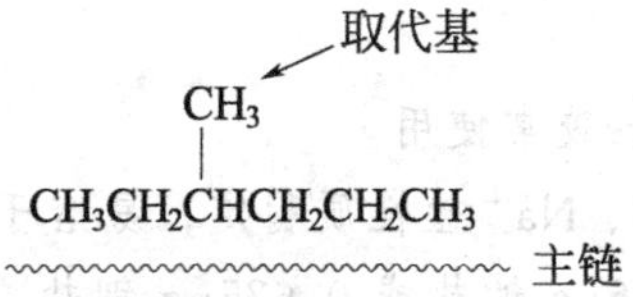

甲基取代的己烷

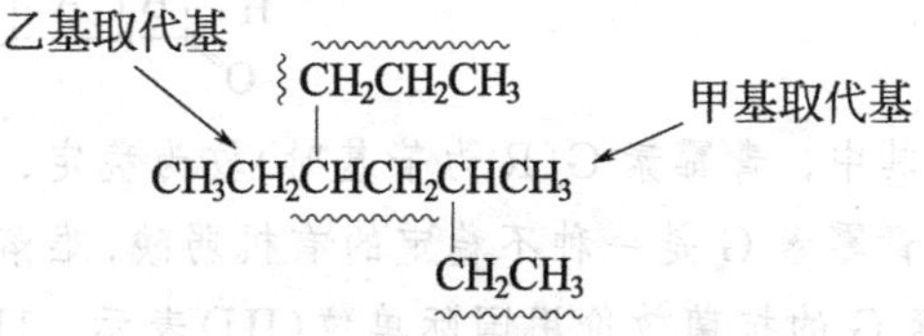

一个甲基、一个乙基取代的辛烷

如果分子中有两条以上等长碳链时，则选择官能团在内的、支链多的一条为主链。

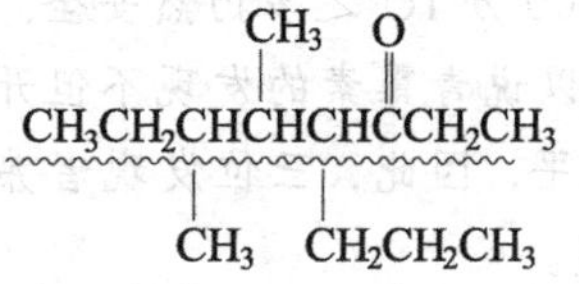

（2）主链编号

从靠近取代基的一端或是母体官能团的位置最小的一端，将主链碳原子依次用阿拉伯数字编号。

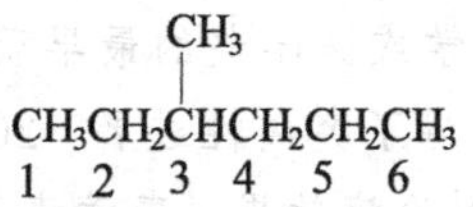

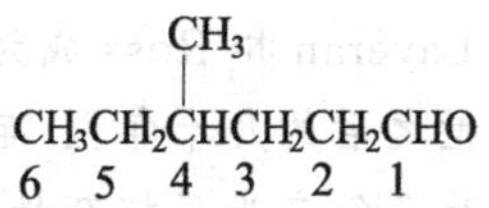

（3）名称书写

把取代基的位次和名称写在母体名称前面，在阿拉伯数字和取代基名称之间用短线相连。若含有多个相同取代基，在取代基名称前冠以二、三、四、五，以此类推。对不同的取代基，按“次序规则”，小的取代基在前，大的取代基在后，依次分别书写在母体名称前面。

化合物的全名称顺序：取代基（按照次序规则规定大小）的位次—数目—名称—主官能

团的位次—主体名称。例如：

$$CH_3CH_2\underset{\underset{CH_3}{|}}{CH}CH_2CH_2CH_3$$
  1   2   3   4   5   6

3-甲基己烷

$$CH_3CH_2\underset{\underset{CH_3}{|}}{CH}CH_2CH_2CHO$$
  6   5   4   3   2   1

4-甲基己醛

$$CH_3CH_2\underset{\underset{CH_3}{|}}{CH}\underset{\underset{CH_2CH_2CH_3}{|}}{CH}\overset{O}{\overset{\|}{C}}CH_2CH_3$$

5,6-二甲基-4-丁基-3-辛酮

该命名规则适用于大多数简单的有机化合物的命名，在以后章节中将分别学习。

> **阅读材料**
>
> ### 世界上第一种抗生素——青霉素
>
> 青霉素是一种重要的抗生素，同时也是一种重要的有机化合物，它的基本化学结构如下：
>
> R=PhCH₂
>
> 其中，青霉素 G(R 为苄基时)较为稳定，抗菌作用强，较常使用。
>
> 青霉素 G 是一种不稳定的有机弱酸，难溶于水，其 K⁺、Na⁺ 盐性质稳定，易溶于水。青霉素 G 的抗菌效价用国际单位(IU)表示，1IU 相当于 0.6μg 钠盐或 0.625μg 钾盐，1mg 青霉素钠盐相当于 1667IU，钾盐相当于 1595IU，1mg 普鲁卡因青霉素 G 等于 1000IU。
>
> 青霉素 G 抗菌作用时间短，低浓度抑菌，高浓度可杀菌。大多数球菌如溶血性链球菌、肺炎球菌、葡萄球菌、脑膜炎球菌等对青霉素均极敏感。青霉素除过敏反应外，毒性很低。在重病下，一日滴注达 2000 万 IU 之多仍然安全。这样有效而安全的抗生素几十年来一直在临床上广泛使用着。可以说青霉素的发现不但开创了抗生素治疗疾病的新纪元，也将临床治疗提高到了一个新水平，因此，三位发现者弗莱明、弗洛里、钱恩同时获得了 1945 年度诺贝尔生理学或医学奖。
>
> ### 一种从中药中发现的神奇药物
>
> 疟疾自古以来就是一种具有全球影响的衰竭性疾病，至今仍是传播最广泛和最具破坏性的传染病之一。长期以来，疟疾的病因被错误地归咎于"恶劣的空气"，直到 19 世纪末 Charles Louis Alphonse Laveran 和 Ronald Ross 的著作问世，人们才知道疟疾具有传染性和寄生性。他们发现疟原虫属原生动物，是导致疟疾的罪魁祸首，按蚊是疟疾感染的主要媒介。这些发现使 Laveran 和 Ross 成为诺贝尔生理学或医学奖的最早获得者。
>
> 在这些发现问世之后的几十年里，疟疾的治疗取得了突破性进展。20 世纪 60 年代末，疟原虫对奎宁类药物已经产生了抗药性，严重影响到治疗效果。青蒿素及其衍生物能迅速消灭人体内疟原虫，对恶性疟疾有很好的治疗效果。屠呦呦受中国典籍《肘后备急方》启发，成功提取出青蒿素，被誉为"拯救 2 亿人口"的发现。2015 年 10 月，屠呦呦因创制新型抗疟药——青蒿素和双氢青蒿素的贡献，与另外两位科学家获 2015 年度诺贝尔生理学或医学奖。青蒿素是一种具有独特化学结构的倍半萜烯内酯化合物：

青蒿素类药物给世界抗疟事业带来了曙光。青蒿素的有效性、安全性和廉价性使其成为抗疟疾的一线药物,已挽救了数以百万的生命。自从青蒿素被发现以来,国际社会的共同努力已经使其成为最理想的抗疟药物。其他领域的研究成果也表明,青蒿素在抗疟之外也具有广泛的应用前景。衷心希望青蒿素这一来自传统中医药的礼物能够在未来的许多年里继续为全世界人民的健康事业服务。

习 题

1. 名词解释。
   (1) 均裂 (2) 异裂 (3) 官能团 (4) 次序规则
2. 举例说明有机化合物构造式的几种不同表示方法。
3. 简述碳原子不同杂化轨道的主要特点。
4. 指出下列分子中各碳原子的杂化方式。

   A. $CH_3CH_2CH_2CHCOCH_2CH_3$
      $\quad\quad\quad\quad\quad\ |$
      $\quad\quad\quad\quad\quad CH_2CH_2CH_3$

   B. $CH_3-CH_2-C\equiv C-CHCH_3$
      $\quad\quad\quad\quad\quad\quad\quad\quad |$
      $\quad\quad\quad\quad\quad\quad\quad\quad CH_3$

   C. 环己烷   D. 苯   E. 水杨酸(邻羟基苯甲酸)

5. 指出下列化合物中所含官能团的名称以及它们所属化合物的类型。

   A. 环己醇   B. $CH_3CH_2CHCH_3$ C. 苯酚
                          $\quad\quad\ |$
                          $\quad\quad\ Cl$

   D. CH_3CH_2COOH E. $CH_3COOCH_2CH_3$

第十三章 烷烃和环烷烃

分子中只含有碳和氢两种元素的有机化合物叫作碳氢化合物，简称**烃**（hydrocarbon）。烃是有机化合物的母体，其他各类有机化合物可以看作是烃的衍生物。烃的种类很多，根据烃分子中碳原子相互连接的方式不同，可以将烃分为两大类：**开链烃和闭链烃**。

开链烃简称链烃，它的结构特征是分子中碳原子互相连接成不闭合的链状。饱和链烃又称为**烷烃**（alkane）。闭链烃分子中的碳原子连接成闭合的碳环，所以又叫**环烃**（cyclic hydrocarbon）。烃的分类见图 13-1。

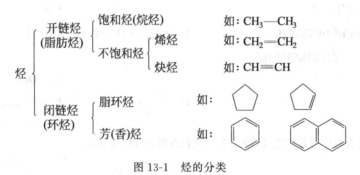

图 13-1 烃的分类

第一节 烷烃

一、烷烃的结构

烷烃仅由碳氢原子以碳碳单键与碳氢单键组成，化学通式为 C_nH_{2n+2}，由于这种烃类化合物中碳原子的价键都已用完，所以称为烷烃。烷烃是最简单的一类有机化合物。

甲烷的分子式为 CH_4。根据杂化轨道理论，碳原子形成四个等同的 sp^3 杂化轨道，每个 sp^3 杂化轨道含有 1/4 s 轨道成分和 3/4 p 轨道成分。四个氢原子的 1s 轨道分别同碳原子的四个 sp^3 杂化轨道沿着键轴重叠成键，形成碳氢单键，又称为 σ **键**。每两个杂化轨道间的夹角，即 H—C—H 之间的夹角（也称为键角）都是 109°28′，因此空间构型形成一个正四面体，碳原子位于四面体的中心，四个氢原子位于四面体的四个顶角（图 13-2）。

除甲烷外，其他烷烃分子中的各个碳原子上所连的四个原子或原子团不尽相同，因此其键角稍有变化，但仍接近于 109°28′。因为这样的空间排布能量最低，体系最稳定。乙烷的空间构型如图 13-3 所示。

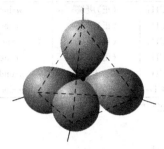

图 13-2　甲烷的空间构型

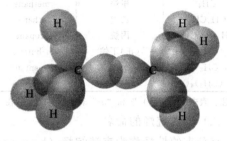

图 13-3　乙烷的空间构型

二、碳原子的类型

在烷烃中，根据碳原子连接其他原子的差异，碳原子和碳原子之间可能有四种不同的结合方式，如下图所示：

$$\underset{1}{H_3C}-\underset{2}{\overset{\overset{7}{CH_3}\;\overset{8}{CH_3}}{\underset{\underset{9}{CH_3}}{C}}}-\underset{3}{CH}-\underset{4}{\overset{H_2}{C}}-\underset{5}{\overset{H_2}{C}}-\underset{6}{CH_3}$$

① 与一个碳原子相连的碳原子如上式中的 C-1、C-6、C-7、C-8、C-9 是一级碳原子，用 1°C 表示[或称伯碳(primary carbon)]，1°C 上的氢称为一级氢，用 1°H 表示。

② 与两个碳原子相连的碳原子如 C-4、C-5 是二级碳原子，用 2°C 表示[或称仲碳(secondary carbon)]，2°C 上的氢称为二级氢，用 2°H 表示。

③ 与三个碳原子相连的碳原子如 C-3 是三级碳原子，用 3°C 表示[或称叔碳(tertiary carbon)]，3°C 上的氢称为三级氢，用 3°H 表示。

④ 与四个碳原子相连的碳原子如 C-2 是四级碳原子，用 4°C 表示[或称季碳(quaternary carbon)]。

连在伯、仲和叔碳原子上的氢，也可以分别称为伯、仲和叔氢原子。季碳不与氢原子直接相连。不同类型的氢原子反应活性不同。

三、烷烃的命名

有机化合物种类繁多，数目庞大，即使同一分子式，也有不同的异构体，若没有完整的命名（nomenclature）方法来区分各个化合物，在文献中会造成极大的混乱。因此，认真学习每一类化合物的命名是有机化学的一项重要内容。现在书籍、期刊中经常使用系统命名法和普通命名法。

1. 系统命名法

（1）直链烷烃的命名

直链烷烃（n-alkane，也称正烷烃）的名称用"碳原子数＋烷"来表示。若碳原子数为 1～10，命名时依次用天干——甲、乙、丙、丁、戊、己、庚、辛、壬、癸表示。若碳原子数超过 10 时，用汉字数字表示。例如：六个碳的直链烷烃称为己烷。十四个碳的直链烷烃称为十四烷。烷烃的英文名称是 alkane，词尾用-ane（表 13-1）。

表 13-1 正烷烃的名称

构造式	中文名	英文名	构造式	中文名	英文名
CH_4	甲烷	methane	$CH_3(CH_2)_5CH_3$	（正）庚烷	n-heptane
CH_3CH_3	乙烷	ethane	$CH_3(CH_2)_6CH_3$	（正）辛烷	n-octane
$CH_3CH_2CH_3$	丙烷	propane	$CH_3(CH_2)_7CH_3$	（正）壬烷	n-nonane
$CH_3(CH_2)_2CH_3$	（正）丁烷	n-butane	$CH_3(CH_2)_8CH_3$	（正）癸烷	n-decane
$CH_3(CH_2)_3CH_3$	（正）戊烷	n-pentane	$CH_3(CH_2)_9CH_3$	（正）十一烷	n-undecane
$CH_3(CH_2)_4CH_3$	（正）己烷	n-hexane	$CH_3(CH_2)_{10}CH_3$	（正）十二烷	n-dodecane

注：表中的"（正）"和"n-"表示直链烷烃，在一般表述中，"（正）"和"n-"可以省略。

(2) 支链烷烃的命名

有分支的烷烃称为**支链烷烃**（branched-chain alkane）。

① 烷基的名称　烷烃去掉一个氢原子后剩下的部分称为**烷基**，英文名称为 alkyl，即将烷烃的词尾-ane 改为-yl（表 13-2）。

表 13-2 一些常见烷基的名称

烷烃	相应的烷基	普通命名法 中文名称(英文名称)	IUPAC命名法 中文名称(英文名称)
甲烷(CH_4)	CH_3-	甲基(methyl,缩写 Me)	甲基(methyl,缩写 Me)
乙烷(CH_3CH_3)	CH_3CH_2-	乙基(ethyl,缩写 Et)	乙基(ethyl,缩写 Et)
丙烷($CH_3CH_2CH_3$)	$CH_3CH_2CH_2-$	（正）丙基(n-propyl,缩写 n-Pr)	丙基(propyl,缩写 Pr)
	$CH_3\overset{1}{C}H\overset{2}{CH_3}$	异丙基(isopropyl,缩写 i-Pr)	1-甲基乙基(1-methylethyl)

② 次序规则　有机化合物中的各种基团可以按一定的规则来排列先后次序，这个规则称为**次序规则**（Cahn-Lngold-Prelog sequence），其主要内容如下：

a. 将单原子取代基按原子序数（atomic number）大小排列，原子序数大的顺序在前，原子序数小的顺序在后，有机化合物中常见的元素顺序如下：

$$I>Br>Cl>S>P>F>O>N>C>D>H$$

在同位素（isotope）中，质量高的顺序在前。

b. 如果两个多原子基团的第一个原子相同，则比较与它相连的其他原子，比较时，按原子序数排列，先比较最大的，若仍相同，再依次比较居中的、最小的。如—CH_2Cl 与—CHF_2，第一个均为碳原子，再按顺序比较与碳相连的其他原子，在—CH_2Cl 中为—C(Cl，H，H)，在—CHF_2 中为—C(F，F，H)，Cl 顺序在 F 之前，故—CH_2Cl 在前。如果有些基团仍相同，则沿取代链依次相比。

c. 含有双键或三键的基团，可认为连有两个或三个相同的原子，例如下列基团排列顺序为：

—C≡CH > —C(CH_3)_3 > —CH=CH_2 > —CH(CH_3)_2 > —CH_2CH_3 > —CH_3

此外，⌬ = HC⟨CH₃⟩(C)—C(C)⟨CH₃⟩—CH，—C⟨H⟩=O ≡ —C⟨H⟩(O)—O(C)，—C≡N ≡ —C⟨(N)(N)⟩=N⟨(C)(C)⟩，等等。

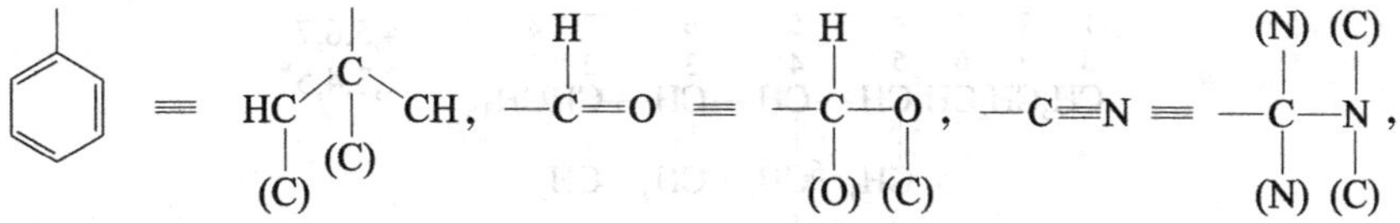

d. 若参与比较顺序的原子的键不到 4 个，则可以补充适量的原子序数为零的假想原子，假想原子的排序放在最后。例如：$CH_3CH_2NHCH_3$ 中，N 上只有 3 个基团，则它的第 4 个基团为 1 个原子序数为 0 的假想原子，4 个基团的排序为：$CH_3CH_2—>CH_3—>H—>$假想原子。

③ 有机化合物名称的基本格式　有机化合物系统命名的基本格式为：

　　　　构型　　　　＋　　　　取代基　　　　　＋　　　　母体
　　R/S；D/L；　　取代基位置编号＋个数＋名称　　官能团位置
　　Z/E；顺/反　　（有多个取代基时，中文按次序　　编号＋名称
　　　　　　　　　　规则确定次序，小的在前；　　　（没有官能团时
　　　　　　　　　　英文按英文字母顺序排列）　　　不涉及位置号）

例如，下面化合物的系统名称：

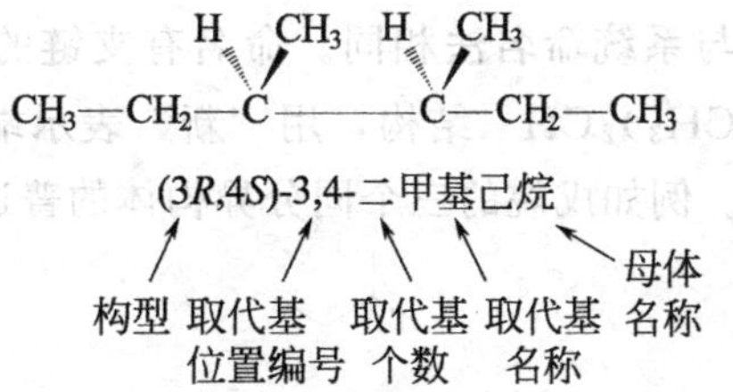

$$CH_3—CH_2—\overset{H}{\underset{}{C}}—\overset{CH_3}{\underset{}{}}—\overset{H}{\underset{}{C}}—\overset{CH_3}{\underset{}{}}—CH_2—CH_3$$

(3R,4S)-3,4-二甲基己烷
　↑　　　↑　　　↑　　↑　　↑
构型　取代基　取代基　取代基　母体
　　　位置编号　个数　名称　名称

④ 命名原则和命名步骤　命名时，首先要确定主链。命名烷烃时，确定主链的原则是：首先考虑链的长短，长的优先。若有两条或多条等长的最长链时，则根据侧链的数目来确定主链，侧链数目多的优先。若仍无法分出哪条链为主链，则依次考虑下面的原则：a. 侧链位次小的优先，b. 各侧链碳原子数多的优先，c. 侧链分支少的优先。主链确定后，要根据**最低系列原则**（lowest series principle）对主链进行编号，即使取代基的编号尽可能小。若有多个取代基，逐个比较，直至比出高低为止。最后，根据有机化合物名称的基本格式写出全名。

实例一：

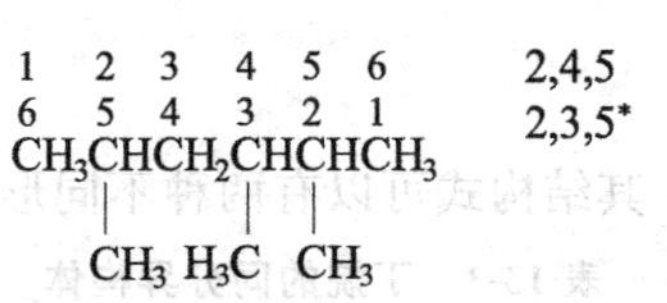

$$\overset{1\ 2\ 3\ 4\ 5\ 6}{\underset{6\ 5\ 4\ 3\ 2\ 1}{CH_3CHCH_2CHCHCH_3}} \quad \begin{matrix}2,4,5\\2,3,5^*\end{matrix}$$
$$CH_3\ H_3C\ CH_3$$

选六个碳原子的链为主链。主链有两种编号（编号用阿拉伯数字 1，2，3，…表示）方向：第一行编号，取代基的编号为 2、4、5；第二行编号，取代基的编号为 2、3、5。根据最低系列原则，选用第二行编号。该化合物的中文名称为 2,3,5-三甲基己烷，英文名称为 2,3,5-trimethylhexane。在该名称中，2、3、5 分别为三个甲基的位置编号，"三"是甲基的数目。

实例二：

```
        1   2   3   4    5    6    7  8         4,5,6,7
        8   7   6   5    4    3    2  1         2,3,4,5*
       CH₃CH₂CH₂CH —— CH —— CH —— CHCH₃
                    |    |    |    |
                   CH₃  ⁶CH₂ CH₃  CH₃
                        |
                       ⁷CH₂
                        |
                       ⁸CH₃
```

该化合物有两条八个碳原子的最长链，因此通过比较侧链数来确定主链。横向长链有四个侧链，弯曲的长链只有两个侧链，根据侧链数目多的优先，所以选横向长链为主链。主链有两种编号方向：第一行取代基的编号是 4、5、6、7，第二行取代基的编号是 2、3、4、5，根据最低系列原则，选第二行编号。该化合物的中文名称是 2,3,5-三甲基-4-丙基辛烷，英文名称是 2,3,5-trimethyl-4-*n*-propyloctane。注意该化合物中有两种取代基。当一个化合物中有两种或两种以上的取代基时，中文按次序规则确定次序，次序规则中小的基团放在前面。所以甲基放在丙基的前面。英文命名按英文字母的顺序排列。methyl 中的 m 在英文字母顺序中比 propyl 中的 p 靠前，所以 methyl 放在 propyl 的前面。注意：在比较英文字母顺序时，*iso*（异）、*neo*（新）要参与比较，而 *i*-（异）、*n*-（正）、*sec*（仲）、*tert*（叔）、*cis*（顺）、*trans*（反）、di（二）、tri（三）、tetra（四）等不参与比较。

2. 普通命名法

直链烷烃的普通命名法与系统命名法相同。命名有支链的烷烃时，用"正"表示无分支，用"异"表示端基有 $(CH_3)_2CH-$ 结构，用"新"表示端基有 $(CH_3)_3CCH_2-$ 结构，这与烷基的普通命名法相同。例如戊烷的三个同分异构体的普通命名如下：

(正)戊烷　　　　　异戊烷　　　　　新戊烷

用"正""异""新"可以区别烷烃中具有五个碳原子以下的同分异构体，但命名多于五个碳原子的烷烃时就有困难了。如六个碳原子的化合物有五个同分异构体，除用"正""异""新"表示其中的三个化合物外，尚有两个无法加以区别，故此命名法只适用于简单的化合物。

3. 俗名

俗名通常是根据来源来命名。例如甲烷产生于池沼里腐烂的植物，所以称为沼气（marsh gas）。

四、烷烃的异构现象

1. 碳链异构

分子式同为 C_4H_{10} 的烷烃，其结构式可以有两种不同形式（表 13-3）。

表 13-3　丁烷的同分异构体

名称	正丁烷	异丁烷
结构式	$H_3C-CH_2-CH_2-CH_3$	$(CH_3)_3CH$
熔点	−138 ℃	−160 ℃
沸点	−0.5 ℃	−12 ℃

由表 13-3 可知，两种结构式所代表的分子具有不同的熔点和沸点，因此它们分别为不同的有机化合物。这类具有相同分子式而具有不同结构式的化合物互称为**同分异构体**（isomer），简称异构体。由于碳链结构不同而产生的异构体叫作**碳链异构体**。

碳链异构现象是由于组成分子的原子或原子团连接次序不同引起的，也称为**构造异构**。随着分子中碳原子数目的增加，同分异构体的数目会增加。

2. 构象异构

在有机化合物分子中，由 C—C 键旋转而产生的原子或基团在空间排列的无数特定的形象称为**构象**（conformation）。同一有机化合物分子的不同构象之间，不改变共价键结构，不改变原子或原子团的连接次序，构象可以相互转变。这种仅由 C—C 键绕 σ 键旋转使分子中各原子在空间有不同的排布方式所造成的异构现象叫**构象异构**。

构象异构属于立体异构，所形成的异构体称为**构象异构体**。构象异构体都处于相互转化的动态平衡体系中，一种构象改变为另一种构象时，不涉及旧共价键的断裂和新共价键的形成。构象改变不会改变分子的光学活性。在各种构象形式中，势能最低、最稳定的构象被称为**优势构象**。

乙烷是含有碳碳单键的最简单的有机化合物。当两个碳原子围绕 C—C 键旋转时，两个碳原子上的两组氢原子之间可以处于不同的相对空间位置，出现无数种空间排布方式，每一种空间排布方式形成一种构象异构体。乙烷的构象异构体见图 13-4。

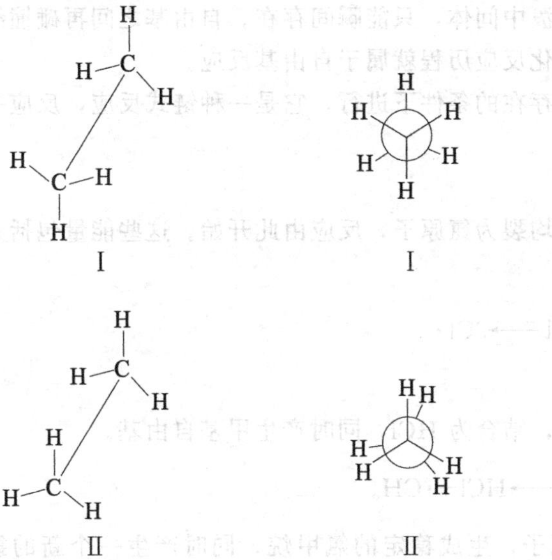

锯架透视式和纽曼投影式常用来描述不同的构象。图 13-4 中Ⅰ和Ⅱ分别是乙烷的两种典型构象。在Ⅰ式中，两组氢原子处于交叉位置，这种构象叫作**交叉式**（*guche* form）。式中两组氢原子彼此相距最远，因此 C—H 键 σ 电子对的相互排斥力最小，能量最低，最稳定，这种构象就是优势构象。而Ⅱ式中，两组氢原子两两相对重叠，这种构象叫作**重叠式**（*eclipsed* form）。这种构象呈现最大程度重叠，C—H 键 σ 电子对的相互排斥力最大，具有较高的内能，是一种相对不稳定的构象。

(a) 锯架透视式　　(b) 纽曼(Newman)投影式

图 13-4　乙烷的构象异构体

一般来说，有机化合物分子主要以优势构象存在，但是并不意味着其他构象不存在，只是所占比例较少而已。应当特别注意的是，构象异构体一般是多种异构体处于平衡状态，如果它们之间的能量差（能垒）较小，就不能相互分离，而是处于随时转化的过程中，因此被认为是同一种物质。在少数情况下，不同构象异构体之间由于能垒足够高，绕单键旋转受阻而不能轻易相互转换，这种情况下，不同构象异构体是可以被分离的，这种构象异构体也被称为旋转异构体。

五、甲烷的卤化反应

有机化学反应主要发生在官能团上，官能团对有机化合物的性质起决定作用。所谓官能团，是指决定有机化合物的化学性质的原子或原子团。常见官能团有碳碳双键、碳碳三键、羟基、羧基、醚键、醛基、羰基等。

烷烃的分子中没有官能团，如甲烷只有 C—H σ 键。碳原子的电负性是 2.5，氢原子的电负性是 2.1，相差很小，在 C—H 键中，σ 电子云几乎平均分布于两个原子核之间，所以烷烃中的 C—H 键和 C—C 键都是非极性键。在常温下，这些化学键都非常稳定，与强酸、强碱以及常见的氧化剂、还原剂都不发生化学反应。

烷烃和卤素在黑暗环境中几乎不发生化学反应，但是在日光照射、高温或者催化剂条件下，它们能产生剧烈的反应。如甲烷和氯气在强烈的日光或紫外光照射下剧烈反应，甚至发生爆炸。

$$CH_4 + 2Cl_2 \xrightarrow[h\nu]{\text{紫外光或光照}} C + 4HCl + \text{热量}$$

在条件比较温和的情况下，例如漫射的日光下则发生卤化反应。由于甲烷的 C—H 键属于非极性键，这类共价键在断裂时，成键的一对电子平均分配给两个键合原子，形成带有单电子的原子或基团，这种键的断裂方式称为均裂。由均裂产生的带有单电子的原子或基团称为自由基。自由基是在反应过程中形成的活泼中间体，只能瞬间存在。自由基之间再碰撞结合所进行的反应称为自由基反应。甲烷的卤化反应历程就属于自由基反应。

自由基反应常在光照、加热或过氧化物存在的条件下进行，它是一种链式反应，反应一旦发生，将快速进行，直到反应结束。

（1）链引发

稳定的氯分子在获得了足够高的能量后均裂为氯原子，反应由此开始。这些能量包括光照、加热、辐射等。

$$Cl:Cl \longrightarrow 2Cl\cdot$$

（2）链增长

氯原子很活泼，它夺取甲烷分子中的氢，结合为 HCl，同时产生甲基自由基。

$$Cl\cdot + CH_4 \longrightarrow HCl + \cdot CH_3$$

甲基自由基和氯气反应，夺得一个氯原子，生成稳定的氯甲烷，同时产生一个新的氯原子。

$$\cdot CH_3 + Cl_2 \longrightarrow CH_3Cl + Cl\cdot$$

新生成的氯甲烷再与氯原子作用，这种反应一步步地传递下去，自由基进攻分子生成新的分子和新的自由基，如此循环最终生成二氯甲烷、三氯甲烷和四氯甲烷。

$$Cl\cdot + CH_3Cl \longrightarrow HCl + \cdot CH_2Cl$$

$$\cdot CH_2Cl + Cl_2 \longrightarrow CH_2Cl_2 + Cl\cdot$$

$$Cl· + CH_2Cl_2 \longrightarrow HCl + ·CHCl_2$$

$$·CHCl_2 + Cl_2 \longrightarrow CHCl_3 + Cl·$$

$$......$$

$$Cl· + Cl· \longrightarrow Cl_2$$

（3）链终止

自由基相互结合形成稳定的化合物，反应便终止。

$$·CH_3 + Cl· \longrightarrow CH_3Cl$$

$$·CH_3 + ·CH_3 \longrightarrow CH_3—CH_3$$

第二节　环烷烃

烷烃分子中的碳原子连接成闭合的碳环称为**环烷烃**（cyclic hydrocarbon）。

一、环烷烃的分类和命名

1. 环烷烃的分类

环烷烃中只有一个碳环的称为单环烷烃，它的分子通式为 C_nH_{2n}，与同等碳原子个数的单烯烃互为同分异构体。单环烷烃可以分为大环（环上的碳原子数≥12）、中环（环上碳原子个数为 8～11）、普通环（环上碳原子个数为 5～7）和小环（环上碳原子个数为 3～4）。自然界最常见的是五元环和六元环。

2. 环烷烃的命名

（1）单环烷烃的命名

只有一个环的环烷烃称为单环烷烃（monocyclic alkane）。环上没有取代基的环烷烃命名时只需在相应的烷烃前加"环"字即可，英文名称只需在相应的英文名称前加 cyclo。例如：

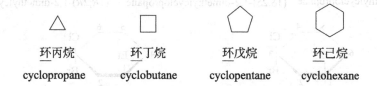

环丙烷　　　　环丁烷　　　　环戊烷　　　　环己烷
cyclopropane　　cyclobutane　　cyclopentane　　cyclohexane

环上有取代基的单环烷烃命名分两种情况。当环上的取代基比较复杂时，应将主链作为母体，将环作为取代基，按链烷烃的命名原则和命名方法来命名。例如：

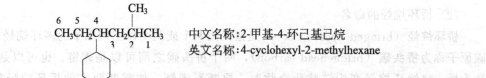

中文名称：2-甲基-4-环己基己烷
英文名称：4-cyclohexyl-2-methylhexane

而当环上的取代基比较简单时，通常将环作为母体来命名。例如：

中文名称：乙基环己烷
英文名称：ethylcyclohexane

当环上有两个或多个取代基时，要对母体环进行编号，编号仍遵守最低系列原则。例如：

中文名称：1,4-二甲基-2-乙基环己烷
英文名称：2-ethyl-1,4-dimethylcyclohexane

但由于环没有端基，有时会出现有几种编号方式都符号最低系列原则的情况。例如：

(i)   (ii)   (iii)

上面列出了同一个化合物的三种编号方式，它们都符合最低系列原则。即应用最低系列原则无法确定哪一种编号优先。在这种情况下，中文命名时，应让次序规则中较小的基团位次尽可能小。所以应取（i）的编号，化合物的名称是 1,3-二甲基-5-乙基环己烷。英文名按英文字母顺序，让字母排在前面的基团位次尽可能小。所以应取（iii）的编号，化合物的名称是 1-ethyl-3,5-dimethylcyclohexane。

当环上带有两个或两个以上取代基时，如分子有反轴对称性，构型用顺/反表示，分子没有反轴对称性，构型用 R/S 表示。例如：

顺-1,2-二甲基环丙烷   (1S,2S)-1,2-二甲基环丙烷   (1R,2R)-1,2-二甲基环丙烷

cis-1,2-dimethylcyclopropane   (1S,2S)-1,2-dimethylcyclopropane   (1R,2R)-1,2-dimethylcyclopropane

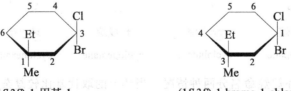

(1S,3S)-1-甲基-1-乙基-3-氯-3-溴环己烷   (1S,3S)-1-bromo-1-chloro-3-ethyl-3-methylcyclohexane

(2) 桥环烷烃的命名

桥环烷烃（bridged hydrocarbon）是指共用两个或两个以上碳原子的多环烷烃，共用的碳原子称为**桥头碳**（bridgehead carbon），两个桥头碳之间可以是碳链，也可以是一个键，称为桥。将桥环烷烃变为链状化合物时，要断裂碳链，如需断两次的桥环烷烃称为二环

（bicyclo），需断三次的称三环（tricyclo），等等。然后将桥头碳之间的碳原子数（不包括桥头碳）由多到少顺序列在方括号内，数字之间在右下角用圆点隔开。最后写上包括桥头碳在内的桥环烷烃碳原子总数的烷烃的名称。如桥环烷烃上有取代基，则列在整个名称的前面。桥环烷烃的编号是从第一个桥头碳开始，从最长的桥编到第二个桥头碳，再沿次长的桥回到第一个桥头碳，再按桥渐短的次序将其余的桥编号。如编号可以选择，应使取代基的位号尽可能最小：

   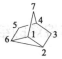

二环[1.1.0]丁烷　　二环[3.2.1]辛烷　　2,7,7-三甲基二环[2.2.1]庚烷　　三环[2.2.1.0^{2,6}]庚烷
bicyclo[1.1.0]butane　bicyclo[3.2.1]octane　2,7,7-trimethylbicyclo[2.2.1]heptane　tricyclo[2.2.1.0^{2,6}]heptane

如上式三环烃中，在 2,6 位中间无碳原子，因此用数字"0"表示，在数字"0"的右上角标明位号，位号中间用逗号隔开。

对于一些结构复杂的桥环烷烃，常用俗名。其衍生物也可直接使用俗名命名。

 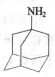

立方烷　　　　金刚烷　　　　金刚烷胺
cubane　　　amadantane　　amantadine

例如，最早用于抑制流感病毒的抗病毒药金刚烷胺，即是桥环烷烃金刚烷的氨基取代衍生物。在日本，金刚烷胺一直作为帕金森病的治疗药，1998年被批准用于流感病毒 A 型感染性疾病的治疗。

(3) 螺环烷烃的命名

螺环烷烃（spirocyclic hydrocarbon）是指单环之间共用一个碳原子的多环烃，共用的碳原子称为**螺原子**（spiro atom）。螺环的编号是从螺原子上的小环开始顺序编号，由第一个环顺序编到第二个环，命名时先写词头"螺"，再在方括号内按编号顺序写出除螺原子外的环碳原子数，数字之间用圆点隔开，最后写出包括螺原子在内的碳原子数的烷烃名称。如有取代基，在编号时应使取代基位号最小，取代基位号及名称列在整个名称的最前面：

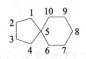 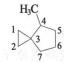

螺[4.5]癸烷　　　螺[5.5]十一烷　　　4-甲基螺[2.4]庚烷
spiro[4.5]decane　spiro[5.5]undecane　4-methylspiro[2.4]heptane

螺[5.5]十一烷分子对称，可合并命名，称为螺[二环己烷]（spirobicyclohexane）。

二、环烷烃的构造异构

由于成环碳原子的单键不能自由旋转，因此当环上带有两个或两个以上基团时，就会产生两个或两个以上立体异构体。一个异构体的两个取代基团在环的同侧称为**顺式构型**（cis-configuration)。另一个异构体的两个取代基在环的异侧,称为**反式构型**(*trans*-configuration)。例如:

反-1,4-二甲基环己烷　　　顺-1,4-二甲基环己烷

三、环烷烃的结构与构象

1. 环烷烃的结构

环烷烃中的碳原子也属于 sp^3 杂化,它们的杂化轨道之间的夹角应当为 109°28′。但是并不是所有的环烷烃的键角都为 109°28′。例如,环丙烷的三个碳原子位于同一平面上,C—C 间的 sp^3 杂化轨道没有在两原子核连线的方向上重叠,也就是没有达到最大限度的重叠,分子中 C—C—C 之间的键角略小,为 105°5′。由于环丙烷环内的实际键角与 sp^3 杂化轨道夹角间存在一定差别,它们具有达到最大键角的倾向,从而使环丙烷内能增加,稳定性降低,这种倾向被称为**角张力**(angle strain)。此外,由于环丙烷三个碳原子处于同一平面,使得三组碳原子上所有 C—H 键均为重叠式构象,因此同时也存在扭转张力(图 13-5)。

图 13-5　环丙烷的键角和空间构象

环丁烷的情况和环丙烷类似,但角张力比环丙烷小,并且基团间扭转成非全重叠式,扭转力也降低,因此环丁烷比环丙烷稳定。

C_4 以及 C_4 以上的环烷烃环上的碳原子并不都在同一个平面上,C—C—C 之间的键角均接近 109°28′。

2. 环己烷的构象

环己烷的六个成环碳原子不共平面,所有的 C—C—C 之间的键角均保持正常键角 109°28′。环己烷有四个碳原子(C-2、C-3、C-5、C-6)处于同一个平面上,如果其他两个碳原子分别处于平面的上下方,这种构象被称为**椅式构型**,如果其他两个碳原子都处在此平面上方,这种构象被称为**船式构型**。

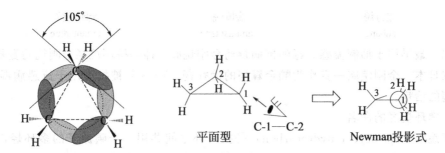

三点构成1个平面，椅式环己烷中，6个碳原子在空间可分布于2个平行平面，C-1、C-3、C-5在同一平面，C-2、C-4、C-6在另一平面上。这样，环己烷中的12个C—H键可以分为两种类型，其中6个是垂直于C-1、C-3、C-5所构成的平面，称为**直立键**（axial bond）或 a 键，3个直立键向上，3个直立键向下。另外6个则平行于C-1、C-3、C-5所构成的平面，向外斜伸，称为**平伏键**（equatorial bond）或 e 键，3个平伏键向上斜伸，3个平伏键向下斜伸，分别于2个平面成19°夹角。每1个碳原子上有1个直立键和1个平伏键，分别向上、下交替排列。

在室温下，尽管环己烷的C—Cσ键不能自由旋转，但是通过C—C键的扭动，椅式环己烷可以很快转变成为另一种椅式构象。这时，原来的 a 键就变成了 e 键，原来的 e 键变成了 a 键。

椅式环己烷中所有相邻两个碳原子的C—H键都处于邻位交叉式，非键合的C-1和C-3两个碳原子上的氢原子相距0.250nm，属于正常的原子间距，这种构象能量较低，较为稳定。相对而言，船式环己烷的构象中，C-2、C-3和C-5、C-6两对碳原子的C—H键相互处于重叠式，这种构象斥力较大，能量较高。实验证明，船式构象比椅式构象的能量高29.7kJ·mol^{-1}左右。在常温下，环己烷是两种构象的平衡混合物，其中以椅式构象为主要存在形式，船式构象只占0.1%。

3. 取代环己烷的构象

一元取代的环己烷，其取代基可以连在 a 键，也可以连在 e 键，形成两种不同的构象。两种构象可以通过翻环互相转变，两者呈现出平衡关系。例如甲基环己烷在室温下，甲基以 e 键连接的分子约占95%，而以 a 键连接的分子仅占5%。为什么会存在如下的动态平衡？这是因为甲基处于 e 键的构象能量较低，为优势构象。一般以较大的取代基团位于 e 键取代的构象能量较低，结构更为稳定。这是因为 e 键上的取代基与环上同侧的两个 a 键上的氢原子距离较远，斥力较小。

取代基越大时，这种以 e 键取代的构象为主的趋势越大。

因此，环己烷和取代环己烷的构象稳定性有如下规律：

① 椅式构象比船式构象稳定；

② 一元取代物中，以 e 键取代物最稳定；

③ 多元取代物中，以 e 键取代多的构象稳定；

④ 环上有不同取代基时，大的取代基结合在 e 键上的构象更稳定。

第三节　立体化学基础

我们已经知道，有机化合物中普遍存在同分异构现象，凡是具有相同分子式的化合物，由于分子内原子互相连接的方式和次序不同产生的异构现象称为构造异构，如正丁烷和异丁烷、乙醇和甲醚均互为构造异构体。除了构造异构现象外，还有由于分子内原子或原子团在三维空间排列的方式不同所引起的异构现象称为**立体异构**（stereoisomerism）。

研究分子中原子或原子团在空间的排列状况，以及不同排列对分子的物理性质和化学性质所产生的影响的学科，称为**立体化学**（stereochemistry）。立体化学主要研究有机化合物的构型和构象两部分。

所谓**构型**（configuration）指的是分子内原子或原子团在空间"固定"的排列关系，如顺反异构、对映异构等。

所谓**构象**（conformation）指的是具有一定构型的分子，由于单键的自由旋转或扭曲时分子内原子或基团在空间产生不同的排列形象，如正己烷的船式和椅式构象。

因此，立体异构可以分为构型异构和构象异构，构型异构又包括顺反异构和对映异构。在这一章节中，我们主要讨论对映异构现象。

一、平面偏振光和物质的旋光性

光是一种电磁波，光波的振动方向和前进方向互相垂直，也就是说普通光可以在与光线传播相互垂直的所有平面上振动。但是，如果把普通光通过 Nicol 棱镜，就只有在某一平面上振动的光线通过。Nicol 棱镜是由人造偏振片或方解石片制造的，它的特性是只允许与其晶轴平行的光线通过，因此透射出棱镜的光只能在一个平面上振动。这种只能在一个平面上振动的光叫作平面偏振光，简称**偏振光**（polarized light）。

当偏振光通过某些介质如水、乙醇时，它的偏振方向不会发生改变。但是有一些物质如酒石酸、葡萄糖等可以使偏振光的振动面发生旋转，我们把这种性质成为**旋光性**或**光学活性**（optical activity），具有这种性质的化学物质就叫**光学活性物质**（或旋光物质）。

能使偏振光的偏振面向右旋转（顺时针方向）的物质，称为**右旋体**（dextrotatory），可用 + 或 d 表示；反之，能使偏振面向左旋转（逆时针方向）的物质，称为**左旋体**（levorotatory），可用 − 或 l 表示。光通过 Nicol 棱镜的现象见图 13-6。

当平面偏振光通过光学活性物质后，其振动面旋转了一定角度 α，这个数值可以由旋光仪读出，这就是光学活性物质的**旋光度**。由旋光仪测定得出的旋光度值不仅与这种物质本身

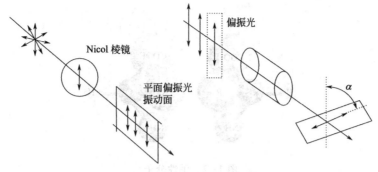

图 13-6　光通过 Nicol 棱镜的现象

的结构有关系，还和检测时的条件，如溶剂的种类、溶液的浓度、测液管的长度、测定时的温度和所用的光的波长等有关。但事实上，每一种旋光物质，在特定条件下，它的旋光能力是一定的，因此通常用**比旋光度**（specific rotation）$[\alpha]$ 来表示某一种物质的旋光性，这个数值同物质的熔点、沸点、密度等一样，只与分子的结构有关，它是一个物理常数。比旋光度和旋光度的换算关系如下：

$$[\alpha]_\lambda^t = \alpha/(Lc)$$

式中，α 为溶液的旋光度；L 为测液管的长度，dm；c 为溶液的浓度，$g \cdot mL^{-1}$；λ 为旋光仪所使用波长，通常使用钠光（简称 D 线，波长为 589nm）；t 为温度，℃。

测定物质的旋光度可用来鉴定旋光性物质的纯度和含量，如已知葡萄糖的比旋光度 $[\alpha]_D^{20} = +52.5°$，测得一个葡萄糖溶液的旋光度为 $+3.4°$，盛液管长度为 10cm，则可计算出葡萄糖浓度为：$c = \alpha/([\alpha]L) = 3.4/(52.5 \times 1) = 0.0648(g \cdot mL^{-1})$。

二、对映异构体的构型

为什么某些化学物质会具有旋光性？1848 年法国化学家巴斯德提出，物质的旋光性是由分子的不对称结构所引起的。

判断一个分子是否具有对称性，可以通过某种操作后，判断是否和原来的立体构象完全重合，如重合就说明该分子具有某种对称因素，这些对称因素可以是一个点（对称中心）、一个轴（对称轴）或一个面（对称面）。凡具有对称面、对称中心和交替对称轴任何一种对称因素的化合物称为**对称化合物**（symmetric compound）；仅具有简单对称轴而不具备其他对称因素的化合物成为**非对称化合物**（dissymmetric compound）；不具备任何对称因素的化合物成为**不对称化合物**（asymmetric compound）。

非对称化合物和不对称化合物，与其镜像不能重叠，正如我们的左手和右手一样，非常相似但不能重叠，因此，我们把这类物质称为**手性分子**（chiral molecular），或称分子具有**手性**（chirality）。这类手性分子具有旋光性（图 13-7）。对称化合物的实物和镜像之间可以重叠，因此没有旋光性。

用旋光仪检测下面三个化合物，只有乳酸具有旋光性。观察这三个化合物可知，乳酸分子的 C-2 原子具有一个特点：它所连接的四个基团都不一样。这个碳原子称为手性碳原子。

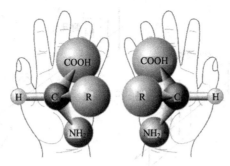

图 13-7 手性分子

丙酸　　　　　　乳酸　　　　　　3-羟基丙酸

能使分子具有手性的一个特定的原子或分子骨架的中心称为**手性中心**（chiral center）。最常见的手性中心为**手性碳原子**（chiral carbon），也称为不对称碳原子，其意义为直接和四个不相同的原子或原子团相连的碳原子，常用 *C 表示。例如下式中标有"＊"号者均为手性原子，以下分子均具有手性。

以乳酸作为手性分子的代表进行介绍，肌肉中的乳酸能使偏振光的偏振面向右旋转，叫作右旋乳酸[（＋）-乳酸]；以葡萄糖为原料经左旋乳酸杆菌发酵制得的可使偏振面向左旋转，叫作左旋乳酸[（－）-乳酸]。两种乳酸的结构都是 2-羟基丙酸，不同之处在于连接在手性碳原子上的四个基团的空间排列次序不同。

两种乳酸的立体结构之间存在实物和镜像的关系，和左、右手一样，相互对映而不能重叠，具有这种关系的旋光异构体称为**对映异构体**（enantiomer）或称**对映体**，这种现象就叫作**对映异构现象**。对映异构体具有相同的熔点、pK_a 值和比旋光度（但旋光方向相反）。如果在实验室中合成乳酸时，得到的产品为等量的左旋体和右旋体的混合物，由于两种组分旋光度相等，旋光方向相反，旋光性恰好相互抵消，这种现象称为**外消旋化**，而这种混合物称为**外消旋体**。外消旋体不具有旋光性。外消旋体的化学性质一般与旋光对映体相同，但物理性质则有所差异（表 13-4）。

表 13-4　乳酸旋光异构体的物理常数

乳酸旋光异构体	熔点/℃	比旋光度$[\alpha]_D^{20}$(水)	pK_a(25℃)
(＋)-乳酸	28	＋3.82°	3.79
(－)-乳酸	28	－3.82°	3.79
(±)-乳酸	18	0	3.79

对映异构体的构型可以用以下两类方法表示。

1. D/L 构型表示法

19 世纪末，费歇尔建议以甘油醛为标准来确定对映体的构型，将主链竖向排列，氧化态高的碳原子放在上方，氧化态低的碳原子在下方，写出费歇尔投影式。人为地规定羟基在碳链右边者为右旋甘油醛（Ⅰ），称为 D 型；羟基在左边者为左旋甘油醛（Ⅱ），称为 L 型。

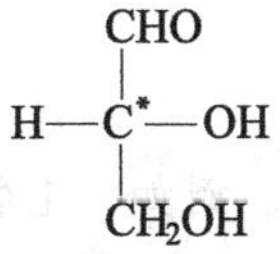

$$
\begin{array}{cccc}
\text{CHO} & \text{CHO} & \text{COOH} & \text{COOH} \\
\text{H}-\overset{*}{\text{C}}-\text{OH} & \text{HO}-\overset{*}{\text{C}}-\text{H} & \text{H}-\overset{*}{\text{C}}-\text{OH} & \text{HO}-\overset{*}{\text{C}}-\text{H} \\
\text{CH}_2\text{OH} & \text{CH}_2\text{OH} & \text{CH}_3 & \text{CH}_3 \\
(\text{Ⅰ}) & (\text{Ⅱ}) & (\text{Ⅲ}) & (\text{Ⅳ})
\end{array}
$$

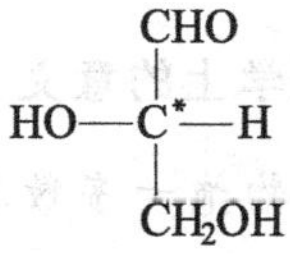

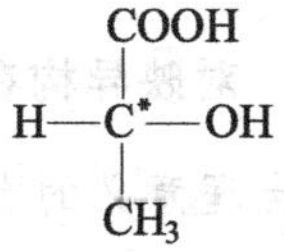

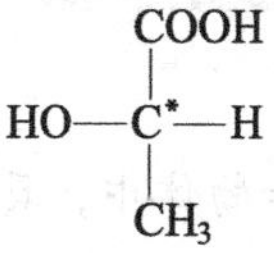

根据这个规律，可判断式（Ⅲ）为 D 型乳酸，（Ⅳ）为 L 型乳酸。但是由于这个规律是与人为规定的标准物相联系而得出的构型，称为**相对构型**（relative configuration）。D、L 代表构型，＋/－代表旋光方向，它们之间没有必然联系。有时候 D 型就是右旋体，有时候 D 型不是右旋体。如（Ⅲ）为左旋乳酸[（－)-乳酸]，但是属于 D 型，我们可以用 D-(－)-乳酸用来同时表示相对构型和旋光方向。

1951 年，J. M. Bijvoet 利用 X 光衍射法测定了酒石酸钠铷的真实三维空间立体结构，称为**绝对构型**（absolute configuration），该结果恰好和人为规定的构型一致。后来也证明人为指定的甘油醛的相对构型也是它们的绝对构型。这样，凡是以甘油醛为标准所确定的旋光化合物的相对构型，也就是它们的绝对构型。但是 D/L 构型法具有一定的局限性，只适用于含有一个手性碳原子的化合物，对于含多个手性碳原子化合物就难于表示。

2. R/S 构型表示法

1970 年，IUPAC 建议根据绝对构型的观点，对对映异构体的立体结构或其透视式、投影式进行处理：

① 首先按次序规则将手性碳原子上的四个基团（a、b、c、d）进行排列，优先的排前面，假设优先顺序为 a＞b＞c＞d。

② 将最小基团 d 放在距离观察者最远的位置，然后观察其他三个基团之间的关系。

③ 从 a 开始，按照 abc 的次序连成圆圈，如果 abc 是按照顺时针方向旋转，这种构型就用 R 表示（R 是拉丁文"Rectus"的字首，是"右"的意思）；反之，如果 abc 是按照逆时针方向旋转，这种构型就用 S 表示（S 是拉丁文"Sinister"的字首，是"左"的意思）。如下列构型中（Ⅰ）为 R 构型，（Ⅱ）为 S 构型。

$$\underset{(I)}{\overset{b\ COOH}{\underset{c\ CH_3}{\overset{|}{\underset{|}{C^*}}}}-OH\ a} \longrightarrow \underset{}{\overset{a\ OH}{\underset{H\ d}{\overset{|}{\underset{|}{C^*}}}}-COOH\ b} \longrightarrow \underset{R构型}{\overset{a\ OH}{\underset{CH_3\ c}{\overset{|}{\underset{|}{C^*}}}}}$$

$$\underset{(II)}{\overset{b\ COOH}{\underset{c\ CH_3}{\overset{|}{\underset{|}{C^*}}}}-H_d} \longrightarrow \underset{}{\overset{a\ OH}{\underset{H\ d}{\overset{|}{\underset{|}{C^*}}}}-CH_3\ c} \longrightarrow \underset{S构型}{\overset{a\ OH}{\underset{COOH\ b}{\overset{|}{\underset{|}{C^*}}}}}$$

> **阅读材料**
>
> ### 对映异构在生命医学上的意义
>
> 在生物体中，具有重要生理意义的有机化合物绝大多数具有手性。例如，生物体中普遍存在的 α-氨基酸主要是 L 型，从天然产物中得到的单糖多数为 D 型。生物分子由左旋（L 型）氨基酸和右旋（D 型）糖类分子构成，这使人感觉有些难以理解。因为氨基酸在最初由非生物途径生成时，是 2 种对映异构体并存的，太空中发现的手性有机化合物也都有左旋和右旋两种类型。但为什么地球上没有使用右旋氨基酸、左旋葡萄糖和左旋核糖的生物呢？科学界对此有几种猜测。
>
> ① 在生命起源之前，地球上的左旋氨基酸多于右旋氨基酸，所以生命起源时，选择左旋氨基酸的概率就大。迄今为止，还没有在陨石中发现右旋氨基酸多于左旋氨基酸的例子，这说明宇宙中天然形成的氨基酸，左旋异构体占据数量优势是一个普遍的现象。这种不平衡的原因可能在于太空和地球的环境中存在某些机制（如偏振紫外光、陨石和星际尘埃表面性质、早期的吸附和蒸发作用等），选择性地破坏或富集其中一种异构体，在局部条件下形成左旋氨基酸占据优势的环境。
>
> ② 左旋氨基酸选择性地结合右旋糖类分子。由于氨基酸和糖类分子都是不对称分子，当它们结合时，两者的异构体必然存在某种更容易结合的匹配类型。如左旋的缬氨酸二肽可以选择性地结合右旋的甘油醛，催化生成右旋的四碳糖。一旦右旋的核糖出现在 tRNA 分子中，其结合左旋氨基酸的效率是结合右旋氨基酸的 4 倍。这说明蛋白质合成时，对氨基酸旋光异构体的选择在 tRNA 阶段就开始了。地球上的生物使用左旋氨基酸和右旋核糖，右旋葡萄糖并不是偶然的选择，而是左旋氨基酸分子和右旋糖类分子相互选择和配合的结果。
>
> ③ RNA 和蛋白质的立体催化本身具有方向性。RNA 和蛋白质是由具有旋光性的单位组成的，催化反应中心由链的不同区域彼此靠近组成，这种催化中心必然会有方向性，对 2 种旋光异构体的催化效率就会出现差别。左旋氨基酸和右旋核糖反复地相互选择，它们的优势就会越来越明显，最后扩展到细胞中整个反应链都只对一种旋光异构体进行加工。这也是右旋葡萄糖具有营养价值，而左旋葡萄糖不参与代谢的主要原因。

大多数药物均属于具有光学活性的有机化合物，它们的生物活性是由于药物和生物体的某些成分如酶、核酸、受体等结合，然后模拟或拮抗天然基质而产生。药物在体内与蛋白质或核酸结合时，酶、受体、核酸等大分子的组成具有光学选择性，具有严密的空间结构，它们与不同的对映异构体的相互作用力往往有较大差异，从而使不同对映异构体表现出不同生物活性。具有手性的药物，往往只有其中一个具有较强的生理效应，其对映体可能无活性或活性很低，有些甚至产生相反的生理作用。

多数药物的左旋体活性较强。例如，内源性肾上腺素为左旋体，其升高血压的作用是右旋体的20多倍；天然存在的吗啡为左旋体；左旋多巴酚丁胺具有激动 α 受体的作用，右旋体则有拮抗 α 受体的作用；氯霉素具有四个旋光异构体，只有(1R,2R)-左旋体具有抗菌活性；左旋沙丁胺醇具有舒张支气管平滑肌的作用，而右旋体无此作用，反而会产生头痛、头晕、心悸、手指颤抖等副作用。也有一些药物的右旋体发挥生理效应，如盐酸维拉帕米的右旋体比左旋体降压作用强；作为血浆代用品的葡萄糖酐应使用右旋糖酐，因为其左旋体对人体具有较大的危害。也有部分药物的不同光学异构体具有不同的生理效应，如右旋四咪唑是抗抑郁药，而其左旋体则为治疗肿瘤的辅助用药；右旋苯丙胺为中枢兴奋药，而其左旋体则具有抑制食欲的作用。

习 题

1. 下列环烷烃中加氢开环最容易的是（　　）。
   A. 环丙烷　　　　B. 环戊烷　　　　C. 环丁烷　　　　D. 环己烷

2. 光照下，烷烃卤化反应的机理是通过（　　）中间体进行的。
   A. 碳正离子　　　B. 自由基　　　　C. 碳负离子　　　D. 协同反应，无中间体

3. 1-甲基-4-异丙基环己烷有（　　）异构体。
   A. 2 种　　　　　B. 3 种　　　　　C. 4 种　　　　　D. 5 种

4. 烷烃分子中 C 原子的空间几何形状是（　　）。
   A. 四面体形　　　B. 平面四边形　　C. 直线形　　　　D. 金字塔形

5. 2,3-二甲基戊烷（Ⅰ）、正庚烷（Ⅱ）与 2-甲基己烷（Ⅲ）三种烃类化合物的沸点次序为（　　）。
   A. Ⅰ＞Ⅱ＞Ⅲ　　　B. Ⅱ＞Ⅰ＞Ⅲ　　　C. Ⅱ＞Ⅲ＞Ⅰ　　　D. Ⅲ＞Ⅱ＞Ⅰ

6. 下列哪些不是自由基反应的特征？（　　）
   A. 酸碱对反应有明显的催化作用　　　　　　B. 光、热、过氧化物能使反应加速
   C. 氧气、氧化氮、酚对反应有明显的抑制作用　　D. 溶剂极性变化对反应影响很小

7. 三元环张力很大，甲基环丙烷与 5%KMnO$_4$ 水溶液或 Br$_2$/CCl$_4$ 反应，现象是（　　）。
   A. KMnO$_4$ 和 Br$_2$ 都褪色　　　　　B. KMnO$_4$ 褪色，Br$_2$ 不褪色
   C. KMnO$_4$ 和 Br$_2$ 都不褪色　　　　D. KMnO$_4$ 不褪色，Br$_2$ 褪色

8. 写出下列结构式。
   (1) 异丁烷
   (2) 反-1-甲基-3-异丙基环己烷的优势构象式

9. 填充下列反应式：

(1) ▢ + H$_2$ ⟶

(2) △ + HCl ⟶

10. 分子式为 C_5H_{12} 的烃，其三种异构体在 300℃时分别氯化，A 得到三种不同的一氯化物，B 只得到一种一氯化物，C 得到四种不同的一氯化物，试推测 A、B、C 的结构式。

11. 烷烃有哪些异构现象？

第十四章

不饱和烃

与烷烃相对，如果组成链烷烃的 C—C 键没有被氢原子占满，富余的键会和其他碳原子组成双键或三键，这些烃类就是不饱和烃。不饱和链烃中含有双键的叫"烯"，是氢原子"稀"少的意思；含有三键的叫"炔"，是氢原子"缺"乏的意思。

第一节 烯烃

烯烃（alkene）是指一类含有碳碳双键（C═C）的碳氢化合物。在烯烃中，并不是所有碳原子的价键都处于饱和状态，根据碳碳双键的数目，烯烃又可以分为**单烯烃**（含有一个双键，简称烯烃）、**二烯烃**（含有两个双键）和**多烯烃**（含有多个双键）。其中以烯烃和共轭二烯烃最为重要。链状的单烯烃比相应的烷烃少两个氢原子，其通式为 C_nH_{2n}，官能团是 C═C。

一、烯烃的结构和命名

乙烯（CH_2═CH_2）是最简单的烯烃，与乙烷结构相比较，乙烯碳碳双键的键长为 134pm，较乙烷的碳碳单键长度（154pm）短，造成这种现象的原因在于：烯烃的碳碳双键并不等于两个单键的简单加和。形成双键的两个键中，一个是 σ 键，而另一个是 π 键。

如图 14-1 所示，乙烯的两个碳原子各以两个 sp^2 杂化轨道与两个氢原子的 1s 轨道重叠形成碳氢 σ 键，同时两个碳原子之间分别以一个 sp^2 杂化轨道轴向重叠（"头碰头"）形成碳碳 σ 键。这时，每个碳原子上还剩余一个未杂化的 p 轨道，彼此侧面重叠（"肩并肩"）形成 π 键。由于 π 键以"肩并肩"方式成键，空间距离更为接近，因此碳碳双键的键长相当于一个 σ 键和一个 π 键的平均值，较单键（碳碳 σ 键）的键长短。

乙烯分子中，五个 σ 键在同一个平面上，π 键与该平面垂直，其 π 电子云分布在平面的上方和下方（图 14-2）。

π 键与 σ 键相比，具有以下特征：

① 由于形成 π 键的 p 轨道采取的是侧面重叠方式，重叠程度较 σ 键小，键的牢固性

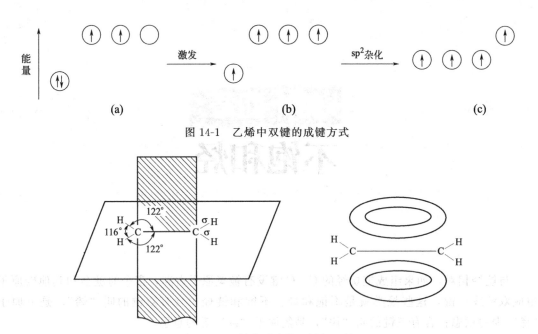

图 14-1 乙烯中双键的成键方式

图 14-2 乙烯分子中的 σ 键与 π 键

较差。

② π 键电子云离原子核较远,受到原子核的束缚较小,电子云的流动性较大,容易极化。所谓极化,指的是在外加电场的作用下,π 键电子云的正、负电荷沿相反方向发生位移,形成暂时的偶极矩。再加上 π 键电子云的分布比较分散,比较暴露,容易受到亲电试剂(缺电子的物种,如正离子)的进攻而发生化学反应。

③ π 键不是沿着键轴方向重叠而形成,没有轴对称性,如果旋转 C═C 双键,势必使其断裂,但这个过程需要较高的能量。因此,C═C═不能自由旋转,也由此形成了烯烃的顺反异构。

二、烯烃的构造异构

构造异构包括碳链异构、位置异构和官能团异构,烯烃除了与烷烃一样存在碳链异构,还因为存在官能团 C═C 在碳链中的位置不同产生位置异构。因此,烯烃的构造异构现象比相应的烷烃多。例如,丁烷有两种,而相应的丁烯有三种,它们互为同分异构体。

$$CH_3CH_2CH{=}CH_2 \qquad CH_3CH{=}CHCH_3 \qquad \underset{\text{异丁烯}}{CH_3\underset{|}{\overset{CH_3}{C}}H{=}CH_2}$$

1-丁烯　　　　　　2-丁烯　　　　　　异丁烯

三、烯烃的顺反异构

碳碳双键不能自由旋转,否则将会导致 π 键的扭曲和断裂。π 键的断裂需要较多的能量,一般分子的热运动不能提供如此多的能量,因此在室温下,C═C 自由旋转受阻。这就造成与 C═C 直接相连的原子或原子团在空间排列方式是固定的。例如,2-丁烯的两个甲基被固定在双键的同侧或者异侧:

$$\underset{(Z)\text{-2-丁烯}(\text{I})}{\begin{matrix}H_3C\quad\quad CH_3\\ \diagdown\;\;\;/\\ C=C\\ /\;\;\;\diagdown\\ H\quad\quad H\end{matrix}}\quad\quad\underset{(E)\text{-2-丁烯}(\text{II})}{\begin{matrix}H_3C\quad\quad H\\ \diagdown\;\;\;/\\ C=C\\ /\;\;\;\diagdown\\ H\quad\quad CH_3\end{matrix}}$$

上述丁烯的两种构造中，（I）称为顺-2-丁烯，（II）被称为反-2-丁烯。两者是不同的化合物，在室温下不能相互转变。它们的构造相同，但甲基和氢原子的空间排列不同，所以它们也是属于立体异构体，或者专称为顺反异构体、几何异构体。每个双键碳原子连有不同的原子或原子团，都会产生顺反异构。顺反异构体的性质有差别，两者可以通过物理方法进行分离。它们的生理功能也会有所区别，如两种己烯雌酚，只有反式异构体具有治疗某些妇科疾病的作用。

反式(有效)　　　　　　　　　　　顺式(无效)

四、烯烃和炔烃的命名

1. 烯基、亚基和炔基

（1）烯基

烯烃去掉一个氢原子，称为某烯基（-enyl）。烯基的编号从带有自由价（free valence）的碳原子开始，烯基的英文名称用词尾-enyl 代替烷基的词尾-yl。下面是三个烯基的普通命名法和 IUPAC 命名法。

	$CH_2=CH-$	$CH_3CH=CH-$	$CH_2=CHCH_2-$	$CH_2=\overset{\overset{\displaystyle CH_3}{\mid}}{C}-$
普通命名法：	乙烯基	丙烯基	烯丙基	异丙烯基
	vinyl	propenyl	allyl	isopropenyl
IUPAC 命名法：	乙烯基	1-丙烯基	2-丙烯基	1-甲基乙烯基
	ethenyl	1-propenyl	2-propenyl	1-methylethenyl

（2）亚基

有两个自由价的基团称为亚基（-ylidene 或 -ylene），一般有两种类型。

① $R_2C=$ 型亚基英文命名用词尾-ylidene 代替烷基的词尾-yl。例如：

	$H_2C=$	$CH_3CH=$	$(CH_3)_2C=$
	亚甲基	亚乙基	亚异丙基
	methylidene	ethylidene	isopropylidene

② $-(CH_2)_n-$ $(n=1,2,3\cdots)$ 型亚基英文用词尾-ylene 代替烷基的词尾-yl。中文命名要在名称前标上两个自由价原子的相对位置。例如：

	$-CH_2-$	$-CH_2CH_2-$	$-CH_2CH_2CH_2-$
	亚甲基	1,2-亚乙基	1,3-亚丙基
	methylene	ethylene	trimethylene

以上两种亚基的名称在普通命名法和IUPAC命名中均适用。

（3）炔基

炔烃去掉一个氢原子即得炔基，词尾用-ynyl代替烷基的词尾-yl，如：

HC≡C—	H₃CC≡C—	HC≡CCH₂—
乙炔基	1-丙炔基	2-丙炔基
ethynyl	1-propynyl	2-propynyl
	丙炔基（普通命名法）	炔丙基（普通命名法）

2. 烯烃和炔烃的系统命名

（1）单烯烃和单炔烃的系统命名

① 单烯烃的系统命名可按下列步骤进行：

a. 先找出含双键的最长碳链，把它作为主链，并按主链中所含碳原子数把该化合物命名为某烯。如主链含有四个碳原子，则命名为丁烯。十个碳以上用汉字数字，再加上碳字，如十二碳烯。

b. 从主链靠近双键的一端开始，依次将主链的碳原子编号，使双键的碳原子编号较小。

c. 把双键碳原子的最小编号写在烯的名称前面，取代基所在碳原子的编号写在取代基之前，取代基也写在某烯之前。

d. 若分子中两个双键碳原子均与不同的基团相连，这时会产生两个立体异构体，可以采用 Z/E 构型来标示这两个立体异构体。按次序规则，两个双键碳原子上的两个顺序在前的原子（或基团）同在双键一侧的为 Z 构型（来自德文"Zusammen"，"在一起"的意思），在两侧的为 E 构型（来自德文，"Entgegen"，"相反"的意思）。

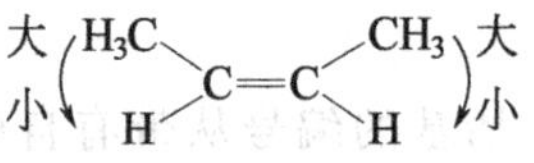

(Z)-2-丁烯 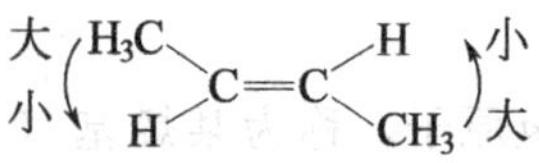　　　　　　　　　　(E)-2-丁烯

在采用 Z/E 标示双键构型以前，曾采用顺/反来标示双键的构型，即连在两个双键碳原子上的相同或相似的基团处于双键同侧称为顺(cis-)，处在双键异侧称为反(trans-)。由于该法在判断相似基团时会出现一些混淆，现在大都采用 Z/E 构型标示。

e. 按名称格式写出全名。英文命名时将某烷的词尾-ane改为-ene，即为某烯的名称。

分析以下两个实例：

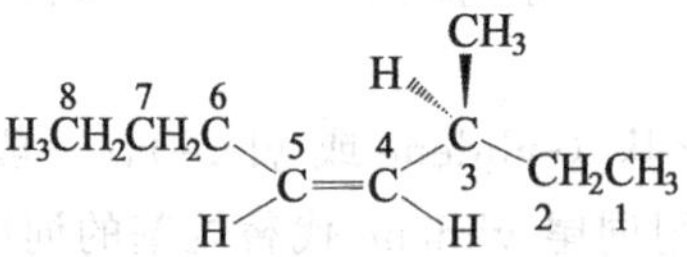

上述化合物分子中只有一个官能团：碳碳双键。选含碳碳双键的最长链为主链。由于双键处于链的中间，因此无论从左向右编号还是从右向左编号，双键的编号均为4。在无法根据官能团的编号来确定编号方向时，应让取代基的编号尽可能小，所以采用自右向左的编号方式。该化合物的C-3是手性碳，其构型为 S，分子中的碳碳双键为 Z 构型。因此该化合物的中文名称是(3S,4Z)-3-甲基-4-辛烯，英文名称是(3S,4Z)-3-methyl-4-octene。其中ene是烯烃名称的词尾。

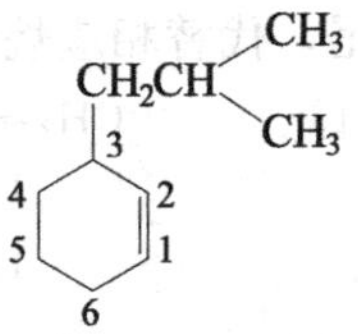

上述化合物的双键在环中，所以母体是环己烯。编号时，首先要使官能团的编号尽可能小，所以环中主官能团的编号为1。其次，要使取代基的编号也尽可能小，因此，应按逆时针方向编号。分子中的 C-3 为手性碳，但因结构式中未明确标明构型，所以命名时不涉及。该化合物的中文名称是 3-(2-甲基丙基)环己烯或 3-异丁基环己烯。其英文名称为 3-(2-methylpropyl) cyclohexene 或 3-isobutyl cyclohexene。

下面是几个化合物的命名举例：

CH₃CH₂CH=CH₂   CH₃CH=CHCH₃   3,3-二甲基-1-戊烯   3-(仲丁基)环戊烯
1-丁烯   2-丁烯   3,3-dimethyl-1-pentene   3-(*sec*-butyl)cyclopentene
1-butene   2-butene

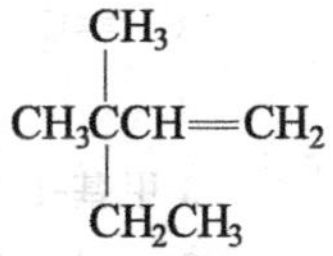

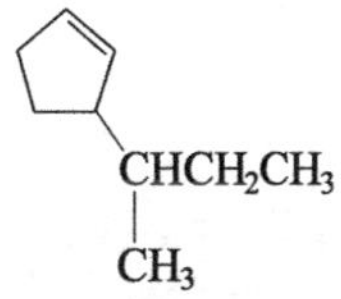

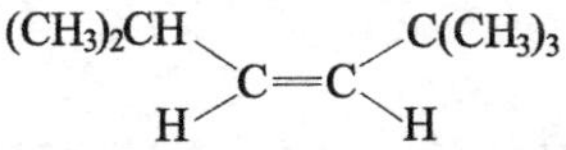

(Z)-(顺)-2,2,5-三甲基-3-己烯   (5R,2E)-5-甲基-3-丙基-2-庚烯   (Z)-(反)-1,2-二氯-1-溴乙烯
(Z)-(*cis*)-2,2,5-trimethyl-3-hexene   (5R,2E)-5-methyl-3-propyl-2-heptene   (Z)-(*trans*)-1-bromo-1,2-dichloroethylene

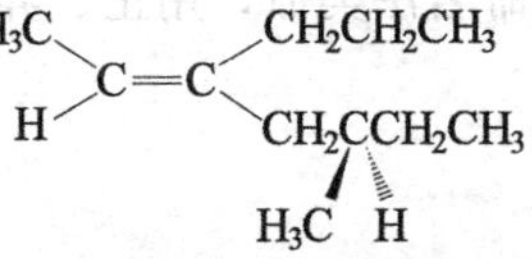

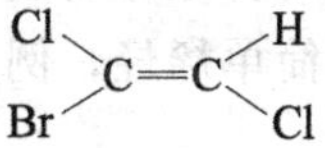

从上面的命名中可以看到，顺/反与 Z/E 在命名时并不完全一致，即顺式构型不一定是 Z 构型，反式构型也不一定是 E 构型。

② 单炔烃的系统命名方法与单烯烃相同，但不存在 Z/E 构型的问题。炔的英文名称是将相应烷烃中的词尾 -ane 改为 -yne。

CH≡CH   CH₃CH₂C≡CCH₃   CH₃CHClCH(CH₃)CH₂C≡CCH₃
乙炔   2-戊炔   5-甲基-6-氯-2-庚炔
ethyne   2-pentyne   6-chloro-5-methyl-2-heptyne

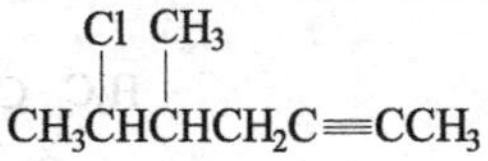

(2) 多烯烃或多炔烃的系统命名

① 多烯烃的系统命名按下列步骤进行：

a. 取含双键最多的最长碳链作为主链，称为某几烯，这是该化合物的母体名称。主链碳原子的编号，从离双键较近的一端开始，双键的位置由小到大排列，写在母体名称前，并用一短线相连。

b. 取代基的位置由与它连接的主链上的碳原子的位次确定，写在取代基的名称前，用一短线与取代基的名称相连。

c. 写名称时，取代基在前，母体在后，如果是顺反异构体或 Z/E 异构体，则要在整个名称前标明双键的顺/反构型或 Z/E 构型。

二烯烃的英文名称以-adiene 为词尾，代替相应烷烃的词尾-ane。例如：

$$CH_2=C=CHCH_3 \qquad CH_2=CH-CH=CH_2$$

1,2-丁二烯   1,3-丁二烯

1,2-butadiene   1,3-butadiene

$$CH_2=C-CH=CH_2$$
$$|$$
$$CH_3$$

2-甲基-1,3-丁二烯

2-methyl-1,3-butadiene

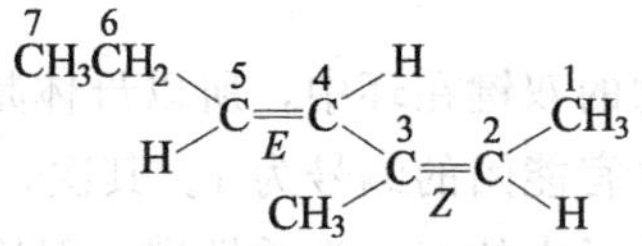

(2Z,4E)-3-甲基-2,4-庚二烯

(2Z,4E)-3-methyl-2,4-heptadiene

② 多炔烃的系统命名方法与多烯烃相同。二炔烃的英文名称以-adiyne 为词尾，代替相应烷烃的词尾-ane。

$$CH\equiv C-CH-C\equiv CH$$
$$|$$
$$CH_3$$

3-甲基-1,4-戊二炔

3-methyl-1,4-pentadiyne

3. 烯烃和炔烃的其他命名法

（1）烯烃的普通命名法

烯烃的普通命名法和烷烃的普通命名法类似，用正、异等词头来区别不同的碳架。该法只适用于简单烯烃，例如：

$$CH_2=CH_2 \qquad CH_3CH=CH_2 \qquad CH_3C=CH_2$$
$$|$$
$$CH_3$$

乙烯   丙烯   异丁烯

ethylene   propylene   isobutylene

英文命名时将烷烃的词尾-ane 改成-ylene 就可。

（2）烯烃的俗名

某些复杂的天然产物，含有多个共轭双键（conjugated double bond），如胡萝卜素及维生素 A 等，这些化合物一般都用俗名，如：

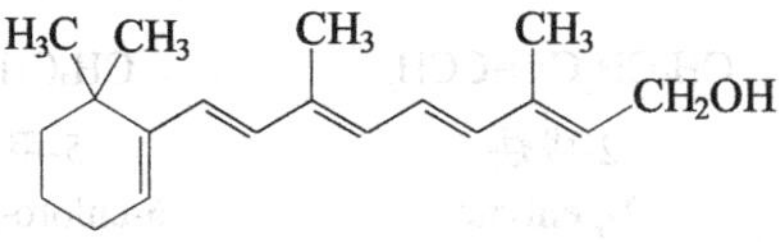

维生素A

第二节 烯烃的化学性质

烯烃的 π 键电子云分布在双键平面的上下方，具有一些特性。首先是 π 键容易断裂，试剂加到断裂的 π 键上可以形成饱和化合物。其次，由于 π 键电子云受原子核的影响小，键能较小，可极化性较大，容易给出电子，易受亲电试剂进攻而发生亲电加成反应。

一、催化加氢

烯烃可与氢加成生成相应的烷烃，这一反应可以将分子中的碳碳双键转变成碳碳单键。由于这一反应是放热反应，需要较高能量，使用催化剂能使反应加速进行。在催化剂存在条件下，烯烃与氢的加成反应称为催化加氢或催化氢化，在有机化学中属于还原反应。

$$CH_2=CH_2 + H_2 \xrightarrow{催化剂} CH_3-CH_3$$

$$CH_3-C\equiv C-CH_3 \xrightarrow[H_2]{Pt} [CH_3-CH=CH-CH_3] \xrightarrow[H_2]{Pt} CH_3-(CH_2)_2-CH_3$$

常用的催化剂包括分散程度很高的铂（Pt）、钯（Pd）、镍（Ni）等金属粉末。这些催化剂不溶于有机溶剂，称为非均相催化剂或异相催化剂。此外，还有一些可溶于有机溶剂的催化剂，如氯化铑和三苯基膦的配合物，称为 Wilkinson 催化剂，这种催化剂可避免烯烃的重排、分离，称为均相催化剂。

二、亲电加成反应

烯烃可以和卤素、卤化氢、硫酸、水、次卤酸等多种亲电试剂作用，生成不同类型的加成产物。

1. 与卤素的加成反应

烯烃与卤素进行加成反应，生成邻二卤代烷，这一反应可以用于制备邻二卤化物。

$$CH_2=CH_2 + Br-Br \longrightarrow CH_2Br-CH_2Br$$

实验表明，不同种类的卤素，在同样条件下，反应活性次序为：

氟＞氯＞溴＞碘

其中，氟与烯烃的反应过于剧烈，反应中放出的热量足以使碳碳双键断裂，所以氟与烯烃的加成反应往往不能得到预期的产物。碘与烯烃一般不发生反应，因此，常用氯和溴与烯烃反应，制备邻二溴和邻二氯化合物。

烯烃与溴加成是共价键断裂的离子型反应，反应分为两个步骤进行。第一步是 Br_2 分子受 π 键电子云的影响而发生极化，其正电端具有亲电性，进攻 C=C 双键的 π 键电子云，形成溴鎓离子（cyclic bromonium ion）：

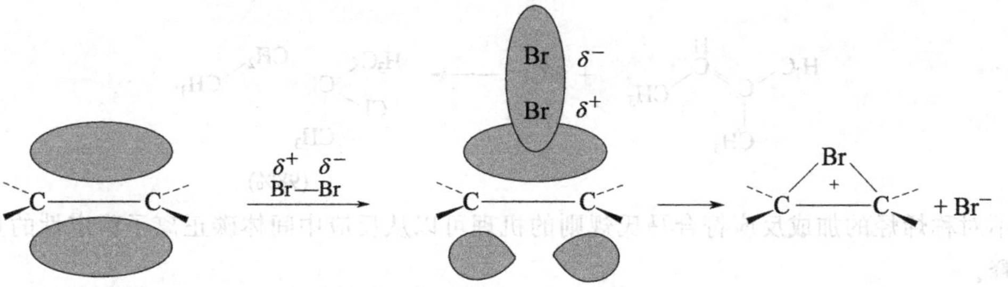

第二步，溴负离子从三元环的背面进攻，生成二溴代物。反应结果是两个溴从双键的两侧加到烯烃分子中，这种加成方式称为反式加成。

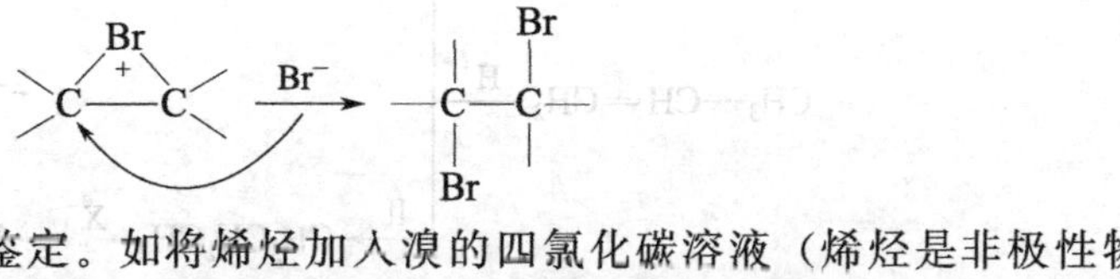

这一反应可以用于烯烃的鉴定。如将烯烃加入溴的四氯化碳溶液（烯烃是非极性物质，这里使用四氯化碳有利于烯烃的溶解，而不用溴水），溴的红棕色很快褪去，这个反应可以作为 C=C 的鉴别反应。

2. 与卤化氢的加成反应

烯烃可与卤化氢加成生成相对应的卤代烷。

$$-\overset{|}{\underset{|}{C}}=\overset{|}{\underset{|}{C}}- + HX \longrightarrow -\overset{|}{\underset{|}{C}}-\overset{|}{\underset{|}{C}}-X$$

通常是将干燥的卤化氢气体直接与烯烃混合进行反应，有时也使用某些中等极性的化合物（如乙酸等）作为溶剂，一般不使用卤化氢水溶液。因为使用卤化氢水溶液有可能导致烯烃与水发生加成反应。

实验结果显示，不同卤化氢在这一反应中的活性次序是 $HI > HBr > HCl$，这与其酸性强弱次序相符合。酸性越强，越容易电离形成稳定的卤素负离子和氢离子。

卤化氢是一种不对称试剂，当它与乙烯、2-丁烯等对称烯烃发生加成反应时，只能生成一种加成产物。

$$CH_2=CH_2 + HX \longrightarrow CH_3-CH_2X$$

但是当卤化氢与不对称烯烃（如丙烯）发生加成反应时，则可能生成两种不同的加成产物。实验结果表明，这两种产物的比例符合一定的规则。

$$CH_3-CH=CH_2 + HCl \begin{array}{c} \overset{I}{\longrightarrow} CH_3-\underset{Cl}{CH}-CH_3 \quad 90\% \\ \overset{II}{\longrightarrow} CH_3-CH_2-CH_2-Cl \quad 10\% \end{array}$$

由上式可知，卤化氢的氢总是优先加成到不对称烯烃中含氢较多的双键碳上。这一规律是化学家马尔科夫尼科夫（V. Markovnikov）于1869年提出的，简称为**马氏规则**。

应用马氏规则可以对许多这类反应的产物进行预测，并指导我们正确利用这一反应来制备卤代烷。

$$H_3C-\underset{CH_2}{\overset{H}{C}}=CH_2 + HBr \longrightarrow H_3C-CH_2-\underset{CH_3}{\overset{Br}{C}H} \quad (80\%)$$

$$H_3C-\underset{CH_3}{\overset{H}{C}}=C\overset{CH_3}{\underset{}{}} + HCl \longrightarrow H_3C-\underset{CH_3}{\overset{CH_2-CH_3}{\underset{Cl}{C}}} \quad (98\%)$$

不对称烯烃的加成反应符合马氏规则的机理可以从反应中间体碳正离子稳定性的角度加以解释。

$$CH_3-CH=CH_2 \xrightarrow{H^+} \begin{array}{c} \overset{I}{\longrightarrow} CH_3\overset{+}{C}HCH_3 \xrightarrow{X^-} CH_3\underset{X}{CH}CH_3 \quad \text{2-卤丙烷(主)} \\ \overset{II}{\longrightarrow} CH_3CH_2\overset{+}{C}H_2 \xrightarrow{X^-} CH_3CH_2CH_2X \quad \text{1-卤丙烷} \end{array}$$

不对称烯烃丙烯与氢卤酸发生加成反应，这是两个相互竞争的反应，产物的比例取决于它们各自的反应速率。如果途径Ⅰ反应较途径Ⅱ反应快，产物主要是遵从马氏规则的 2-卤丙烷。在这两个反应中，反应物是相同的，不同的是形成了结构不同的碳正离子中间体。因此，碳正离子的稳定性便成为决定反应速率的关键因素。在一般有机化学反应中，能够形成较稳定的中间体或过渡态的反应途径，其反应速率就快。这是因为生成较稳定的中间体所需的反应活化能低，因而更容易发生反应。碳正离子的稳定性次序为：

$$3° 碳正离子 > 2° 碳正离子 > 1° 碳正离子 > CH_3^+$$

在上述反应中，途径Ⅰ所形成的碳正离子为 2° 碳正离子，其稳定性大于途径Ⅱ所形成的中间体 1° 碳正离子，因此形成途径Ⅰ中间体的反应活化能较低，途径Ⅰ的反应速率较途径Ⅱ快，这一反应的主要产物为 2-卤丙烷。这就是不对称烯烃与不对称试剂发生加成反应按马氏规则的方向进行的理论解释。

3. 与硫酸和水的加成反应

烯烃与硫酸加成生成硫酸氢酯，该酯经过水解就可以制备相对应的醇。利用这一性质也可以使用硫酸来除去烷烃等某些不活泼有机化合物中少量的烯烃杂质。例如：

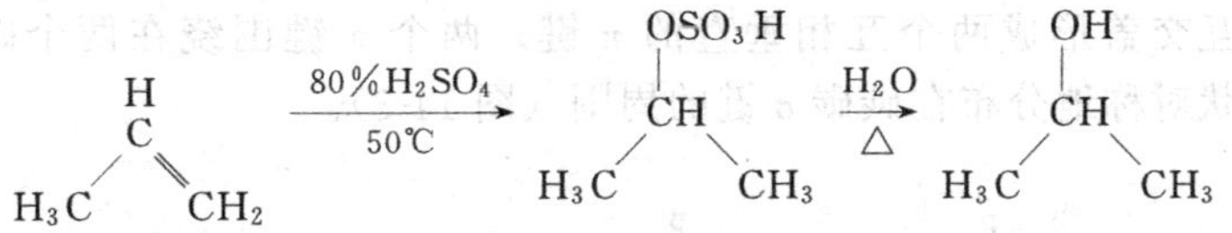

烯烃在一般情况下不与水发生反应，但在催化剂存在下可以发生加成反应，反应的产物是相对应的醇。例如，丙烯与水蒸气混合，在磷酸-硅藻土催化剂的存在下，可发生加成反应而产生 2-丙醇。

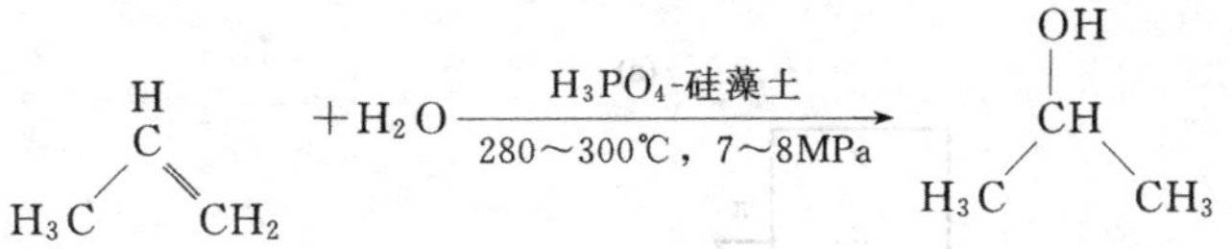

4. 反马氏规则

当烯烃的双键碳上连有强吸电子基团，且与不对称亲电试剂发生加成反应时，也有可能形成两个不同的中间体和两种不同产物。

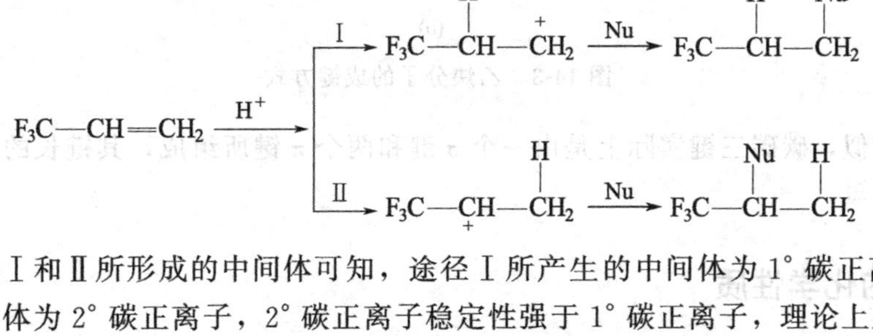

比较途径Ⅰ和Ⅱ所形成的中间体可知，途径Ⅰ所产生的中间体为 1° 碳正离子，途径Ⅱ所产生的中间体为 2° 碳正离子，2° 碳正离子稳定性强于 1° 碳正离子，理论上反应应优先经由途径Ⅱ进行。但是在途径Ⅱ中，由于强吸电子基团—CF_3 的存在，—CF_3 基团直接与 2° 碳正离子相连，强化了碳正离子的正电荷，从而使这一碳正离子趋于不稳定。而途径Ⅰ中带电荷的碳原子离—CF_3 基团较远，受其吸电子作用较弱，反而稳定性强于途径Ⅱ中的碳正离子。

所以，从表面上看这个反应是反马氏规则的，但是从反应原理上，这一反应也是遵循能生成稳定性更强的碳正离子的途径来进行的。因此广义的马氏规则的定义为：不对称烯烃与不对称试剂发生加成反应时，反应优先按照能生成稳定中间体的方向进行。

第三节　炔烃的结构和性质

一、炔烃的结构

炔烃结构上的重要共同特征是分子中含有碳碳三键，碳碳三键是炔烃的官能团。以最简单的炔烃乙炔为例进行讨论，乙炔分子中的碳碳三键碳原子为 sp 杂化，具有两个相等的 sp 杂化轨道。这两个 sp 杂化轨道的对称轴呈 180°，同处于一条直线上。当形成乙炔分子时，两个碳原子各以一个 sp 杂化轨道与各自的一个氢原子的 1s 轨道重叠形成碳氢 σ 键，同时两个碳原子之间分别以一条 sp 杂化轨道"头碰头"重叠，形成一个碳碳 σ 键。这三个 σ 键的对称轴同在一条直线上。这时，每个碳原子上还剩余两个相互垂直的 p 轨道，其对称轴两两平行，从侧面相互交盖形成两个互相垂直的 π 键。两个 π 键围绕在两个碳原子的上、下、前、后，呈圆筒状对称地分布在碳碳 σ 键的周围（图 14-3）。

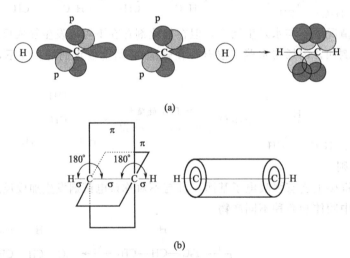

图 14-3　乙炔分子的成键方式

与烯烃类似，碳碳三键实际上是由一个 σ 键和两个 π 键所组成，其键长的平均值较单键和双键的键长短。

二、炔烃的化学性质

炔烃分子的碳碳三键有 π 键的成分，具有不饱和性质，可以发生与烯烃类似的加成、氧化、聚合等反应。又因为碳碳三键是 sp 杂化，所以在上述反应中炔烃的活泼性与烯烃有所差异。炔烃的亲电加成不如烯烃活泼，但是发生亲核加成却比烯烃容易。

在室温时，乙烯和溴的四氯化碳溶液反应，会立刻使溴的红棕色褪去，而乙炔则反应缓慢。如果分子中既有三键，又有双键，在较低的温度下反应，则卤素首先加成到双键上，而三键仍可保留。这些现象都可以说明，三键的亲电加成反应活性低于双键。

$$\text{H}_2\text{C}=\underset{\text{H}}{\overset{|}{\text{C}}}-\text{CH}_2-\text{C}\equiv\text{CH} \xrightarrow{\text{Br}_2} \text{H}_2\text{C}-\underset{\text{Br}}{\overset{|}{\text{CH}}}-\text{CH}_2-\text{C}\equiv\text{CH}$$
$$\text{|}\\\text{Br}$$

为什么碳碳三键对亲电加成反应的活性不如碳碳双键？我们也可以从反应过程中生成的活性中间体碳正离子的稳定性出发进行解释。

$$\text{H}_2\text{C}=\text{CH}_2+\text{Br}^+ \longrightarrow \text{H}_2\overset{+}{\text{C}}-\text{CH}_2-\text{Br} \quad (\text{I})$$

$$\text{HC}\equiv\text{CH}+\text{Br}^+ \longrightarrow \overset{+}{\text{HC}}=\text{CH}-\text{Br} \quad (\text{II})$$

炔烃的中心碳原子为 sp 杂化。在 sp 杂化轨道中，s 轨道成分占 50%，而烯烃的 sp^2 杂化轨道中，s 轨道成分占 33.3%。一般情况下，s 轨道比 p 轨道更靠近原子核，所以在 s 轨道成分越大的杂化轨道中，电子距离原子核越近，被约束得越牢固，使原子表现出越高的电负性。比较烯烃与炔烃，烯烃与亲电试剂生成的活性中间体为烷基型碳正离子（I），其中心碳原子是电负性较小的 sp^2 杂化状态，体系较为稳定；而炔烃与亲电试剂生成的活性中间体为烯基型碳正离子（II），其中心碳原子为电负性较大的 sp 杂化状态，体系不如（I）稳定，因此较难发生亲电加成反应。

此外，炔烃还能与另一类试剂发生加成反应，如 HCN、ROH、NH_3 等。这类试剂的活性中心是带负电荷或电子云密度较大的部分，因此进攻试剂具有亲核性，称为亲核试剂。由亲核试剂发起进攻引起的加成反应称为**亲核加成**（nucleophilic addition）反应。炔烃与烯烃相比，电负性较大的 sp 杂化状态的碳原子更容易受亲核试剂进攻，反应活性能较低。

$$\text{HC}\equiv\text{CH}+\text{HCN} \xrightarrow[20\sim 25\text{℃}]{\text{CuCl}_2,\ \text{NH}_4\text{Cl}} \text{H}_2\text{C}=\text{CHCN}$$

这个反应的历程是：

$$\text{HC}\equiv\text{CH}+\text{CN}^- \longrightarrow \text{HC}=\text{CH}-\text{CN} \xrightarrow{\text{H}^+} \text{H}_2\text{C}=\text{CHCN}$$

第四节 二烯烃和共轭效应

二烯烃是含有两个双键的开链不饱和烃，比相同碳原子的烯烃少两个氢原子。根据两个双键的相对位置不同，二烯烃可以分为聚集二烯烃、孤立二烯烃和共轭二烯烃三类。

(1) 聚集二烯烃

聚集二烯烃为含有 $\diagdown\!\!\text{C}=\text{C}=\text{C}\!\!\diagup$ 结构的二烯烃，两个双键与同一个碳原子相连，结构很不稳定。

(2) 孤立二烯烃

孤立二烯烃为含有 $\diagdown\!\!\text{C}=\text{C}-(\text{CH}_2)_n-\text{C}=\text{C}\!\!\diagup$ 结构的二烯烃（$n\geqslant 1$），两个双键被两个以上的单键隔开，由于两个双键的距离较远，互相影响很小，与两个独立的烯烃性质类似。

(3) 共轭二烯烃

共轭二烯烃为含有 $\diagdown\!\!\text{C}=\text{C}-\text{C}=\text{C}\!\!\diagup$ 结构的二烯烃，两个双键被一个单键隔开，这类二烯烃由于双键的相互影响，表现出特殊的性质，在理论上和生产中都具有重要意义。

如表 14-1 所示，在 1,3-丁二烯中，单键较一般的单键略短，而双键则较一般烯烃的双键略长，单键和双键有平均化的趋势。随着共轭链的增长，这种单双键键长平均化的趋势更加明显。产生这种特性的原因是什么？

表 14-1 链烃的键长

链烃	单键键长/pm	链烃	双键键长/pm
乙烷	154	乙烯	134
1,3-丁二烯	147	1,3-丁二烯	137

最简单的共轭烯烃是 1,3-丁二烯，分子中四个烯碳均是 sp^2 杂化，三个 C—C σ 键和六个 C—H σ 键都处于同一个平面上，每个碳原子中各有一个 p 轨道，它们与该平面垂直。分子中的两个 π 键是由 C-1 和 C-2 两个 p 轨道以及 C-3 和 C-4 两个 p 轨道分别侧面重叠形成的。这两个 π 键靠得非常接近，在 C-2 和 C-3 之间可发生一定的重叠，这样两个 π 键并不是孤立存在的，而是相互结合成一个有机的整体，相互影响，这种体系称为 **π-π 共轭体系**（conjugation system）或 **大 π 键**。

由以上结构可知，π 电子云不再局限在 C-1 和 C-2 或 C-3 和 C-4 所组成的两个 π 键之间，而是在四个 sp^2 杂化的烯碳中运动，即 π 电子发生了 **离域**（delocalization）或 **共轭**（conjugation）现象。每个 π 电子被四个原子核共享。这种围绕三个或三个以上原子的分子轨道成为离域分子轨道，由它们形成的化学键成为离域键。由于发生电子离域，使得 1,3-丁二烯中的单键和双键失去严格意义上单键、双键的性质，趋于混同，这就造成了键长趋于平均化，同时还会使得分子内能降低。降低的能量叫作离域能。离域能越高，分子结构越稳定。

用溴处理共轭二烯烃，如 1,3-丁二烯与溴发生加成反应时，不仅可以得到预期的 1,2-加成产物，而且可以得到 1,4-加成产物。

$$\diagup\!\!\!\diagdown + Br_2 \longrightarrow Br\!-\!CH_2\!-\!\underset{Br}{CH}\!-\!CH\!=\!CH_2 + Br\!-\!CH_2\!-\!CH\!=\!CH\!-\!CH_2\!-\!Br$$

这是因为当溴正离子加成到链端烯键的不饱和碳原子上时，生成两类活性中间体。C-2 是 sp^2 杂化，它有一个空的 p 轨道，由于共轭体系的存在，可以和 C-3 和 C-4 之间的双键 π 轨道侧面重叠，产生电子离域，使得正电荷分散到 C-4 原子上。这种不同的电子离域状态也称为**共振结构式**。共振结构式越多，代表分子结构能量越低，分子越稳定。由此可知，溴正离子加成后形成的两个共振结构式增加了活性中间体的稳定性，使反应产物可以为 1,2-加成产物，也可以为 1,4-加成产物。

$$H_2C\!=\!\underset{H}{C}\!-\!\underset{H}{C}\!=\!CH_2 + Br^+ \diagup\!\!\!^{\displaystyle H_2C=\underset{H}{\overset{+}{C}}-CH-CH_2Br \quad (I)}_{\displaystyle H_2C\!-\!HC\!\overset{+}{=}\!CH\!-\!CH_2Br \quad (II)}$$

阅读材料

花生四烯酸及其代谢产物

花生四烯酸(arachidonic acid，AA)是人体的一种必需脂肪酸，也是人体中含量最高、分布最广的一种多不饱和脂肪酸，在维持机体生理结构和功能中发挥了重要的作用。它不仅是一种重要的细胞膜结构成分，而且还是人体合成前列腺素等生理活性物质的重要前体，具有广泛的生物活性和营养价值。花生四烯酸的四个烯双键之间均间隔一个 sp^3 杂化的—CH_2—，因此这四根烯双键并非形成共轭体系，而是属于孤立烯烃。

在生物体内，AA 主要以磷脂的形式存在于细胞膜，当细胞膜受到刺激时，AA 被磷脂酶 A_2(phospholipase A_2，PLA_2)从细胞膜磷脂池中释放出来，然后在环加氧酶(cycloxygenase，COX)作用下生成前列腺素(prostaglandin，PG)和血栓素(thromboxane A_2，TXA_2)；经脂氧化酶(lipoxygenase，LO)作用则生成白三烯(leukotriene，LT)等代谢产物。

PG 是一类活性很强的炎症介质，PGE2 在纳克水平就能引起严重的炎症反应，可引起发热、小血管扩张、毛细血管通透性增强等红肿热痛现象。LT 也是一类非常重要的炎症介质，对嗜酸性粒细胞、中性粒细胞、单核细胞有极强的趋化作用，能诱导这些炎症细胞聚集在炎症局部，诱导免疫系统产生瀑布式级联反应。阿司匹林等抗炎药物通过抑制 AA 的代谢，从而抑制 PG 等合成而发挥解热镇痛、抑制血小板活化聚集等作用。

植物精油中的烯烃成分

植物精油是从植物花、叶、树皮、果实、种子、树脂等萃取出来的特有的芳香物质。植物精油由数百种至上千种成分构成，主要含有萜烯类、醇类、酮类等。精油能改善循环系统功能、改善静脉曲张、改善消化系统功能，其特有的天然芳香往往使人心旷神怡。

萜烯类成分是植物体以甲戊二羟酸为原料合成的，均含有一个或多个烯双键，如蒎烯、桧烯、月桂烯、香叶烯、樟脑烯等。植物精油中主要含单萜和倍半萜，分别由 10～15 个碳原子组成，分子量较小。由于这些烯烃缺少极性基团，其脂溶性强，沸点较低，挥发性高，很容易穿透皮肤而被人体吸收。

此外，由于萜烯类化合物为碳氢化合物，都易燃烧；由于双键的存在，很容易发生重排反应，也极易被光照、OH·或臭氧等氧化剂迅速氧化而酸败变质。因此在储存过程中应当使用不透光的玻璃瓶避光、避热保存。

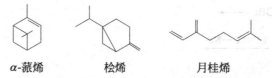

α-蒎烯　　桧烯　　月桂烯

天然植物精油多数具有鲜明的颜色，比如德国洋甘菊精油具有冷傲的天蓝色，姜黄精油拥有浓郁的咖喱色。精油的颜色多数是由其化学成分在提取过程中经过脱水、脱羧形成大共轭体系而获得的。烯烃双键中π键的电子发生跃迁所需激化能比σ键小，能够吸收能量较低的可见光谱中的光量子，也就是最大吸收波长。我们所看到的颜色，就是这个最大波长的补色。在共轭体系中，共轭双键越长，共轭体系越大，基态和激发态的共振电子结构数越多，其能量越低，选择吸收的光波波长就越长，产生红移深色效应，因此我们观察到的颜色就会越深。

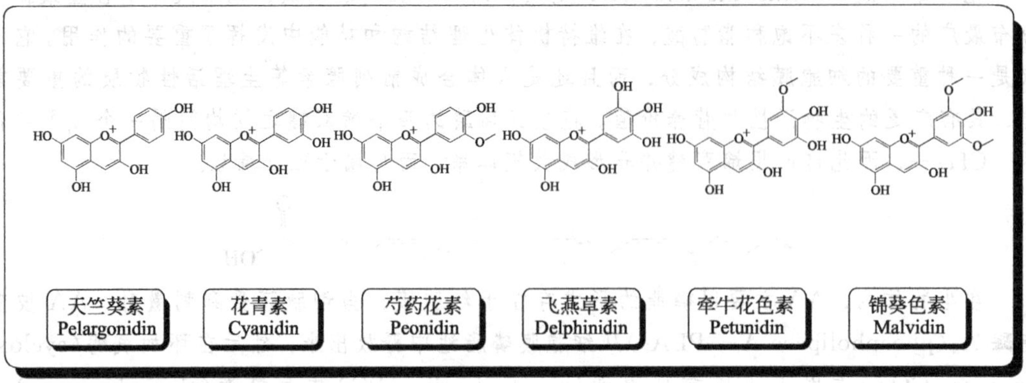

习 题

1. 用衍生物命名法或系统命名法命名下列有机化合物。

(1) 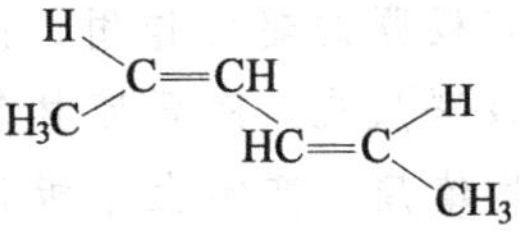 $H_3C-\overset{H}{C}=CH\\ \quad\quad\quad\quad HC=\overset{H}{\underset{CH_3}{C}}$

(2) $H_2C=CH-CH_2-C\equiv CH$

(3) $H_3C-HC=CH-C\equiv C-CH_3$

(4) ⬠$-C\equiv CH$

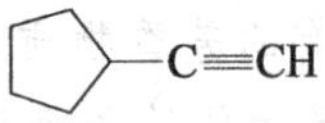

(5) 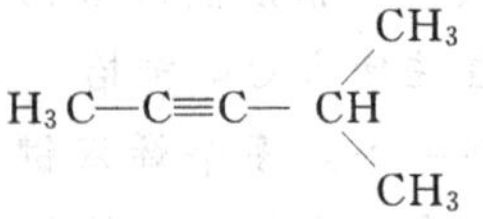 $H_3C-C\equiv C-\underset{CH_3}{\overset{CH_3}{CH}}$

2. 完成下列反应式：

(1) 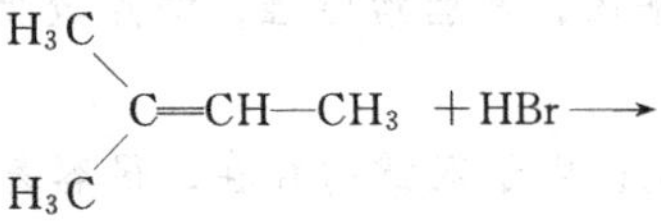 $\underset{H_3C}{\overset{H_3C}{>}}C=CH-CH_3 + HBr \longrightarrow$

(2) ⬈ $+ HBr \longrightarrow$

(3) ⬈ $+ HOBr \longrightarrow$

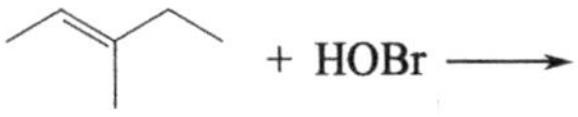

(4) 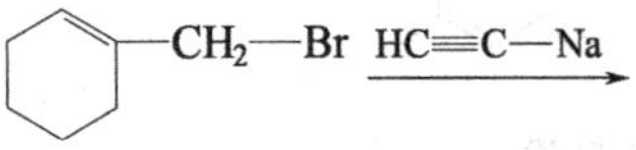 ⬡$-CH_2-Br \quad HC\equiv C-Na \longrightarrow$

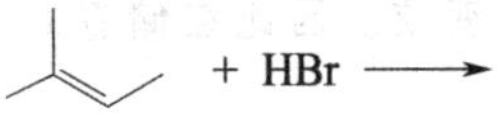

(5) 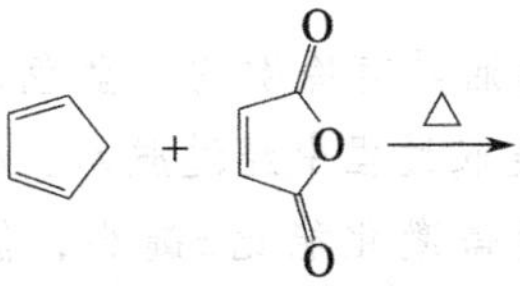 ⬠ $+$ 马来酸酐 $\overset{\triangle}{\longrightarrow}$

3. 用化学方法鉴别下列化合物。

(1) A. 己烷　　　　B. 1-己炔　　　　　　C. 2-己炔
(2) A. 环己烯　　　B. 1,1-二甲基环丙烷　　C. 1,3-环己二烯

4. 分子式为 C_6H_{12} 的化合物，能使溴褪色，可溶于浓硫酸，经催化加氢可生成正己烷，用酸性高锰酸钾溶液氧化生成两种不同的羧酸。推测该化合物的结构式。

5. 有两种烯烃 A 和 B，经催化加氢都得到烷烃 C。A 与臭氧作用后在锌粉存在下水解得 CH_3CHO 和 $(CH_3)_2CHCHO$；B 在同样条件下反应得 CH_3CH_2CHO 和 CH_3COCH_3。请写出 A、B、C 的结构式。

第十五章 芳香烃

芳香烃是芳香族碳氢化合物的简称，也叫**芳烃**（aromatic hydrocarbon）。"芳香"二字指的是那些从天然化合物中得到的具有芳香气味的物质，这些物质多具有苯环。在有机化学发展早期，人们把烷烃和烯烃等统称为**脂肪族化合物**（aliphatic compound），把这些具有苯环结构的化合物统称为**芳香族化合物**（aromatic compound）。但是随着有机化学的发展，人们发现许多化合物具有芳香族化合物的特征，但不具有芳香气味，因此"芳香"一词已失去原有的含义，仅仅作为一个名词沿用至今。

芳香族化合物的特殊性质被称为**芳香性**（aromaticity），主要表现在它们具有特殊的稳定性，不易发生烯烃和炔烃那样的加成反应，却容易发生取代反应。

第一节 芳香烃的分类和命名

芳香族化合物包括**苯**（benzene）及其衍生物和一些不含苯环但具有芳香性的化合物。按照是否含有苯环以及所含苯环的数目、连接方式的不同，芳烃可以分为单环芳烃、多环芳烃和非苯型芳烃三大类。

一、单环芳烃

单环芳烃分子中只含有一个苯环，其中包括苯、苯的同系物、苯基取代的其他化合物等。

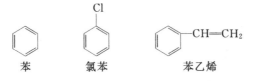

苯　　氯苯　　苯乙烯

二、多环芳烃

多环芳烃分子中含有两个或两个以上的苯环，根据苯环的连接方式又可以细分为三类：

①多苯代脂烃，如二苯甲烷等；②稠环芳香烃，苯环通过共用相邻的碳原子相互稠合，如萘、蒽等；③联苯，分子中两个或两个以上的苯环以单键直接相连。

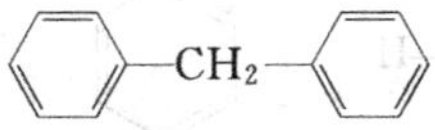

二苯甲烷 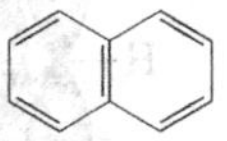　　　　　　萘 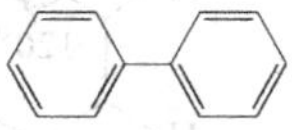　　　　　　联苯

三、 非苯型芳香烃

非苯型芳香烃不含有苯环，但含有结构和性质与苯环相似的芳香环，并具有芳香族化合物的共同特征，如环戊二烯负离子、环庚三烯正离子等。

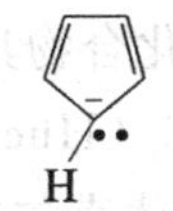

环戊二烯负离子 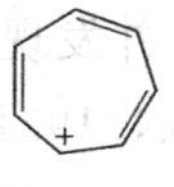　　环庚三烯正离子

第二节　苯及其同系物的结构

1825 年英国化学家法拉第（M. Faraday）从照明气中分离得到了苯。苯的分子式是 C_6H_6，碳氢之比为 1∶1，它应该显示出高度的不饱和性。但是在一般条件下，苯不能使溴的四氯化碳溶液褪色，也不易使高锰酸钾溶液褪色，这说明该结构较为稳定，不容易发生加成和氧化反应。只有在加压催化下，苯才能加氢生成环己烷。1865 年，德国化学家凯库勒（Kékule）提出苯环的结构是含有交替单、双键的六碳原子的环状化合物。而且他假定，苯分子里的双键位置并不是固定不变的，单、双键之间可以快速交换，从而形成两个互变结构式，这两个互变体很快达成一个平衡体系：

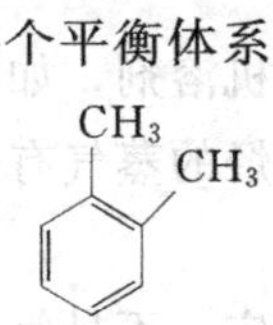

（Ⅰ） 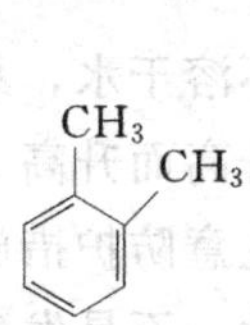　　　　　　（Ⅱ）

凯库勒提出苯的结构式是有机化学理论研究中的重大进展和突破，但是依然有一些缺点。它不能说明苯分子中既然有双键为什么不具有像烯烃那样的不饱和性，换言之，不能说明苯环为何具有特殊的稳定性。

通过现代物理方法测定，如图 15-1 所示，苯分子是平面的正六边形，6 个 C 和 6 个 H 处于同一个平面上，6 个 C—C 键键长相等，均为 140 pm，介于碳碳单键（154 pm）和碳碳双键（134 pm）之间，相邻碳碳键之间的键角是 120°。按照分子杂化轨道理论，苯分子的 6 个碳原子都是 sp^2 杂化的碳原子，相邻碳原子之间以 sp^2 杂化轨道相互重叠，形成 6 个均等的碳碳 σ 键，这样就形成正六边形，并且所有原子处于同一个平面上。

每个碳原子上都还保留着 1 个和这个平面垂直的 p 轨道，这 6 个 p 轨道彼此平行重叠而形成一个环状的大 π 键，6 个 π 电子为 6 个碳原子所共享，电子云对称、均匀地分布在环平面的上下方，因此苯分子中没有单双键区别。由于 π 电子不是局限于两个碳原子之间，而是

第十五章　芳香烃　　213

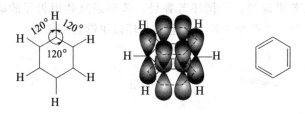

图 15-1 苯分子的结构

离域在整个环状体系中，形成环状闭合离域大 π 键，因此整个体系能量降低，具有特殊的稳定性。近年来，也用正六边形中画一个圆圈作为苯结构的表示方式，圆圈表示苯的闭合 π 轨道的特征结构。

从凯库勒提出苯的环状结构，并发现苯和类苯化合物具有芳香性以来，人们对芳香性及其结构之间关系的研究也逐步深入，1931 年休克尔（Hückel）用简单的分子轨道法计算了单环多烯的 π 电子能级，提出了 $4n+2$ 规则，称为休克尔规则。休克尔规则表明，对共轭、单环、平面多烯来说，具有 $4n+2$ 个 π 电子（这里 n 是大于或等于零的整数）的分子，具有特殊芳香稳定性。

换言之，所谓芳香性通常应符合如下四个特点：

① 具有平面环状结构，或至少非常接近于平面；
② π 电子总数必须等于 $4n+2$，其中 n 为自然整数；
③ 环上的每一个原子必须是 sp^2 杂化（特殊情况也可以是 sp 杂化）；
④ 环上的 π 电子能够发生离域。

第三节 芳香烃的化学性质

单环芳烃多为无色液体，不溶于水，易溶于有机溶剂，如氯仿、乙醚等。一般单环芳烃的密度比水小，沸点随分子量升高而升高。单环芳烃的蒸气有较强的神经毒性，能损坏人造血器官和神经系统，使用时要注意防护措施。

苯环具有很强的化学稳定性，不易发生加成反应、不易氧化，容易发生取代反应。由于在苯环上下有大量电子云暴露，且这些 π 电子结合得不够紧密，很容易被亲电试剂进攻而发生亲电取代反应。

一、苯环上的亲电取代反应

芳香亲电取代反应的第一步，类似于亲电试剂对烯烃的加成。亲电试剂 E^+ 首先从苯环上接受一对 π 电子，与其中一个碳原子形成新的 σ 键，E 连接于苯环上形成 σ-络合物。这个碳原子的 sp^2 杂化轨道也随之转变成 sp^3 杂化轨道。因为苯环向亲电试剂提供的这对 π 电子属于整个苯环 C 原子共享，因此该步骤的反应比烯烃难得多。事实上，需要强 Lewis 酸作为催化剂（如 $AlCl_3$、$FeBr_3$ 等）以产生活性足够大的亲电试剂来进攻苯环才能完成这个步骤。这时，苯环上还剩下 4 个 π 电子，这 4 个 π 电子离域分布在剩余的 5 个碳原子上，仍然是共轭体系，但是原来苯环上 6 个碳原子形成的闭合共轭体系被破坏了。σ-络合物是三个环状的共振稳定化的碳正离子活性中间体。

芳香亲电取代反应的第二步，σ-络合物的能量比苯高，因而不稳定，它很容易以质子形式失去一个 H^+，从而恢复苯环的 6 个 π 电子的共轭体系，生成取代产物。这一步中，反应介质中的 Nu^- 起着碱的作用，有助于质子的离去，反应非常迅速。

1. 卤化反应

在三卤化铁催化下苯与卤素反应生成卤代苯。卤素的活性次序是 F＞Cl＞Br＞I。氟代反应过于剧烈，不易控制。碘代反应太慢，而且反应是可逆的。因此卤化反应（halogenation reaction）一般不用于制备氟代物或碘代物。卤素本身活性并不足以进攻苯环，需使用相应的催化剂使卤素转变为更强的亲电试剂。常用的催化剂包括 $FeCl_3$、$FeBr_3$、$AlCl_3$、$CuCl_2$、$SbCl_5$ 等，也包括用铁粉和卤素反应生成卤化铁来催化反应。

2. 硝化反应

苯与浓硝酸和浓硫酸的混合物（常称为混酸）反应，苯环上的一个氢原子被硝基（—NO_2）取代，生成硝基苯，这个反应称为硝化反应（nitration reaction）。

浓硝酸和浓硫酸通过 Lewis 酸碱反应，产生硝基正离子亲电试剂（$^+NO_2$），然后与苯环进行亲电取代反应。硝基苯不易继续发生硝化反应。

3. 磺化反应

苯与浓硫酸或发烟硫酸作用，苯环上的一个氢原子被磺酸基（—SO_3H）取代生成苯磺酸。在较高温度下继续反应则生成间苯二磺酸。这类反应称为磺化反应（sulfonation reaction）。

磺化反应与卤化反应、硝化反应不同，它在高温时是可逆反应，苯磺酸与稀硫酸共热至 100～150 ℃时，即转变成为硫酸和苯。

4. Friedel-Crafts 烷基化和酰基化反应

Friedel-Crafts 烷基化和酰基化反应简称傅-克反应，苯与卤代烷或酰卤发生亲电取代反应，其结果分别向芳环引入一个烷基和一个酰基。常用的催化剂有无水三氯化铝、三氯化铁、氯化锌、三氟化硼等。

$$\text{C}_6\text{H}_6 + \text{CH}_3\text{CH}_2\text{Cl} \xrightarrow[\triangle]{\text{AlCl}_3} \text{C}_6\text{H}_5\text{CH}_2\text{CH}_3 + \text{HCl}$$

常用的烷基化试剂有卤代烷、烯烃和醇。烯烃和醇在酸催化下均能形成烷基碳正离子这一亲电试剂。烷基化反应是在苯环上引入烷基的重要方法，如乙苯、异丙苯、十二烷基苯等都是用这种方法合成。

$$\text{C}_6\text{H}_6 + (\text{CH}_3)_2\text{CHOH} \xrightarrow[65℃]{\text{H}_2\text{SO}_4} \text{C}_6\text{H}_5\text{CH}(\text{CH}_3)_2$$

$$\text{C}_6\text{H}_6 + \text{CH}_3\text{CH}_2\text{CH}=\text{CH}_2 \xrightarrow{\text{H}_2\text{SO}_4} \text{C}_6\text{H}_5\text{CH}(\text{CH}_3)\text{CH}_2\text{CH}_3$$

酰卤或酸酐在 Lewis 酸催化下与苯反应生成酰基苯。在此反应中，酰卤或酸酐与催化剂作用，生成进攻芳环的酰基正离子。

$$\text{C}_6\text{H}_6 + \text{CH}_3\text{COCl} \xrightarrow[\triangle]{\text{AlCl}_3} \text{C}_6\text{H}_5\text{COCH}_3$$

$$\text{C}_6\text{H}_6 + \text{(succinic anhydride)} \xrightarrow[\triangle]{\text{AlCl}_3} \text{C}_6\text{H}_5\text{COCH}_2\text{CH}_2\text{COOH}$$

傅-克反应是有机化学上一个非常重要的反应，但该反应也存在一定的局限性。对于环上具有硝基（—NO_2）、磺酸基（—SO_3H）、氰基（—CN）等吸电子基团的芳烃，一般不发生傅-克反应。

在烷基化反应中还存在另一个局限性，即由卤代烷产生的烷基碳正离子会发生重排，导致产物中引入芳环的烷基不是原先卤代烷中的烷基。

$$\text{C}_6\text{H}_6 + \text{CH}_3\text{CH}_2\text{CH}_2\text{Cl} \xrightarrow[\triangle]{\text{AlCl}_3} \text{C}_6\text{H}_5\text{CH}(\text{CH}_3)_2 \text{(主产物)} + \text{C}_6\text{H}_5\text{CH}_2\text{CH}_2\text{CH}_3 \text{(少量产物)}$$

这是因为反应中生成的伯碳正离子很容易重排成较稳定的仲碳正离子。

二、取代苯亲电取代反应的定位规律

当苯环上已有一个取代基时，在进行亲电取代反应时，环上已存在的取代基会对反应速率及第二个取代基进入苯环的取代位置产生影响。以苯及一些取代苯的硝化反应为例，它们的相对反应速率为：

	苯酚	甲苯	苯	氯苯	硝基苯
取代基	OH	CH_3	H	Cl	NO_2
相对反应速率	10^3	25	1	3×10^{-2}	1×10^{-7}

从上述数据可知，苯酚和甲苯的硝化反应速率比苯快，环上的羟基和甲基具有使芳环亲电取代反应活性提高的作用，这些基团称为**活化基团**（activating group），常见的活化基团

包括羟基、氨基、烷基等。氯苯和硝基苯的硝化反应比苯慢，说明环上的氯和硝基具有降低芳香环亲电取代反应活性的作用，这些基团称为**钝化基团**（deactivating group），常见的钝化基团包括卤素、硝基、酰基、氰基、磺酸基等。

活化基团和钝化基团不仅影响芳香环的取代速率，而且还对第二个取代基进入芳环的位置具有定位作用。

如果新取代基进入一元取代苯的 5 个碳原子位置概率相同，那么在二元取代苯中，邻位、间位取代产物出现的概率均为 40%，对位取代产物出现的概率为 20%。但是实际情况并非如此，如硝基苯的硝化反应，其产物中 93% 为间位取代产物。而苯酚的硝化反应，几乎得到 100% 的邻、对位取代产物。

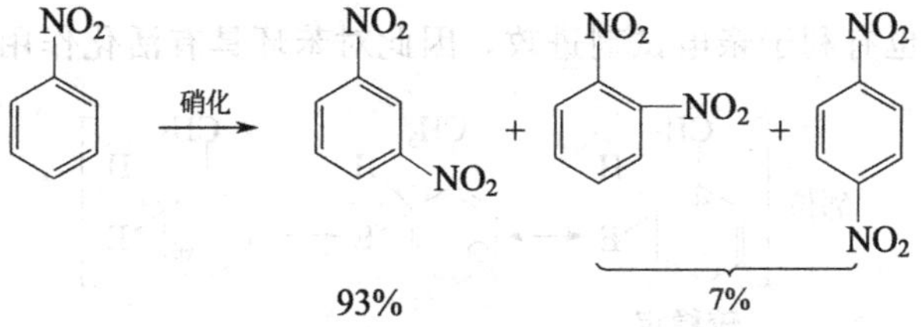

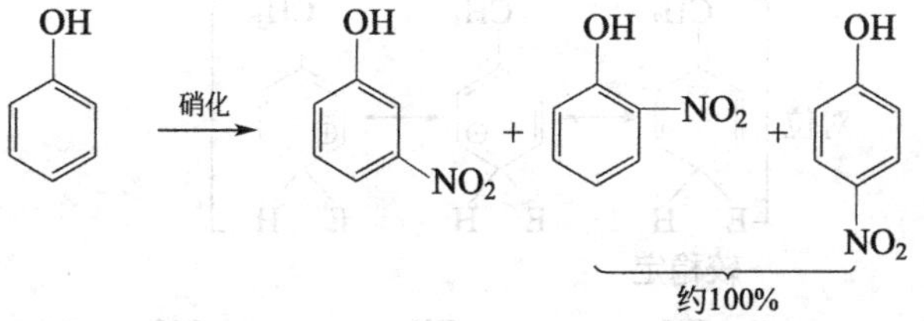

由此可见，对于第二个取代基的取代位置，芳香环上第一个取代基具有定位作用，称为定位基。1895 年霍里曼（Holleman）等归纳总结出苯环亲电取代定位规则，又称为定位效应。

常见的定位基可归纳为以下两大类：

① 邻、对位定位基（*ortho-para* directing group）　这类定位基使第二个进入苯环的取代基团主要进入苯环的邻位和对位。除卤素外，绝大多数邻、对位定位基都可以使苯环活化。邻、对位定位基在结构上的特征是与苯环直接相连的原子大都是饱和的，有的原子上还含有未共用电子对。

② 间位定位基（*meta* directing group）　这类定位基使第二个进入苯环的取代基团主要进攻苯环的间位，并使间位产物超过 40%。间位定位基都可使苯环钝化，其与苯环直接相连的是带正电荷的原子或是极性不饱和基团。

常见的邻、对位定位基和间位定位基对苯环活性的影响见表 15-1。

表 15-1　常见的邻、对位定位基和间位定位基对苯环活性的影响

邻对位定位基	对活性的影响	间位定位基	对活性的影响
$-NH_2(R)$，$-OH$	强活化	$-NO_2$，$-CF_3$，$-\overset{+}{N}R_3$	强钝化
$-OR$，$-NHCOR$	中等活化	$-CHO(R)$，$-COOH(R)$	中等钝化
$-R$，$-Ar$，$-CH=CR_2$	弱活化	$-COCl$，$-CONH_2$	弱钝化
$-X$，$-CH_2Cl$	弱钝化	$-SO_3H$，$-CN$	弱钝化

通过对芳香亲电取代反应历程的讨论，已知环状的碳正离子σ-络合物是芳香亲电取代反应的关键中间体，生成σ-络合物需要一定的活化能，这一步反应速率比较慢，是决定整个反应速率的一步。因此，取代基对苯环的活化或钝化的影响必定是由于影响了这一步碳正离子σ-络合物的相对稳定性。

（1）邻、对位活化定位基的影响

这类取代基的特点是对苯环具有推电子效应，从而使苯环电子云密度增加。例如，甲基与苯环相连时，可以通过甲基的诱导效应（+I）和超共轭效应（+C）把电子云推向苯环；羟基与苯环直接相连时，氧上的未共用电子对和苯环π电子云形成共轭体系，电子离域使苯环的电子云密度增加。苯环电子云密度增加有利于中和碳正离子中间体的正电性，使碳正离子获得稳定性，同时也有利于亲电试剂进攻，因此对苯环具有活化作用。

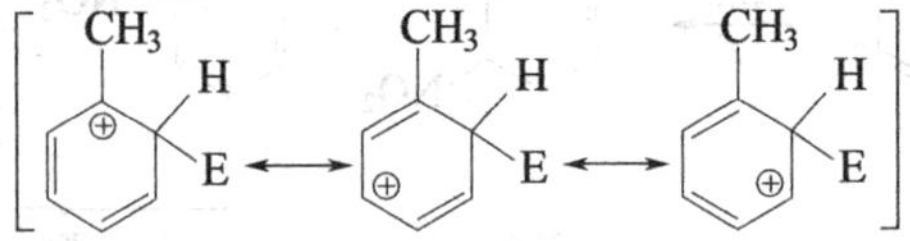

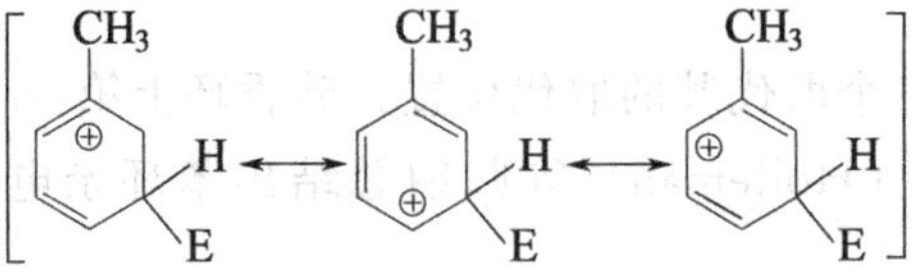

在邻、对位取代的共振结构式中，均含有叔碳正离子，而在间位取代的共振结构式中，三种共振结构均是仲碳正离子。相比较而言，叔碳正离子具有较低的能量，是一个特别稳定的结构，由于它的贡献，这一类定位基倾向于使邻、对位更容易被取代。

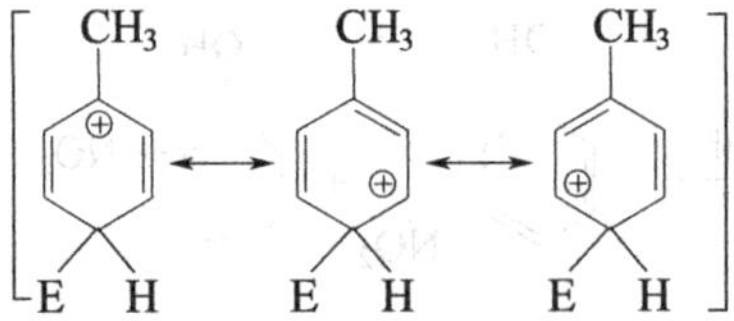

（2）卤素原子的影响

卤素原子的定位效应比较特殊，它是邻、对位定位基，但却能使苯环钝化。苯环上的卤素对苯环电子云密度有两个方面的影响：

① 卤素上未共用电子对和苯环的π电子云可以形成共轭体系，向苯环离域，产生共轭效应（+C）。

② 卤素原子是强吸电子基团，通过诱导效应（-I）可降低苯环的电子云密度。在这个体系下，+C效应比-I效应弱，因此，总的趋势是苯环上电子云向卤素原子移动，苯环电子云密度降低，这增强了碳正离子的正电性，使反应过程中产生的碳正离子更不稳定，同时也使得亲电试剂不易进攻苯环。所以卤素原子对苯环的亲电取代反应起钝化作用。

当亲电试剂进攻卤素原子的邻、对位时，生成的碳正离子是四种共振结构的杂化体，其中一个共振结构氯鎓离子具有完整的八隅体结构，这样的共振结构对共振杂化体的贡献最大，也特别稳定；而当亲电试剂进攻卤素原子的间位时，生成的碳正离子是只有三种共振结构的杂化体，而且没有这样的八隅体结构，因此卤素原子的存在，可以使其亲电取代反应比苯难以进行，而且主要发生在卤素原子的邻位和对位。

邻位

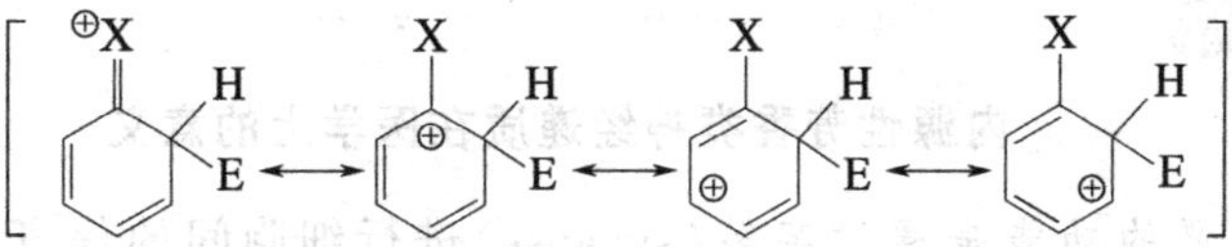

对位

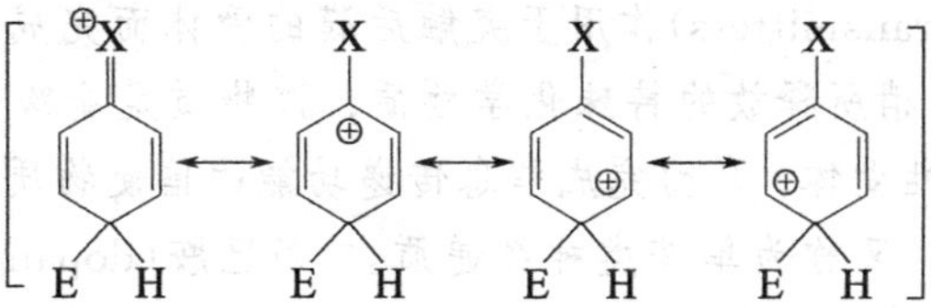

间位

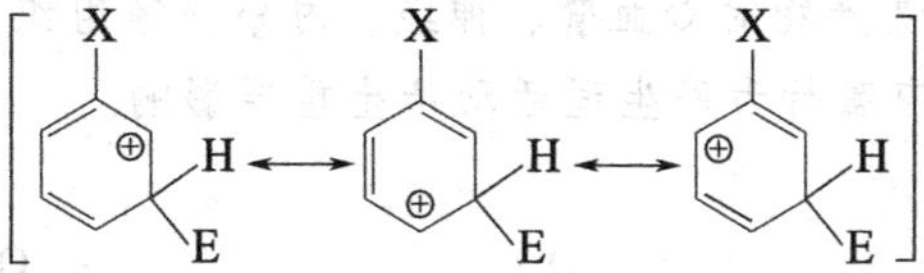

(3) 间位定位基的影响

这类定位基与苯环直接相连的是带正电荷的原子或是极性不饱和基团，由于强吸电子诱导效应（$-I$）可显著降低苯环的电子云密度，使得亲电试剂不易进攻苯环，同时使反应过程中产生的碳正离子更不稳定，所以间位定位基对苯环的亲电取代反应起钝化作用。以硝基取代为例：

邻位

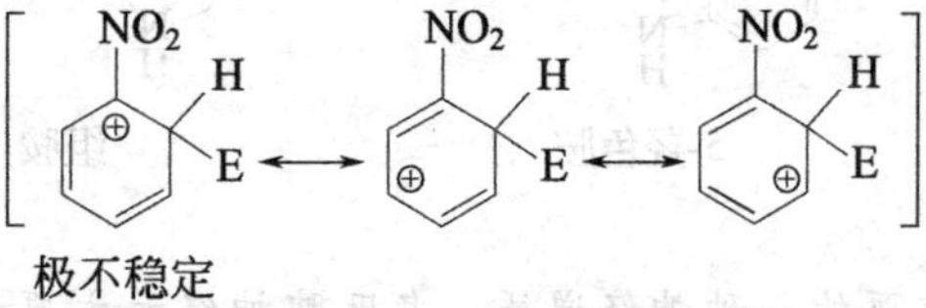

极不稳定

对位

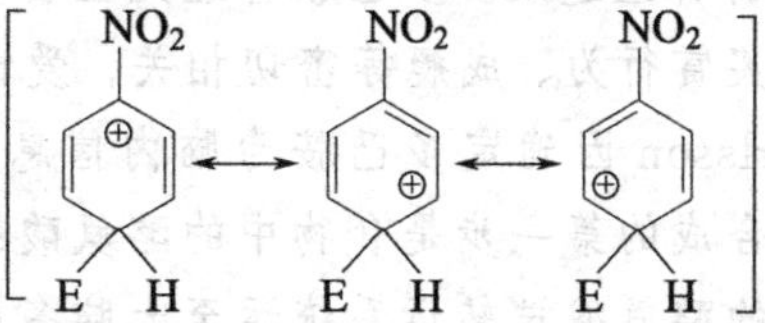

极不稳定

间位

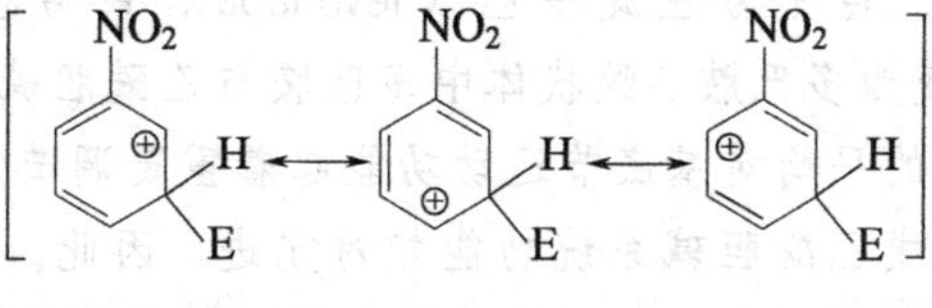

亲电试剂进攻其邻、对位所产生的碳正离子中间体，有一个极不稳定的极限式，其正电荷分布在与硝基直接相连的环碳原子上，由于硝基的强吸电子作用，使正电荷更加显著，在能量上是非常不利的。而当间位取代时，碳正离子中间体的共振结构式中不存在这种极不稳定的极限式，因此，进攻间位较为有利。醛基、酮基、氰基、羧基等极性不饱和基团的定位和致钝作用与硝基类似。

> ### 阅读材料
>
> **内源性芳香类神经递质在医学上的意义**
>
> 神经元最主要的功能是通过突触（synapse）进行细胞间的信息传递，突触有电突触（electrical synapse）和化学性突触（chemical synapse），但以化学性突触为主。化学性突触传递是由神经递质（neurotransmitters）作用于突触后膜的受体而完成细胞间信息传递的。所谓神经递质是指由神经末梢所释放的特殊化学物质，该物质是能跨过突触间隙作用于神经元或效应细胞上的特异性受体，从而完成信息传递功能的信使物质。经典神经递质包括诸多芳香类结构神经递质，又称为单胺类神经递质。多巴胺（dopamine，DA）、去甲肾上腺素（norepinephrine，NE）、肾上腺素（epinephrine，E）属于儿茶酚胺结构，即邻苯二酚类结构；5-羟色胺（5-hydroxytryptamine，5-HT）为吲哚类结构；组胺（histamine）为咪唑类结构。单胺类神经递质及其代谢产物对心血管、神经、内分泌等组织系统有着广泛的调节作用，并对睡眠觉醒、情绪、应激行为等生理活动产生重要影响。
>
> 多巴胺　　去甲肾上腺素　　肾上腺素
>
> 5-羟色胺　　组胺
>
> 多巴胺是脑内最重要的一种神经递质。多巴胺神经元主要负责大脑的运动控制、情感思维和神经内分泌。多巴胺与奖赏行为、成瘾等密切相关，爱情其实就是大脑里产生大量多巴胺作用的结果。Arvid Carlsson 因确定多巴胺为脑内信息传递者而获得了 2000 年诺贝尔生理学或医学奖。多巴胺合成的第一步是食物中的酪氨酸的吸收，酪氨酸在食物蛋白质中的含量极为丰富。血液中的酪氨酸被转运系统运至大脑多巴胺神经元内，在细胞质内酪氨酸羟化酶催化下，转变为左旋多巴（levodapa），最后在 L-芳香族氨基酸脱羧酶（AADC）的作用下转变为多巴胺。纹状体中多巴胺与乙酰胆碱（ACh）两大递质系统的功能相互拮抗，两者之间的平衡对基底节运动功能起着重要调节作用。帕金森病中纹状体多巴胺水平显著降低，造成乙酰胆碱系统功能相对亢进。因此，中脑-边缘系统和中脑-皮质系统的多巴胺水平的显著降低是智能减退、情感障碍等高级神经活动异常的生化基础。临床上经典的抗帕金森病药物左旋多巴即为多巴胺的前体，口服后大部分在肠黏膜、肝脏和其他外周组织被 AADC 脱羧形成多巴胺，仅 1% 左右左旋多巴能进入中枢神经系统转化为多巴胺发挥作用。因此，联合使用 AADC 抑制药，可以减少外周多巴脱羧，让更多的左旋多巴进入大脑中，转化为多巴胺而发挥生理效应。从芳香类神经递质的代谢过程，我们可以充分理解多巴胺前体药和左旋多巴增效药的作用机制。

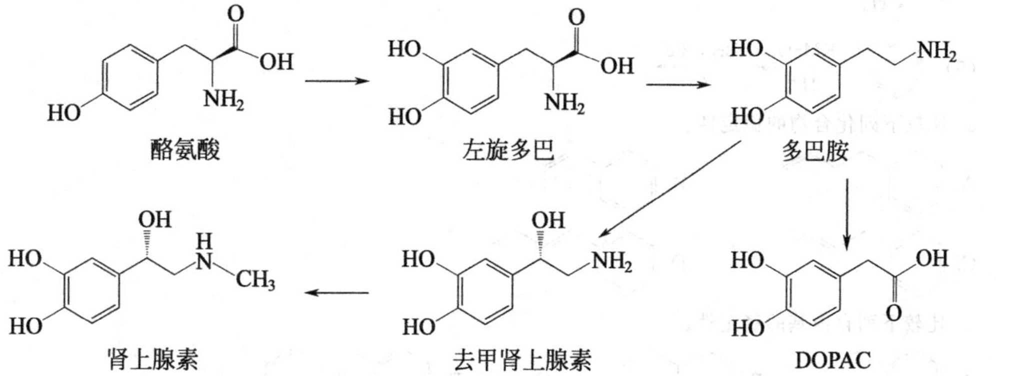

肾上腺素是肾上腺髓质的主要激素,其生物合成主要是在髓质嗜铬细胞中首先形成去甲肾上腺素,然后进一步经苯乙胺-N-甲基转移酶的作用,使去甲肾上腺素甲基化。而去甲肾上腺素生物合成的主要部位在神经末梢,多巴胺通过囊泡壁上对儿茶酚胺类物质具有高亲和力的转运体进入囊泡,并由多巴胺 β-羟化酶催化,生成去甲肾上腺素,并与 ATP 和嗜铬颗粒蛋白结合储存于囊泡中。中枢去甲肾上腺素及其受体的作用涉及心血管活动、精神情绪活动、体温、摄食和觉醒等方面的调节,而肾上腺素及其受体的作用主要参与调节心血管活动。

习　题

1. 用系统命名法命名下列化合物。

(1) 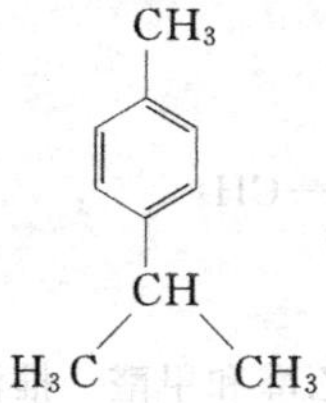　　(2) 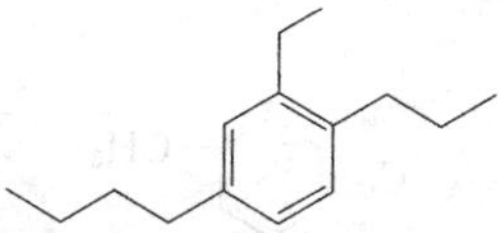　　(3)

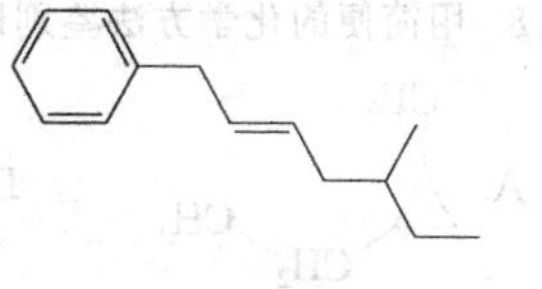

2. 完成下列反应式。

(1)

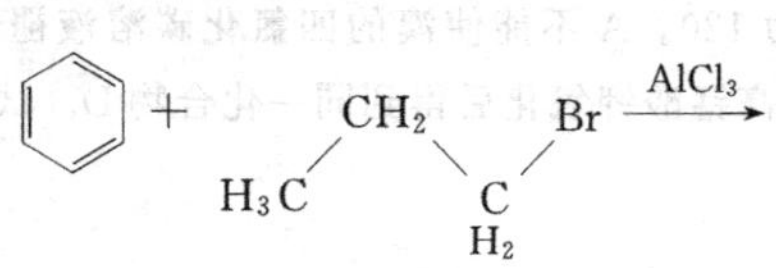

(2)

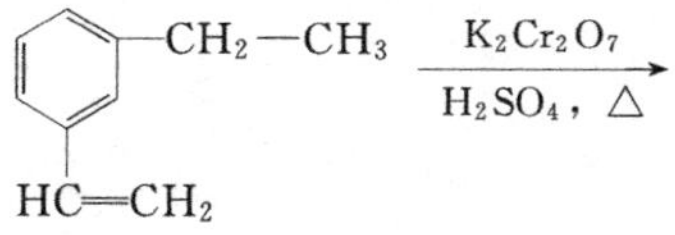

(3)

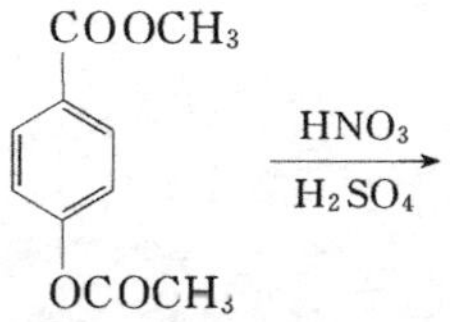

(4)

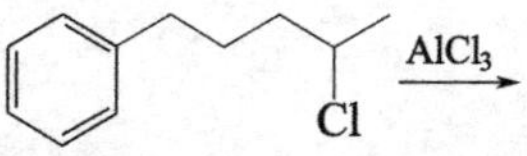

(5)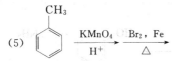

3. 比较下列化合物的稳定性。

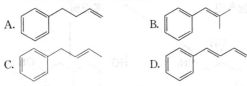

4. 比较下列自由基的稳定性。

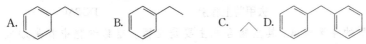

5. 给下列化合物发生亲电取代反应活性大小排序。

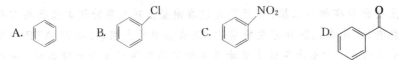

6. 比较 Fe 存在下 A～D 位置上氯化反应活性。

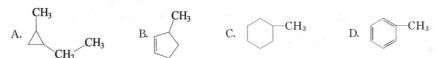

7. 用简便的化学方法鉴别以下化合物。
A. 苯   B. 甲苯   C. 甲基环己烷

8. 用简便的化学方法鉴别以下化合物。

9. 某烃 A 的分子式为 C_9H_{10} 经强氧化得苯甲酸,其臭氧化分解产物有苯乙醛和甲醛。推测 A 的结构式。

10. 某芳烃 A 含 9 个碳原子,其余为氢原子,分子量为 120。A 不能使溴的四氯化碳溶液褪色,经硝化反应后只得到两种一元硝基化合物 B 和 C。B 和 C 分别用高锰酸钾氧化后得到同一化合物 D。试推测A～D 的结构式。

第十六章

醇、酚、醚

醇、酚、醚都是具有碳氧单键的烃的含氧衍生物，醇可以看作是脂肪烃分子中氢原子被羟基取代的衍生物，其通式为 ROH。酚可以看作是芳环上氢原子被羟基取代的衍生物，其通式为 ArOH。醇和酚分子中羟基上的氢原子被烃基取代的衍生物就是醚。醚也可以看作是烃分子中的氢原子被烷氧基取代的衍生物，其通式为 R—O—R′。

醇、酚、醚也可看作水分子中氢原子被烃基取代的衍生物。若水分子中的一个氢原子被脂肪烃基取代，则称为**醇**（R—OH）；被芳香烃基取代，称为**酚**（Ar—OH）；若两个氢原子都被烃基取代，所得的衍生物就是**醚**（R—O—R′，Ar—O—Ar′，Ar—O—R）。

第一节 醇

一、醇的分类、命名和结构

1. 醇的分类

根据醇分子中烃基的结构不同，醇可分为饱和醇、不饱和醇、脂环醇和芳香醇。如：

CH_3CH_2OH	$CH_2=CHCH_2OH$	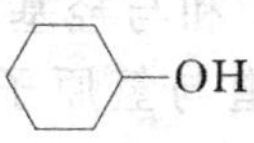 ⬡—OH	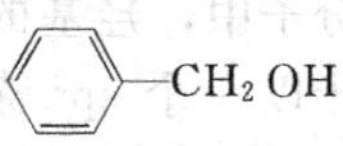 ⬡—CH_2OH
乙醇	烯丙醇	环己醇	苯甲醇
（饱和醇）	（不饱和醇）	（脂环醇）	（芳香醇）

根据醇分子中所含羟基的数目不同，醇可分为一元醇、二元醇和三元醇，二元醇以上统称多元醇。如：

CH_3OH　　　$H_2C—CH_2$　　　$H_2C—CH—CH_2$
　　　　　　　　　　$|　\ |$　　　　　　　$|　\ \ |　\ |$
甲醇　　　　　　OH OH　　　　　　OH OH OH
（一元醇）　　　乙二醇　　　　　　丙三醇
　　　　　　　（二元醇）　　　　　（三元醇）

一元醇分子中羟基与一级碳原子相连接的称为一级醇（伯醇）；与二级碳原子相连接的称二级醇（仲醇）；与三级碳原子相连接的称三级醇（叔醇）。如：

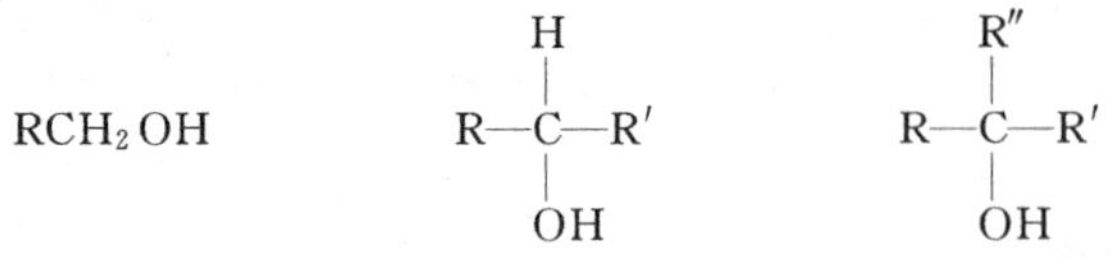

$$RCH_2OH \qquad \underset{OH}{\underset{|}{R-\overset{H}{\overset{|}{C}}-R'}} \qquad \underset{OH}{\underset{|}{R-\overset{R''}{\overset{|}{C}}-R'}}$$

一级醇（伯醇）　　二级醇（仲醇）　　三级醇（叔醇）

2. 醇的命名

（1）普通命名法

结构简单的醇采用普通命名法，即在烃基后面加"醇"字，"基"字可以省略。例如：

$$CH_3OH \qquad\qquad (CH_3)_2CHOH$$

甲醇　　　　　　　　异丙醇

（2）系统命名法

① 选主链（母体）。选择含有羟基的最长的碳链为主链，支链为取代基。

② 编号从靠近羟基的一端开始，将主链的碳原子依次用阿拉伯数字编号，使羟基所连的碳原子位次最小。

③ 命名时根据主链所含碳原子数称为"某醇"，将取代基的位次、名称及羟基位次写在"某醇"前；多元醇的命名应尽可能选择含多个羟基的最长碳链为主链，按羟基数分别称为某二醇、某三醇，并在醇名前标明羟基位置。例如：

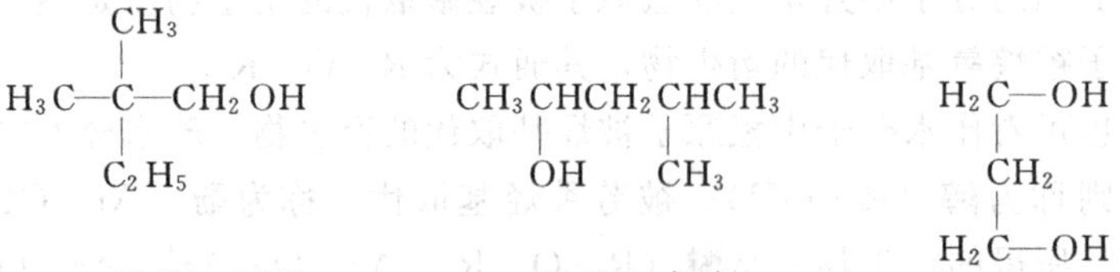

2,2-二甲基-1-丁醇　　　　4-甲基-2-戊醇　　　　1,3-丙二醇

④ 不饱和醇的命名应选择包括羟基和不饱和键在内的最长碳链为主链，从靠近羟基的一端编号。例如：

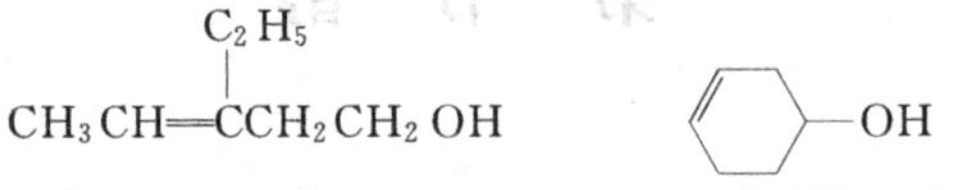

3-乙基-3-戊烯-1-醇　　　　3-环己烯-1-醇

⑤ 芳香醇命名时，可将芳基作为取代基。例如：

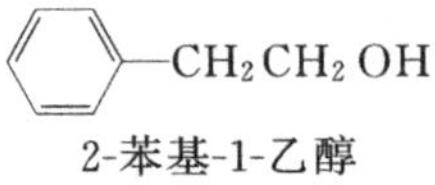

2-苯基-1-乙醇

3. 醇的结构

在醇分子中，羟基的氧原子和与羟基相连的碳原子都是 sp^3 杂化。氧原子以一个 sp^3 杂化轨道与氢原子的 $1s$ 轨道相互重叠而成 O—H σ 键，C—O 键是碳原子的一个 sp^3 杂化轨道与氧原子的一个 sp^3 杂化轨道相互重叠而成的 σ 键。此外，氧原子还有两对未共用电子对分别占据其他两个杂化轨道。甲醇的成键轨道如图 16-1 所示。

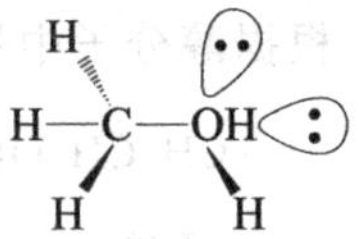

图 16-1　甲醇的成键轨道

由于氧的电负性比碳和氢都大，使得碳氧键和氢氧键都具有较大的极性，醇为极性分子，这些极性键也是醇发生化学反应的主要部位。

二、醇的物理性质

低级的饱和一元醇中，四个碳以下的醇为无色的液体。甲醇、乙醇和丙醇可与水以任何比例互溶；5~11 个碳原子的醇为具有不愉快气味的油状液体，仅部分溶于水；12 个碳以上的高级醇是无臭无味的蜡状固体，不溶于水。

醇的沸点随着分子量的增大而升高，在直链同系物中，10 个碳以下的相邻醇之间的沸点差 18～20℃；多于 10 个碳的相邻醇之间沸点差变小。醇的沸点比分子量相近的烃类高得多。例如，甲醇（分子量为 32）的沸点为 64.7℃，而乙烷（分子量为 30）的沸点为 −88.5℃。这是由于醇羟基之间可通过氢键缔合的缘故：

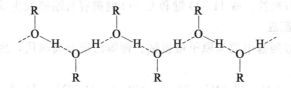

固态醇之间的氢键缔合比较牢固，液态醇之间的氢键处于不断的"结合→断开→再结合"的动态变化中。多元醇的沸点随羟基数目的增加而增加。例如，正丙醇的沸点为 97.8℃，而丙三醇的沸点高达 290℃。相同碳数直链醇的沸点比含支链醇的沸点高。一些醇的物理性质表 16-1 所示。

表 16-1 醇的物理性质

化合物	熔点/℃	沸点/℃	密度/g·cm^{-3}	溶解度/g（以 100g 水计）
甲醇	−97.8	64.7	0.792	∞
乙醇	−117.3	78.3	0.789	∞
正丙醇	−126	97.2	0.804	∞
异丙醇	−88	82.3	0.786	∞
正丁醇	−90	117.7	0.810	8.3
异丁醇	−108	108	0.802	10.0
仲丁醇	−114	99.5	0.808	26.0
叔丁醇	25	82.5	0.789	∞
正戊醇	−78.5	138.0	0.817	2.4
环己醇	24	161.5	0.962	3.6
烯丙醇	−129	97	0.855	∞
苯甲醇	−15	205	1.046	4
乙二醇	−12.6	197	1.113	∞
1,4-丁二醇	20.1	229.2	1.069	∞
丙三醇	18	290（分解）	1.261	∞

醇在水中溶解度的大小取决于亲水性羟基和疏水性烃基所占的比例。对于 3 个碳原子以下的低级醇或多元醇，因烃基所占比例较小，羟基与水分子之间可以形成很强的氢键。

醇与水之间的氢键结合力大于烃基与水之间的排斥力，醇可与水互溶。随着醇分子中烃基的增多，烃基与水之间的排斥力也逐渐加大，疏水的烃基与水之间的排斥力逐渐占主导作用，醇在水中的溶解度明显下降。

三、醇的化学性质

醇的化学性质主要由它所含的羟基官能团所决定。醇分子中，氧原子的电负性较强，使与氧原子相连的键都有极性，故 H—O 键和 C—O 键都容易断裂发生反应。

1. 与活泼金属的反应

醇具有弱酸性，醇羟基中的氢原子可被钠、钾等活泼金属取代，生成氢气和醇的金属化合物。例如：

$$2CH_3CH_2OH + 2Na \longrightarrow 2CH_3CH_2ONa + H_2\uparrow$$

乙醇与金属钠的反应比水与金属钠的反应要缓和得多，因此实验室常用乙醇处理残留的金属钠。

醇钠遇水极易水解，生成醇和氢氧化钠。例如：

$$CH_3CH_2ONa + H_2O \longrightarrow CH_3CH_2OH + NaOH$$

不同类型的一元醇与金属钠反应时，反应速率由快到慢的顺序是：

$$甲醇 > 伯醇 > 仲醇 > 叔醇$$

2. 与氢卤酸反应

醇与氢卤酸反应，羟基被卤素取代，生成卤代烷和水：

$$ROH + HX \longrightarrow RX + H_2O$$

这是实验室制备卤代烷的常用方法。

一元醇与氢卤酸的反应速率，与醇的类型有关。不同类型的醇的反应活性顺序为：

$$叔醇 > 仲醇 > 伯醇$$

用无水氯化锌和浓盐酸配制成的溶液称为卢卡斯（Lucas）试剂，该试剂常用于鉴别含 6 个碳以下的伯醇、仲醇和叔醇。6 个碳以下的醇均溶于卢卡斯试剂，而反应生成的卤代烷不溶于卢卡斯试剂使溶液变浑浊。叔醇与卢卡斯试剂混合后，立即出现浑浊；仲醇一般需要 5~10min 出现浑浊；伯醇则需要加热后才能出现浑浊。

由于 6 个碳以上的一元醇不溶于卢卡斯试剂，因此无论是否发生反应都不会出现浑浊，故不能利用卢卡斯试剂进行鉴别。

3. 与含氧无机酸的酯化反应

醇与含氧无机酸如硝酸、硫酸、磷酸等作用，脱去水分子生成无机酸酯。例如：甘油与硝酸反应生成甘油三硝酸酯，临床上称为硝酸甘油。

$$\begin{array}{c} H_2C-OH \\ | \\ HC-OH \\ | \\ H_2C-OH \end{array} + 3HONO_2 \xrightarrow{H_2SO_4} \begin{array}{c} H_2C-ONO_2 \\ | \\ HC-ONO_2 \\ | \\ H_2C-ONO_2 \end{array} + 3H_2O$$

$$甘油三硝酸酯$$

硝酸甘油具有扩张血管的功能，能缓解心绞痛，临床用于心绞痛的治疗。

4. 脱水反应

醇在浓硫酸等脱水剂存在下加热，既可能发生分子内脱水生成烯烃，也可能发生分子间脱水生成醚。至于按哪种方式脱水，这跟醇的结构及反应温度有关。

（1）分子内脱水

醇在浓硫酸催化下，发生分子内脱水生成烯烃。例如：

$$\underset{\substack{||\\ HOH}}{H_2C-CH_2} \xrightarrow[170℃]{浓H_2SO_4} CH_2=CH_2 + H_2O$$

醇在酸催化下发生分子内脱水的反应机制一般遵循单分子消除反应机制。

$$\underset{\substack{||\\ OH}}{\overset{H}{\underset{\beta}{C}}-\overset{}{\underset{\alpha}{C}}} \xrightarrow{+H^+,\ 快} \underset{\substack{||\\ OH_2^+}}{\overset{H}{\underset{\beta}{C}}-\overset{}{\underset{\alpha}{C}}}$$

$$\xrightarrow[-H_2O]{慢} \underset{\substack{|\\ \text{碳正离子}}}{\overset{H}{\underset{\beta}{C}}-\overset{+}{\underset{\alpha}{C}}} \xrightarrow[快]{-H^+} C=C$$

醇发生分子内脱水反应时，醇的脱水活性次序是：叔醇＞仲醇＞伯醇。当分子中存在不止一个 β-H 时，脱水遵循扎依采夫（Zaitsev）规则，脱去含氢比较少的 β-H，主要生成双键碳原子上连有较多烃基的烯烃。例如：

$$\underset{\substack{||\\ HOH}}{CH_3CH-\overset{CH_3}{\underset{|}{C}}-CH_3} \xrightarrow[50\sim60℃]{浓H_2SO_4} \underset{\substack{|\\ CH_3}}{CH_3CH=C-CH_3} + \underset{\substack{|\\ CH_3}}{CH_3CH_2-C=CH_2}$$

（主要产物）

（2）分子间脱水

在浓硫酸催化下，两分子醇可以发生分子间脱水生成醚。例如：

$$C_2H_5-OH + H-O-C_2H_5 \xrightarrow[140℃]{浓H_2SO_4} C_2H_5OC_2H_5 + H_2O$$

温度对醇的脱水方式影响较大。一般在较低温度时主要发生分子间脱水生成醚，而在较高温度下则主要发生分子内脱水生成烯烃。但叔醇只发生分子内脱水生成烯烃。

5. 氧化反应

醇类化合物的氧化，实质上是从分子中脱去两个氢原子，其中一个是羟基上的氢，另一个是与羟基相连碳原子上的氢（α-H）。氧化的产物取决于醇的类型和反应条件。

伯醇氧化生成醛，醛继续氧化生成羧酸：

$$CH_3CH_2OH \xrightarrow{[O]} CH_3CHO \xrightarrow{[O]} CH_3COOH$$

仲醇氧化生成酮，通常酮不会继续被氧化：

$$\underset{\substack{|\\ OH}}{CH_3CHCH_3} \xrightarrow{[O]} \underset{\substack{\|\\ O}}{CH_3CCH_3}$$

叔醇没有 α-H，一般不能被氧化。

常用的氧化剂有 $K_2Cr_2O_7$ 的酸性水溶液、$KMnO_4$ 溶液等。

氧化反应的反应物和产物都是无色的，若使用 $K_2Cr_2O_7$ 的酸性水溶液作为氧化剂，反应液由橙红色变成绿色；若使用 $KMnO_4$ 溶液，反应液有棕色沉淀生成。

第二节 硫醇

一、硫醇的结构、分类和命名

含有巯基官能团（—SH）的一类非芳香化合物称为硫醇。或者把醇的官能团羟基—OH中的氧换成硫，则醇就变为硫醇（thioalcohol 或 thiol），通式为 R—SH。

硫醇中，硫原子为不等性 sp^3 杂化，两个单电子占据的 sp^3 杂化轨道分别与烃基碳和氢形成 σ 键，还有两对孤对电子占据另外的两个 sp^3 杂化轨道。由于硫的 3s 和 3p 轨道形成的杂化轨道比氧的 2s 和 2p 轨道形成的杂化轨道大，故 C—S 和 S—H 键长分别比 C—O 和 O—H 键长。如甲硫醇中 C—S 和 S—H 键长分别为 0.182nm 和 0.134nm，都比甲醇中的 C—O 和 O—H 键长。硫的电负性比氧小，所以硫醇的偶极矩也比相应的醇小。

硫醇的分类方法类似于醇，根据巯基连接碳原子的类型分为伯硫醇、仲硫醇、叔硫醇；根据分子中巯基的个数分为一元硫醇和多元硫醇；根据所连接的烃基类型分为饱和硫醇、不饱和硫醇、芳香硫醇。例如：

$$\begin{array}{ccc} H_2C\text{—}SH & & \\ | & CH_2\text{=}CHCH_2SH & C_6H_5\text{—}CH_2SH \\ H_2C\text{—}SH & & \end{array}$$

  乙二硫醇   烯丙基硫醇   苯甲硫醇
 （多元硫醇）   （不饱和硫醇）   （芳香硫醇）

硫醇的命名类似于醇的命名，根据分子中的碳原子个数称"某硫醇"，并标明巯基的位次。例如：

$$CH_3CH_2CH_2SH \qquad CH_3\underset{\underset{SH}{|}}{C}HCH_2CH_3 \qquad HSCH_2CH_2SH$$

  丙硫醇   2-丁硫醇   乙二硫醇

二、硫醇的物理性质

除甲硫醇在室温下为气体外，其他硫醇均为液体或固体。硫醇分子间有偶极吸引力，但小于醇分子间的偶极吸引力，且硫醇分子间无明显的氢键作用，也无明显的缔合作用。因此，硫醇的沸点比分子量相近的烷烃高，比分子量相近的醇低，与分子量相近的硫醚相似。

硫醇与水之间不能很好地形成氢键，所以硫醇在水中的溶解度比相应的醇小得多。常温下，乙硫醇在水中的溶解度仅为 $1.5g\cdot100mL^{-1}$。低级的硫醇有强烈且令人厌恶的气味，乙硫醇的臭味尤其明显，所以常用乙硫醇作为天然气中的警觉剂，用以警示天然气泄漏。不过随着分子量的增加，硫醇的臭味渐弱，9 个碳以上的硫醇则有令人愉快的气味。

三、硫醇的化学性质

1. 酸性

硫醇比醇的酸性强，乙醇不能与 NaOH 反应，而乙硫醇却能与 NaOH 反应生成稳定的盐。这是因为硫原子半径比氧原子半径大，S—H 键比 O—H 键较容易断裂，给出质子。

$$R-\underset{\underset{O}{\|}}{C}-OH + SOCl_2 \longrightarrow R-\underset{\underset{O}{\|}}{C}-Cl + SO_2\uparrow + HCl\uparrow$$

硫醇与 $HgCl_2$ 可以形成硫醇汞盐。

$$2RSH + HgCl_2 \longrightarrow (RS)_2Hg + 2HCl$$

硫醇的重金属盐不溶于水，在生物体内，酶中的巯基与重金属结合，会使酶失去活性而丧失正常的生理功能，从而引起中毒。医学上利用硫醇能与重金属生成稳定盐的性质，制备了几种水溶性较大的邻二硫醇类化合物，作为重金属中毒的解毒剂。例如：2,3-二巯基丙醇就是一个很好的解毒剂，其解毒原理是与进入体内的重金属离子结合（或者夺取已经与酶结合的重金属）生成不易解离的无毒配合物，经尿排出体外，保护体内的酶不受伤害。

$$\begin{matrix} H_2C-SH \\ HC-SH \\ H_2C-OH \end{matrix} + Hg^{2+} \longrightarrow \begin{matrix} H_2C-S \\ HC-S \\ H_2C-OH \end{matrix}\!\!\!\bigg\rangle Hg + 2H_2O$$

2. 氧化反应

硫醇易被氧化，在空气中或与弱氧化剂（碘、稀过氧化氢）作用，被氧化成二硫化物。

$$2RSH \underset{[H]}{\overset{[O]}{\rightleftharpoons}} R-S-S-R$$

反应发生在两个硫醇分子之间，两个巯基脱去氢原子，生成的二硫化物，二硫化物用还原剂还原又能生成原来的硫醇，例如：

$$CH_3CH_2S-SCH_2CH_3 \xrightarrow{\underset{NH_3}{Li}} \xrightarrow{\underset{H^+}{H_2O}} 2CH_3CH_2SH$$

上述氧化还原反应是生物体内重要的反应之一，半胱氨酸与胱氨酸之间的相互转化就是一个实例。

$$HSCH_2\underset{\underset{NH_2}{|}}{C}HCOOH \underset{[H]}{\overset{[O]}{\rightleftharpoons}} \begin{matrix} SCH_2\underset{\underset{NH_2}{|}}{C}HCOOH \\ SCH_2\underset{\underset{NH_2}{|}}{C}HCOOH \end{matrix}$$

半胱氨酸   胱氨酸

硫醇在高锰酸钾、硝酸等强氧化剂作用下，被氧化成磺酸。

$$CH_3CH_2SH \xrightarrow{\underset{H^+}{KMnO_4}} CH_3CH_2SO_3H$$

第三节 酚

酚是羟基与苯环直接相连的一类化合物，可用通式 Ar—OH 表示。酚类中的羟基称为酚羟基。苯酚，俗称石炭酸，是结构最简单的酚。

苯酚

一、酚的分类和命名

根据分子中芳香环上所连接的羟基数目的不同，酚可分为一元酚、二元酚和三元酚等，含有两个以上酚羟基的酚统称为多元酚。例如：

一元酚　　　　　多元酚

一取代的酚，通常以苯酚为母体，用邻、间、对（o、m、p）标明取代基的位置。例如：

邻甲苯酚　　　间甲苯酚　　　对甲苯酚

甲酚（三种甲酚异构体的混合物）的皂溶液俗称来苏儿，也称煤酚皂液，临床上用作消毒剂。2.5%的煤酚皂液，经 30min 可杀灭结核杆菌。

对结构复杂的酚，可用阿拉伯数字标明取代基的位置；也可将酚羟基作为取代基命名；有些酚类化合物习惯用俗名（括号内的名称）。例如：

2,3-二甲基苯酚　　2,4,6-三硝基苯酚　　邻羟基苯甲酸
　　　　　　　　　　（苦味酸）　　　　　（水杨酸）

二、苯酚的结构

在苯酚分子中，酚羟基上的氧原子采用 sp^2 杂化，氧原子的 2 个未成对电子分别占据了 2 个 sp^2 杂化轨道，而氧原子的 1 对孤对电子占据了 1 个 sp^2 杂化轨道，另外 1 对孤对电子占据了未参与杂化的 2p 轨道。氧原子的 1 个 sp^2 杂化轨道与苯环上碳原子的 1 个 sp^2 杂化轨道重叠形成一个 C—O σ 键，氧原子另外 1 个 sp^2 杂化轨道与氢原子的 1s 轨道重叠形成 1 个 O—H σ 键，氧原子未参与杂化的 2p 轨道与苯环上 6 个碳原子形成的大 π 键产生了 p-π 共轭，因而氧原子的电子云向苯环发生了偏移，增大了苯环上的电子云密度，使 O—H 键的成键电子向氧原子偏移，导致 O—H 键的极性增大，使氢原子较易以离子形式离去。苯酚的结构见图 16-2。

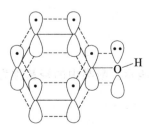

图 16-2　苯酚的结构

三、酚的物理性质

酚类化合物在室温下大多数为结晶性固体，少数烷基酚为高沸点的液体。酚分子中含有羟基，酚分子之间也能形成氢键，因此酚的沸点和熔点都高于分子量相近的烃。酚羟基能与水分子形成氢键，因此酚在水中有一定的溶解度，可溶于乙醇、乙醚、苯

等有机溶剂。部分常见酚类化合物的物理常数，见表 16-2。

表 16-2　几种常见酚类化合物的物理常数

名称	熔点/℃	沸点/℃	溶解度/g（以 100g 水计）	pK_a
苯酚	43	182	9.3	9.89
邻甲苯酚	30	191	2.5	10.20
间甲苯酚	11	201	2.6	10.01
对甲苯酚	35.5	201	2.6	10.17
邻氯苯酚	8	176	2.8	8.11
间氯苯酚	33	214	2.6	8.80
对氯苯酚	43	220	2.7	9.20
邻硝基苯酚	45	217	0.2	7.17
间硝基苯酚	96	—	1.4	8.28
对硝基苯酚	114	279	1.7	7.15
2,4-二硝基苯酚	133	分解	0.56	3.96

四、 酚的化学性质

由于酚类的羟基和苯环直接相连，也就是说酚羟基是与 sp^2 杂化碳原子键合。因此酚类化合物有许多化学性质不同于醇。例如苯酚具有弱酸性，容易发生卤化、硝化和磺化等亲电取代反应。苯酚的 C—O 键不易断裂。

1. 酚的酸性

酚类化合物一般显弱酸性。苯酚能与氢氧化钠反应生成易溶于水的苯酚钠。

$$\text{C}_6\text{H}_5\text{OH} + \text{NaOH} \longrightarrow \text{C}_6\text{H}_5\text{ONa} + \text{H}_2\text{O}$$

苯酚的酸性（pK_a=9.89）比碳酸（pK_a=6.35）弱，若向苯酚钠溶液中通入二氧化碳，可以析出苯酚。

$$\text{C}_6\text{H}_5\text{ONa} + \text{CO}_2 + \text{H}_2\text{O} \longrightarrow \text{C}_6\text{H}_5\text{OH} + \text{NaHCO}_3$$

利用酚的弱酸性和成盐的性质，可以将酚类与混杂的其他近中性有机物（如环己醇、硝基苯等）分开。

酚类化合物酸性的强弱与苯环上取代基的种类、数目等有关。以取代苯酚为例，当吸电子取代基（如—NO$_2$，—X 等）取代时，可以降低苯环的电子云密度，使酚的酸性加强；当给电子取代基（如—CH$_3$，—C$_2$H$_5$ 等）取代时，可增加苯环的电子云密度，使酚的酸性减弱。例如，硝基酚的酸性比苯酚强，甲基酚的酸性比苯酚弱。

⟨ ⟩—OH	H$_3$C—⟨ ⟩—OH	Cl—⟨ ⟩—OH	O$_2$N—⟨ ⟩—OH
pK_a 9.89	10.17	9.20	7.15

2. 亲电取代反应

在羟基的活化下，苯环容易发生亲电取代反应，主要生成邻位取代产物和对位取代产物。

（1）卤化反应

苯酚容易发生卤化反应，在室温下苯酚与溴水反应，立即生成 2,4,6-三溴苯酚白色沉淀。

$$\text{C}_6\text{H}_5\text{OH} + 3\text{Br}_2 \longrightarrow \text{2,4,6-Br}_3\text{C}_6\text{H}_2\text{OH} \downarrow + 3\text{HBr}$$

此反应可用于苯酚的定性分析和定量分析。

苯酚在非极性溶剂中,较低温度下与溴作用主要生成对溴苯酚,不加催化剂反应即可进行。

$$\text{C}_6\text{H}_5\text{OH} + \text{Br}_2 \xrightarrow[0℃]{\text{CCl}_4} p\text{-Br-C}_6\text{H}_4\text{OH} + \text{HBr}$$

(2) 硝化反应

苯酚在室温下可用稀硝酸硝化,生成邻硝基苯酚和对硝基苯酚。

$$\text{C}_6\text{H}_5\text{OH} \xrightarrow[25℃]{20\%\ \text{HNO}_3} p\text{-NO}_2\text{-C}_6\text{H}_4\text{OH} + o\text{-NO}_2\text{-C}_6\text{H}_4\text{OH}$$

邻硝基苯酚能形成分子内氢键,因此不能再与水分子形成氢键,而对硝基苯酚则能与水分子形成氢键,因此,邻硝基苯酚在水中的溶解度比对硝基苯酚小,而挥发性则较大。将两种硝基苯酚的混合物进行水蒸气蒸馏,即可将邻硝基苯酚分离出来。

(3) 磺化反应

苯酚在室温下用浓硫酸反应生成邻羟基苯磺酸和对羟基苯磺酸的混合物,在100℃时,主要产物为对羟基苯磺酸。

$$\text{C}_6\text{H}_5\text{OH} + \text{H}_2\text{SO}_4 \xrightarrow{25℃} p\text{-HO}_3\text{S-C}_6\text{H}_4\text{OH} + o\text{-HO}_3\text{S-C}_6\text{H}_4\text{OH}$$

$$\text{C}_6\text{H}_5\text{OH} + \text{H}_2\text{SO}_4 \xrightarrow{100℃} p\text{-HO}_3\text{S-C}_6\text{H}_4\text{OH}$$

3. 酚与三氯化铁的显色反应

羟基与双键碳原子相连时可形成烯醇,酚类化合物也可以看成具有烯醇式结构。

具有烯醇式结构的化合物都可与三氯化铁水溶液发生显色反应。不同结构的酚与三氯化铁溶液反应生成不同颜色的化合物。例如,苯酚与三氯化铁溶液反应显蓝紫色;甲苯酚与三氯化铁水溶液反应显蓝色;间苯二酚与三氯化铁水溶液反应显紫色。该显色反应可以用于酚类化合物的鉴别。

4. 氧化反应

酚的氧化是一个很复杂的反应，可以用不同的氧化剂得到多种类型的氧化产物。空气中的氧气也能将苯酚氧化，这就是苯酚在空气中久置颜色逐渐加深的原因。苯酚用铬酸氧化，生成黄色的对苯醌。

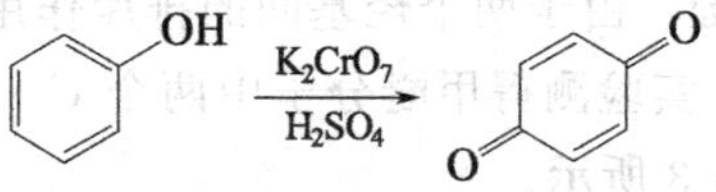

$$\text{C}_6\text{H}_5\text{OH} \xrightarrow[\text{H}_2\text{SO}_4]{\text{K}_2\text{Cr}_2\text{O}_7} \text{对苯醌}$$

多元酚比苯酚更易被氧化，弱氧化剂 Ag_2O 就能将其氧化成醌。

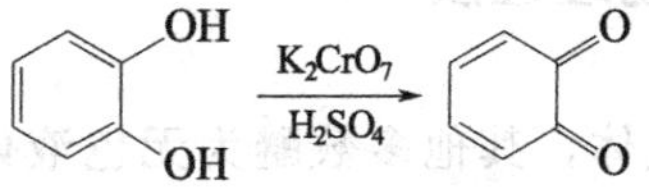

$$\text{邻苯二酚} \xrightarrow[\text{H}_2\text{SO}_4]{\text{K}_2\text{Cr}_2\text{O}_7} \text{邻苯醌}$$

第四节 醚

一、醚的分类和命名

1. 醚的分类

醚是两个烃基通过氧原子连接而成的化合物，也可以看作醇（酚）羟基上的氢原子被烃基取代的产物，其通式为 R—O—R(Ar)，C—O—C 称为醚键，它是醚的官能团。醚分子中两个烃基相同，称为单醚；两个烃基不同，则称为混醚。氧原子直接与一个或两个芳香烃基相连，称为芳香醚；若氧与烃基两端相连形成环状，则称为环醚。

2. 醚的命名

简单的醚常用普通命名法命名。醚的普通命名法是以与氧原子相连的烃基来命名，在烃基名称上"醚"字即可。单醚在命名时，称"二某烃基醚"，通常"二"和"基"字也可以省略。例如：

$CH_3CH_2\text{—O—}CH_2CH_3$　　　　　　$C_6H_5\text{—O—}C_6H_5$

二乙基醚（乙醚）　　　　　　　二苯基醚（苯醚）

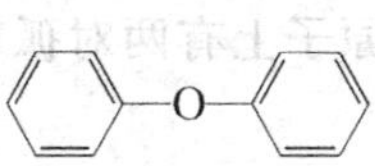

混醚在命名时，将较小的烃基放在前面；若烃基中有一个是芳香基时，一般将芳香基放在前面。例如：

$H_3C\text{—O—}CH_2CH_3$　　　　　　$C_6H_5\text{—O—}CH_2CH_3$

甲基乙基醚（甲乙醚）　　　　　苯基乙基醚（苯乙醚）

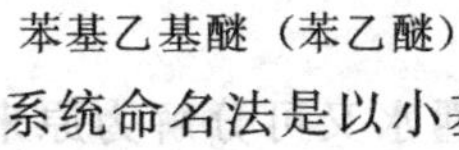

结构较复杂的醚常用系统命名法命名。醚的系统命名法是以小基团烷氧基作为取代基，大基团烃基为母体来命名。例如：

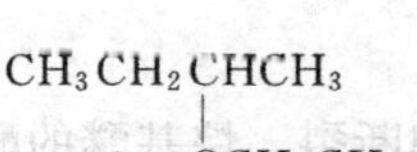

$$\begin{array}{c} CH_3CH_2CHCH_3 \\ | \\ OCH_3 \end{array}$$
2-乙氧基丁烷

$H_3CO\text{—}C_6H_4\text{—}CH_3$

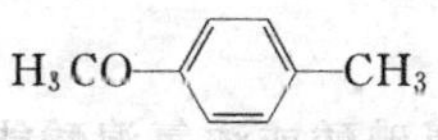

对甲氧基甲苯

二、醚的结构

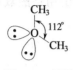

图 16-3 甲醚分子结构

在醚分子中，氧原子为 sp^3 杂化，氧原子用两个各有一个电子的 sp^3 杂化轨道分别与两个烃基中的碳原子的一个 sp^3 杂化轨道重叠，形成两个 C—O σ 键。由于两个烃基间的排斥作用较大，使两个 C—O 的键角大于 $109°28'$。实验测得甲醚分子中两个 C—O 键的键角约为 $112°$，其分子结构如图 16-3 所示。

三、醚的物理性质

常温下，甲醚和甲乙醚是气体，其他多数醚为无色液体，有特殊气味。低级醚很易挥发，所形成的蒸气易燃，使用时要特别注意安全。醚与醇不同，在分子中没有直接与氧原子相连的氢，故不会形成分子间氢键，沸点比同分子量的醇要低，而与相应的烷烃相近。一般高级醚难溶于水，低级醚在水中溶解度与分子量接近的醇相近。这是由于醚键中的氧原子能与水形成氢键。常见醚的物理性质见表 16-3。

表 16-3 常见醚的物理性质

名称	熔点/℃	沸点/℃	密度/g·cm^{-3}
甲醚	-140	-24	0.661
乙醚	-116	34.6	0.713
二苯醚	27	258	1.075
苯甲醚	-37	155	0.996
正丁醚	-97.9	141	0.769
四氢呋喃	-108	66	0.889

四、醚的化学性质

醚较稳定，其稳定性仅次于烷烃。醚不能与强碱、稀酸、氧化剂、还原剂或活泼金属反应。由于醚分子中的氧原子上有两对孤对电子，具有一定的碱性，能与强酸发生化学反应。

1. 锌盐的形成

醚分子中的氧原子上有孤对电子，能接受质子，但接受质子的能力较弱，只有与浓强酸（如浓硫酸和浓盐酸）反应才能形成一种不稳定的盐，称为锌盐。例如：

$$C_2H_5—\ddot{O}—C_2H_5 \underset{H_2O}{\overset{浓H_2SO_4}{\rightleftharpoons}} C_2H_5—\overset{+}{\underset{H}{O}}—C_2H_5$$

由于锌盐不稳定，遇水又可分解为原来的醚。利用这一性质，可从烷烃、卤代烃中鉴别和分离醚。

2. 醚键的断裂

在较高温度下，浓氢碘酸或浓氢溴酸能使醚键断裂。烷基醚的醚键断裂后生成卤代烷和醇，而醇又可以与过量的氢碘酸反应生成卤代烷。

$$H_3C-O-CH_3 + HI \xrightarrow{\Delta} CH_3I + CH_3OH$$
$$CH_3OH \xrightarrow{HI} CH_3I + H_2O$$

氢卤酸的反应活性：HI＞HBr＞HCl。

含有两个不同烃基的混合醚与氢卤酸反应时，通常是较小的烃基生成卤代烷，较大的烃基生成醇；含有苯基的混合醚与氢卤酸反应时，总是生成酚和卤代烷；二苯基的混合醚则不被氢卤酸分解。

$$(CH_3)_2CHOCH_3 + HI \xrightarrow{\Delta} (CH_3)_2CH_2OH + CH_3I$$

$$C_6H_5-O-CH_3 + HI \xrightarrow{\Delta} C_6H_5-OH + CH_3I$$

3. 过氧化物的生成

醚对一般氧化剂是稳定的，但低级醚与空气长时间接触，会逐渐生成过氧化物。例如：

$$H_5C_2-O-C_2H_5 + O_2 \longrightarrow \underset{O-OH}{\underset{|}{C(C_2H_5)(C_2H_5)-O-}}$$

醚的过氧化物不稳定，受热易分解爆炸。因此，醚类化合物应在深色玻璃瓶中存放，或加入抗氧化剂防止过氧化物的生成。久置的醚在蒸馏时，低沸点的醚被蒸出后，还有高沸点的过氧化物留在瓶中，继续加热，便会爆炸，因此在蒸馏前必须检验是否有过氧化物存在。可以用淀粉-碘化钾试纸进行检验，若试纸变蓝，说明有过氧化物存在，应加入硫酸亚铁、亚硫酸钠等还原性物质处理后再用。

4. 开环反应

大多情况下，一般环醚与链状醚有着类似的化学活性，都比较不活泼，如四氢呋喃和1,4-二氧六环是有机合成反应中常用的溶剂。但三元环氧化合物因三元环的张力作用和碳氧键的极性，导致它的化学性质非常活泼，可以发生多种开环反应，这些反应在有机合成中应用广泛，所以环氧化合物是有机化工工业中重要的中间体。环氧乙烷是最简单的三元环氧化合物，它非常活泼，能与多种试剂反应，可以用于制备乙二醇、聚乙二醇等多种产物。它可以在银的催化下，由乙烯氧化得到。

$$H_2C=CH_2 + O_2 \xrightarrow[250℃加压]{Ag} \underset{O}{\underset{\diagup\diagdown}{H_2C-CH_2}}$$

（1）开环反应

三元环结构具有较大的张力，因此能与多种试剂发生开环反应。开环反应既可在酸性条件下进行，又可在碱性条件下进行。例如在酸性条件，环氧乙烷与水、醇、氢卤酸发生以下反应：

$$\underset{O}{\underset{\diagup\diagdown}{H_2C-CH_2}} + H_2O \xrightarrow{H^+} HOCH_2CH_2OH$$

$$\underset{O}{\underset{\diagup\diagdown}{H_2C-CH_2}} + ROH \xrightarrow{H^+} ROCH_2CH_2OH$$

$$\underset{O}{\underset{\diagup\diagdown}{H_2C-CH_2}} + HX \longrightarrow XCH_2CH_2OH$$

在碱性条件下，环氧乙烷与氢氧化钠、醇钠、氨发生以下反应：

第十六章 醇、酚、醚

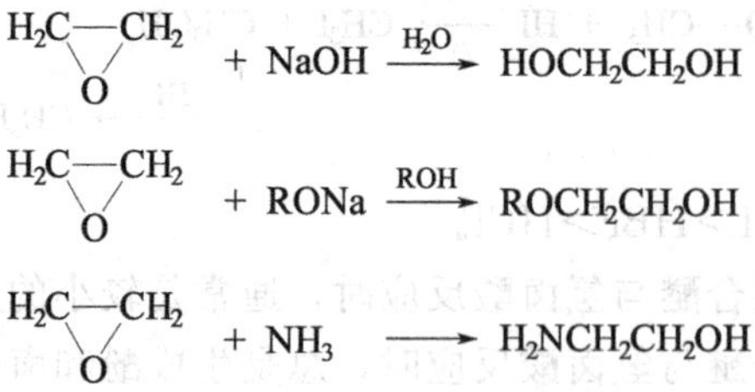

$$\underset{\underset{O}{\diagdown\diagup}}{H_2C-CH_2} + NaOH \xrightarrow{H_2O} HOCH_2CH_2OH$$

$$\underset{\underset{O}{\diagdown\diagup}}{H_2C-CH_2} + RONa \xrightarrow{ROH} ROCH_2CH_2OH$$

$$\underset{\underset{O}{\diagdown\diagup}}{H_2C-CH_2} + NH_3 \longrightarrow H_2NCH_2CH_2OH$$

(2) 开环反应的机理

不论在酸性条件还是碱性条件下，环氧化合物的开环反应都可以通过单分子取代反应（S_N1）或双分子取代反应（S_N2）机理进行，亲核试剂都是从氧原子的背面进攻反应中心环碳原子，结果亲核试剂与新形成的—OH分别处于C—C键的两侧，生成反式产物。酸性条件下，环氧乙烷与水的反应机理为：

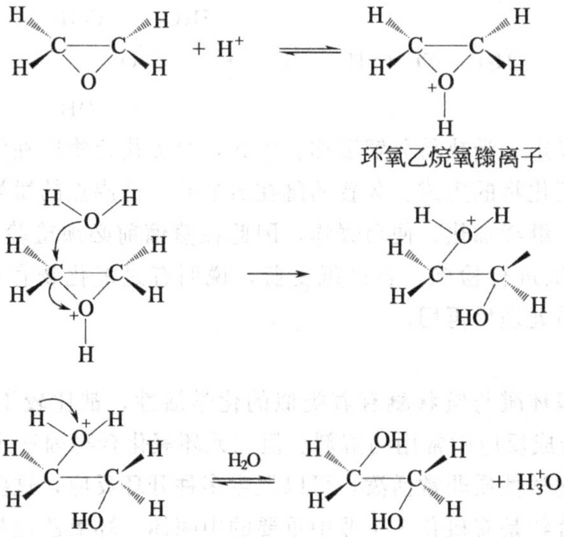

环氧乙烷氧鎓离子

环氧乙烷首先质子化，形成环氧乙烷氧鎓离子，然后水作为亲核试剂从背后进攻环氧乙烷氧鎓离子，C—O键断裂开环，最后，质子转移到水分子上重新生成水合离子（催化剂）和最终产物乙二醇。

当碳原子上连接取代基时，在酸性条件和碱性条件下，亲核试剂进攻不同的碳原子，得到不同的开环产物。在酸性条件下，亲核试剂主要进攻连接烃基较多的碳原子，例如，2,2-二甲基环氧乙烷与甲醇在酸催化下反应生成2-甲基-2-甲氧基丙醇。

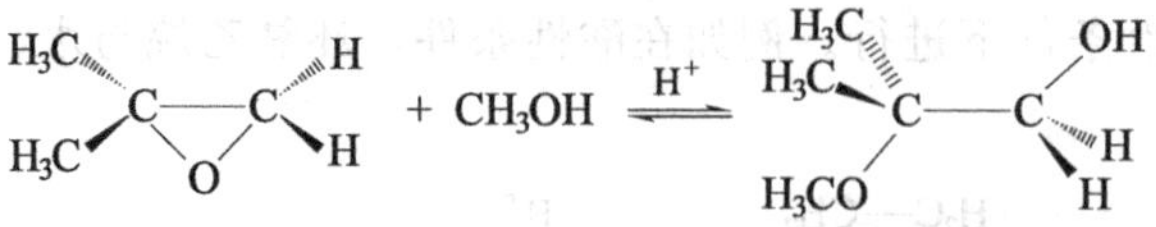

在碱性条件下，反应按S_N2机理进行，亲核试剂进攻含取代基较少的碳原子，受到的空间位阻较小，如果亲核试剂的亲核能力很强，反应会更加容易。

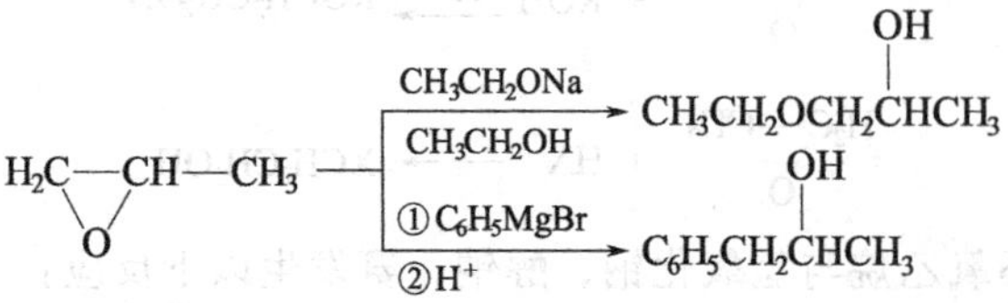

$$H_2C-CH-CH_3 \xrightarrow[\text{CH}_3\text{CH}_2\text{OH}]{\text{CH}_3\text{CH}_2\text{ONa}} CH_3CH_2OCH_2\overset{OH}{\underset{}{C}}HCH_3$$

$$\xrightarrow[\text{②}H^+]{\text{①}C_6H_5MgBr} C_6H_5CH_2\overset{OH}{\underset{}{C}}HCH_3$$

五、冠醚

冠醚（crown ether）是分子中含有多个氧原子的大环多醚，可表示为—$(OCH_2CH_2)_n$—，因其立体结构像王冠，故称冠醚。常见的冠醚有 15-冠-5、18-冠-6。冠醚的空穴结构对离子有选择作用，在有机反应中可作催化剂。冠醚有一定的毒性，应避免吸入其蒸气或与皮肤接触。

冠醚有其独特的命名方式，命名时把环上所含原子的总数标注在"冠"字之前，把其中所含氧原子数标注在名称之后，如 18-冠-6、21-冠-7、二苯并-18-冠醚-6。

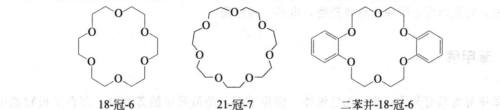

  18-冠-6   21-冠-7   二苯并-18-冠-6

冠醚分子的氧原子可与水分子形成氢键，因此具有亲水性。而冠醚外部的—CH_2CH_2—又决定了它具有亲脂性。冠醚最大的特点就是能与正离子，尤其是与碱金属离子络合，并且随环的大小不同而与不同的金属离子络合。例如，12-冠-4 能与锂离子络合而不与钠、钾离子络合；18-冠-6 不仅能与钾离子络合，还能与重氮盐络合，但不能与锂离子或钠离子络合。冠醚的这种性质在合成上极为有用，使许多在传统条件下难以反应甚至不发生的反应能顺利地进行。冠醚与试剂中正离子络合，使该正离子可溶在有机溶剂中，而与它相对应的负离子也随同进入有机溶剂内，冠醚不与负离子络合，从而使游离或裸露的负离子反应活性增大，能迅速反应。在此过程中，冠醚能把试剂带入有机溶剂中，称为相转移剂或相转移催化剂，这样发生的反应称为相转移催化反应。这类反应速率快、条件简单、操作方便、产率高。

第五节 与医学有关的代表物

醇、酚、醚在医学上发挥着非常重要的作用。下面列举几种与医学密切相关的代表物质。

一、甲醇

甲醇为无色透明有酒精味的液体，最初是由木材干馏得到，因此俗称木醇。甲醇能与水及许多有机溶剂混溶。甲醇有毒，内服 10mL 可致人失明，30mL 可致死。

甲醇是优良的溶剂，也是重要的化工原料，可用于合成甲醛、羧酸甲酯等其他化合物，也是合成有机玻璃和许多医药产品的原料。

二、乙醇

乙醇为无色易燃液体，俗称酒精。95.57%（质量分数）乙醇与 4.43%水可组成恒沸混合物，因此制备乙醇时，用直接蒸馏法不能将水完全去掉。

乙醇是重要的化工原料。70%～75%的乙醇杀菌效果最好，在医药上用作消毒剂。

三、丙三醇

丙三醇为无色具有甜味的黏稠液体，俗称甘油。丙三醇与水能以任意比例混溶，具有很强的吸湿性，对皮肤有刺激性，作皮肤润滑剂时，应用水稀释。甘油在药剂上可作溶剂，制作碘甘油、酚甘油等。对便秘患者，常用50%甘油溶液灌肠。甘油与硝酸反应生成三硝酸甘油酯，它是治疗心绞痛的急救药物，也是一种炸药。

四、苯甲醇

苯甲醇为具有芳香气味的无色液体，俗称苄醇，是最简单的芳香醇，存在于植物油中，微溶于水。苯甲醇具有微弱的麻醉作用和防腐性能，配制成注射剂可减轻疼痛，10%苯甲醇软膏或洗剂可为局部止痒剂。

五、苯酚

苯酚俗称石炭酸，为无色棱形结晶，有特殊气味，由于易氧化，应装于棕色瓶中避光保存。苯酚能使蛋白质凝固，对皮肤有腐蚀性，并有杀菌作用。医药临床上，苯酚是使用最早的外科消毒剂，因为有毒，现已不用。苯酚还可用于制备染料、合成树脂、塑料、合成纤维和农药等。

六、甲酚

甲酚又称煤酚，由煤焦油分馏制得。甲酚有邻、间、对三种异构体，它们的沸点相近，不易分离，在实际中常混合使用。甲酚有苯酚气味，毒性与苯酚相同，但杀菌能力比苯酚强，医药上用含47%～53%肥皂水消毒，这种消毒液俗称来苏儿，由于它来源于煤焦油，也称作煤酚皂溶液。

七、乙醚

乙醚是最常用的醚，为无色具有香味的液体，沸点为34.5℃，极易挥发和着火，其蒸气与空气以一定比例混合，遇火就会猛烈爆炸，使用时要远离明火。乙醚性质稳定，可溶解许多有机物，是优良的溶剂。另外，乙醚可溶于神经组织脂肪中引起生理变化而起到麻醉作用，早在1850年就被用于外科手术的全身麻醉剂，但大量吸入乙醚蒸气可使人失去知觉，甚至死亡。乙醚在临床上用作麻醉剂，在工业上用于生产无烟炸药、棉胶等。

阅读材料

茶叶与茶多酚

茶多酚(tea polyphenols,简称 TP)是茶叶中特有的多酚类化合物。茶多酚包括黄烷醇类、花色苷类、黄酮类、黄酮醇类和酚酸类等,其中以黄烷醇类物质(儿茶素)最为重要,占多酚类总量的 60%~80%。茶多酚又称茶鞣或茶单宁,是形成茶叶色香味的主要成分之一,也是茶叶中有保健功能的主要成分之一,茶多酚在茶叶中的含量一般在 15%~20%。茶多酚是一种纯天然的抗氧化剂,具有优越的抗氧化能力,并具有抗癌、抗衰老、抗辐射、降血糖、降血压、降血脂及杀菌等药理功效,在油脂、食品、医药、化妆品及饮料等领域具有广泛的应用前景。

日本千叶大学山下泰德教授等科学家研究表明,茶多酚等活性物质具解毒和抗辐射作用,能有效地阻止放射性物质侵入骨髓,并可使 ^{90}Sr 和 ^{60}Co 迅速排出体外,被健康及医学界誉为"辐射克星",茶多酚为人类的健康构筑起了一道抵抗辐射伤害的防线。茶多酚还能清除体内过剩的自由基、阻止脂质过氧化,提高机体免疫力,延缓衰老。

茶多酚的医学价值:

① 清除活性氧自由基,阻断脂质过氧化过程,提高人体内酶的活性,从而起到抗突变、抗癌症的功效。研究表明,每人每天摄入 160mg 茶多酚即对人体内亚硝化过程产生明显的抑制和阻断作用,摄入 480mg 的茶多酚抑制作用达到最高。

② 防治高脂血症引起的疾病。增强微血管强韧性、降血脂,预防肝脏及冠状动脉粥样硬化;茶多酚对血清胆固醇的效应主要表现为通过升高高密度脂蛋白胆固醇(HDL-C)的含量来清除动脉血管壁上胆固醇的蓄积,同时抑制细胞对低密度脂蛋白胆固醇(LDL-C)的摄取,从而实现降低血脂,预防和缓解动脉粥样硬化。

a. 降血压 人体肾脏的功能之一是分泌可使血压增高的血管紧张素Ⅱ和可使血压降低的舒缓激肽,以保持血压平衡。当促进这两类物质转换的酶活性过强时,血管紧张素Ⅱ增加,血压就上升。茶多酚具有较强的抑制转换酶活性的作用,因而可以起到降低或保持血压稳定的作用。

b. 降血糖 糖尿病是由于胰岛素不足和血糖过多而引起的糖脂肪和蛋白质等的代谢紊乱。茶多酚对人体的糖代谢障碍具有调节作用,降低血糖水平,从而有效地预防和治疗糖尿病。

c. 防止脑中风 脑中风的原因之一是人体内生成过氧化脂质,从而使血管壁失去了弹性,茶多酚有抑制过氧化脂质产生的作用,保持血管壁的弹性,使血管壁松弛,消除血管痉挛,增加血管的有效直径,通过血管舒张使血压下降,从而有效地防止脑中风。

d. 抗血栓 血浆纤维蛋白原的增加可引起红细胞的聚集,血液黏稠度增大,从而促进血栓的形成。另外,细胞膜脂质中磷脂与胆固醇的增加会降低红细胞的变形能力,严重影响微循环的灌注,增加血液黏度,使毛细血管内血流淤滞,加剧红细胞聚集及血栓形成。茶多酚对红细胞变形能力具有保护和修复作用,且易与凝血酶形成复合物,阻止纤维蛋白原变成纤维蛋白。另外,茶多酚能有效抑制血浆及肝脏中胆固醇含量的上升,促进类脂及胆汁酸排出体外,从而有效地防止血栓的形成。现有的降脂抗栓药物多有一定的毒副作用而不宜长期服用。茶多酚是茶叶中具有降脂抗栓作用的天然成分，加上其自身所具有的抗氧化特性，使其成为一种新型的功能性保健品。

中国的酒文化与健康饮酒

酒是一种特殊饮品，酿酒、饮酒、用酒是全人类共同的现象。中华民族是世界文明古国之一，酒文化博大精深，酿酒工艺的历史源远流长。据李日华所著的《蓬拢夜话》中记载："黄山多猿猱，春夏采花于石洼中，酝酿成汤，闻数百步。"这就是最原始的酒，是经野生花果堆积于高温季节自然发酵而成花蜜果酒，或称"猿酒"。《礼记·月令仲夏》中云："秫稻必齐，曲蘖必时，湛饎必洁，水泉必香，火齐必得。"这就是后来所说的"古遗方法"。

现代医学研究表明，适量饮酒，可以增加食欲，促进消化液的分泌；减轻心理负担，预防心血管疾病；还能加速血液循环，有效地调节和改善机体内的生物化学代谢和神经传导，有助于人们的身心健康。但长期过量饮酒则对人体各器官组织系统带来严重影响。李时珍著作中表明："少饮和血行气，醒神御风，消愁迁兴，痛饮则伤神耗血，损胃无精，生痰动火。"《饮膳要正》中云："酒味甘平，大热有毒，主行药势，杂百邪，通血脉，厚胃肠，消忧愁，少饮为佳，多饮伤神损寿，易人本性，其毒甚也，饮酒过量，丧生之源。"

习 题

1. 用系统命名法命名下列化合物。

(1) $CH_3CH_2CHCH_2OH$
　　　　　　|
　　　　　CH_3

(2) $CH_3CHC=CHCH_2OH$

(3) $H_3C-\underset{\underset{CH_3}{|}}{\overset{\overset{CH_3}{|}}{C}}-CH_2OH$

(4) 对乙基苯酚

(5) $CH_3CH_2CH_2-O-CH_3$

(6) $H_3C-C_6H_4-OCH_3$ (对位)

2. 写出下列化合物的结构式。

(1) 苄醇　　(2) 3-乙基-1-己醇　　(3) 1,4-己二醇
(4) 2-苯基丙醇　(5) 苯乙醚　(6) 间溴苯酚

3. 试写出戊醇的构造异构体，并标出伯醇、仲醇和叔醇。

4. 预测下列醇在酸存在下脱水反应后的主要产物。

(1) 3,3-二甲基-2-丁醇　　(2) 2-甲基-3-戊醇
(3) 3-甲基-2-丁醇　　(4) 2,3-二甲基-2-丁醇

5. 写出下列反应的主要产物。

(1) $CH_3CH_2CH_2OH + Na \longrightarrow$

(2) $C_6H_5-CH_2\underset{\underset{OH}{|}}{CH}CH_2CH_3 \xrightarrow[\triangle]{浓 H_2SO_4}$

(3) $H_3C-C_6H_4-OCH_3 \xrightarrow[\triangle]{HI}$

(4) 3-羟基苯甲醇(间羟基苄醇) + NaOH ⟶

(5) CH_3CHCH_3 (OH) $\xrightarrow{KMnO_4 / H_2SO_4}$

(6) 对苯二酚 $\xrightarrow{K_2Cr_2O_7 / H_2SO_4}$

6. 鉴别下列各组化合物。
(1) 1-丁醇和 2-戊烯-1-醇
(2) 邻甲基苯酚和苯甲醇
(3) 1-丁醇、丁醚和苯酚
(4) 2-甲基-1-丙醇、2-丁醇和 2-甲基-2-丁醇

7. 完成下列合成反应。
(1) 由丙烷合成异丙醇
(2) 由丙烷合成烯丙醇

8. 化合物 A 的分子式为 $C_6H_{14}O$，A 能与金属钠反应并放出氢气，A 被酸性高锰酸钾溶液氧化生成酮，A 与浓硫酸共热生成烯烃，生成的烯烃催化加氢得到 2,2-二甲基丁烷。试写出化合物 A 的结构和名称，并写出有关反应式。

第十七章

醛、酮

醛和酮是分子中含有**羰基**（carbonyl group）的有机化合物。因为醛和酮的分子中都含有羰基，所以统称为羰基化合物。官能团羰基和两个烃基相连的化合物叫作**酮**（ketone），羰基至少和一个氢原子相连的化合物叫作**醛**（aldehyde），可用通式表示为：

$$\underset{\text{醛}}{R(Ar)-\overset{O}{\underset{\|}{C}}-H} \qquad \underset{\text{酮}}{R(Ar)-\overset{O}{\underset{\|}{C}}-R(Ar)}$$

酮分子中的羰基可称为酮基。醛分子中的 $-\overset{O}{\underset{\|}{C}}-H$ 称为醛基，醛基可以简写为—CHO，但不能写—COH。

羰基很活泼，可以发生多种化学反应，醛、酮不仅是有机化学和有机合成中十分重要的物质，而且也是动植物代谢过程中重要的中间体。

有些天然醛、酮是植物药物的有效成分，有着显著的生理活性。

第一节　醛、酮的分类和命名

一、醛、酮的分类

根据羰基所连烃基的结构，可把醛、酮分为脂肪醛、脂肪酮、芳香醛和芳香酮。例如：

$$\underset{\text{脂肪醛}}{CH_3CHO} \qquad \underset{\text{脂肪酮}}{CH_3\overset{O}{\underset{\|}{C}}CH_3} \qquad \underset{\text{芳香醛}}{C_6H_5-CHO} \qquad \underset{\text{芳香酮}}{C_6H_5\overset{O}{\underset{\|}{C}}CH_3}$$

根据羰基所连烃基的饱和程度，可把醛、酮分为饱和醛、酮与不饱和醛、酮。例如：

$$\underset{\text{饱和醛}}{CH_3CH_2CH_2CHO} \quad \underset{\text{不饱和醛}}{CH_3CH=CHCHO} \quad \underset{\text{饱和酮}}{CH_3CH_2\overset{O}{\underset{\|}{C}}CH_3} \quad \underset{\text{不饱和酮}}{CH_3CH=CH\overset{O}{\underset{\|}{C}}CH_3}$$

根据分子中羰基的数目，可把醛、酮分为一元醛、酮，二元醛、酮和多元醛、酮等。例如：

$$\text{CH}_3\text{CHO} \qquad \text{CH}_3\overset{O}{\overset{\|}{\text{C}}}\text{CH}_3 \qquad \text{OHC—CHO} \qquad \text{CH}_3\overset{O}{\overset{\|}{\text{C}}}\text{CH}_2\overset{O}{\overset{\|}{\text{C}}}\text{CH}_3$$

一元醛　　　　一元酮　　　　二元醛　　　　　二元酮

碳原子数相同的饱和一元醛、酮互为同分异构体，具有相同的分子通式 $C_nH_{2n}O$。

二、 醛、酮的命名

少数结构简单的醛、酮，可以采用普通命名法命名，脂肪醛的普通命名法可根据其碳原子数和碳链取代情况命名为"某醛"，芳香醛则将芳基作为取代基来进行命名，例如：

$$\text{CH}_3\text{CH}_2\text{CHO} \qquad \text{CH}_3\underset{\underset{\text{CH}_3}{|}}{\text{CH}}\text{CHO} \qquad \text{C}_6\text{H}_5\text{—CHO}$$

丙醛　　　　　　　异丁醛　　　　　　　苯甲醛

酮则按照羰基所连接的两个烃基的名称来命名。按照次序规则，不优先烃基在前，优先烃基在后，然后加"甲酮"二字。

$$\text{CH}_3\text{CH}_2\text{COCH}_2\text{CH}_2\text{CH}_3 \qquad (\text{C}_6\text{H}_5)_2\text{CO}$$

乙（基）丙（基）（甲）酮　　　　二苯（基）（甲）酮

上述两个例子中括号中的"基"字或"甲"字常省去。

结构复杂的醛、酮通常采用系统命名法命名。选择含有羰基的最长碳链为主链，从距羰基最近的一端编号，根据主链的碳原子数称为"某醛"或"某酮"。因为醛基处在分子的一端，命名醛时可不用标明醛基的位次，但酮基的位次必须标明（只有一种可能位置的酮基可不必注明位次，例如丙酮）。主链上有取代基时，将取代基的位次和名称放在母体名称前。主链编号也可用希腊字母 α、β、γ、…表示。命名不饱和醛、酮时，需标出不饱和键的位置。例如：

$$\text{CH}_3\underset{\underset{\text{CH}_3}{|}}{\text{CH}}\text{CHO} \qquad \text{CH}_3\overset{O}{\overset{\|}{\text{C}}}\text{CH}_2\underset{\underset{\text{CH}_3}{|}}{\text{CH}}\text{CH}_3$$

2-甲基丙醛（α-甲基丙醛）　　　　4-甲基-2-戊酮

$$\text{CH}_3\underset{\underset{\text{Br}}{|}}{\text{CH}}\overset{O}{\overset{\|}{\text{C}}}\underset{\underset{\text{Br}}{|}}{\text{CH}}\text{CH}_3 \qquad \text{CH}_3\text{CH=CH}\overset{O}{\overset{\|}{\text{C}}}\text{CH}_3$$

2,4-二溴-3-戊酮　　　　　3-戊烯-2-酮

羰基在环内的脂环酮，按环上碳数称为"环某酮"；如羰基在环外，则将环作为取代基。例如：

3-甲基环己酮　　　　4-甲基环己基甲醛　　　　1,4-环己二酮

命名芳香醛、酮时，可把芳烃基作为取代基。例如：

苯乙酮　　　　1-苯基-1-丙酮　　　　1-苯基-2-丙酮

许多天然的醛、酮都有俗名。例如：从桂皮油中分离出的 3-苯丙烯醛称为肉桂醛；芳香油中含有的茴香醛等；天然麝香的主要香气成分为十五环酮，被称为麝香酮；与视觉信号传导有关的重要化合物视黄醛等。

肉桂醛　　　　茴香醛　　　　麝香酮　　　　视黄醛

第二节　醛、酮的结构与性质

一、醛、酮的结构

醛、酮的官能团是羰基，羰基碳原子为 sp² 杂化，三个 sp² 杂化轨道分别与氧原子和另外两个原子形成三个 σ 键，它们在同一平面上，键角接近 120°。碳原子未杂化的 p 轨道与氧原子的一个 p 轨道从侧面重叠形成 π 键。

由于羰基氧原子的电负性大于碳原子，因此双键电子云不是均匀地分布在碳和氧之间，而是偏向于氧原子，使氧原子带有部分负电荷，而碳原子带部分正电荷，形成一个极性双键，所以醛、酮是极性较强的分子。羰基的结构如图 17-1 所示。

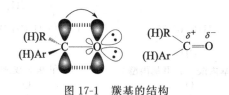

图 17-1　羰基的结构

二、醛、酮的物理性质

室温下，除甲醛是气体外，十二个碳原子以下的脂肪醛、酮都为液体，高级脂肪醛、酮和芳香酮多为固体。酮和芳香醛具有令人愉快的气味，低级醛具有强烈的刺激气味，中级醛具有果香味，所以含有 9~10 个碳原子的醛可用于配制香料。

醛、酮是极性化合物，但醛、酮分子间不能形成氢键，所以醛、酮的沸点较分子量相近的烷烃和醚高，但比分子量相近的醇低。例如正戊烷（$M_r=72$）、正丁醇（$M_r=74$）、丁醛（$M_r=72$）、丁酮（$M_r=72$）其沸点分别是 36.1℃、117.7℃、74.7℃、79.6℃。

醛、酮的羰基能与水分子形成氢键，所以四个碳原子以下的低级醛、酮易溶于水，其他醛、酮在水中的溶解度随分子量的增加而减小。高级醛、酮微溶或不溶于水，易溶于一般的有机溶剂。常见醛、酮的物理性质见表 17-1。

表 17-1 常见醛、酮的物理性质

名称	熔点/℃	沸点/℃	相对密度/g·mL^{-1}	溶解度/g（以100g水计）
甲醛	−118	−19.5	0.815	55
乙醛	−121	20.8	0.781	溶
丙醛	−81	48.8	0.807	20
丁醛	−97	74.7	0.817	4
乙二醛	15	50.4	1.14	溶
丙烯醛	−87.7	53	0.841	溶
苯甲醛	−26	179	1.046	0.33
丙酮	−94.7	56.05	0.792	溶
丁酮	−86	79.6	0.805	35.3
2-戊酮	−77.8	102	0.812	几乎不溶
3-戊酮	−42	102	0.814	4.7
环己酮	−45	155.6	0.942	微溶
丁二酮	−2.4	88	0.980	25
2,4-戊二酮	−23	138	0.792	溶
苯乙酮	19.7	202	1.026	微溶
二苯甲酮	48	306	1.098	不溶

三、醛、酮的化学性质

由于羰基的极性，碳氧双键的加成反应历程与烯烃碳碳双键的加成反应历程有显著的差异。碳碳双键上的加成是由亲电试剂进攻而引起的亲电加成，羰基上的加成是由亲核试剂向电子云密度较低的羰基碳进攻而引起的亲核加成。羰基碳原子带部分正电荷，对邻近碳原子表现出吸电子诱导效应（−I），故羰基的 α-H 有一定的酸性。此外，醛、酮也存在超共轭效应，由于氧的电负性比碳大得多，因此醛、酮的超共轭效应比烯烃强得多，促使 α-H 原子具有一定的酸性。一些涉及 α-H 的反应是醛、酮化学性质的主要部分。此外，C=O 与 C=C 类似，也能被催化加氢。

综上所述，醛、酮的化学反应可归纳如下：

$$\underset{\alpha\text{-H的反应}}{\underset{|}{\overset{|}{\underset{H}{-C}}}-\overset{R(H) \leftarrow \text{羰基的氧化还原反应}}{\underset{\diagdown}{C}}\diagup_{O}} \leftarrow \text{羰基的亲核加成反应}$$

1. 羰基的亲核加成反应

（1）与氢氰酸加成

氢氰酸与醛、脂肪族甲基酮、八个碳原子以下的环酮作用，生成相应的加成产物氰醇（cyanohydrin），又叫 α-羟基腈。由于氢氰酸具有剧毒，而且易挥发，所以在实际应用中，常用氰化钾或氰化钠与无机强酸反应代替氢氰酸。

$$\begin{matrix} R^1 \\ R^2 \end{matrix}\!\!C\!=\!O + HCN \rightleftharpoons \begin{matrix} R^1 \\ | \\ R^2 \end{matrix}\!\!\overset{OH}{\underset{CN}{C}} \xrightarrow{H_2O/H^+} \begin{matrix} R^1 \\ | \\ R^2 \end{matrix}\!\!\overset{OH}{\underset{COOH}{C}}$$

α-羟基腈可进一步水解成 α-羟基酸。由于产物比反应物增加了一个碳原子，所以该反应是有机合成中增长碳链的方法之一。

(2) 与醇、水加成

在干燥氯化氢催化下，醛与醇发生加成反应，生成半缩醛。半缩醛又能继续与过量的醇作用，脱水生成缩醛。半缩醛不稳定，容易分解成原来的醛和醇。在同样条件下，半缩醛可以与另一分子醇反应生成稳定的缩醛。因此反应是可逆的，必须加入过量的醇以促使平衡向右移动。

$$\underset{R}{\overset{H}{C}}=O + R'OH \underset{}{\overset{\text{干燥 HCl}}{\rightleftharpoons}} \underset{R}{\overset{H}{\underset{OR'}{C}}}\overset{OH}{\underset{}{}} \underset{R''OH}{\overset{\text{干燥 HCl}}{\rightleftharpoons}} \underset{R}{\overset{H}{\underset{OR'}{C}}}\overset{OR''}{\underset{}{}}$$

半缩醛　　　　　　缩醛

酮一般不和一元醇加成，但在干燥的酸催化下，酮能与乙二醇等二元醇反应生成环状缩酮。

$$\underset{R^2}{\overset{R^1}{C}}=O + \underset{HO}{\overset{HO}{}} \overset{\text{干燥HCl}}{\longrightarrow} \underset{R^2}{\overset{R^1}{C}}\underset{O}{\overset{O}{\diagdown\diagup}}$$

缩醛和缩酮性质相似，对碱、氧化剂稳定，但在酸性溶液中易水解为原来的醛（或酮）和醇。在有机合成中，常利用生成缩醛的方法来保护醛基，使活泼的醛基在反应中不被破坏，一旦反应完成后，再用酸水解释放出原来的醛基。

水也可以和羰基化合物进行加成反应，但由于水是比醇更弱的亲核试剂，所以只有极少数活泼的羰基化合物才能与水加成生成相应的水合物。例如：甲醛在水溶液中几乎全部变成水合物，但它在分离过程中容易失水，所以无法分离。

三氯乙醛的水合物水合三氯乙醛简称水合氯醛，为白色晶体，可作为安眠药和麻醉药。作为α-氨基酸和蛋白质显色剂的水合茚三酮也是羰基的水合物。

水合氯醛　　　水合茚三酮

(3) 与格氏试剂加成

格氏（Grignard）试剂是较强的亲核试剂，非常容易与醛、酮进行加成反应，加成的产物不必分离便可直接水解生成相应的醇，这是制备醇的最重要的方法之一。

$$\overset{}{\underset{}{C}}=O \xrightarrow{R-MgX} \overset{R}{\underset{}{C}}-OMgX \xrightarrow{H_2O} \overset{R}{\underset{}{C}}-OH$$

格氏试剂与甲醛作用，可得到比格氏试剂多一个碳原子的伯醇；与其他醛作用，可得到仲醇；与酮作用，可得到叔醇。

$$CH_3CH_2CH_2MgBr + HCHO \xrightarrow[\text{②}H_3O^+]{\text{①无水乙醚}} CH_3CH_2CH_2CH_2OH$$

$$CH_3CH_2CH_2MgBr + CH_3CHO \xrightarrow[\text{②}H_3O^+]{\text{①无水乙醚}} CH_3CH_2CH_2\underset{CH_3}{\overset{}{CHOH}}$$

$$CH_3CH_2CH_2MgBr + CH_3COCH_3 \xrightarrow[\text{②}H_3O^+]{\text{①无水乙醚}} CH_3CH_2CH_2\underset{CH_3}{\overset{CH_3}{\underset{|}{C}}}-OH$$

(4) 与氨的衍生物的加成

醛、酮可与氨的衍生物（如伯胺、羟胺、肼、苯肼、2,4-二硝基苯肼以及氨基脲等）加成，加成产物容易脱水，最终生成含碳氮双键的化合物。该反应通式如下：

$$\overset{\delta^+}{\underset{}{C}}=\overset{\delta^-}{O}H + H_2N-Y \longrightarrow \underset{\boxed{OH\ H}}{\overset{|}{\underset{|}{C}}-N-Y} \xrightarrow{-H_2O} \overset{}{\underset{}{C}}=N-Y$$

羰基化合物与羟胺、苯肼、2,4-二硝基苯肼及氨基脲的加成-消除产物大多是黄色晶体，这些产物均有固定的熔点，收率高，易于提纯，在稀酸作用下能水解为原来的醛、酮。利用这些性质可分离、提纯、鉴别羰基化合物。上述试剂也被称为羰基试剂，其中 2,4-二硝基苯肼与醛、酮反应所得到的黄色晶体具有不同的熔点，常把它作为鉴定醛、酮的灵敏试剂。氨的衍生物与羰基化合物进行加成-消除反应的产物如下：

$$\overset{}{\underset{}{C}}=O + \begin{cases} H_2N-R(Ar) \\ H_2N-OH \\ H_2N-NH_2 \\ H_2N-HN-\text{C}_6H_5 \\ H_2N-HN-\text{C}_6H_3(NO_2)_2 \\ H_2N-HN-\underset{O}{\overset{}{C}}-NH_2 \end{cases} \longrightarrow \begin{cases} \text{C}=N-R(Ar) \text{ 席夫碱} \\ \text{C}=N-OH \text{ 肟} \\ \text{C}=N-NH_2 \text{ 腙} \\ \text{C}=N-HN-\text{C}_6H_5 \text{ 苯腙} \\ \text{C}=N-HN-\text{C}_6H_3(NO_2)_2 \text{ 2,4-二硝基苯腙} \\ \text{C}=N-HN-\underset{O}{\overset{}{C}}-NH_2 \text{ 缩氨脲} \end{cases}$$

羰基化合物与伯胺加成，产生席夫碱（Schiff's base）的反应是可逆的。体内许多生化过程与席夫碱的形成和分解有关，例如，在与视觉有关的生化过程中，视觉感光细胞中存在感光色素视紫红素（rhodopsin），其化学结构为由 11-顺视黄醛和视蛋白的侧链氨基缩合生成的席夫碱。视紫红素吸收光子后将立即引起视黄醛 C-11 位置双键构型的转化，11-顺式转化为 11-反式构型，从而导致视蛋白分子构象发生变化，再经一系列复杂的信息传递到达大脑形成视觉。

2. α-碳及α-氢的反应

醛、酮分子中，与羰基直接相连的碳原子称 α-碳，α-碳上的氢原子称为 α-氢（α-H）。受羰基的影响，α-H 比较活泼。

(1) 卤化反应

醛、酮分子中的 α-H 原子在酸性或中性条件下容易被卤素取代，生成一卤代产物 α-卤代醛或 α-卤代酮。例如：

$$\text{C}_6H_5-\underset{O}{\overset{\|}{C}}-CH_3 + Br_2 \xrightarrow[\text{微量 AlCl}_3]{\text{乙醚}} \text{C}_6H_5-\underset{O}{\overset{\|}{C}}-CH_2Br + HBr$$

碱催化的卤化反应很难停留在一卤代阶段。如果 α-C 为甲基，例如乙醛或甲基酮（CH_3CO-），则三个氢都可被卤素取代，生成三卤代物。三卤代物在碱溶液中不稳定，碳碳键会发生断裂，生成三卤甲烷（俗称卤仿）和羧酸盐。该反应又称为**卤仿反应**（haloform reaction）。当卤素是碘时，称为碘仿反应。碘仿（CHI$_3$）是淡黄色沉淀，利用碘仿反应可鉴别出乙醛和甲基酮。α-C 上有甲基的醇也能被碘的氢氧化钠溶液氧化为相应羰基化合物。因此利用碘仿反应，可鉴别的结构有两类：

$$H_3C-\underset{\underset{O}{\|}}{C}-R(H) \qquad H_3C-\underset{\underset{OH}{|}}{CH}-R(H)$$

（2）羟醛缩合反应

在稀碱催化下，含 α-H 的醛发生分子间的加成反应，生成 β-羟基醛，这类反应称为**羟醛缩合**（aldol condensation）反应。β-羟基醛在加热下很容易脱水生成 α,β-不饱和醛：

$$H_3C-\underset{\underset{O}{\|}}{C}-H + H_3C-\underset{\underset{O}{\|}}{C}-H \xrightarrow{\text{稀 } OH^-} H_3C-\underset{\underset{OH}{|}}{CH}-CH_2CHO \xrightarrow{\triangle} H_3C-\underset{\underset{H}{|}}{C}=\underset{\underset{O}{\|}}{C}-C-H$$

3. 氧化还原反应

（1）氧化反应

醛基碳上连有氢原子，所以醛很容易被氧化为相应的羧酸，甚至空气中的氧都可将醛氧化。酮一般不被氧化，在强氧化剂作用下，则碳碳键断裂生成小分子的羧酸，无合成意义。只有环酮的氧化常用来制备二元羧酸。

实验室中，可利用弱氧化剂[如硝酸银的氨溶液，即土伦（Tollens）试剂]能氧化醛而不氧化酮的特性鉴别醛、酮。土伦试剂与醛共热，[Ag(NH$_3$)$_2$]$^+$ 被还原为金属银附着在试管壁上形成明亮的银镜，故称银镜反应。

$$RCHO + 2[Ag(NH_3)_2]^+ + 2OH^- \xrightarrow{\triangle} RCOONH_4 + 2Ag\downarrow + H_2O + 3NH_3$$

斐林（Fehling）试剂由硫酸铜与酒石酸钾钠的碱性溶液混合而成。脂肪醛与斐林试剂反应，生成氧化亚铜砖红色沉淀。芳香醛不与斐林试剂反应，故可用它来鉴别脂肪醛和芳香醛。

$$RCHO + Cu^{2+} \xrightarrow[\triangle]{OH^-} RCOO^- + Cu_2O\downarrow$$

（2）还原反应

醛、酮可以发生还原反应，在不同条件下，其还原的产物不同。

① 羰基还原为羟基　用催化氢化的方法，醛、酮可分别被还原为伯醇或仲醇，常用的催化剂是镍、钯、铂。

$$RCHO + H_2 \xrightarrow{Ni} RCH_2OH$$

$$\underset{R'}{\overset{R}{>}}C=O + H_2 \xrightarrow{Ni} R-\underset{\underset{H}{|}}{\overset{\overset{R'}{|}}{C}}-OH$$

催化氢化的选择性不强，分子中同时存在的不饱和键也同时会被还原。例如：

$$CH_3CH=CHCHO + H_2 \xrightarrow{Ni} CH_3CH_2CH_2CH_2OH$$

某些金属氢化物如硼氢化钠（NaBH$_4$）、异丙醇铝（Al[OCH(CH$_3$)$_2$]$_3$）及氢化铝锂（LiAlH$_4$）有较高的选择性，它们只还原羰基不还原分子中的不饱和键。例如：

$$CH_3CH=CHCHO \xrightarrow{NaBH_4} CH_3CH=CHCH_2OH$$

② 羰基还原为亚甲基　用锌汞齐与浓盐酸可将羰基直接还原为亚甲基，这个方法称为**克莱门森（Clemmenson）还原法**。

$$\begin{matrix} R^1 \\ R^2 \end{matrix}\!\!>\!\!C=O \xrightarrow[\text{浓 HCl}]{\text{Zn-Hg}} \begin{matrix} R^1 \\ R^2 \end{matrix}\!\!>\!\!CH_2$$

第三节　与医学有关的代表物

醛、酮是动植物代谢过程中重要的中间体，在医学上发挥着重要的作用。下面将简要介绍几种与医学有关的代表物。

一、甲醛

甲醛是无色水溶液或气体，有刺激性气味。甲醇液体在较冷时久储易混浊，在低温时则形成三聚甲醛沉淀，蒸发时有一部分甲醛逸出，但多数变成三聚甲醛。甲醛为强还原剂，在微量碱性时还原性更强，在空气中能缓慢氧化成甲酸，能与水、乙醇、丙酮任意混溶。甲醇 pH=2.8~4.0，相对密度为 1.081~1.085，熔点为 -118℃，沸点为 -19.5℃，折射率（n_D^{20}）为 1.3746，闪点为 60℃，易燃，低毒，半数致死量（大鼠，经口）为 800mg·kg^{-1}。其蒸气能强烈刺激黏膜。

二、乙醛

乙醛为无色易流动液体，有刺激性气味，熔点为 -121℃，沸点为 20.8℃，相对密度小于 1，可溶于水和乙醇等一些有机物质，易燃易挥发，蒸气与空气能形成爆炸性混合物，爆炸极限为 4.0%~57.0%（体积分数）。乙醛主要用于制造乙酸、乙酐、合成树脂、橡胶、塑料、香料，也用于制革、制药、造纸、医药行业，用作防腐剂、防毒剂、显像剂、溶剂、还原剂等。乙醛会造成的健康危害：低浓度引起眼、鼻及上呼吸道刺激症状及支气管炎；高浓度吸入尚有麻醉作用，表现为头痛、嗜睡、神志不清及支气管炎、肺水肿、腹泻、蛋白尿肝和心肌脂肪性变，可致死。误服乙醛会出现胃肠道刺激症状、麻醉作用及心、肝、肾损害。乙醛会对皮肤有致敏性，反复接触其蒸气可引起皮炎、结膜炎。乙醛慢性中毒类似酒精中毒，表现有体重减轻、贫血、谵妄、视听幻觉、智力丧失和精神障碍等。

三、丙酮

丙酮为无色液体，具有令人愉快的气味（辛辣甜味），易挥发，能与水、乙醇、N,N-二甲基甲酰胺、氯仿、乙醚及大多数油类混溶，相对密度为 0.7845。熔点为 -94.7℃，沸点为 56.05℃，折射率（n_D^{20}）为 1.3588，闪点为 -20℃，易燃，半数致死量（大鼠，经口）为 10.7mL·kg^{-1}，有刺激性，是基本的有机原料和低沸点溶剂。丙酮对人体没有特殊的毒性，但是吸入后可引起头痛、支气管炎等症状，如果大量吸入，还可能失去意识。日常生活中丙酮主要用于脱脂、脱水、固定等，在血液和尿液中为重要检测对象。有些癌症患者尿样中丙酮水平会异常升高。采用低糖类化合物食物疗法减肥的人血液、尿液中的丙酮浓度异常高。丙酮以游离状态存在于自然界中，在植物界主要存在于精油中，如茶油、松脂精油、柑橘精油等；人尿和血液及动物尿、海洋动物的组织和体液中都含有少量的丙酮。糖尿病患者的尿中丙酮的含量异常多。检查尿中丙酮可用：①亚硝酰铁氰化钠［$Na_2Fe(CN)_5NO$］＋氨水（阳性呈鲜红色）；②碘仿反应（I_2＋NaOH）。

四、樟脑

樟脑结构如下：

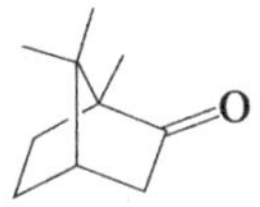

樟脑（camphor）化学名为1,7,7-三甲基二环[2.2.1]庚烷-2-酮，分子式为$C_{10}H_{16}O$，分子结构为立体结构，是一种环己烷单萜衍生物，从樟树的树皮与木质蒸馏制得，也可由松节油合成。樟脑为白色的结晶性粉末或为无色透明的硬块，粗制品则略带黄色，有光亮，在常温中易挥发，燃烧时发出红色火焰且有烟产生，若加少量乙醇、乙醚或氯仿则易研成白粉。樟脑具有穿透性的特异芳香，味初辛辣而后清凉，可用于许多商品的制备，临床上可作为局部抗炎和止痒涂剂。

> **阅读材料**
>
> ### 甲醛的危害
>
> 现今，室内空气污染已严重危害到人体的健康，并成为世界性的问题。据统计全球约4%的疾病与室内环境有关。甲醛是室内环境的污染之一。装饰板(胶合板、细木工板、中密度纤维板和刨花板等人造板材)在生产中使用以脲醛树脂为主的胶黏剂，其中的残留甲醛是室内空气中甲醛的主要来源。其他装饰材料(如贴墙布、贴墙纸、化纤地毯、泡沫塑料、油漆和涂料等)也可能含有甲醛。甲醛是一种有毒物质，具有强烈的刺激性气味，它能与生物细胞的基础——蛋白质反应生成氨次甲基化合物而使蛋白质变质和凝固。室内甲醛含量为$0.1mg·m^{-3}$时有异味和不适感；含量为$0.5mg·m^{-3}$时可刺激眼睛引起流泪；含量为$0.6mg·m^{-3}$时引起咽喉不适或疼痛；浓度再高可引起恶心、呕吐、咳嗽、胸闷、气喘甚至肺气肿；当甲醛含量达到$230mg·m^{-3}$时可立即致人死亡。长期接触低剂量甲醛可以引起慢性呼吸道疾病、女性月经紊乱、妊娠综合征，引起新生儿体质降低、染色体异常等。高浓度的甲醛对神经系统、免疫系统、肝脏等都有毒害。甲醛还可刺激眼结膜、呼吸道黏膜而产生流泪、流涕，引起结膜炎、咽喉炎、哮喘、支气管炎和变态反应性疾病。据流行病学调查，长期接触甲醛可引发鼻腔、口腔、鼻咽、咽喉、皮肤和消化道的癌症。甲醛已经被世界卫生组织确定为致癌和致畸物质。国家标准《居室空气中甲醛的卫生标准》规定：居室空气中甲醛的最高容许浓度为$0.08mg·m^{-3}$。正常情况下，室内装饰装修7个月后，甲醛含量可降至$0.08mg·m^{-3}$以下。采用低甲醛含量和不含甲醛的室内装饰、装修材料是降低室内空气中甲醛含量的

根本措施，保持室内空气流通是清除室内甲醛的有效办法。

另外，因经济利益驱使，一些不法分子以甲醛为食品添加剂，如水发食品加甲醛以凝固蛋白防腐、改善外观、增加口感，酒类饮料中加入甲醛防止浑浊、增加透明度，这些都会造成食品的严重污染，损害人体健康。《中华人民共和国食品卫生法》中已明文规定禁止甲醛作为食品添加剂。由此可见，甲醛污染问题已普及到生活中的每一个角落，严重威胁人体健康，应引起人们的高度关注。甲醛含量已成为当今居室、纺织品、食品中污染监测的一项重要安全指标。

习 题

1. 命名下列结构式或写出下列物质的结构。

(1) 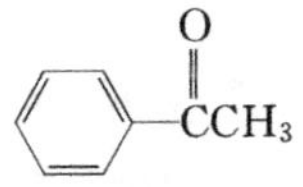 C₆H₅COCH₃   (2) 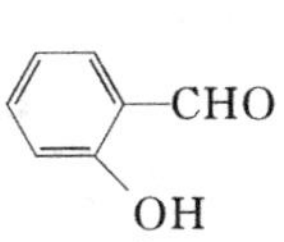 邻羟基苯甲醛   (3) 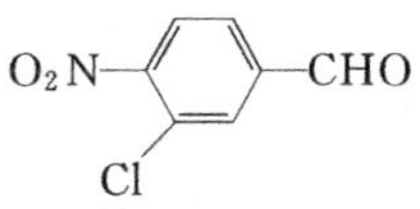 3-氯-4-硝基苯甲醛

(4) $(CH_3)_2CH_2CHO$ (5) 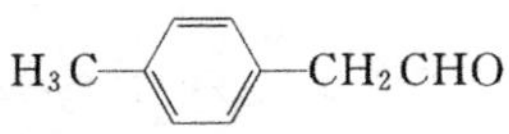 对甲基苯乙醛   (6) $CH_3COCH(CH_3)_2$

(7) $CH_3CH_2CH_2OH$（含酮基）   (8) $CH_3COCH_2COCH_2CH_3$ (9) 1-苯基-2-丙酮

(10) 戊二醛   (11) 2-苯基丙醛   (12) 2,4-己二酮

(13) 4-甲基环己酮   (14) 4-戊烯-2-酮

2. 完成下列反应。

(1) $CH_3CH=CHCHO \xrightarrow[H_2O]{NaBH_4}$

(2) 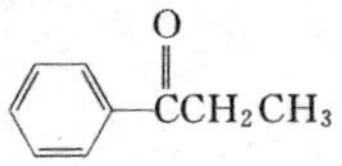 苯基-$COCH_2CH_3 \xrightarrow[\text{加热}]{Zn-Hg/浓\ HCl}$

(3) 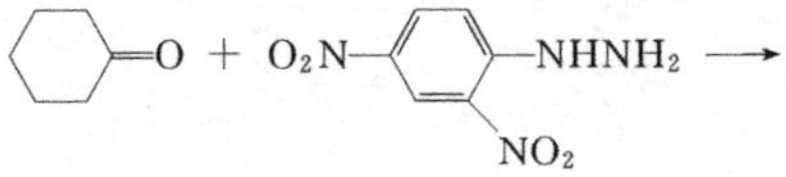 环己酮 + 2,4-二硝基苯肼 →

(4) $CH_3CH_2CHO + CH_3CH_2CHO \xrightarrow{稀\ OH^-}$

(5) 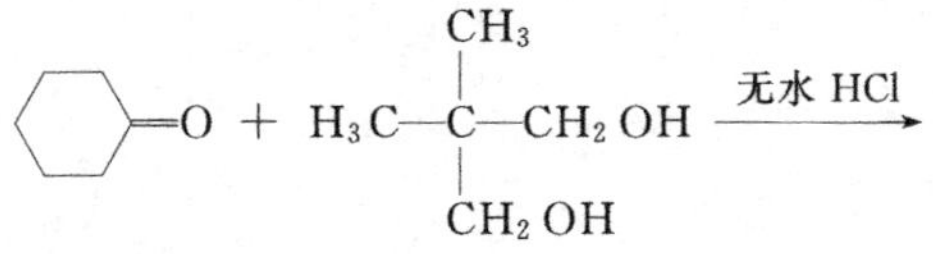 环己酮 + $H_3C-\underset{CH_2OH}{\underset{|}{C(CH_3)}}-CH_2OH \xrightarrow{无水\ HCl}$

(6) $CH_3COCH_2CH_3 \xrightarrow{I_2+NaOH}$

3. 用简单化学方法鉴别下列各组化合物。

(1) 丙醛、丙酮、丙醇和异丙醇

(2) 戊醛、2-戊酮和环戊酮

4. 推断下列题目中物质的结构。

(1) 分子式为 $C_5H_{12}O$ 的 A，氧化后得 B（$C_5H_{10}O$），B 能与 2,4-二硝基苯肼反应，并在与碘的碱溶

液共热时生成淡黄色沉淀。A 与浓硫酸共热得 C（C_5H_{10}），C 经高锰酸钾氧化得丙酮及乙酸。推断 A 的结构，并写出推断过程的反应式。

（2）分子式为 $C_6H_{12}O$ 的 A，能与苯肼作用但不发生银镜反应。A 经催化氢化得分子式为 $C_6H_{14}O$ 的 B，B 与浓硫酸共热得 C（C_6H_{12}）。C 经臭氧氧化并水解得 D 和 E。D 能发生银镜反应，但不起碘仿反应，而 E 则可发生碘仿反应而无银镜反应。写出 A～E 的结构式及各步反应式。

5. 如需用格氏试剂加成法合成 2-丁醇，试写出相应的羰基化合物及格氏试剂。

第十八章
羧酸及其衍生物

分子中含有羧基（—COOH）的有机化合物称为**羧酸**（carboxylic acid），其通式为 RCOOH（甲酸 R═H）。**羧基**（carboxyl group）是羧酸的官能团，其中的碳原子具有较高的氧化形式，因此羧酸对一般氧化剂是稳定的。羧酸分子中烃基（—R）上的氢被其他原子或基团取代的有机化合物称为**取代羧酸**。

自然界中，羧酸和取代羧酸通常以游离态、盐或酯的形式存在于动植物中。日常生活中，洗涤用的肥皂是高级脂肪酸的钠盐；一般食用醋中含有 3%～5% 的乙酸。在生物体内，某些羧酸是动植物代谢的重要物质，它们参与了动植物的生命过程，具有重要生理活性。羧酸和取代羧酸既是有机合成的重要原料，又是与医药关系十分密切的重要有机物，临床上的许多药物是羧酸和取代羧酸。

第一节 羧酸

羧酸的官能团是羧基。除甲酸外，其他羧酸都可以看作氢原子被羧基取代的烃的衍生物，其结构式如下：

$$R-\overset{O}{\underset{}{C}}-OH \qquad Ar-\overset{O}{\underset{}{C}}-OH$$

一、羧酸的结构和分类

1. 羧酸的结构

羧基中的碳原子与醛、酮中的羰基一样，也是 sp^2 杂化，它的三个 sp^2 杂化轨道分别与两个氧原子和另一个碳原子或氢原子形成三个 σ 键，这三个 σ 键在同一平面上，键角约为 120°。羧基碳原子未参与杂化的 p 轨道与一个氧原子的 p 轨道形成一个 π 键，同时羟基氧原子上的孤对电子与 π 键形成 p-π 共轭体系。其结构如图 18-1 所示：

由于 p-π 共轭的影响，使羧基中的键长部分平均化。例如，X 射线衍射和电子衍射证

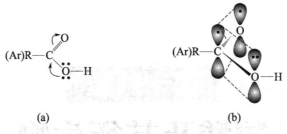

图 18-1 羧酸的结构

明，在甲酸分子中 C═O 键长为 123pm，较醛、酮羰基 C═O 键长 120pm 略有所增长，C—O 键长为 136pm，较醇中的 C—O 键长 143pm 短些。

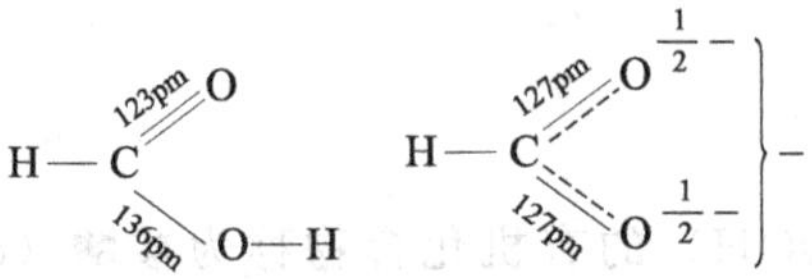

羧基解离成为负离子后，带负电荷的氧更容易提供电子，从而增强了 p-π 共轭作用，使负电荷完全均等地分布在两个氧上，两个 C—O 键的键长完全相等，均为 127pm，没有双键与单键的差别。

2. 分类

根据羧基所连接的烃基不同，羧酸分为脂肪酸、脂环酸和芳香酸；根据分子中所含羧基的数目，羧酸可分为一元羧酸、二元羧酸和多元羧酸；依据烃基饱和与否，羧酸可分为饱和羧酸和不饱和羧酸，其中不饱和羧酸又可分为烯酸和炔酸。

二、羧酸的物理性质

在直链饱和一元羧酸中，含有 1～3 个碳原子的羧酸为具有刺激性气味的液体，含有 4～9 个碳原子的羧酸为具有腐败气味的油状液体，高级脂肪酸为无味蜡状固体。脂肪族二元羧酸和芳香族羧酸都是结晶固体。

含有 1～4 个碳原子的一元脂肪羧酸在室温下与水互溶，这是由于羧基可与水形成氢键，但随着羧酸碳链的增长，水溶性很快降低。高级脂肪酸不溶于水，但一元脂肪酸都可溶于乙醇、乙醚等有机溶剂。低级的二元脂肪酸可溶于水而不溶于乙醚，水溶性也随碳链的增长而降低。

直链饱和一元脂肪酸的熔点随碳链的增长呈锯齿形上升，即含偶数碳原子羧酸的熔点比前后相邻奇数碳原子羧酸的熔点要高，原因是在晶体中羧酸分子的碳链呈锯齿状排列，只有含偶数碳原子的链端甲基和羧基分处于链的两侧时，才具有较高的对称性，分子在晶格中排列较紧密，分子间的吸引力较大，因而具有较高熔点。

羧酸的沸点比分子量相近的醇、醛、酮要高。例如：甲酸的分子量为 46，沸点为 100.5℃，而分子量为 46 的乙醇沸点为 78℃，分子量为 44 的乙醛沸点仅为 21℃。羧酸沸点较高的原因在于一元羧酸分子间能通过两个分子间氢键互相结合，形成缔合的二聚体分子（图 18-2）。一些常见羧酸的物理性质见表 18-1。

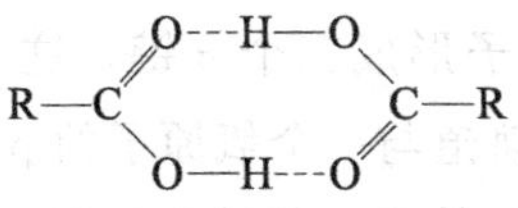

图 18-2 羧酸二聚体

表 18-1　一些常见羧酸的物理性质

化合物名称		熔点/℃	沸点/℃	溶解度/g（以100g H_2O 计）	pK_a
中文	英文				
甲酸（蚁酸）	formic acid	8.4	100.5	∞	3.77
乙酸（醋酸）	acetic acid	7.0	118	∞	4.74
丙酸（初油酸）	propionic acid	−22	141	∞	4.88
丁酸（酪酸）	butyric acid	−5	162.5	∞	4.82
戊酸（缬草酸）	valeric acid	−34.5	187	3.7	4.85
己酸（羊油酸）	caproic acid	−1.5	205	0.4	4.85
3-苯丙烯酸（肉桂酸）	cinnamic acid	133	300	0.1	4.33
苯甲酸（安息香酸）	benzoic acid	122	249	0.34	4.19
乙二酸（草酸）	oxalic acid	189	100	8.6	1.23①
丙二酸（缩苹果酸）	malonic acid	135	140	73.5	2.85①
丁二酸（琥珀酸）	succinic acid	185	235	5.8	4.16①

①为 pK_{a_1} 值。

三、羧酸的化学性质

羧酸的化学性质由羧基官能团所引起。从结构式的形式上看，羧基是由羰基与羟基组成，但实际上羟基氧原子的孤对电子与羰基形成了 p-π 共轭体系，所以羧基的化学性质就不是羰基和羟基化学性质的简单加和，而是显示其本身特性。比如羰基不易与亲核试剂发生加成反应；羟基氢易解离呈现酸性；烃基受羧基的影响，使得 α-H 易发生取代反应。根据羧酸分子结构中键断裂的方式不同，羧酸可发生不同的化学反应：

$$\begin{array}{c} \text{α-H取代} \longrightarrow \\ \text{脱羧} \longrightarrow \end{array} \quad R-\overset{H}{\underset{H}{C}}-\overset{O}{\underset{}{C}}\!\!\diagdown\!\!\overset{}{O\!-\!H} \quad \begin{array}{l} \longleftarrow \text{O—H 键断后成酸性} \\ \\ \text{羟基被取代的反应} \end{array}$$

1. 酸性与成盐反应

羧基中的 p-π 共轭的作用，降低了羟基氧原子上的电子云密度，引起了 O—H 键的极性增大，从而有利于羟基质子的解离，羧酸在水溶液中解离出质子而呈酸性。

$$RCOOH \rightleftharpoons RCOO^- + H^+$$

羧酸解离形成羧酸根负离子后，通过 p-π 共轭，体系分散负电荷，而使负离子得以稳定，因此羧酸就较易解离出质子而显酸性。

常见饱和一元羧酸的酸性比无机强酸的酸性弱，但比碳酸和苯酚的酸性强：

	无机强酸	一元羧酸	碳酸	苯酚
pK_a	1～3	3.5～5	6.38	10

羧酸的酸性强弱与电子效应、立体效应和溶剂化效应相关。

（1）脂肪酸

就电子效应来讲，对于含卤素、硝基、碳碳双键和碳碳三键等吸电子基团的取代羧酸而言，这些取代基的吸电子诱导效应（−I），既使羧基电子云密度降低，羧基的质子易于解离，又使羧酸根负离子更稳定，总之，吸电子诱导效应有利于羧酸电离平衡向右进行，使酸性增强；反之，羧酸分子中连接给电子基后，由于给电子基的给电子诱导效应（+I），羧酸根负离子的负电荷增加，负离子稳定性降低，电离平衡向左进行，酸性减弱。取代基对酸性强弱的影响与取代基的性质、数目以及取代基与羧基的相对位置有关。例如：

	HCOOH	CH_3COOH	CH_3CH_2COOH	$(CH_3)_2CHCOOH$	$(CH_3)_3CCOOH$
pK_a	3.77	4.74	4.88	4.85	5.02

	CH_3COOH	$ClCH_2COOH$	$Cl_2CHCOOH$	Cl_3CCOOH
pK_a	4.76	2.87	1.36	0.63

$$CH_3CH_2\underset{Cl}{C}HCOOH > CH_3\underset{Cl}{C}HCH_2COOH > \underset{Cl}{C}H_2CH_2CH_2COOH$$

pK_a 2.86 4.06 4.52

羧酸的酸性强弱与羧基相连基团的性质有关，能使羧基电子云密度降低的基团将增加其酸性；使羧基电子云密度增加的基团将减弱其酸性。含卤原子数目不同的卤代乙酸的酸性随卤原子数目的增加而增强；含相同卤原子且碳链的卤代酸随卤原子与羧基之间的距离增加，卤原子的诱导效应迅速减弱，卤代酸的酸性递减。

（2）芳香酸

苯甲酸可看作甲酸的苯基衍生物。由于苯环大 π 键与羧基共轭，其电子云向羧基偏移，不利于羧基解离出 H^+。因此苯甲酸的酸性比甲酸弱，但其酸性比其他一元脂肪羧酸性强。取代苯甲酸中取代基对其酸性强弱的影响与脂肪羧酸相似。例如，对硝基苯甲酸中的硝基作为吸电子基，对苯环具有吸电子诱导效应和吸电子共轭效应，所以对硝基苯甲酸的酸性大于苯甲酸；对甲基苯甲酸的甲基是给电子基，具有给电子诱导效应，故对甲基苯甲酸的酸性小于苯甲酸。

pK_a 3.4 4.2 4.4

取代苯甲酸的酸性除与电子效应相关外，也与立体效应相关。通常邻取代苯甲酸的酸性强于苯甲酸及其相应的间、对位取代物。这是由于邻位基团的存在，使羧基与苯环的共平面性相对于间位和对位取代产物被削弱，从而使苯环的给电子共轭效应减弱，因此邻取代苯甲酸的酸性较强。这种邻位基团对活性中心的影响称为**邻位效应**（ortho-effect）。

（3）二元酸

二元羧酸的两个羧基在溶液中是分步解离的。

$$HOOC(CH_2)_nCOOH \underset{}{\overset{K_{a_1}}{\rightleftharpoons}} HOOC(CH_2)_nCOO^- + H^+$$

$$HOOC(CH_2)_nCOO^- \underset{}{\overset{K_{a_2}}{\rightleftharpoons}} {}^-OOC(CH_2)_nCOO^- + H^+$$

脂肪族二元羧酸的酸性与两个羧基的相对距离有关。二元羧酸第一步解离的一个羧基受到另一个羧基吸电子诱导效应的影响，其酸性强于含相同碳原子的一元羧酸，一般二元羧酸的 pK_{a_1} 较小（表18-1）。二元羧酸分子中两个羧基相距越近，酸性增强程度越大。当二元羧酸的一个羧基解离，成为羧酸根负离子后，它所带的负电荷对另一个羧基产生了给电子诱导效应，使第二个羧基的氢原子不易解离，所以一些低级二元酸总是 $pK_{a_2} > pK_{a_1}$。例如，草酸的 $pK_{a_1} = 1.23$，$pK_{a_2} = 4.19$。

（4）成盐

羧酸具有酸性，能与碱（如 NaOH、NaHCO$_3$ 和 Na$_2$CO$_3$ 等）中和生成盐和水。羧酸可使碳酸氢钠分解放出 CO$_2$，而酚不与碳酸氢钠作用，在实验室中常利用这个性质来鉴别羧酸和酚。

$$RCOOH + NaOH \longrightarrow RCOONa + H_2O$$
$$RCOOH + NaHCO_3 \longrightarrow RCOONa + H_2O + CO_2\uparrow$$

羧酸的钾盐或钠盐易溶于水，医药上常将水溶性差的含羧基药物制成可溶性羧酸盐，以便制成水剂使用。如含有羧基的青霉素 G 就是制成钠盐或钾盐供临床使用的抗生素。羧酸盐遇强酸则游离出羧酸，利用此性质可分离、精制羧酸。

$$RCOONa + HCl \longrightarrow RCOOH + NaCl$$

2. 羧酸衍生物的生成

羧基上的羟基被其他原子或基团取代后生成的化合物称为羧酸衍生物，羧基中的羟基可被卤素、酰氧基、烷氧基或氨基取代，分别生成酰卤、酸酐、酯或酰胺等羧酸衍生物。

（1）酰卤的生成

酰氯是最常用的酰卤，它可由羧酸与五氯化磷、三氯化磷或氯化亚砜等卤化剂作用制得。

$$R-\underset{\underset{O}{\|}}{C}-OH + PCl_5 \longrightarrow R-\underset{\underset{O}{\|}}{C}-Cl + \underset{\text{三氯氧磷}}{POCl_3} + HCl$$

$$R-\underset{\underset{O}{\|}}{C}-OH + PCl_3 \longrightarrow R-\underset{\underset{O}{\|}}{C}-Cl + \underset{\text{亚磷酸}}{H_3PO_3} + HCl$$

$$R-\underset{\underset{O}{\|}}{C}-OH + SOCl_2 \longrightarrow R-\underset{\underset{O}{\|}}{C}-Cl + SO_2\uparrow + HCl\uparrow$$

用氯化亚砜卤代剂制取酰氯较易提纯处理，因副产物 SO$_2$ 和 HCl 是气体，易于挥发，而过量的低沸点 SOCl$_2$ 可通过蒸馏除去，所得的酰卤较纯，此法应用较广。

由于酰卤很活泼，容易水解，所以分离精制酰卤产品宜采用蒸馏的方法。选用哪种含磷卤代剂，这取决于所生成的酰卤与含磷副产物之间的沸点差异。通常用分子量小的羧酸来制备酰卤时，用三卤化磷作卤代剂，反应中生成的酰卤沸点低可随时蒸出；分子量大的酰卤沸点高，制备时可用五卤化磷作卤代剂，反应后容易把三卤氧磷蒸馏出来。

（2）酸酐的生成

饱和一元羧酸在脱水剂存在下加热，分子间脱去一分子水而生成酸酐。常用脱水剂为五氧化二磷、乙酰氯、乙酸酐。例如：

$$H_3C-\underset{\underset{O}{\|}}{C}-OH + HO-\underset{\underset{O}{\|}}{C}-CH_3 \xrightarrow[\triangle]{P_2O_5} H_3C-\underset{\underset{O}{\|}}{C}-O-\underset{\underset{O}{\|}}{C}-CH_3 + H_2O$$

混合酸酐可用酰卤和无水羧酸盐共热的方法制备。用此法既可以制备混酐，也可以用于制取单酐。例如：

$$CH_3\underset{\underset{O}{\|}}{C}ONa + CH_3CH_2\underset{\underset{O}{\|}}{C}Cl \xrightarrow{\triangle} CH_3\underset{\underset{O}{\|}}{C}-O-\underset{\underset{O}{\|}}{C}CH_2CH_3 + NaCl$$

丁二酸、戊二酸、邻苯二甲酸等二元羧酸，只需要加热，不需要脱水剂便可以分子内脱水生成五元环或六元环环状酸酐。

$$\begin{array}{c}\text{CH}_2\text{-C-OH}\\ |\\ \text{CH}_2\text{-C-OH}\\ \|\\ \text{O}\end{array} \xrightarrow{\Delta} \begin{array}{c}\text{CH}_2\text{-C}\\ |\quad\;\;\;\diagdown\\ \text{CH}_2\text{-C}\diagup\text{O}\\ \|\\ \text{O}\end{array} + \text{H}_2\text{O}$$

丁二酸   丁二酸酐

邻苯二甲酸 → 邻苯二甲酸酐 + H_2O

（3）酯的生成

羧酸与醇在酸催化下生成酯的反应称为**酯化反应**（esterification）。常用的酸催化剂是硫酸、磷酸和苯磺酸。例如：

$$R-\underset{\underset{O}{\|}}{C}-OH + HOR' \underset{}{\overset{H^+}{\rightleftharpoons}} R-\underset{\underset{O}{\|}}{C}-OR' + H_2O$$

酯化反应是可逆反应。等物质的量的乙酸和乙醇的酯化反应达到平衡时生成的酯只有预计产物物质的量的 2/3。为了提高酯的产率，可增加某种反应物的浓度，或从反应体系中蒸出低沸点的酯或水，使平衡向生成酯的方向移动。

羧酸与醇酯化时，羧基是提供羟基还是提供氢？这取决于反应条件和醇的类型。实验证明，通常伯醇或仲醇与羧酸进行酯化时，羧基提供羟基，醇提供氢：

$$R-\underset{\underset{O}{\|}}{C}-\boxed{OH + H}-^{18}O-R \overset{H^+}{\rightleftharpoons} R-\underset{\underset{O}{\|}}{C}-^{18}O-R + H_2O$$

酸催化的酯化反应机理如下：

$$R-\underset{\underset{O}{\|}}{C}-OH \overset{H^+}{\rightleftharpoons} R-\underset{\underset{\overset{+}{O}H}{\|}}{C}-OH \overset{H^{18}O-R}{\rightleftharpoons} R-\underset{\underset{\overset{+}{O}H}{|}}{\underset{|}{C}}-OH \rightleftharpoons R-\underset{\underset{^{18}O-R}{|}}{\underset{|}{C}}-\overset{+}{O}H_2$$

$$\overset{-H_2O}{\rightleftharpoons} R-\underset{\underset{^{18}O-R}{|}}{\underset{|}{C}}\overset{+}{O}H \overset{-H^+}{\rightleftharpoons} R-\underset{\underset{O}{\|}}{C}-^{18}O-R$$

叔醇与羧酸酯化时，则羧基提供氢，醇提供羟基：

$$R-\underset{\underset{O}{\|}}{C}-O\boxed{H + H-^{18}O}-CR_3 \overset{H^+}{\rightleftharpoons} R-\underset{\underset{O}{\|}}{C}-O-CR_3 + H_2^{18}O$$

酸催化反应的反应机理如下：

$$R_3C-^{18}OH \overset{H^+}{\rightleftharpoons} R_3C-^{18}\overset{+}{O}H_2 \rightleftharpoons R_3C^+ + H_2^{18}O$$

$$R-\underset{\underset{O}{\|}}{C}-OH + R_3C^+ \rightleftharpoons R-\underset{\underset{\overset{+}{O}H}{\|}}{C}-O-CR_3 \overset{-H^+}{\rightleftharpoons} R-\underset{\underset{O}{\|}}{C}-O-CR_3$$

在反应中，酸催化下叔醇容易形成碳正离子，然后与羧基中的羟基氧结合，最后脱去质子而生成酯。

酯化反应的速率与羧酸及醇的结构有关。一般地讲，羧酸和醇的 α-碳原子上侧链越多，基团越大，酯化反应也越难进行。羧酸与醇反应的活性次序为下：

醇：　　　　　　　　甲醇＞伯醇＞仲醇＞叔醇

酸：HCOOH＞CH$_3$COOH＞RCH$_2$COOH＞R$_2$CHCOOH＞R$_3$CCOOH

（4）酰胺的生成

羧酸与氨或胺反应生成的铵盐，加热失水后形成酰胺。最终结果是羧基中的羟基被氨基取代。

$$R-\overset{O}{\underset{}{C}}-OH + NH_3 \longrightarrow R-\overset{O}{\underset{}{C}}-ONH_4 \overset{\triangle}{\rightleftharpoons} R-\overset{O}{\underset{}{C}}-NH_2 + H_2O$$

$$C_6H_5-\overset{O}{\underset{}{C}}-OH + C_6H_5-NH_2 \overset{\triangle}{\longrightarrow} C_6H_5-\overset{O}{\underset{}{C}}-NH-C_6H_5 + H_2O$$

3. 脱羧反应

羧酸分子脱去羧基放出二氧化碳的反应称为**脱羧反应**（decarboxylation）。例如，低级一元脂肪羧酸的钠盐及芳香酸的钠盐与碱石灰（NaOH+CaO）共热，可失去二氧化碳发生脱羧反应，生成烷烃。

$$CH_3COONa + NaOH\,(CaO) \overset{\triangle}{\longrightarrow} CH_4\uparrow + Na_2CO_3$$

$$C_6H_5COONa + NaOH\,(CaO) \overset{\triangle}{\longrightarrow} C_6H_6 + Na_2CO_3$$

一般情况下，饱和一元羧酸对热稳定，不易发生脱羧，但 α-碳上有吸电子取代基（如硝基、卤素、氰基、羰基和羧基等）的羧酸易脱羧。芳香羧酸较脂肪羧酸容易脱羧。

$$CCl_3COOH \overset{\triangle}{\longrightarrow} CHCl_3 + CO_2\uparrow$$

4. 羧酸的还原反应

羧基中的羰基由于受羟基的影响，碳氧双键不易被催化氢化，也不易被一般的化学还原剂还原。但强的还原剂氢化铝锂（LiAlH$_4$）却能顺利地使羧酸还原成伯醇。例如：

$$R-\overset{O}{\underset{}{C}}-OH + LiAlH_4 \xrightarrow[\text{②H}^+,\text{H}_2\text{O}]{\text{①无水乙醚}} RCH_2OH$$

氢化铝锂是一种选择性还原剂，对不饱和羧酸分子中的双键、三键不产生影响。例如：

$$H_2C=HC-\overset{O}{\underset{}{C}}-OH + LiAlH_4 \xrightarrow[\text{② H}^+,\text{H}_2\text{O}]{\text{① 无水乙醚}} H_2C=HC-CH_2OH$$

5. 脂肪酸 α-H 的卤代反应

羧基与醛、酮中的羰基一样，能使 α-H 活化，但是由于羧基存在着 p-π 共轭体系，羧基碳上的正电性较醛、酮羰基碳上的低，羧基对 α-H 的致活作用小，所以羧酸的 α-H 卤代反应需要加入少量红磷（P）作催化剂才能顺利进行，并且 α-H 可分步被取代。

$$RCH_2-\overset{O}{\underset{}{C}}-OH + Cl_2 \xrightarrow{\text{红磷}} R\overset{}{\underset{Cl}{H}}C-\overset{O}{\underset{}{C}}-OH + HCl \xrightarrow{\text{红磷}} R\overset{Cl}{\underset{Cl}{C}}-\overset{O}{\underset{}{C}}-OH + HCl$$

控制反应条件和卤素用量，可以得到产率较高的一卤代酸产物。α-卤代酸是药物合成的重要中间产物，通过它可合成 α-羟基酸、α-氨基酸、丙烯酸等多种 α-取代酸。

6. 二元羧酸的热分解反应

二元羧酸除具有一元羧酸的化学通性外，还具有受热分解的特殊反应。不同的二元羧酸受热可发生脱水或脱羧反应，得到不同的产物。

乙二酸和丙二酸受热时，脱羧生成少一个碳的羧酸。

$$\begin{matrix} COOH \\ | \\ COOH \end{matrix} \xrightarrow{\triangle} HCOOH + CO_2 \uparrow$$

$$H_2C \begin{matrix} COOH \\ \\ COOH \end{matrix} \xrightarrow{\triangle} CH_3COOH + CO_2 \uparrow$$

丁二酸和戊二酸受热时，分子内脱水生成稳定的五元环或六元环的环状酸酐。

$$\begin{matrix} CH_2COOH \\ | \\ CH_2COOH \end{matrix} \xrightarrow{\triangle} \begin{matrix} CH_2-C \\ | \quad\ \ \ \diagdown \\ \quad\quad\quad O \\ | \quad\ \ \ \diagup \\ CH_2-C \\ \ \ \ \ \ \parallel \\ \ \ \ \ \ O \end{matrix} + H_2O$$

$$H_2C \begin{matrix} CH_2COOH \\ \\ CH_2COOH \end{matrix} \xrightarrow{\triangle} H_2C \begin{matrix} CH_2-C \\ \quad\quad\ \ \diagdown \\ \quad\quad\quad O \\ \quad\quad\ \ \diagup \\ CH_2-C \end{matrix} + H_2O$$

己二酸和庚二酸受热时，分子内脱羧又脱水，生成少一个碳的环酮。

$$\begin{matrix} CH_2CH_2COOH \\ | \\ CH_2CH_2COOH \end{matrix} \xrightarrow{\triangle} \bigcirc=O + H_2O + CO_2 \uparrow$$

$$H_2C \begin{matrix} CH_2CH_2COOH \\ \\ CH_2CH_2COOH \end{matrix} \xrightarrow{\triangle} \bigcirc=O + H_2O + CO_2 \uparrow$$

更长碳链的直链二元羧酸，受热发生分子间脱水反应，生成链状高分子聚酸酐，一般不形成大于六元环的酮。

四、 重要的羧酸

1. 甲酸

甲酸（也称蚁酸）存在于蜂、蚁及毛虫的分泌物中，是有刺激性气味的无色液体，沸点为 100.5℃，能与水、乙醇和乙醚混溶，具有腐蚀性。甲酸是最简单的羧酸，分子结构特殊，其羧基直接和氢原子相连，因此，既具有羧基的结构，又具有醛基的结构，具有羧酸的一般性质，也具有醛的性质。甲酸的酸性（$pK_a = 3.76$）比其他同系物强，具有还原性，能与土伦试剂发生反应，生成银镜；能使高锰酸钾溶液褪色，该性质可用于甲酸的定性鉴定。甲酸可制备染料，用于酸性还原剂和橡胶的凝聚剂。在医药上甲酸可用作消毒剂和防腐剂。

2. 乙二酸

乙二酸（也称草酸）常以钾盐或钙盐的形式存在于植物中，为无色晶体，常见的草酸晶体含两分子结晶水，熔点为 101.5℃。乙二酸的酸性比甲酸及其他二元羧酸的酸性都强，这是由于分子中两个羧基直接相连，一个羧基对另一个羧基有吸电子诱导效应。乙二酸具有还原性，在定量分析中常用来标定高锰酸钾溶液的浓度。

$$5(COOH)_2 + 2KMnO_4 + 3H_2SO_4 \longrightarrow K_2SO_4 + 2MnSO_4 + 10CO_2 \uparrow + 8H_2O$$

3. 苯甲酸

苯甲酸（又称安息香酸）是最简单的芳香酸，为白色有光泽的鳞片状或针状结晶，熔点为 121.7℃，微溶于水，能升华，也能随水蒸气蒸发。由于苯环的影响，苯甲酸的酸性比一般脂肪酸的酸性强。苯甲酸具有抑菌防腐能力，其钠盐用作防腐剂。苯甲酸还是有机合成的原料，可用于制造染料、香料和药物等。

第二节 取代羧酸和羧酸衍生物

羧酸分子中烃基上的氢原子被其他原子或原子团取代所形成的化合物称为取代羧酸（substituted carboxylic acid）。根据取代基的种类不同，取代羧酸可分为羟基酸（hydroxy acid）、氧代酸（羰基酸）（carbonyl acid）、卤代酸（halogeno acid）以及氨基酸（amino acid）等。

羧酸 RCOOH 的化学性质很活泼，它能与醇、胺、卤素等反应生成羧酸衍生物（derivatives of carboxylic acid）——酯、酰胺、酰卤、脲等。

一、羟基酸

1. 羟基酸的结构和命名

羟基酸是分子中既含有羟基又含羧基官能团的化合物。羟基连接在脂肪烃基上的羟基酸称为醇酸（alcoholic acid），连接在芳环上的羟基酸称为酚酸（phenolic acid）。

(1) 醇酸的系统命名

以羧酸为母体，羟基为取代基，并用阿拉伯数字或希腊字母 α、β、γ 等标明羟基的位置。一些来自于自然界的羟基酸多采用俗名。例如：

$$CH_3-CH-COOH \quad\quad HO-CH-COOH$$
$$\quad\quad | \quad\quad\quad\quad\quad\quad\quad\quad |$$
$$\quad\quad OH \quad\quad\quad\quad\quad\quad CH_2-COOH$$

2-羟基丙酸　　　　　2-羟基丁二酸
（乳酸）　　　　　　（苹果酸）

$$HO-CH-COOH \quad\quad\quad\quad CH_2-COOH$$
$$\quad\quad | \quad\quad\quad\quad\quad\quad\quad\quad\quad\quad |$$
$$HO-CH-COOH \quad\quad HO-C-COOH$$
$$\quad\quad\quad\quad\quad\quad\quad\quad\quad\quad\quad\quad |$$
$$\quad\quad\quad\quad\quad\quad\quad\quad\quad\quad\quad CH_2-COOH$$

2,3-二羟基丁二酸　　　3-羧基-3-羟基戊二酸
（酒石酸）　　　　　　（柠檬酸）

(2) 酚酸的命名

以芳香酸为母体，标明羟基在芳环上的位置。例如：

邻羟基苯甲酸　　　间羟基苯甲酸　　　对羟基苯甲酸
（水杨酸）

3,4,5-三羟基苯甲酸　　　3,4-二羟基苯甲酸
（没食子酸）　　　　　　（原儿茶酸）

2. 羟基酸的物理性质

醇酸在常温下多为晶体或黏稠的液体,熔点比相同碳原子数的羧酸高。由于分子中羟基和羧基都易溶于水,因此醇酸在水中的溶解度较相应碳原子数的醇和羧酸大,多数醇酸具有旋光性。酚酸一般都是晶体,有的微溶于水,有的易溶于水,多以盐、酯或糖苷的形式存在于植物中。重要羟基酸的物理性质见表 18-2 所示。

表 18-2 重要羟基酸的物理性质

名称	熔点/℃	溶解度/g(以 100g 水计)	pK_a(℃)
乳酸	26	∞	3.76
(±)-乳酸	18	∞	3.76
苹果酸	100	∞	3.40①(25)
(±)-苹果酸	128.5	144	3.40①(25)
酒石酸	170	133	3.04①(25)
(±)-酒石酸	206	20.6	—
meso-酒石酸	140	125	
柠檬酸	153	133	3.15①(25)
水杨酸	159	微溶于冷水,易溶于热水	2.98

① 为 pK_{a_1} 值。

3. 羟基酸的化学性质

羟基酸因分子中含有羧基而具有羧酸的典型反应,如酸性,可与碱成盐、与醇成酯等;分子中含有羟基而具有醇、酚的典型反应,如醇羟基可以被氧化、酯化和酰化等;酚羟基有弱酸性,能与 $FeCl_3$ 发生颜色反应。此外,由于羟基和羧基共存于同一分子中,二者相互影响而使羟基酸具有特殊性质,而且这些特殊性质因这两个官能团的相对位置不同又表现出明显的差异。

(1) 羟基酸的酸性

由于羟基的吸电子效应,使醇酸的酸性强于相应的羧酸。因为诱导效应随碳链增长而迅速减弱,故醇酸的酸性随羟基与羧基的距离增大而减弱。例如:

$$HOCH_2COOH > CH_3CH(OH)COOH > HOCH_2CH_2COOH > CH_3COOH$$

pK_a 3.83   3.87   4.51   4.76

酚酸与相应母体芳香酸比较,其酸性随羟基与羧基的相对位置不同而表现出明显的差异。酚酸的酸性受诱导效应、共轭效应和邻位效应等因素的影响。例如:

pK_a 3.00   4.12   4.17   4.54

在上述各化合物中,邻羟基苯甲酸的酸性最强。这是因为羟基处于羧基邻位,由于空间拥挤,使羧基不能与苯环共平面,削弱了羧基与苯环之间的 p-π 共轭效应,减小了苯环上 π 电子云向羧基的偏移,使羧基氢原子较易解离,形成稳定的羧酸根负离子,导致邻位取代的羧酸酸性更强。此外,羟基与羧基能形成分子内氢键,增加了羧基中氧氢键的极性,利于氢解离,解离后的羧酸根负离子与酚羟基也能形成氢键,使这个负离子更加稳定,不易再与解离出的 H^+ 结合,因此其酸性比苯甲酸强。

$$\underset{\text{水杨酸}}{\begin{array}{c}\text{OH}\\\|\\\text{C}\\\diagup\diagdown\\\text{O}\cdots\text{H}\\\diagup\\\text{苯环—OH}\end{array}} \rightleftharpoons \underset{\text{水杨酸负离子}}{\begin{array}{c}\text{O}^{-}\\\|\\\text{C}\\\diagup\diagdown\\\text{O}\cdots\text{H}\\\diagup\\\text{苯环—OH}\end{array}} + \text{H}^{+}$$

间羟基苯甲酸不能形成分子内氢键，羟基在间位主要以吸电子诱导效应为主，由于羟基与羧基之间间隔了三个碳原子，作用较小，其酸性较苯甲酸略微增强。

在对羟基苯甲酸分子中，由于羟基氧原子与苯环的 p-π 共轭效应大于其吸电子诱导效应，使羧酸根负离子稳定性降低，因此其酸性比苯甲酸弱。

（2）醇酸的氧化反应

α-醇酸分子中的羟基受羧基吸电子效应的影响，比醇分子中的羟基易被氧化。如稀硝酸一般不能氧化醇，但却能氧化醇酸生成醛酸、酮酸或二元酸。Tollens 试剂不与醇反应，却能将 α-羟基酸氧化成 α-酮酸。例如：

$$\text{CH}_3\text{—CH—CH}_2\text{COOH} \xrightarrow{\text{稀 HNO}_3} \text{CH}_3\text{—C—CH}_2\text{COOH}$$
$$\phantom{\text{CH}_3\text{—}}\underset{\text{OH}}{|} \phantom{\text{—CH}_2\text{COOH} \xrightarrow{\text{稀 HNO}_3} \text{CH}_3\text{—}}\underset{\text{O}}{\|}$$

$$\text{CH}_3\text{—CH—COOH} \xrightarrow[\triangle]{\text{Tollens 试剂}} \text{CH}_3\text{—C—COOH} + \text{Ag}\downarrow$$
$$\phantom{\text{CH}_3\text{—}}\underset{\text{OH}}{|} \phantom{\text{—COOH} \xrightarrow[\triangle]{\text{Tollens 试剂}} \text{CH}_3\text{—}}\underset{\text{O}}{\|}$$

醇酸在体内的氧化通常是在酶催化下进行。

$$\text{R—CH—COOH} \underset{+2\text{H}}{\overset{-2\text{H, 酶}}{\rightleftharpoons}} \text{R—C—COOH}$$
$$\phantom{\text{R—}}\underset{\text{OH}}{|} \phantom{\text{—COOH} \underset{+2\text{H}}{\overset{-2\text{H, 酶}}{\rightleftharpoons}} \text{R—}}\underset{\text{O}}{\|}$$

（3）α-醇酸的分解反应

α-醇酸与稀硫酸共热时，由于羟基和羧基都有 −I 效应，使羧基和羟基之间的电子云密度降低，有利于键的断裂，生成一分子醛或酮和一分子甲酸。例如：

$$\text{RCHCOOH} \xrightarrow[\triangle]{\text{稀硫酸}} \text{RCHO} + \text{HCOOH}$$
$$\underset{\text{OH}}{|}$$

$$\text{RCCOOH} \xrightarrow[\triangle]{\text{稀硫酸}} \text{RCOR} + \text{HCOOH}$$
$$\overset{\text{R}}{\underset{\text{OH}}{|}}$$

（4）醇酸的脱水反应

醇酸分子中，由于羧基和羟基之间的相互影响，使其对热较敏感，加热时很容易脱水。脱水的方式随着羟基与羧基位置的不同而异，生成不同的产物。

α-醇酸加热时，两分子醇酸相互酯化，发生分子间的交叉脱水反应，生成六元环的交酯 (lactide)。

第十八章　羧酸及其衍生物　263

$$\underset{\text{2-羟基丙酸}}{\text{H}_3\text{C}-\text{CH}-\overset{\text{O}}{\overset{\|}{\text{C}}}-\text{OH} + \text{H}-\text{O}} \atop {\text{O}-\text{H} \quad \text{HO}-\overset{\|}{\underset{\text{O}}{\text{C}}}-\text{CH}-\text{CH}_3} \xrightarrow[\Delta]{-2\text{H}_2\text{O}} \underset{\text{丙交酯}}{\text{丙交酯环状结构}}$$

交酯多为结晶物质，与其他酯类一样，与酸或碱的水溶液共热时，易水解成原来的醇酸。

β-醇酸加热时分子内脱水生成α,β-不饱和羧酸。由于羧基和羟基的影响，β-醇酸分子中的α-H 比较活泼，受热时与β-羟基脱水生成α,β-不饱和羧酸。

$$\underset{\beta\text{-羟基丁酸}}{\text{CH}_3\text{CH}-\text{CHCOOH} \atop \text{OH} \quad \text{H}} \xrightarrow{\Delta} \underset{\text{2-丁烯酸}}{\text{CH}_3\text{CH}=\text{CHCOOH} + \text{H}_2\text{O}}$$

γ-醇酸加热时易发生分子内脱水，室温下失水形成稳定的五元环内酯(lactone)。例如：

$$\underset{\gamma\text{-羟基丁酸}}{\text{CH}_2-\text{CH}_2-\text{C}=\text{O} \atop \text{CH}_2\text{O}-\text{H} \quad \text{OH}} \xrightarrow{\Delta} \underset{\gamma\text{-丁内酯}}{\text{五元环内酯}} + \text{H}_2\text{O}$$

因此，游离的γ-醇酸很难存在，通常以盐的形式保存γ-醇酸。例如：

$$\text{五元环内酯} + \text{NaOH} \longrightarrow \underset{\gamma\text{-羟基丁酸钠}}{\text{HOCH}_2\text{CH}_2\text{CH}_2\text{COONa}}$$

γ-羟基丁酸钠有麻醉作用，用于手术中，有术后苏醒快的优点。

δ-醇酸加热时分子内脱水形成六元环内酯，但反应较γ-醇酸难，形成的δ-戊内酯在室温下即可水解开环。

$$\underset{\delta\text{-羟基戊酸}}{\text{CH}_2\text{CH}_2\text{CH}_2\text{C}=\text{O} \atop \text{CH}_2\text{O}-\text{H} \quad \text{OH}} \xrightarrow{\Delta} \underset{\delta\text{-戊内酯}}{\text{六元环内酯}} + \text{H}_2\text{O}$$

某些中草药的有效成分中常含有内酯的结构。如抗菌消炎药穿心莲的主要化学成分穿心莲内酯就含有γ-内酯的结构。

羟基与羧基相隔5个及以上碳原子的醇酸加热时，分子间脱水生成链状的聚酯。

(5) 酚酸的脱羧反应

羟基在羧基邻、对位的酚酸加热至熔点以上时，易脱羧分解成相应的酚。例如：

$$\underset{\text{OH}}{\text{C}_6\text{H}_4\text{COOH}} \xrightarrow{200\sim220\text{℃}} \underset{\text{OH}}{\text{C}_6\text{H}_5} + \text{CO}_2\uparrow$$

$$\underset{\text{HO} \quad \text{OH}}{\text{HO}-\text{C}_6\text{H}_2-\text{COOH}} \xrightarrow{200\text{℃}} \underset{\text{HO} \quad \text{OH}}{\text{HO}-\text{C}_6\text{H}_3} + \text{CO}_2\uparrow$$

二、氧代酸(羰基酸)

1. 氧代酸的结构和命名

羰基酸是分子中既含有羰基又含羧基官能团的化合物。分子中含有醛基的称为醛酸,含有酮基的称为酮酸。由于醛酸实际应用较少,所以重点讨论酮酸。

根据酮基和羧基的相对位置不同,酮酸可分为 α-、β-、γ-…酮酸。其中 α-酮酸和 β-酮酸是糖、油脂和蛋白质代谢过程中的产物,因此它们尤为重要。

酮酸的命名是以羧酸为母体,酮基作取代基,并用阿拉伯数字或希腊字母标明酮基的位置;也可以羧酸为母体,用"氧代"表示羰基。例如:

$$\underset{\alpha\text{-丙酮酸(2-氧代丙酸)}}{CH_3\overset{O}{\overset{\|}{C}}COOH} \qquad \underset{\beta\text{-丁酮酸(3-氧代丁酸)}}{CH_3\overset{O}{\overset{\|}{C}}CH_2COOH} \qquad \underset{\alpha\text{-丁酮二酸(2-氧代丁二酸)}}{HOOCCCH_2COOH}$$

2. 氧代酸的化学性质

酮酸分子中含有酮基和羧基,因此具有酮和羧酸的性质。如酮基可以被还原成羟基,可与羰基试剂反应生成相应的产物;羧基可与碱成盐,与醇成酯等。此外,由于酮基和羧基之间的相互影响,使酮酸具有一些特殊性质。

(1) 酸性

由于羰基氧吸电子能力强于羟基,因此酮酸的酸性强于相应的醇酸。例如:

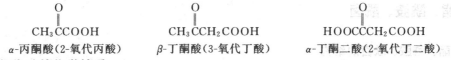

pK_a 2.49   3.51   3.86   4.51   4.88

(2) 酮酸的分解反应

① α-酮酸的分解反应 α-酮酸分子中的羧基与羰基直接相连,它们之间相互产生影响,使 α-碳原子和羧基碳原子之间的电子云密度降低,键的强度减弱,容易发生断裂,与稀硫酸或浓硫酸共热时可发生分解反应。例如:

$$R-\overset{O}{\overset{\|}{C}}-COOH \begin{array}{c} \xrightarrow{\text{稀}H_2SO_4,\Delta} RCHO + CO_2\uparrow \quad \text{脱羧反应} \\ \xrightarrow{\text{浓}H_2SO_4,\Delta} RCOOH + CO\uparrow \quad \text{脱羰反应} \end{array}$$

② β-酮酸的分解反应 由于受羰基和羧基 $-I$ 效应的影响,β-酮酸分子羰基与羧基之间的亚甲基碳上电子云密度较低,因此与相邻两个碳原子之间的键都易断裂,在不同的反应条件下可发生酮式分解和酸式分解。

β-酮酸微热即发生脱羧反应,生成酮,并放出 CO_2。这一反应称为 β-酮酸的酮式分解(ketonic cleavage)。

$$CH_3COCH_2COOH \xrightarrow{\text{微热}} CH_3COCH_3 + CO_2\uparrow$$

β-酮酸比 α-酮酸更易发生脱羧反应,这是由于除了上述羰基的诱导效应外,酮基还能与羧基氢形成分子内氢键:

$$\underset{\text{丁酮酸}}{R-\overset{O}{\overset{\|}{C}}-CH_2-\overset{O}{\overset{\|}{C}}-O-H} \longrightarrow \underset{\text{过渡态}}{R-\overset{O\cdots H}{\overset{|}{C}}\underset{CH_2}{}\overset{O}{\overset{\|}{C}}=O} \xrightarrow{-CO_2} \underset{\text{烯醇式}}{R-\overset{O-H}{\overset{|}{C}}=CH_2} \longrightarrow R-\overset{O}{\overset{\|}{C}}-CH_3$$

β-酮酸与浓氢氧化钠溶液共热时,α-碳原子和β-碳原子之间发生键的断裂,生成两分子羧酸盐,这一反应称为β-酮酸的酸式分解反应(acid cleavage)。

$$R-\underset{O}{\overset{\parallel}{C}}{+}CH_2COOH + 2NaOH(浓) \xrightarrow{\triangle} RCOONa + CH_3COONa$$

β-羟基丁酸、β-丁酮酸和丙酮三者在医学上称为酮体。正常人的血液中酮体的含量低于 $10mg \cdot L^{-1}$,而糖尿病患者因糖代谢不正常,靠消耗脂肪供给能量,其血液中酮体的含量在 $3\sim 4g \cdot L^{-1}$ 以上。酮体存在于糖尿病患者的小便和血液中,并能引起患者昏迷和死亡。所以临床上对于进入昏迷状态的糖尿病患者,除检查小便中含有葡萄糖外,还需要检查是否有酮体的存在。

三、酯、酰胺、酰卤

1. 酯、酰胺、酰卤的结构

羧酸衍生物结构上的共同点是分子中都含有酰基,又称为酰基衍生物。可用通式表示为:

$$R-\underset{O}{\overset{\parallel}{C}}-L \quad L=-X, \quad RO-, \quad R-\underset{O}{\overset{\parallel}{C}}-O-, \quad -NH_2 \; (-NHR \; -NR_2)$$

酰基中的羰基可与其相连的卤素、氧或氮原子上的未共用 p 电子对形成 p-π 共轭体系。在酰氯分子中,由于氯的电负性较强,吸电子的诱导效应大于给电子的共轭效应,因此酰卤中的 C—Cl 键易断裂,化学性质活泼。在酰胺中,给电子的共轭效应大于吸电子的诱导效应,所以 C—N 键具有部分双键的性质,化学性质较稳定。酯的化学活泼性介于酰氯和酰胺之间。

2. 酯、酰胺、酰卤的命名

羧酸分子中去掉羧基中的羟基后剩余的部分称为酰基 (acyl group)。酰基的命名可将相应羧酸的"酸"字改为"酰基"即可。例如:

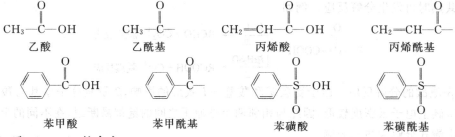

(1) 酯 (ester) 的命名

酯的结构为:

$$R-\underset{O}{\overset{\parallel}{C}}-OR'$$

一元醇和酸生成的酯称为"某酸某醇酯",其中"醇"字可省略。多元醇的酯称为"某醇某酸酯"。二元羧酸与一元醇可形成酸性酯和中性酯,称为"某二酸某酯"。例如:

$$\underset{乙酸甲酯}{CH_3COCH_3} \qquad \underset{乙酸苯酯}{CH_3-\overset{O}{\overset{\parallel}{C}}-O-C_6H_5} \qquad \underset{苯甲酸甲酯}{C_6H_5-\overset{O}{\overset{\parallel}{C}}-OCH_3}$$

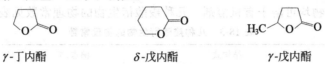

乙二醇二乙酸酯　　　　邻苯二甲酸单乙酯　　　　邻苯二甲酸二乙酯

当化合物分子内既有羟基又有羧基且位置合适，可分子内脱水生成内酯。内酯 (lactone) 的命名是将其相应的"酸"字变为"内酯"，用数字或希腊字母（γ 或 δ）标明原羟基的位置，且省略"羟基"二字。例如：

γ-丁内酯　　　　　　δ-戊内酯　　　　　　　γ-戊内酯

(2) 酰胺 (amide) 的命名

酰胺的结构：

简单的酰胺命名时是将相应的羧酸的"酸"字改为"酰胺"即可，称为"某酰胺"。环状的酰胺称为内酰胺 (lactam)，内酰胺命名与内酯类似，用希腊字母标明原氨基的位置，在酰字前加"内"字。若酰胺氮原子上连有取代基，在取代基名称前加字母"N"，表示取代基连在氮原子上。例如：

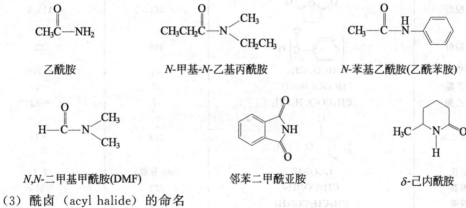

乙酰胺　　　　　　　N-甲基-N-乙基丙酰胺　　　　　　N-苯基乙酰胺(乙酰苯胺)

N,N-二甲基甲酰胺(DMF)　　　　邻苯二甲酰亚胺　　　　　　　δ-己内酰胺

(3) 酰卤 (acyl halide) 的命名

酰卤的结构：

酰卤在命名时用"酰基名+卤素"命名，称为"某酰卤"。例如：

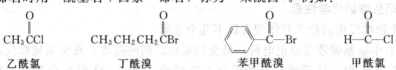

乙酰氯　　　　　丁酰溴　　　　　苯甲酰溴　　　　甲酰氯

β-溴丁酰溴　　　　　丙烯酰氯　　　　　水杨酰氯

3. 酯、酰胺、酰卤的物理性质

低级酰卤和酸酐有刺激性气味，高级酰卤和酸酐为固体；挥发性的酯具有果香类令人愉快的气味，可用于制造香料，十四碳酸以下的甲酯或乙酯均为液体。酰胺除甲酰胺外均是固体，这是因为酰卤、酸酐和酯类化合物的分子间不能形成氢键，而酰胺分子间以氢键缔合。因此酰卤和酯的沸点低于相应的羧酸，酸酐的沸点较分子量相近的羧酸低，酰胺的熔沸点均高于相应的羧酸。几种常见羧酸衍生物的物理常数见表18-3。

酰卤和酸酐不溶于水，低级的酰卤和酸酐遇水分解。酯在水中的溶解度也很小，低级的酰胺可溶于水。N,N-二甲基甲酰胺（DMF）是很好的非质子性溶剂，能与水以任意比例互溶。这些羧酸衍生物均可溶于有机溶剂。几种羧酸衍生物的物理常数见表18-3。

表 18-3　几种羧酸衍生物的物理常数

名称	结构式	沸点/℃	熔点/℃
乙酰氯	CH_3COCl	51	−112
乙酰溴	CH_3COBr	76.7	−96
丙酰氯	CH_3CH_2COCl	80	−94
正丁酰氯	$CH_3CH_2CH_2COCl$	102	−89
苯甲酰氯	C₆H₅COCl	197	−1
乙酸酐	$(CH_3CO)_2O$	140	−73
丙酸酐	$(CH_3CH_2CO)_2O$	169	−45
丁二酸酐	(结构式)	261	119.6
苯甲酸酐	$(C_6H_5CO)_2O$	360	42
甲酸甲酯	$HCOOCH_3$	32	−100
甲酸乙酯	$HCOOCH_2CH_3$	54	−80
乙酸乙酯	$CH_3COOCH_2CH_3$	77	−83
苯甲酸乙酯	$C_6H_5COOCH_2CH_3$	213	−34
甲酰胺	$HCONH_2$	200（分解）	2.5
乙酰胺	CH_3CONH_2	222	81
丙酰胺	$CH_3CH_2CONH_2$	213	79
N,N-二甲基甲酰胺	$HCON(CH_3)_2$	153	
苯甲酰胺	$C_6H_5CONH_2$	290	130

4. 羧酸衍生物的化学性质

羧酸衍生物的反应活性主要体现在以下几个方面：

① RCOL 中羰基碳带部分正电荷，易受到亲核试剂的进攻，发生亲核取代反应；

② RCH_2COL 中 α-H 受到羰基的诱导效应影响，使 C—H 键极化程度增加，易断裂，发生 α-H 的取代反应，体现 α-H 的酸性；

③ 酰基中存在碳氧双键，在一定条件下可被还原。

(1) 亲核取代反应

羧酸衍生物可以在酸性或碱性条件下与许多亲核试剂发生亲核取代反应，反应分以下两步进行：反应的第一步首先由亲核试剂进攻羰基，发生亲核加成反应，形成四面体结构的中间体；第二步发生消除反应，羰基上原先连接的基团 L 离去，中间体恢复成羰基的取代物。反应的全过程可描述为亲核取代反应，即先加成，后消除。

亲核取代反应的活性大小取决于上述四面体结构的稳定性和离去基团的碱性。中间体越稳定、离去基团的碱性越弱，反应活性就越高，反应速率也越快。

羧酸衍生物的反应活性顺序为：

$$\underset{\text{O}}{\text{R—C—X}} > \underset{\text{O \ \ O}}{\text{R—C—O—C—R'}} > \underset{\text{O}}{\text{R—C—OR'}} > \underset{\text{O}}{\text{R—C—NH}_2(\text{—NHR'}, \text{—NR}_2')}$$

通常较活泼的羧酸衍生物能直接转换为较不活泼的羧酸衍生物，图 18-3 较直观地体现了 4 种常见的羧酸衍生物亲核取代反应的难易次序。处于金字塔上层的物质可以制备下层的物质，反之则不行。

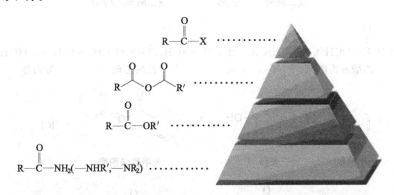

图 18-3　常见羧酸衍生物亲核取代反应的难易次序

① 水解反应　所有的羧酸衍生物都能发生水解（hydrolysis）生成相应的羧酸。反应的难易程度与羧酸衍生物的活性成正比。酰卤最容易发生水解反应，尤其是低级酰卤，遇到空气中的水即可水解。酸酐的反应较酰卤难些，在热水中水解较快。酯比较稳定，酯的水解需在酸或碱的加热催化下才能完成。酰胺最稳定，水解所需条件也最严苛，需在高浓度的强碱溶液中长时间加热才能完成反应。水解反应的活性次序是：酰卤＞酸酐＞酯＞酰胺。

$$\underset{\text{乙酰卤}}{\text{CH}_3\text{C—X}} + \text{H}_2\text{O} \longrightarrow \underset{\text{乙酸}}{\text{CH}_3\text{COOH}} + \text{HX}$$

$$\underset{\text{乙酸苯甲酸酐}}{\text{C}_6\text{H}_5\text{CO—O—COCH}_3} + \text{H}_2\text{O} \longrightarrow \underset{\text{乙酸}}{\text{CH}_3\text{COOH}} + \underset{\text{苯甲酸}}{\text{C}_6\text{H}_5\text{COOH}}$$

$$\underset{\text{乙酸丙酯}}{\text{CH}_3\text{C—O—CH}_2\text{CH}_2\text{CH}_3} + \text{H}_2\text{O} \xrightarrow[\text{H}^+]{\triangle} \underset{\text{乙酸}}{\text{CH}_3\text{COOH}} + \underset{\text{丙醇}}{\text{CH}_3\text{CH}_2\text{CH}_2\text{OH}}$$

$$\underset{N\text{-甲基苯甲酰胺}}{\text{C}_6\text{H}_5\text{CONHCH}_3} + \text{H}_2\text{O} \xrightarrow[\triangle]{\text{OH}^-} \underset{\text{苯甲酸根负离子}}{\text{C}_6\text{H}_5\text{COO}^-} + \underset{\text{甲胺}}{\text{CH}_3\text{NH}_2}$$

② **醇解反应** 羧酸衍生物可以与醇反应生成酯，称为羧酸衍生物的醇解（alcoholysis）。酰卤与醇很快反应生成酯，利用这个反应来制备某些不易直接与羧酸反应生成的酯。酸酐可以与绝大多数的醇或酚反应，生成酯和羧酸。酯在酸存在下发生醇解反应，生成新的醇和酯，所以酯的醇解又叫酯交换反应。其反应如下：

$$CH_3COBr + CH_3CH_2OH \longrightarrow CH_3COOCH_2CH_3 + HBr$$
乙酰溴　　　乙醇　　　　　　乙酸乙酯

戊二酸酐 + CH_3CH_2OH ⟶ 戊二酸氢乙醇酯

$$CH_3COOCH(CH_3)_2 + CH_3CH_2OH \xrightarrow{\triangle} CH_3COOCH_2CH_3 + (CH_3)_2CHOH$$
乙酸异丙醇酯　　乙醇　　　　　　乙酸乙酯　　　异丙醇

苯甲酰氯 + 苯酚 $\xrightarrow{\triangle}$ 苯甲酰苯酚酯 + HCl

$CH_3COOCCH_3$ + 水杨酸 $\xrightarrow{\triangle}$ 乙酰水杨酸 + CH_3COOH
乙酸酐

酰卤和酸酐的醇解是在醇（或酚）分子的羟基上引入酰基，故称酰化反应，其中提供酰基的化合物称为酰化剂。酰卤和酸酐是最常用的酰化剂。

在医药上利用酰化反应可降低某些醇类或酚类药物的毒性，同时提高这些药物的脂溶性，改善人体对这些药物的吸收、分布，达到提高疗效的目的。

③ **氨解反应** 酰卤、酸酐、酯和酰胺与氨或胺作用生成酰胺的反应叫作氨解（ammonolysis）反应。由于氨或胺的亲核性比水强，因此氨解较水解更易进行。酰卤或酸酐在较低温度下缓慢反应，可氨解成酰胺；酯的氨解只需加热而不用酸或碱催化就能生成酰胺；酰胺的氨解是个可逆反应，为使反应完成，必须使用过量且亲核性更强的胺。

$$CH_3COBr + NH_3 \longrightarrow CH_3CONH_2 + HBr$$
乙酰溴　　　　　　乙酰胺

乙酸酐 + $CH_3CH_2NH_2 \longrightarrow CH_3CONHCH_2CH_3 + CH_3COOH$
　　　　乙胺　　　　N-乙基乙酰胺　　　乙酸

$$CH_3COOCH_2CH_3 + NH(CH_3)_2 \xrightarrow{\triangle} CH_3\text{CO-N}(CH_3)_2 + CH_3CH_2OH$$

乙酸乙酯　　　二甲胺　　　　　　N,N-二甲基乙酰胺　乙醇

$$C_6H_5CONH_2 + CH_3CH_2NH_2 \xrightarrow{\triangle} C_6H_5CONHCH_2CH_3 + NH_3$$

苯甲酰胺　　　乙胺　　　　　　　N-乙基苯甲酰胺

（2）羧酸衍生物亲核取代反应机理

羧酸衍生物的水解、醇解和氨解反应都属于亲核取代反应，反应的机制是通过加成-消除机理完成取代反应的。反应分两步进行：第一步，亲核试剂进攻羰基碳原子，碳氧双键发生亲核加成，形成带负电荷的四面体结构的中间体，羰基碳原子由 sp^2 杂化变成 sp^3 杂化。第二步，中间体发生消除反应，即所形成的四面体中间体不稳定，离去基团离去，形成恢复碳氧双键的取代产物。通式为：

$$R-\underset{\text{O}}{\text{C}}-L + :Nu^- \xrightleftharpoons{\text{加成}} \left[R-\underset{\underset{Nu}{|}}{\overset{\overset{O^-}{|}}{C}}-L \right] \longrightarrow R-\underset{\text{O}}{\text{C}}-Nu + L^-$$

　　　　羧酸衍生物　亲核试剂　　　　中间体　　　　　产物　　离去基团

由于羧酸衍生物的亲核取代反应是经历加成-消除反应历程，所以加成和消除这两步都会对反应速率产生影响。对于加成这步而言，羰基正电性较强，且形成的四面体中间体的空间位阻小，则有利于亲核加成反应进行；对消除这步而言，离去基团的碱性越弱，基团越易离去，则有利于消除反应的进行。羧酸衍生物中离去基团的碱性由强至弱的次序是：—NH_2＞—OR＞—OOCR＞—X，它们的离去顺序是—X＞—OOCR＞—OR＞—NH_2。所以羧酸衍生物发生亲核取代反应（水解、醇解和氨解等）的活性次序是：酰卤＞酸酐＞酯＞酰胺。

（3）酯缩合反应

具有 α-H 的酯在醇钠作用下能发生类似羟醛缩合的反应。即一分子酯的 α-H 被另一分子酯的酰基取代生成酮酸酯，称作酯缩合反应或**克莱森缩合反应**（Claisen condensation）。

$$CH_3COCH_2CH_3 + CH_3COCH_2CH_3 \xrightarrow{CH_3CH_2ONa} CH_3CCH_2COCH_2CH_3 + CH_3CH_2OH$$

　　乙酸乙酯　　　　　　　　　　　　　　　　乙酰乙酸乙酯

不具有 α-H 的酯可以提供羰基，和另一分子有 α-H 的酯发生缩合反应，称作**交叉酯缩合反应**。例如：

$$C_6H_5COOCH_2CH_2CH_3 + CH_3COCH_2CH_3 \xrightarrow{CH_3CH_2ONa} C_6H_5COCH_2COOCH_2CH_3 + CH_3CH_2CH_2OH$$

苯甲酸丙酯　　　　乙酸乙酯　　　　　　　　苯甲酰乙酸乙酯　　　　丙醇

$$HCOOCH_2C_6H_5 + CH_3CH_2COCH_2CH_3 \xrightarrow{CH_3CH_2ONa} HCOCH(CH_3)COOCH_2CH_3 + C_6H_5CH_2OH$$

甲酸苯甲酯　　　　丙酸乙酯　　　　　　　　甲酰丙酸乙酯　　　　苯甲醇

反应历程如下所示：

第十八章　羧酸及其衍生物

$$CH_3COCH_2CH_3 \xrightleftharpoons{CH_3CH_2ONa} [\bar{C}H_2COCH_2CH_3 \longleftrightarrow H_2C=C(O^-)OCH_2CH_3] \xrightarrow{CH_3COCH_2CH_3}$$

$$\left[CH_3\underset{OCH_2CH_3}{\overset{O^-}{C}}-CH_2COCH_2CH_3 \right] \longrightarrow CH_3CCH_2COCH_2CH_3 + CH_3CH_2O^-$$

反应的第一步是含有 α-H 的酯首先在醇钠作用下失去 α-H，得到碳负离子中间体；碳负离子中间体作为亲核试剂进攻羰基碳，发生亲核加成反应，得到四面体中间体；然后原先酯基上的烷氧基离去，中间体重新恢复碳氧双键，得到最终产物。

上述酯缩合反应的产物 β-酮酸酯两个羰基间亚甲基上的 α-H 受两个羰基的影响，酸性大大增强，其酸性增强的原因还在于负电荷可以分散到两个羰基上，形成更稳定的烯醇负离子。

$$CH_3-\underset{}{\overset{O^-}{C}}=CH-\underset{}{\overset{O}{C}}-OC_2H_5 \longleftrightarrow CH_3-\underset{}{\overset{O}{C}}-\bar{C}H-\underset{}{\overset{O}{C}}-OC_2H_5 \longleftrightarrow CH_3-\underset{}{\overset{O}{C}}-CH=\underset{}{\overset{O^-}{C}}-OC_2H_5$$

（4）羧酸衍生物的还原反应

羧酸衍生物比羧酸容易被还原。酰卤、酸酐和酯被还原成伯醇，酰胺还原为胺。若用氢化铝锂作还原剂，碳碳双键可不受影响。

$$R-\overset{O}{C}-Cl \xrightarrow{LiAlH_4} RCH_2OH + HCl$$

$$R-\overset{O}{C}-O-\overset{O}{C}-R' \xrightarrow{LiAlH_4} RCH_2OH + R'CH_2OH$$

$$R-\overset{O}{C}-OR' \xrightarrow{LiAlH_4} RCH_2OH + R'OH$$

$$R-\overset{O}{C}-NH_2 \xrightarrow{LiAlH_4} RCH_2NH_2$$

四、脲、酰脲

碳酸是两个羟基共用一个羰基的二元酸。很多重要的化合物都是碳酸衍生物（derivatives of carbonic acid）。如碳酸双衍生物就是合成药物的原料。

1. 尿素

尿素（urea）又称脲，是碳酸的二元酰胺，是哺乳动物体内蛋白质代谢的最终产物，成人每天经尿液排泄约 30g 脲。脲易溶于水和乙醇，难溶于乙醚。

脲具有弱碱性，但其水溶液不能使石蕊试纸变色，只能与强酸作用生成盐。如脲的水溶液中加入浓硝酸，可析出硝酸脲白色沉淀。

$$H_2N-\overset{O}{C}-NH_2 + HNO_3 \longrightarrow H_2N-\overset{O}{C}-NH_2 \cdot HNO_3 \downarrow$$

脲具有一般酰胺的性质，在脲酶、酸或碱催化下都能发生水解反应。

$$H_2N-\underset{\underset{O}{\|}}{C}-NH_2 + H_2O \xrightarrow{\begin{array}{c}HCl\\NaOH\\脲酶\end{array}} \begin{array}{c}CO_2\uparrow + NH_4Cl\\Na_2CO_3 + NH_3\uparrow\\NH_3\uparrow + CO_2\uparrow + H_2O\end{array}$$

脲与亚硝酸反应：

$$H_2N-\underset{\underset{O}{\|}}{C}-NH_2 + HNO_2 \xrightarrow{\triangle} N_2\uparrow + CO_2\uparrow + H_2O$$

将尿素缓慢加热至 150～160℃，两分子脲脱去一分子氨，缩合成缩二脲。在缩二脲的碱性溶液中加入少量的 $CuSO_4$ 溶液，溶液将呈现紫色或紫红色，这个反应叫**缩二脲反应**（biuret reaction）。凡分子中含有 2 个或以上 $\left[\begin{array}{c}O\ H\\ \|\ \ |\\ C-N\end{array}\right]$ 结构的化合物（如草二酰胺、多肽和蛋白质）都能发生缩二脲反应。

$$H_2N-\underset{\underset{O}{\|}}{C}-NH_2 + H_2N-\underset{\underset{O}{\|}}{C}-NH_2 \xrightarrow{\triangle} H_2N-\underset{\underset{O}{\|}}{C}-NH-\underset{\underset{O}{\|}}{C}-NH_2 + NH_3\uparrow$$

2. 丙二酰脲

丙二酰脲（malnoyl urea）为无色晶体，微溶于水，可由脲和丙二酰氯在 NaOH 作用下制得。

$$\underset{\underset{Cl}{|}}{\overset{\overset{Cl}{|}}{H_2C}}\begin{array}{c}\\\\\end{array} + \underset{\underset{H_2N}{}}{\overset{\overset{H_2N}{}}{}}C=O \xrightarrow{NaOH} H_2C\underset{}{\overset{}{\bigg\langle}}\underset{NH}{\overset{NH}{}}\bigg\rangle=O + HCl$$

丙二酰脲从结构上看存在酮式和烯醇式的互变异构：

$$H_2C\underset{}{\overset{}{\bigg\langle}}\underset{NH}{\overset{NH}{}}\bigg\rangle=O \rightleftharpoons \underset{HO}{\overset{}{}}\bigg\langle\underset{N}{\overset{N}{}}\bigg\rangle OH$$

烯醇式表现出较强的酸性（$pK_a = 3.85$），其酸性强于乙酸，常称为**巴比妥酸**（barbituric acid）。巴比妥酸本身无生物活性，其分子中亚甲基上的两个氢原子被一些烃基取代后具有镇静、催眠、麻醉的作用，苯巴比妥和异戊巴比妥是两种常见的巴比妥类药物。

巴比妥 → 苯巴比妥、异戊巴比妥

> 阅读材料

前列腺素

1982年，诺贝尔生理学或医学奖授予在前列腺素(prostaglandins, PG)及有关生物活性物质的研究方面有卓越贡献的三位科学家，他们是瑞典的生物化学家Sune Bergstrom和Bengt Samuelsson，英国的药理学家John Vane。前列腺素的研究已经有五十年的历史了。20世纪30年代中期，瑞典的Von Euler首先发现在人的精液中和一些动物的副性器官中，存在一种能降血压和致痉挛的物质。当时他认为，这个物质是由前列腺释放的，称之为前列腺素，后来经实验证明，精液中的前列腺素主要来自精囊。

研究证明PG遍及人体各个器官，含量极微，但生物活性强。它对生殖、心血管、呼吸、消化、神经、免疫诸系统和水的吸收、电解质平衡、皮肤及炎症都有显著的生物活性。

目前已分离出20多种结构和性能各异的PG，它们的分子结构中都以前列腺烷酸为基本骨架，含有一个五元环和两条支链的二十碳不饱和脂肪酸。各种性能不同的PG是由于其分子结构中所含的羧基、羟基、双键等基团数目和位置不同。例如：

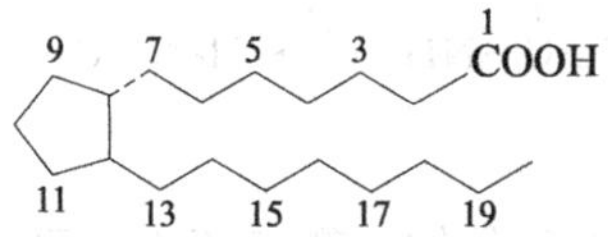

前列腺烷酸
(protanoic acid)

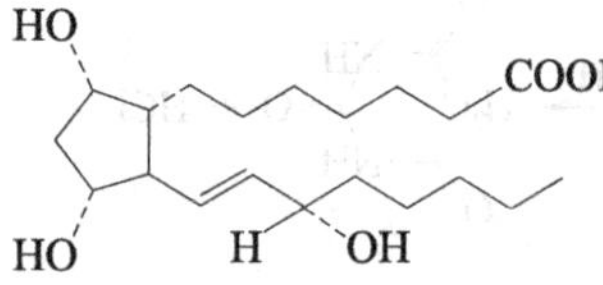

PGF$_{1\alpha}$ 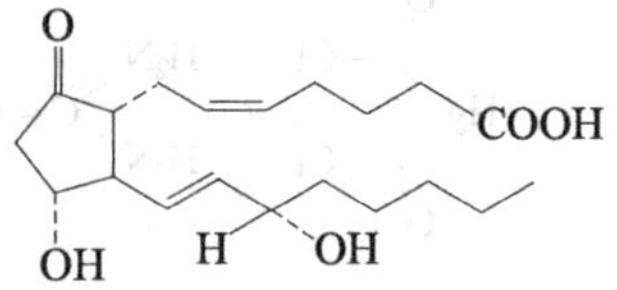   PGE$_2$

β-内酰胺类抗生素

1928年夏天，英国细菌学家A.弗莱明(Alexander Fleming)外出度假时，未将接种有金黄色葡萄球菌的培养皿放入孵箱中，等他度假回来，发现培养皿里长出从外界飘入的特异绿色霉菌，而金黄色葡萄球菌消失了，他推测是绿色霉菌产生了能杀死金黄色葡萄球菌的化学物质。此后他和他人合作分离出了该物质，命名为青霉素。青霉素1943年开始在军队中应用，1944年起用于民众，由此他获得了1945年诺贝尔生理学或医学奖。

β-内酰胺类抗生素是指化学结构中具有β-内酰胺环的一大类抗生素，包括青霉素类、头孢菌素类等。此类抗生素具有适应证广、抗菌活性强、毒性低等优点，且品种较多，是临床上最常用的抗生素之一。分子中均含一个四元环的β-内酰胺。β-内酰胺与一个含硫的五元杂环稠合为青霉素，将侧链上的R进行结构修饰，即可得半合成青霉素；β-内酰胺与一个含硫的不饱和六元杂环稠合可得到头孢菌素。这两大系列抗生素由于结构上的差异，导致其生物活性和使用范围不同。

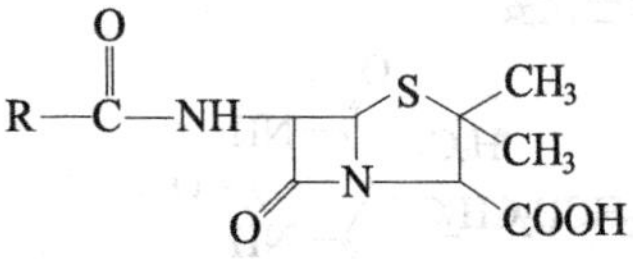

青霉素类 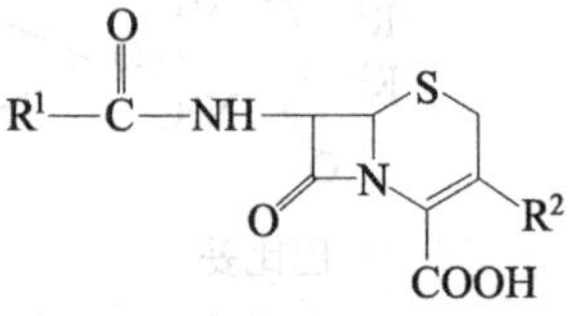   头孢菌素类

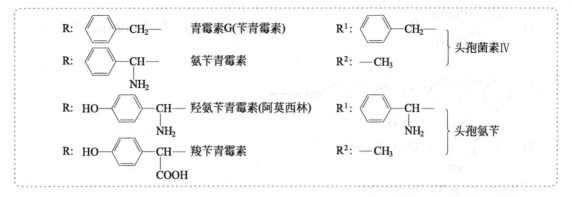

习 题

1. 命名下列化合物。

(1) $CH_3CH_2CH=C(CH_3)COOH$

(2) $CH_3CH_2CH(OH)CH_2COOH$

(3) $HOOC-CO-CH_2CH_2CH_2COOH$

(4) 环己基-C(CH₃)₂-COOH

(5) 4-硝基-3-溴苯甲酸结构

(6) 苯-CH(CH₃)CH₂COOH

(7) 邻苯二甲酰亚胺

(8) 3-硝基苯甲酸

(9) $H_2C=CHCOCl$

(10) γ-戊内酯

2. 写出下列化合物的结构式。

(1) 3-苯基-2-羟基丁酸 (2) 对氨基水杨酸 (3) 反-4-羟基环己基甲酸（构象式）

(4) 酒石酸 (5) 柠檬酸 (6) 草酸

(7) 水杨酸乙酯 (8) 乙酰水杨酸 (9) 溴乙酰溴

3. 写出下列各反应的主要产物。

(1) $CH_3CH_2CH_2COOH + SOCl_2 \xrightarrow{\Delta}$

(2) $C_2H_5COOH + CH_3OH \xrightarrow[\Delta]{硫酸}$

(3) $HO-C_6H_4-COOH \xrightarrow{\Delta}$

(4) $CH_3(CH_2)_4CH(OH)COOH \xrightarrow[\Delta]{\text{Tollens 试剂}}$

(5) 2-羟基环己基甲酸 $\xrightarrow{\Delta}$

(6) 1,3-二羧基-2-环己酮 $\xrightarrow{\Delta}$

(7) [环己烷-1,1-二甲酸] $\xrightarrow{\triangle}$

(8) $CH_3CH_2NH_2$ + [苯甲酸] $\xrightarrow{\triangle}$

(9) [PhCH₂CH₂COCl] + [(CH₃)₂CHCH(CH₃)CH₂CH₂OH] ⟶

(10) [邻苯二胺] + CH_3COCl ⟶

4. 用化学方法鉴别下列各组化合物。
(1) 甲酸、草酸、乙酸
(2) 乙酸乙酯、丁酰胺、β-丁酮酸

5. 按酯化反应由难到易的顺序排列下列化合物：
(1) HCOOH   环己基-COOH   1-甲基环己基-COOH   1-叔丁基环己基-COOH
(2) $(CH_3)_3COH$ CH_3OH $(CH_3)_2CHOH$ CH_3CH_2OH

6. 按要求进行排序。
(1) 按酸性由强到弱的顺序排列下列化合物。
甲酸、乙酸、丙酸、苯甲酸、丙二酸
(2) 按反应活性由高到低顺序排出下列羧酸衍生物的水解活性。

[PhCOOCH₃]   [(PhCO)₂O]   [PhCONH₂]   [PhCOBr]

7. 选择题
(1) 下列化合物中酸性最强者为（　　）。
A. $F_2CHCOOH$　　B. $HOCH_2CH_2COOH$　　C. FCH_2COOH　　D. $ClCH_2COOH$
(2) α-羟基酸脱水后生成（　　）。
A. 交酯　　B. α,β-不饱和酸　　C. 内酯　　D. 都有可能
(3) 下列化合物的酸性大小比较正确的是（　　）。

[苯甲酸] a   [邻甲基苯甲酸] b   [间甲基苯甲酸] c   [邻硝基苯甲酸] d

A. a＞b＞c＞d　　B. d＞a＞b＞c　　C. d＞b＞a＞c　　D. d＞a＞b＞c

(4) 下列化合物的水解反应速率大小比较正确的是（　　）。

[PhCOCl] a   [PhCOOCH₃] b   [邻苯二甲酸酐] c   [PhCONH₂] d

A. a＞b＞c＞d　　B. d＞a＞b＞c　　C. a＞c＞b＞d　　D. d＞a＞b＞c

第十九章
含氮有机化合物和杂环化合物

分子中含有氮元素的有机化合物统称为含氮有机化合物。含氮有机化合物包括芳香硝基化合物、胺类化合物、季铵盐、季铵碱及含氮杂环化合物等。

第一节 芳香硝基化合物

芳烃分子中的氢原子被硝基取代后的化合物，称为芳香硝基化合物。

一、芳香硝基化合物的命名

芳香硝基化合物命名时，硝基总是作为取代基，再按芳烃衍生物命名方法来命名。例如：

对硝基甲苯　　　间硝基氯苯　　　邻硝基苯甲醛

二、芳香硝基化合物的结构

芳香硝基化合物一般写为 R—NO_2 或 Ar—NO_2，不能写成 R—ONO（R—ONO 表示硝酸酯）。

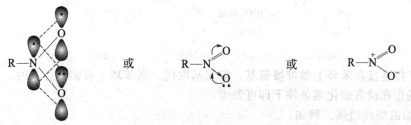

物理测试表明，两个 N—O 键键长相等，这说明硝基为 p-π 共轭体系（N 原子是以 sp^2 杂化成键的）。

$$R-\overset{+}{N}\begin{smallmatrix}O\\O\end{smallmatrix}\Big\}^{-} \quad \left[R-\overset{+}{N}\begin{smallmatrix}O\\O^-\end{smallmatrix} \longleftrightarrow R-\overset{+}{N}\begin{smallmatrix}O^-\\O\end{smallmatrix}\right]$$

(键长 1.22nm)

三、芳香硝基化合物的性质

1. 芳香硝基化合物的物理性质

芳烃的一硝基化合物是无色或淡黄色的液体或固体。芳烃的多硝基化合物大多是黄色晶体，有苦杏仁味。叔丁基苯的某些多硝基化合物具有类似天然麝香的气味，可用作香料。硝基化合物比水重，难溶于水，易溶于有机溶剂，相对密度大于 1。

2. 芳香硝基化合物的化学性质

(1) 还原反应

硝基是不饱和基团，可被还原成氨基。例如，工业上用催化加氢法，实验室用金属（Fe 或 Zn）加酸还原制苯胺。

$$\text{C}_6\text{H}_5-\text{NO}_2 \xrightarrow[\text{HCl}]{\text{Fe 或 Zn}} \text{C}_6\text{H}_5-\text{NH}_2$$

若选用适当的还原剂，可使硝基苯还原成各种不同的中间还原产物，这些中间产物又在一定的条件下互相转化。

$$\text{C}_6\text{H}_5\text{NO}_2 \rightarrow \underset{\text{亚硝基苯}}{\text{C}_6\text{H}_5\text{NO}} \rightarrow \underset{\substack{N\text{-羟基苯胺}\\(\text{苯基羟胺})}}{\text{C}_6\text{H}_5\text{NHOH}} \rightarrow \text{C}_6\text{H}_5\text{NH}_2$$

(2) 硝基对苯环上其他基团的影响

硝基同苯环相连后，对苯环呈现出强的吸电子诱导效应和吸电子共轭效应，使苯环上的电子云密度大为降低，亲电取代反应变得困难，但硝基可使邻位基团的反应活性（亲核取代）增加。

① 使卤苯易水解、氨解、烷基化。例如：

$$\text{C}_6\text{H}_5-\text{Cl} \xrightarrow[\text{400℃, 32MPa}]{10\%\text{NaOH}} \text{C}_6\text{H}_5-\text{OH}$$

$$o\text{-ClC}_6\text{H}_4\text{NO}_2 \xrightarrow[130℃]{\text{NaHCO}_3\text{ 溶液}} o\text{-NaOC}_6\text{H}_4\text{NO}_2 \xrightarrow{\text{H}^+} o\text{-HOC}_6\text{H}_4\text{NO}_2$$

$$2,4\text{-(NO}_2)_2\text{C}_6\text{H}_3\text{Cl} \xrightarrow[100℃]{\text{NaHCO}_3\text{ 溶液}} 2,4\text{-(NO}_2)_2\text{C}_6\text{H}_3\text{ONa} \xrightarrow{\text{H}^+} 2,4\text{-(NO}_2)_2\text{C}_6\text{H}_3\text{OH}$$

卤素直接连接在苯环上很难被氨基、烷氧基取代。当苯环上有硝基存在时，则卤代苯的氨解、烷基化在没有催化剂条件下即可发生。

② 使酚的酸性增强。例如：

	OH	OH	OH	OH
	(phenyl)	(4-NO₂)	(2,4-di-NO₂)	(2,4,6-tri-NO₂)
pK_a	9.89	7.15	4.09	0.38

第二节 胺类化合物

氨分子中的氢原子部分或全部被烃基取代后的化合物，统称为**胺**（amine）。胺是一类最重要的含氮有机化合物，广泛存在于生物界。腐败肉类的臭味是蛋白质由于细菌的作用释放出胺，然而橄榄油的特殊香味也归功于胺。胺的许多衍生物具有多种生理活性，胺类化合物与染料的关系十分密切，它是制备染料的重要原料之一。

一、胺的分类和命名

胺可看作是氨的烃基衍生物。胺分子中的氮原子上连有 1 个、2 个和 3 个烃基的胺分别称为伯胺（1°胺）、仲胺（2°胺）和叔胺（3°胺）。

$$NH_3 \quad RNH_2 \quad R_2NH \quad R_3N$$
氨　　伯胺　　仲胺　　叔胺

其中，—NH_2 叫作氨基，—NH— 叫作亚氨基，—N— 叫作次氨基，它们分别是伯胺、仲胺和叔胺的官能团。

应该注意的是，胺的分类与卤代烃和醇不同，后两者均以官能团（卤素和羟基）所连接的碳分为伯、仲、叔卤代烃或醇，而胺则是以氮上所连接的烃基个数为分类标准，如异丙醇为仲醇、异丙基溴为仲卤代烃，而异丙胺却为伯胺。

$$H_3C-\underset{OH}{\overset{H}{C}}-CH_3 \qquad H_3C-\underset{Br}{\overset{H}{C}}-CH_3 \qquad H_3C-\underset{NH_2}{\overset{H}{C}}-CH_3$$
仲醇　　　　　　仲卤代烃　　　　　伯胺

根据分子中氮原子直接相连的烃基的种类不同，胺又可分为脂肪胺和芳香胺。胺分子中氮原子与芳环直接相连的为芳香胺，否则为脂肪胺。

$$CH_3CH_2CH_2CH_2-NH_2 \qquad \text{环己基}-NH_2 \qquad \text{苯基}-NH_2$$
1-丁胺（脂肪胺）　　　环己胺（脂肪胺）　　　苯胺（芳香胺）

胺根据分子中所含氨基的数目，还可分为一元胺、二元胺、多元胺。

$$CH_3NH_2 \qquad NH_2CH_2CH_2NH_2 \qquad \text{1,2,3-苯三胺}$$
甲胺（一元胺）　　乙二胺（二元胺）　　1,2,3-苯三胺（多元胺）

相应于氢氧化铵和铵盐的四烃基取代物，分别称为季铵碱和季铵盐。

$$R_4N^+OH^- \qquad R_4N^+Cl^-$$
季铵碱　　　季铵盐

第十九章 含氮有机化合物和杂环化合物

简单胺的命名是把"胺"字作为母体,在"胺"字前面加上烃基的名称和数目。如:

CH₃NH₂   CH₃CH₂NH₂   ⬡—NH₂   ⌬—NH₂
 甲胺   乙胺   环己胺   苯胺

氮原子上连有两个或三个相同的烃基时,应用汉字"二"或"三"标明烃基的数目。如:

CH₃CH₂NHCH₂CH₃   CH₃CH₂N(CH₂CH₃)CH₂CH₃   (C₆H₅)₂NH
      二乙胺   三乙胺   二苯胺

当胺中氮原子所连的烃基不相同时,应按"优先基团后列出"原则排列烃基,例如:

H₃C—N(H)—CH₂CH₃   H₃CH₂C—N(CH₃)—CH₂CH₂CH₃
       甲乙胺   甲乙丙胺

若芳香胺的氮原子上连有脂肪烃基,命名时则以芳香胺作为母体,在脂肪烃基前加上字母"N",表示该脂肪烃基是直接连在氮原子上的(也可按类似方法命名脂肪仲胺、脂肪叔胺)。如:

⌬—NH—CH₃   ⌬—N(CH₃)₂   ⌬—N(CH₃)(CH₂CH₃)
 N-甲基苯胺   N,N-二甲基苯胺   N-甲基-N-乙基苯胺

复杂胺是以烃作为母体,把氨基作为取代基来命名。如:

CH₃CH₂CH(NH₂)CH₂CH(CH₃)CH₃   CH₃CH₂CH(N(CH₂CH₃)₂)CH₂CH₃
       2-甲基-4-氨基己烷   3-二乙氨基戊烷

季铵盐、季铵碱的命名类似无机铵类化合物。例如:

(CH₃CH₂)₄N⁺ I⁻   (CH₃CH₂)₃N⁺(CH₃) OH⁻
   碘化四乙铵   氢氧化甲基三乙基铵

命名时要注意"氨""胺"和"铵"字的用法,表示基团时用"氨",如氨基、亚氨基等;表示氨的烃基衍生物时用"胺",如甲胺、乙胺等;表示季铵类化合物或氨的盐、胺的盐则用"铵",如氢氧化四甲铵、碘化四乙铵、氯化铵、氯化甲铵等。

二、胺的结构

胺与氨的结构相似,分子具有三棱锥形的结构,其中氮的键角接近饱和碳的键角。氮原子的电子分布式是 $1s^2 2s^2 2p^3$,最外层有三个未成对电子,占据着三个 $2p$ 轨道,氨和胺分子中的氮原子为不等性的 sp^3 杂化,其中三个具有单电子的 sp^3 杂化轨道分别与氢原子和碳原子形成了三个 σ 键,剩余的 1 个 sp^3 杂化轨道被一对孤对电子所占据,见图 19-1。

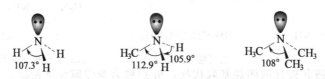

图 19-1　氨、甲胺和三甲胺的结构

苯胺中的氮原子仍为不等性的 sp³ 杂化，但孤对电子所占据的轨道含有更多 p 轨道的成分。以氮原子为中心的四面体比脂肪胺中更偏平一些，H—N—H 所处平面与苯环平面存在一个 39.4°的夹角，并非处于一个平面。苯胺分子中 H—N—H 键角为 113.9°，较氨中 H—N—H 键角（107.3°）大。虽然苯胺分子中氮原子上的孤对电子所占据的 sp³ 杂化轨道与苯环上的 p 轨道不平行，但仍可与苯环的大 π 键形成一定的共轭（图 19-2）。正是这种共轭体系的形成使芳香胺与脂肪胺在性质上出现较大的差异。

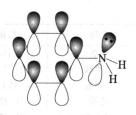

图 19-2　苯胺的结构

当氮原子上连接有三个不同的原子或基团时，该氮原子成为手性氮原子，胺分子即为手性分子。如甲乙胺为手性分子，应存在一对对映体。然而，简单的手性胺的这一对对映体，可通过一个平面过渡态相互转变，如图 19-3 所示。这种转变所需的能量较低，约为 $25\text{kJ}\cdot\text{mol}^{-1}$，在室温下就可以很快转化，目前还不能把它们分离。

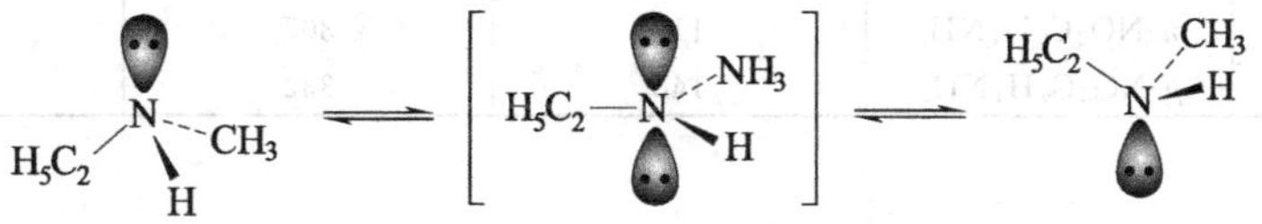

图 19-3　甲乙胺对映体的转化

对于氮上连有四个不同基团的季铵盐或季铵碱，由于氮上的四个 sp³ 杂化轨道全部都用于成键，这种四面体结构中氮的转化不易发生，可以分离得到比较稳定的对映异构体。例如图 19-4 所示化合物就可以进行拆分：

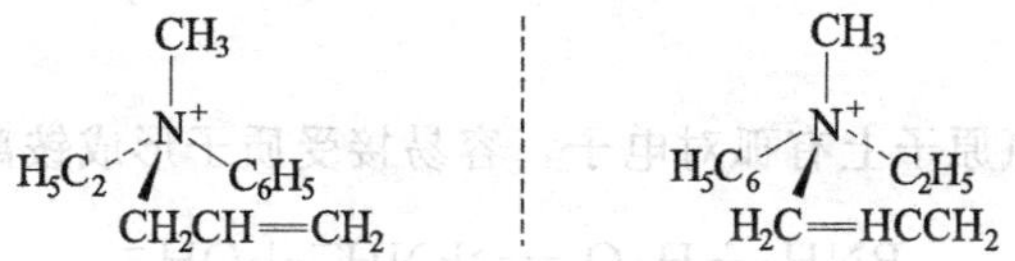

图 19-4　季铵盐正离子的对映异构体

三、胺的物理性质

低级和中级脂肪胺在常温下为无色气体或液体，高级胺为固体。低级脂肪胺有难闻的气味。例如二甲胺和三甲胺有鱼腥味，肉和尸体腐烂后产生的 1,4-丁二胺（腐胺）和 1,5-戊二胺（尸胺）有恶臭。

许多胺有一定的生理作用。气态胺对中枢神经系统有轻微抑制作用，芳香胺多为高沸点的油状液体或低熔点的固体，具有特殊气味，并有较大的毒性，例如，食入 0.25mL 苯胺就可能引起严重中毒。许多芳香胺，如 β-萘胺和联苯胺等都具有致癌作用。

由于胺是极性分子，且伯胺、仲胺分子间可以通过氢键发生缔合，而叔胺的氮原子上没有氢原子，分子间不能形成氢键，故伯胺和仲胺的沸点要比碳原子数目相同的叔胺高。同样的道理，伯胺和仲胺的沸点较分子量相近的烷烃高。但是，由于氮的电负性不如氧的强，胺分子间的氢键比醇分子间的氢键弱，所以胺的沸点低于分子质量相近的醇的沸点。

伯胺、仲胺、叔胺都能与水形成氢键，所以低级的脂肪胺可溶于水，随着烃基在分子中的比例增大，形成氢键的能力减弱，因此中级、高级胺及芳香胺微溶或难溶于水。胺大都能溶于有机溶剂。常见的胺的物理常数见表 19-1。

第十九章　含氮有机化合物和杂环化合物

表 19-1 常见胺的物理常数

名称	结构简式	熔点/℃	沸点/℃	水溶性(25℃)/g(以 100g 水计)
甲胺	CH_3NH_2	−93.5	−6.3	∞
二甲胺	$(CH_2)_2NH$	−93	7.4	易溶
三甲胺	$(CH_3)_3N$	−117	3.0	易溶
乙胺	$C_2H_5NH_2$	−81	16.6	易溶
二乙胺	$(C_2H_5)_2NH$	−48	56.3	易溶
三乙胺	$(C_2H_5)_3N$	−115	89	14
苯胺	$C_6H_5NH_2$	−6.3	184	3.7
N-甲基苯胺	$C_6H_5NHCH_3$	−57	196	微溶
N,N-二甲基苯胺	$C_6H_5N(CH_3)_2$	−3	194	微溶
邻甲苯胺	$o\text{-}CH_3C_6H_4NH_2$	−28	200	1.7
间甲苯胺	$m\text{-}CH_3C_6H_4NH_2$	−30	203	微溶
对甲苯胺	$p\text{-}CH_3C_6H_4NH_2$	44	200	0.7
邻硝基苯胺	$o\text{-}NO_2C_6H_4NH_2$	71	284	0.1
间硝基苯胺	$m\text{-}NO_2C_6H_4NH_2$	114	307	0.1
对硝基苯胺	$p\text{-}NO_2C_6H_4NH_2$	148	332	0.05

四、胺的化学性质

胺中的氮原子是不等性 sp^3 杂化,其中的一个 sp^3 杂化轨道具有一对孤对电子,在一定条件下给出电子,使胺中的氮原子成为碱性中心和亲核中心,胺的主要化学性质体现在这两个方面。

1. 碱性

胺与氨相似,由于氮原子上有孤对电子,容易接受质子形成铵离子,因而呈碱性。

$$RNH_2 + H_2O \rightleftharpoons RNH_3^+ + OH^-$$

胺的碱性强弱常用 K_b 或其负对数 pK_b 表示。K_b 越大或 pK_b 越小,则碱性越强。

胺在水溶液中的碱性是由烃基的电子效应、水的溶剂化效应以及烃基的空间效应共同决定的。常见胺的碱性见表 19-2。

表 19-2 常见胺的碱性

胺	pK_b(25℃)	胺	pK_b(25℃)
NH_3	4.76	$CH_3CH_2CH_2NH_2$	3.39
CH_3NH_2	3.35	$(CH_3CH_2CH_2)_2NH$	3.09
$(CH_3)_2NH$	3.27	$(CH_3CH_2CH_2)_3N$	3.35
$(CH_3)_3N$	4.21	$C_6H_5NH_2$	9.12
$CH_3CH_2NH_2$	3.36	$C_6H_5NHCH_3$	9.20
$(CH_3CH_2)_2NH$	3.06	$C_6H_5N(CH_3)_2$	9.42
$(CH_3CH_2)_3N$	3.25	$(C_6H_5)_2NH$	13.2

(1) 电子效应的影响

脂肪胺中由于烃基的给电子诱导效应,使氮原子上的电子云密度增高,结合质子的能力增强,碱性增强。氮原子上连接的烃基越多,碱性越强。故脂肪胺的碱性比氨强。芳香胺中由于氮原子上的孤对电子与苯环 π 键共轭,使氮原子上的电子云密度降低,结合质子的能力降低,其碱性比氨弱。

芳香胺（芳胺）氮原子上所连的苯环越多，共轭程度越大，碱性也就越弱。因此，其碱性大小为：苯胺＞二苯胺＞三苯胺。取代芳香胺的碱性，取决于取代基性质和相对位置，其中邻、对位影响较大。如取代基是给电子基，则使芳香胺碱性增强；取代基为吸电子基，则碱性减弱。所以，若只考虑电子效应影响，碱性大小为：脂肪叔胺＞脂肪仲胺＞脂肪伯胺＞NH_3＞芳香胺。

(2) 水的溶剂化效应

胺的水溶液的碱性还取决于铵正离子的稳定性大小。

在铵正离子中，氮连的氢原子越多，与水形成氢键的数目越多，溶剂化程度越大，铵正离子就越稳定，胺的碱性也就越强。伯胺氮上的氢最多，其铵正离子最稳定，其次为仲胺、叔胺。单一的水溶剂化作用使脂肪胺的碱性强弱顺序为：伯胺＞仲胺＞叔胺。

(3) 空间效应的影响

胺的碱性还受到烃基的空间效应的影响，氮原子上连接的基团越多越大，则质子越不易与氮原子接近，碱性就越弱，因而叔胺的碱性就越弱。

对于脂肪胺，仲胺的碱性最强，而伯胺和叔胺次之。至于伯胺和叔胺孰强孰弱，主要取决于上述三种效应综合作用的共同影响。例如三甲胺的碱性比甲胺弱，而三乙胺的碱性比乙胺强。所以水溶液中各类胺的碱性强弱是多种因素共同影响的结果。各类胺碱性强弱大致表现如下顺序：

脂肪仲胺＞脂肪（伯、叔）胺＞氨＞芳香伯胺＞芳香仲胺＞芳香叔胺

与胺类不同的是，季铵化合物分子中的氮原子已连有四个烃基并带正电荷，不能再接受质子，这类化合物的碱性由与季铵正离子结合的负离子来决定。对于季铵碱，R_4N^+与OH^-之间是典型的离子键，在水中完全电离出氢氧根负离子，是强碱，其碱性与氢氧化钠相当，其性质也与氢氧化钠相似，如：有强的吸湿性；能吸收空气中的二氧化碳；其浓溶液对玻璃有腐蚀作用等。季铵碱与酸中和后生成季铵盐：

$$R_4N^+OH^- + HX \longrightarrow R_4N^+X^- + H_2O$$

季铵盐是强酸强碱盐，所以它不能与强碱作用生成相应的季铵碱，而是建立如下平衡：

$$R_4N^+X^- + NaOH \rightleftharpoons R_4N^+OH^- + NaX$$

由于胺的碱性，胺能与大多数酸作用生成铵盐，例如：

$$\text{C}_6\text{H}_5-NH_2 + HCl \longrightarrow \text{C}_6\text{H}_5-NH_3^+Cl^-$$

$$CH_3CH_2CH_2NH_2 + CH_3COOH \longrightarrow CH_3CH_2CH_2NH_2 \cdot CH_3COOH$$

铵盐一般都是离子化合物，易溶于水和乙醇，难溶于非极性溶剂。由于胺是弱碱，所以铵盐遇强碱又释放出原来的胺。

$$RNH_2 \xrightarrow{HCl} [RNH_3]^+Cl^- \xrightarrow{NaOH} RNH_2 + NaCl + H_2O$$

利用以上性质可以将胺从有机物中分离出来。不溶于水的胺可以溶于稀酸形成盐，经分离后，再用强碱将胺由铵盐中置换出来。

胺（特别是芳香胺）易被氧化，而胺的盐则比较稳定，所以医药上常将难溶于水的胺类药物制成盐，从而增加其水溶性和稳定性。例如将普鲁卡因（局部麻醉剂）制成盐酸普鲁卡因（普鲁卡因盐酸盐）。胺具有碱性，易与核酸及蛋白质的酸性基团发生作用。在生理条件下，胺易形成铵离子，其中氮原子又能参与氢键的形成，因此易与多种受体结合而显示出多种生理活性。

2. 烷基化反应

胺作为亲核试剂，可以与卤代烷发生反应，结果氮上的氢被烷基所取代，这个反应叫胺的烷基化反应：

$$RNH_2 + R^1X \longrightarrow RNHR^1 + HX$$

生成的仲胺可继续与卤代烷反应，生成叔胺，叔胺再与卤代烷反应，则生成季铵盐：

$$R-\underset{H}{\overset{}{N}}-R^1 + R^1X \longrightarrow R-\underset{R^1}{\overset{}{N}}-R^1 \xrightarrow{R^1X} \left[R-\underset{R^1}{\overset{R^1}{N}}-R^1 \right]^+ X^-$$

胺与卤代芳烃在一般的条件下不发生反应。

3. 酰化和磺酰化反应

伯胺和仲胺可以与酰氯、酸酐等酰化剂反应生成酰胺，这种反应称为胺的酰化反应。

$$C_6H_5-NH_2 + CH_3COCl \longrightarrow C_6H_5-NHCOCH_3 + HCl$$

$$C_6H_5-NHCH_3 + (CH_3CO)_2O \longrightarrow C_6H_5-N(CH_3)COCH_3 + CH_3COOH$$

叔胺氮原子上没有氢原子，所以不能发生酰化反应。

除甲酰胺外，其他酰胺在常温下大都是具有一定熔点的固体，它们在强酸或强碱的水溶液中加热很容易水解生成原来的胺，所以，利用酰化反应不但可以分离提纯各种胺的混合物，并且可以通过测定酰胺的熔点，鉴定未知的胺。

由于酰胺水解能生成原来的胺，所以酰化反应在有机合成中常用于氨基的保护，例如，苯胺硝化时，为了防止硝酸将苯胺氧化，故先将苯胺乙酰化，然后硝化，在苯环上引入硝基后，再水解除去乙酰基，则得到对硝基苯胺。

$$C_6H_5-NH_2 \xrightarrow{(CH_3CO)_2O} C_6H_5-NHCOCH_3$$

$$C_6H_5-NHCOCH_3 \xrightarrow[]{HNO_3/H_2SO_4} O_2N-C_6H_4-NHCOCH_3 \xrightarrow[\triangle]{H_2O/H^+} O_2N-C_6H_4-NH_2$$

常用的酰化试剂有乙酸酐、乙酰氯和苯甲酰氯。酰化反应在药物合成上也有重要应用。

在碱存在下，伯胺、仲胺能与苯磺酰氯（或对甲基苯磺酰氯）发生磺酰化反应，氮上的氢原子被苯磺酰基（或对甲苯磺酰基）取代，生成磺酰胺。此反应叫作**兴斯堡**（Hinsberg）反应，例如：

$$C_6H_5-SO_2Cl + C_6H_5-NH_2 \longrightarrow C_6H_5-SO_2NH-C_6H_5 \downarrow$$

N-苯基苯磺酰胺

$$H_3C-\underset{}{\bigcirc}-SO_2Cl + (CH_3)_2NH \longrightarrow H_3C-\underset{}{\bigcirc}-\underset{\underset{CH_3}{|}}{\overset{\overset{O}{\|}}{\underset{\|}{S}}}-N-CH_3 \downarrow$$
$$\overset{O}{}$$
N,N-二甲基对甲苯磺酰胺

在伯胺生成的磺酰胺中，氮上还有一个氢原子，由于它受磺酰基的强$-I$效应的影响而显酸性，故能溶于氢氧化钠或氢氧化钾溶液中。

$$\bigcirc-SO_2NH-\bigcirc \xrightarrow{NaOH} [\bigcirc-SO_2\bar{N}-\bigcirc]Na^+$$
N-苯基苯磺酰胺钠

仲胺生成的磺酰胺，由于氮原子上没有氢，因而不溶于氢氧化钠溶液，呈固体析出；叔胺的氮原子上没有氢原子，故不能发生磺酰化反应，呈油状物与碱溶液分层。根据磺酰化反应的现象不同可以鉴别伯、仲、叔胺。还可以利用磺酰化反应来分离伯、仲、叔胺。例如，在碱溶液中将三种胺的混合物与苯磺酰氯反应后蒸馏，即得到叔胺；将剩下的溶液过滤，固体为仲胺的磺酰胺，加酸水解，即得仲胺；滤液酸化后加热水解，就得到伯胺。

4. 与亚硝酸反应

用亚硝酸处理伯、仲、叔胺时，可获得不同的产物，因而，此反应也可以用来鉴别这三种胺。由于亚硝酸不稳定，故在反应时一般用亚硝酸钠与盐酸或硫酸反应产生。

（1）伯胺与亚硝酸的反应

脂肪伯胺与亚硝酸反应时，生成极不稳定的脂肪族重氮盐，甚至它在低温下也立刻分解成醇或烯等混合物，因此，没有合成上的价值。但基于这个反应放出的氮气是定量的，故可用于氨基的定量分析。

$$R-NH_2 + NaNO_2 + HCl \longrightarrow 醇、烯、卤代烷等混合物 + N_2\uparrow$$

芳香伯胺与亚硝酸在低温及过量强酸水溶液中反应生成芳香重氮盐（diazonium salt），这一反应称为**重氮化反应**（diazotization）。

$$\bigcirc-NH_2 + NaNO_2 + 2HCl \xrightarrow{0\sim5℃} \bigcirc-\overset{+}{N}\equiv NCl^- + NaCl + 2H_2O$$

芳香重氮盐易溶于水，在低温下是稳定的，但在室温或者加热即可分解成酚类和放出氮气。由于芳香重氮盐的用途很广，在有机合成中非常重要，在本章重氮化合物中将继续讨论。芳重氮盐只有在水溶液和低温时才稳定，遇热分解，干燥时易爆炸，所以芳香重氮盐的制备和使用都要在温度较低的酸性介质中进行。

（2）仲胺与亚硝酸的反应

脂肪族仲胺和芳香族仲胺与亚硝酸反应后生成黄色油状物或黄色固体 N-亚硝基胺：

$$(C_2H_5)_2NH + HNO_2 \longrightarrow (C_2H_5)_2N-N=O + H_2O$$
N-亚硝基二乙胺

$$\bigcirc-\underset{H}{N}-\bigcirc + HNO_2 \longrightarrow \bigcirc-\underset{\underset{\bigcirc}{|}}{N}-\overset{\overset{O}{\|}}{N} + H_2O$$
N-亚硝基二苯胺

N-亚硝基胺绝大多数不溶于水，而溶于有机溶剂。一系列的动物实验已证实 N-亚硝基胺类化合物有强烈的致癌作用,可引起动物多种器官和组织的肿瘤,现已被列为化学致癌物。现认为它在生物体内可以转化成活泼的烷基化试剂并可与核酸反应,这是它具有诱发癌变的原因。

食物中若有亚硝酸盐,它能与胃酸作用,产生亚硝酸,后者与机体内一些具有仲胺结构的化合物作用,生成 N-亚硝基胺,能引起癌变。所以,在制作罐头和腌制食品时,如用亚硝酸钠作防腐剂和保色剂,就有可能对人体产生危害。实验表明,维生素 C 能与亚硝酸钠起还原作用,阻断亚硝胺在体内的合成。

(3) 叔胺与亚硝酸的反应

脂肪叔胺与亚硝酸作用生成不稳定的盐。该盐易水解,与强碱作用则重新析出叔胺。

$$R_3N + HNO_2 \longrightarrow R_3\overset{+}{N}HNO_2^- \overset{NaOH}{\longrightarrow} R_3N + NaNO_2 + H_2O$$

由于氨基的强致活作用,芳香叔胺芳环上电子云密度较高,易发生亲电取代反应,与亚硝酸反应生成对亚硝基胺,如对位被占据,则亚硝基取代在邻位。

$$\text{C}_6\text{H}_5\text{N}(\text{CH}_3)_2 + HNO_2 \longrightarrow (CH_3)_2N\text{-C}_6\text{H}_4\text{-NO}$$

N,N-二甲基-4-亚硝基苯胺(翠绿色)

N,N-二甲基-4-亚硝基苯胺在强酸性条件下实际形成的是一个具有醌式结构的橘黄色的盐,只有用碱中和后才会得到翠绿色的 C-亚硝基化合物。

$$(CH_3)_2N\text{-C}_6\text{H}_4\text{-N=O} \underset{OH^-}{\overset{H^+}{\rightleftharpoons}} (CH_3)_2\overset{+}{N}\text{=C}_6\text{H}_4\text{=N-OH}$$

翠绿色   橘黄色

由于脂肪族及芳香族伯、仲、叔胺与亚硝酸的反应产物不同,现象有明显差异,故可以用这些反应鉴别胺类。

5. 苯胺的亲电取代反应

芳胺中氨基的给电子共轭效应使苯环上电子云密度升高,因此芳胺的苯环上容易发生亲电取代反应。如苯胺与溴水反应,常温下会立即生成 2,4,6-三溴苯胺白色沉淀。利用此性质可以鉴别和定量分析苯胺。

$$C_6H_5NH_2 + Br_2 \longrightarrow \text{2,4,6-三溴苯胺} \downarrow + HBr$$

反应定量进行,可用于芳胺的鉴定和定量分析。若只要一卤代物,则需要将氨基酰化,以降低其活化能力。例如:

$$C_6H_5NH_2 \xrightarrow{CH_3COCl} C_6H_5NHCOCH_3 \xrightarrow{Br_2} \text{4-Br-}C_6H_4\text{NHCOCH}_3 \xrightarrow{H_2O} \text{4-Br-}C_6H_4\text{NH}_2$$

五、 胺的代表化合物

1. 乙二胺

乙二胺($H_2NCH_2CH_2NH_2$)是无色黏稠液体,沸点为 117.2℃,有类似于氨的气味,能溶于水和乙醇。它是制备药物、乳化剂、离子交换树脂和杀虫剂的原料，也可作为环氧树脂的固化剂。

乙二胺四乙酸是乙二胺的衍生物，简称 EDTA，是分析化学中一种重要的螯合剂，用于多种金属离子的螯合滴定，它可用乙二胺和氯乙酸来合成：

$$NH_2CH_2CH_2NH_2 + 4ClCH_2COOH \xrightarrow[\text{② }H^+]{\text{① NaOH}} \begin{array}{l} CH_2N(CH_2COOH)_2 \\ | \\ CH_2N(CH_2COOH)_2 \end{array}$$

乙二胺四乙酸(EDTA)

2. 苯胺

苯胺存在于煤焦油中。新蒸馏的苯胺是无色油状液体，沸点为 184.4℃，易溶于有机溶剂，有毒，长期放置后会因氧化而呈黄色、红色、棕色等。有色的苯胺可以通过蒸馏来精制。苯胺可由硝基苯还原得到：

$$C_6H_5NO_2 \xrightarrow{Fe+HCl} C_6H_5NH_2$$

苯胺是合成染料和药物的重要原料。例如，苯胺盐酸盐用重铬酸钠或三氯化铁等氧化剂氧化可得到黑色的染料苯胺黑，用于涂刷实验桌面，有较好的耐酸和耐碱性。另外，像除草剂苯胺灵和氯苯胺灵也是以苯胺为主要原料合成的。

3. 胆胺和胆碱

胆胺(乙醇胺，$HOCH_2CH_2NH_2$)和胆碱（氢氧化三甲基羟乙基铵，$[HOCH_2CH_2N^+(CH_3)_3]OH^-$）。常以结合状态存在于动植物体内，是磷脂类化合物的组成成分。胆胺为无色黏稠状液体，是脑磷脂水解的产物之一。胆碱是吸湿性很强的无色晶体，易溶于水和乙醇等极性溶剂中，是卵磷脂的水解产物之一，由于最初是由胆汁中发现的，所以叫胆碱。胆碱能调节肝中脂肪的代谢，有抗脂肪肝的作用。它的盐酸盐氯化胆碱 $[(CH_3)_3N^+CH_2CH_2OH]Cl^-$ 是治疗脂肪肝和肝硬化的药物。胆碱与乙酸在胆碱酯酶的作用下发生酯化反应生成乙酰胆碱。

$$H_3C-\underset{\underset{\|}{O}}{C}-OCH_2CH_2\overset{+}{N}(CH_3)_3OH^-$$

乙酰胆碱

乙酰胆碱是传导神经冲动的重要化学物质。动物体内的胆碱酯酶既能催化胆碱与乙酸合成乙酰胆碱，又能促进其水解。神经传导冲动时，不断合成乙酰胆碱；冲动停止，乙酰胆碱又在胆碱酯酶的作用下而水解，生成胆碱。许多有机磷农药，能强烈抑制胆碱酯酶的作用，从而破坏了神经的传导功能，造成乙酰胆碱积累，致使昆虫死亡。有机磷农药对高等动物有同样的毒害作用，所以使用时要注意人畜的安全。

4. 肾上腺素和拟肾上腺素

肾上腺素是存在于动物体内的一种含氮激素，纯物质为白色晶体粉末，在空气中颜色变深，熔点为 211～212℃，有旋光性，难溶于水、乙醇及氯仿，可溶于酸和碱溶液中。拟肾上腺素有许多种，它们是激动肾上腺素受体的药物，又称为 β-受体激动剂。

肾上腺素　　　　　　　　　　　去甲肾上腺素

肾上腺素和拟肾上腺素类化合物是生命活动中非常重要的物质，具有收缩血管、升高血压、扩大瞳孔、舒张及弛缓支气管及肠胃肌和加速心律等作用，临床上主要用作升压药、平喘药、抗心律失常药、治疗鼻充血药等。

5. 新洁尔灭

新洁尔灭化学名为溴化二甲基十二烷基苄铵，简称溴化苄烷铵，属于季铵盐类，结构式为：

$$\left[\begin{array}{c} C_6H_5CH_2-\underset{\underset{CH_3}{|}}{\overset{\overset{C_{12}H_{25}}{|}}{N}}-CH_3 \end{array}\right]^+ Br^-$$

新洁尔灭在常温下为淡黄色的黏稠液体，具有很强的吸湿性，易溶于水或醇中，其水溶液呈碱性。新洁尔灭是含有长链烷基的季铵盐，属于阳离子型表面活性剂，有去污、清洁、抑菌、杀菌的作用，临床上用于皮肤、器皿和手术前的消毒剂。

第三节　季铵盐和季铵碱

一、季铵盐和季铵碱的结构、制备与命名

氮原子上连有4个烃基的化合物称为季铵化合物，氮原子上连的四个烃基可以相同也可不同，它可分为季铵盐（$R_4N^+X^-$）和季铵碱（$R_4N^+OH^-$）。其结构式为：

$$\left[\begin{array}{c} R \\ R-\underset{\underset{R}{|}}{\overset{\overset{R}{|}}{N}}-R \end{array}\right]^+ X^- \qquad \left[\begin{array}{c} R \\ R-\underset{\underset{R}{|}}{\overset{\overset{R}{|}}{N}}-R \end{array}\right]^+ OH^-$$

　　　　季铵盐　　　　　　　　季铵碱

季铵盐可由叔胺与卤烷反应生成：

$$R_3N + R-X \longrightarrow R_4N^+X^- \text{（季铵盐）}$$

季铵碱可由季铵盐与氢氧化钠的醇溶液反应得到，生成的卤化钠不溶于醇，经过滤减压蒸馏可得季铵碱：

$$R_4N^+X^- + NaOH \xrightarrow{\text{醇}} R_4N^+OH^- + NaX$$

　　　季铵盐　　　　　　　　　季铵碱

季铵盐、季铵碱的命名与铵盐和碱的命名相似，若四个烃基不同时，将烃基从简单到复杂进行排列。例如：

$$\left[\begin{array}{c} CH_3 \\ H_3C-\underset{\underset{CH_3}{|}}{\overset{\overset{CH_3}{|}}{N}}-CH_3 \end{array}\right]^+ I^- \qquad \left[\begin{array}{c} C_2H_5 \\ C_2H_5-\underset{\underset{C_2H_5}{|}}{\overset{\overset{C_2H_5}{|}}{N}}-C_2H_5 \end{array}\right]^+ OH^-$$

　　碘化四甲铵（季铵盐）　　　　　氢氧化四乙铵（季铵碱）

$$\left[\begin{array}{c} CH_3 \\ C_6H_5-CH_2-\underset{\underset{CH_3}{|}}{\overset{\overset{|}{N}}{}}-C_{12}H_{25} \end{array}\right]^+ Br^-$$

溴化二甲基十二烷基苯甲基铵（新洁尔灭）

二、季铵盐和季铵碱的性质

1. 季铵盐

季铵盐是晶体，具有盐的性质，溶于水，而不溶于非极性的有机溶剂，熔点较高，常常加热未到熔点即分解。

$$[R_4N]^+X^- \xrightarrow{\triangle} R_3N + RX$$

季铵盐与强碱作用，得到季铵碱的平衡混合物：

$$[R_4N]^+X^- + KOH \rightleftharpoons [R_4N]^+OH^- + KX$$

如果反应在醇中进行，由于 KX 沉淀析出，能使反应进行完全，如果用 AgOH，也能使反应顺利进行：

$$[R_4N]^+X^- + AgOH \longrightarrow [R_4N]^+OH^- + AgX\downarrow$$

2. 季铵碱

季铵碱是强碱，碱性与氢氧化钠、氢氧化钾相当，易吸潮和溶于水，并能吸收空气中的二氧化碳。

季铵碱受热发生分解反应，不含 β-H 的季铵碱分解，生成叔胺和醇。例如：

$$(CH_3)_4\overset{+}{N}CH_3\overset{-}{O}H \longrightarrow (CH_3)_3N + CH_3OH$$

有 β-H 的季铵碱分解时，发生双分子消除（E2）反应生成烯烃和叔胺：

$$HO^- \cdots H-\underset{\underset{\overset{+}{N}(CH_3)_3}{|}}{C}-C \longrightarrow C=C + N(CH_3)_3 + H_2O$$

当季铵碱分子中有两种或两种以上 β-H 可被消除时，反应主要从含氢较多的 β-碳原子上消去氢原子，即主要生成双键碳原子上烷基取代较少的烯烃。如：

$$\underset{\underset{\overset{+}{N}(CH_3)_3}{|}}{CH_3CH_2\overset{\beta'}{C}H\overset{\beta}{C}H_2OH} \xrightarrow{\triangle} CH_3CH_2CH=CH_2 + CH_3CH=CHCH_3 + N(CH_3)_3 + H_2O$$
$$\qquad\qquad\qquad\qquad\qquad\quad (95\%) \qquad\qquad (5\%)$$

这是由于 β'-碳原子连接的烷基阻碍了 OH^- 对氢原子的进攻；同时由于烷基给电子诱导效应，使 β'-H 酸性相应降低，致使 β'-H 不如 β-H 容易受 OH^- 的进攻。

三、季铵盐和季铵碱的应用

1. 季铵盐的相转移催化作用

季铵盐是最常用的相转移催化剂。与冠醚相比，其显著特点是无毒和价格便宜。

一般含 16 个碳的季铵盐可产生较好的催化效果。如氯化四正丁基铵、氯化三乙基苄基铵等。季铵盐的用量仅为作用物的 0.05mol 以下，因为季铵盐在有机相和水相中都有一定的溶解性，它可使某一负离子从一相（如水相）转移到另一相（如有机相）中促使反应发生。例如：

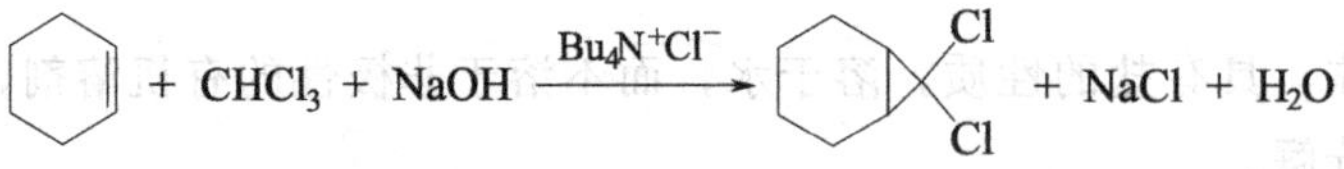

$$\text{C}_6\text{H}_{10} + \text{CHCl}_3 + \text{NaOH} \xrightarrow{\text{Bu}_4\text{N}^+\text{Cl}^-} \text{C}_6\text{H}_{10}(\text{Cl})_2 + \text{NaCl} + \text{H}_2\text{O}$$

此反应的收率可达到 65% 以上，不用相转移催化剂，收率<5%。反应机理如下：

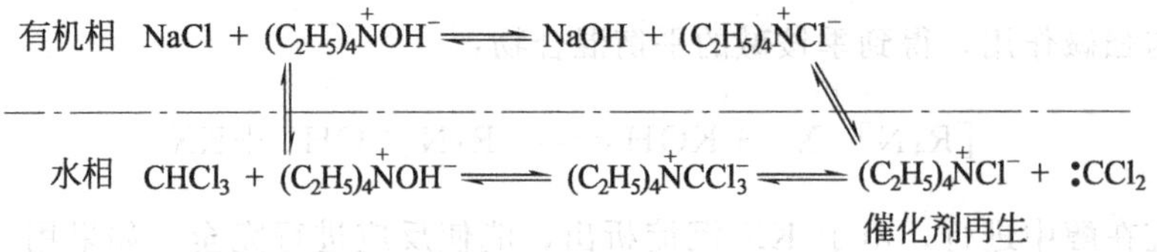

有机相　$\text{NaCl} + (\text{C}_2\text{H}_5)_4\overset{+}{\text{N}}\text{OH}^- \rightleftharpoons \text{NaOH} + (\text{C}_2\text{H}_5)_4\overset{+}{\text{N}}\text{Cl}^-$

水相　$\text{CHCl}_3 + (\text{C}_2\text{H}_5)_4\overset{+}{\text{N}}\text{OH}^- \rightleftharpoons (\text{C}_2\text{H}_5)_4\overset{+}{\text{N}}\text{CCl}_3^- \rightleftharpoons (\text{C}_2\text{H}_5)_4\overset{+}{\text{N}}\text{Cl}^- + :\text{CCl}_2$

催化剂再生

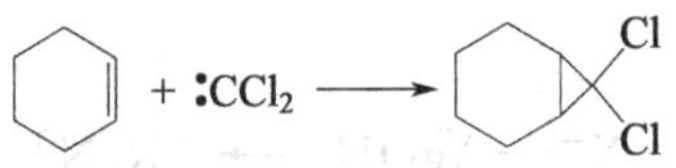

$$\text{C}_6\text{H}_{10} + :\text{CCl}_2 \longrightarrow \text{C}_6\text{H}_{10}(\text{Cl})_2$$

2. 阳离子表面活性剂

具有一个 C_{12} 以上烷基的季铵盐，是一种阳离子表面活性剂，除具有杀菌、柔软等功能外，还用于制备有机膨润土。有机膨润土是一种流变性调节剂，它在涂料工业中用于控制油漆的流动性，在油田钻探中用来配制钻井油浆以及用作各种加工中的润滑剂。

3. 生理活性

某些低级碳链的季铵盐或季铵碱具有生理活性。例如氯化胆碱具有促进糖类和蛋白质的新陈代谢作用，除被用作治疗脂肪肝和肝硬化的药物外，还被大量用作饲料添加剂。矮壮素 $[(\text{CH}_3)_3\text{NCH}_2\text{CH}_2\text{Cl}]^+\text{Cl}^-$ 是一种植物调节剂，可使植株变矮、秆茎变粗、叶色变绿，具有提高农作物耐旱、耐盐碱和抗倒伏的能力；乙酰胆碱 $[(\text{CH}_3)_3\text{NCH}_2\text{CH}_2\text{OOCCH}_3]^+\text{OH}^-$ 对动物神经有调节保护作用。

第四节　杂环化合物的分类

成环的原子除了碳原子外，还含有其他原子的环状有机化合物称为**杂环化合物**（heterocyclic compound）；环上除碳以外的原子称为**杂原子**（heteroatom），常见的杂原子有氧、硫、氮等。由于内酯、交酯、环状酸酐、内酰胺等性质上与相应的开链化合物相似，它们不属于杂环化合物。本章讨论的杂环化合物都具有不同程度的芳香性，被称为**芳香杂环化合物**（aromatic heterocycle）。它们一般比较稳定，不容易开环。

杂环化合物在自然界分布很广，种类繁多，数量庞大，约占有机化合物总数的半数以上。许多杂环化合物具有一定的生物活性，如叶绿素、氨基酸、维生素、血红蛋白、核酸、生物碱等，大多数都在生命的生长、发育、遗传和衰亡过程中起着关键作用。药物中，杂环类化合物占了相当大的比重，如青霉素、头孢菌素（先锋霉素）、喹诺酮类以及治疗肿瘤的 5-氟尿嘧啶、喜树碱、紫杉醇等。近几十年来，杂环化合物的理论和应用研究有了很大的进展，因此，杂环化合物在有机化合物中占有重要地位。

杂环化合物按照所含杂原子的数目分为1个、2个或多个杂原子的杂环；按环的形式又可分为单杂环和稠杂环，单杂环又可按环的大小分为五元杂环和六元杂环。表19-3 为常见杂环化合物的结构和名称。

杂环化合物的命名比较复杂，我国目前主要采用"音译法"，即把杂环化合物的英文名称的汉字译音，再加上"口"字偏旁表示杂环名称。当杂环有取代基时，以杂环为母体，对环上的原子编号。编号的原则：从杂原子开始，依次为1，2，3…，或从杂原子旁边的碳原子开始，依次用α、β、γ…编号，取代基的名称及在环上的位次写在杂环母体前。

表 19-3　常见杂环化合物结构和名称

杂环的种类	重要的杂环					
五元杂环	呋喃 furan	噻吩 thiophene	吡咯 pyrrole	噻唑 thiazole	吡唑 pyrazole	咪唑 imidazole
六元杂环	吡啶 pyridine	哒嗪 pyridazine	嘧啶 pyrimidine	吡嗪 pyrazine	吡喃 pyran	
稠杂环	喹啉 quinoline	异喹啉 isoquinoline	吲哚 indole			
	吖啶 acricine	嘌呤 purine	蝶啶 pteridine			

第五节　六元杂环化合物

六元杂环化合物分为含一个杂原子和多个杂原子的化合物。

一、吡啶

1. 吡啶的结构

苯环的一个 CH 换成氮原子就是吡啶。环上的五个碳原子和一个氮原子都以 sp^2 杂化轨道相互重叠形成六个 σ 键，构成一个平面六元环。每个原子剩下的 p 轨道相互平行重叠，形成闭合的共轭体系，π电子数为 6，符合 Hückel 规则，具有芳香性。此外，氮原子上的一对孤对电子占据一个 sp² 杂化轨道，孤对电子不参与共轭体系，可以与质子结合，具有碱性。吡啶的轨道结构见图 19-5。

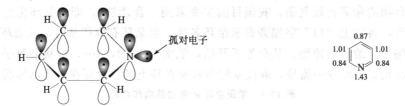

图 19-5 吡啶的轨道结构

但是在吡啶的分子中，氮原子的作用类似硝基苯中的硝基，令环上的电子云密度降低了，因此它又被称作"缺 π"芳杂环，这一作用也使吡啶具有较强的极性。

吡啶是一种应用广泛的溶剂。氮原子上的未共用电子对可以与水形成氢键，使吡啶能与水以任意比例互溶，且和水可形成共沸物（沸点为 92.6℃，含水 43%）。因氮原子还能与某些金属离子（如 Ag^+、Ni^{2+}、Cu^{2+} 等）形成配位键，而使吡啶可以溶解无机盐类。由于吡啶结构中的烃基与有机分子有较大的亲和力，所以吡啶能溶解大多数极性和非极性的有机化合物。

2. 吡啶的化学性质

吡啶是一种具有特殊气味的无色液体，既能溶于水，又能溶于多种有机溶剂。它是常用的高沸点溶剂，也是一种非常重要的有机合成原料。

（1）碱性

吡啶分子中的氮原子的一对未共用电子未参与形成闭合共轭体系，具有叔胺的类似结构，所以具有碱性，能与酸成盐。常利用吡啶的这个性质来除去反应体系中的酸。

吡啶的 $pK_b = 8.8$，其碱性比苯胺强，比氨和脂肪胺弱，这是由于其氮原子上未参与共轭体系的一对未共用电子处于 sp² 杂化轨道上，s 轨道成分较多，电子受原子核束缚较强，因而碱性较弱。

（2）亲电取代与亲核取代反应

吡啶环上由于氮原子的电负性大，使得环上碳原子的电子云密度较苯低，尤其与质子或 Lewis 酸结合后，使氮原子带正电荷后，环上碳原子的电子云密度更低。吡啶的亲电取代要比苯难很多，与硝基苯相似，亲电取代反应主要进入 β 位，而且一般产物的收率较低。例如：

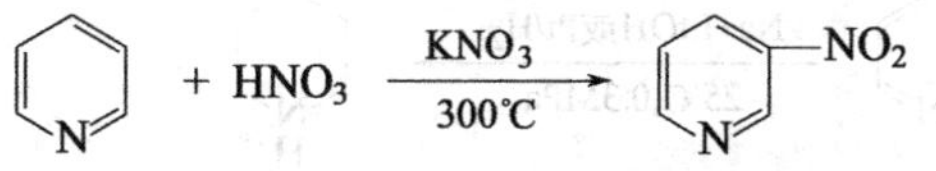

$$\text{吡啶} + HNO_3 \xrightarrow[300℃]{KNO_3} \text{3-硝基吡啶} \quad (15\%)$$

β-硝基吡啶

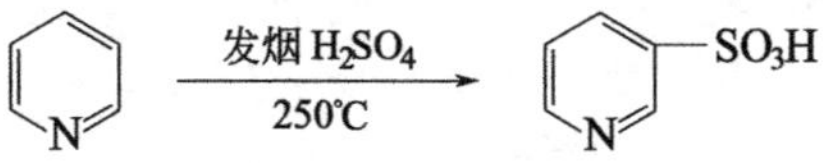

$$\text{吡啶} \xrightarrow[250℃]{\text{发烟}H_2SO_4} \text{3-磺酸吡啶} \quad (71\%)$$

β-吡啶磺酸

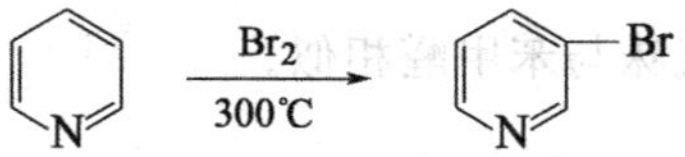

$$\text{吡啶} \xrightarrow[300℃]{Br_2} \text{3-溴吡啶} \quad (39\%)$$

β-溴吡啶

吡啶环上由于电子云密度比苯环小，是一个"缺π"电子体系，所以较易进行亲核取代反应，主要生成α位取代的产物。例如：

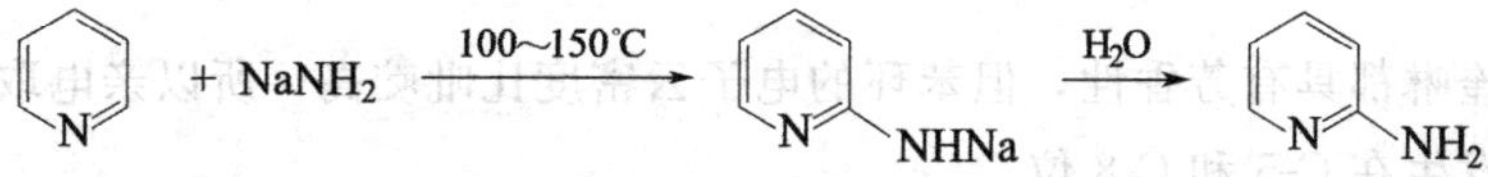

$$\text{吡啶} + NaNH_2 \xrightarrow{100\sim150℃} \text{2-NHNa吡啶} \xrightarrow{H_2O} \text{2-氨基吡啶}$$

当吡啶环的α位或γ位上有易离去基团（如Cl、Br）时，与较弱的亲核试剂（如NH_3、H_2O等）作用，就能发生亲核取代。例如：

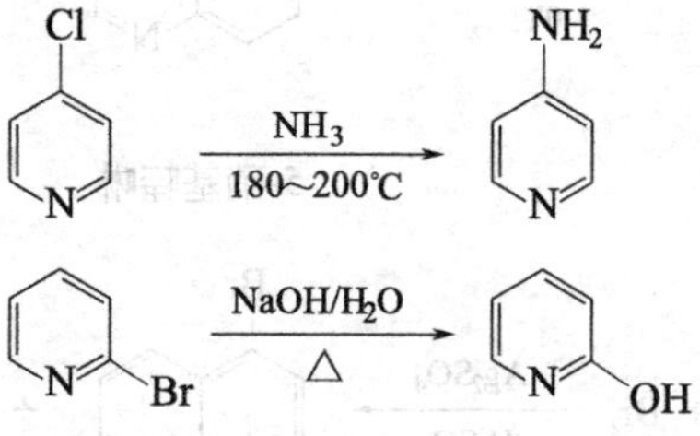

$$\text{4-氯吡啶} \xrightarrow{NH_3}_{180\sim200℃} \text{4-氨基吡啶}$$

$$\text{2-溴吡啶} \xrightarrow[\triangle]{NaOH/H_2O} \text{2-羟基吡啶}$$

(3) 吡啶的氧化与还原反应

吡啶环较稳定，一般不容易被氧化，当环上连有烷基侧链时，侧链可被氧化为羧基。

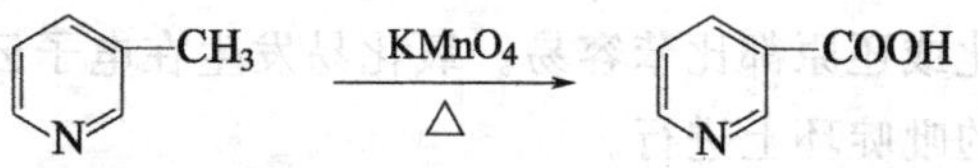

$$\text{β-甲基吡啶} \xrightarrow[\triangle]{KMnO_4} \text{β-吡啶甲酸}$$

β-甲基吡啶   β-吡啶甲酸

$$\text{4-苯基吡啶} \longrightarrow \text{γ-吡啶甲酸}$$

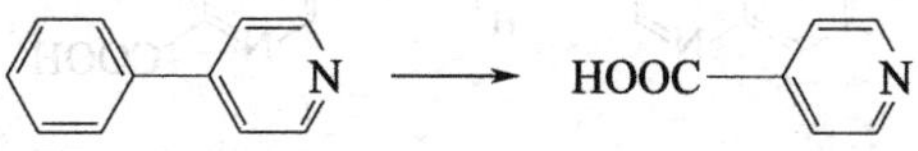

γ-吡啶甲酸

相反，吡啶较苯易被还原，用还原剂（Na＋EtOH）或催化加氢都可使吡啶还原为哌啶。

$$\underset{\text{吡啶}}{\bigcirc_N} \xrightarrow[25°C, 0.3\text{MPa}]{\text{Na+EtOH 或 Pt/H}_2} \underset{\underset{\text{哌啶(六氢吡啶)}}{}}{\bigcirc_{NH}}$$

二、喹啉和异喹啉

喹啉（quinoline）与异喹啉（isoquinoline）是由苯环与吡啶环稠合而成。

喹啉与异喹啉都存在于煤焦油和骨油中。喹啉是一种无色油状液体，有恶臭味，气味与吡啶类似。异喹啉为低熔点固体，气味与苯甲醛相似。

喹啉　　　　　异喹啉

喹啉和异喹啉都具有芳香性，但苯环的电子云密度比吡啶高，所以亲电取代反应在苯环上进行，主要发生在 C-5 和 C-8 位。

$$\text{喹啉} \xrightarrow[0°C]{\text{浓HNO}_3, \text{浓H}_2\text{SO}_4} \text{5-硝基喹啉} + \text{8-硝基喹啉}$$

$$\text{喹啉} + \text{Br}_2 \xrightarrow[\text{H}_2\text{SO}_4]{\text{Ag}_2\text{SO}_4} \text{5-溴喹啉} + \text{8-溴喹啉}$$

喹啉与异喹啉的氧化或还原都比苯容易。氧化易发生在电子云密度高的苯环上，而加氢还原则在电子云密度低的吡啶环上进行。

$$\text{喹啉} \xrightarrow[\text{H}^+]{\text{KMnO}_4} \text{2,3-吡啶二甲酸}$$

$$\text{喹啉} \xrightarrow[100°C]{\text{H}_2/\text{Pt}} \text{四氢喹啉}$$

三、其他六元杂环化合物

1. 吡啶的衍生物

吡啶的各种衍生物广泛存在于生物体内，并且大都具有较强的生物活性，在生物体的生长、发育等全过程起着重要的作用。

β-吡啶甲酸（烟酸）为 B 族维生素之一，与 β-吡啶甲酰胺（烟酰胺）统称为维生素 PP，在米糠、酵母、肝脏、牛乳、肉类和花生中含量较多，烟酸和烟酰胺可用于防治糙皮病、口腔炎及血管硬化等疾病。另外，4-甲基吡啶的氧化产物异烟酸（4-吡啶甲酸）是合成治疗结核病药物异烟肼（雷米封，Rimifon）的中间体。

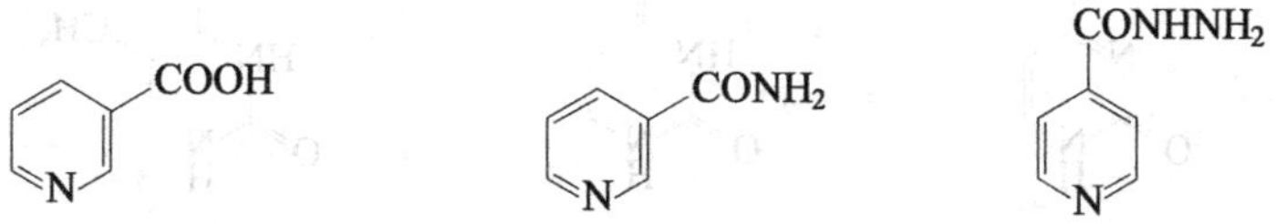

β-吡啶甲酸(烟酸)　　β-吡啶甲酰胺(烟酰胺)　　异烟肼

维生素 B_6 在动植物体内分布很广，谷类外皮含量尤为丰富。维生素 B_6 是蛋白质代谢过程中的必需物质，临床上主要用于防治周围神经炎，减轻抗癌药和放射疗法引起的不良反应，如恶心、呕吐以及白细胞减少症。

维生素 B_6 包括吡哆醇（pyridoxine）、吡哆醛（pyridoxal）和吡哆胺（pyridoxamine），三者之间可以相互转化。维生素 B_6 在体内以磷酸酯的形式存在，磷酸吡哆醛和磷酸吡哆胺是其活性形式，它是氨基酸代谢中的辅酶。

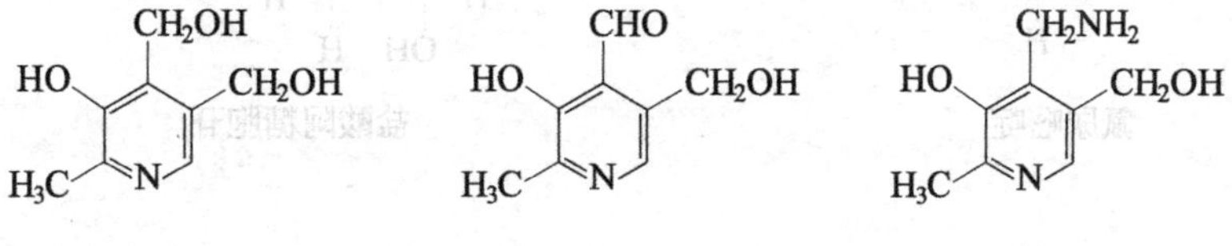

吡哆醇　　吡哆醛　　吡哆胺

二氢吡啶类钙通道阻滞剂是一类在临床上广泛使用并非常重要的治疗心血管疾病药物，具有很强的扩张血管作用，在整体条件下不抑制心脏，适用于冠脉痉挛、高血压、心肌梗死等疾病，如硝苯地平（Nifedipine）、尼莫地平（Nimodipine）等。

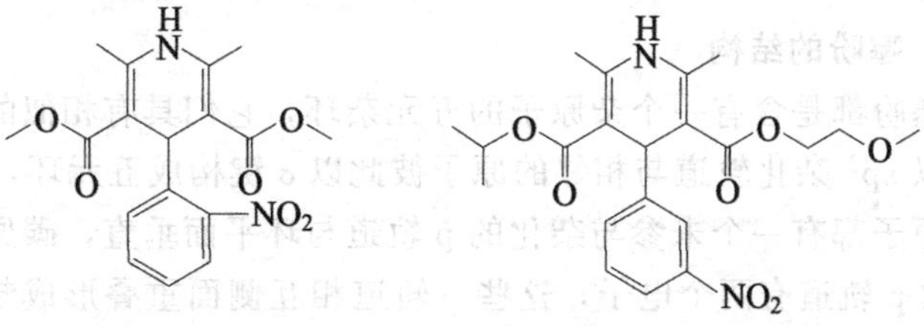

硝苯地平(Nifedipine)　　尼莫地平(Nimodipine)

2. 嘧啶及其衍生物

嘧啶是含有两个氮原子的六元杂环化合物，与吡啶相比，环上电子云密度更低，更难发生亲电取代反应。嘧啶是无色固体,熔点为22℃,易溶于水,具有弱碱性(pK_b=11.3)。

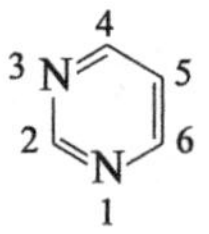

嘧啶

嘧啶在自然界并不存在,但它的衍生物在自然界分布很广,生物碱、核酸及很多药物中都含有嘧啶结构,氨基、羟基取代的嘧啶广泛存在于生物体中,如核酸是细胞中最重要的生物大分子,它的碱基组成中就有胞嘧啶(cytosine)、胸腺嘧啶(thymine)、尿嘧啶(uracil)等。它们具有重要的生物活性。

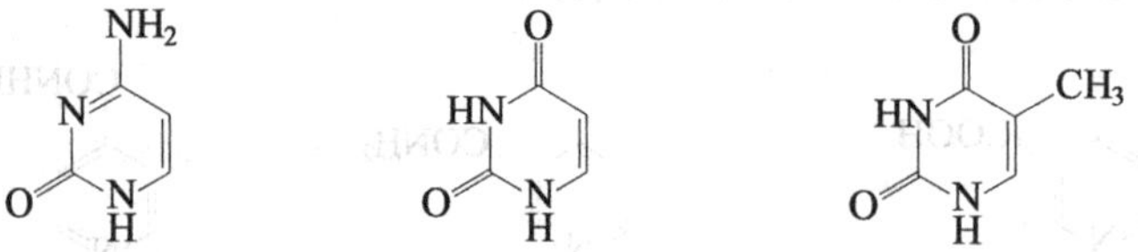

胞嘧啶(C)　　　尿嘧啶(U)　　　胸腺嘧啶(T)

目前临床上使用的许多药物含嘧啶环。如抗癌药物氟尿嘧啶(Fluorouracil)、盐酸阿糖胞苷(Cytarabine Hydrochloride)等。

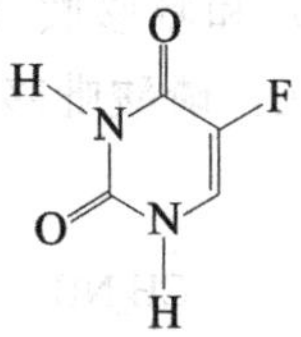

氟尿嘧啶 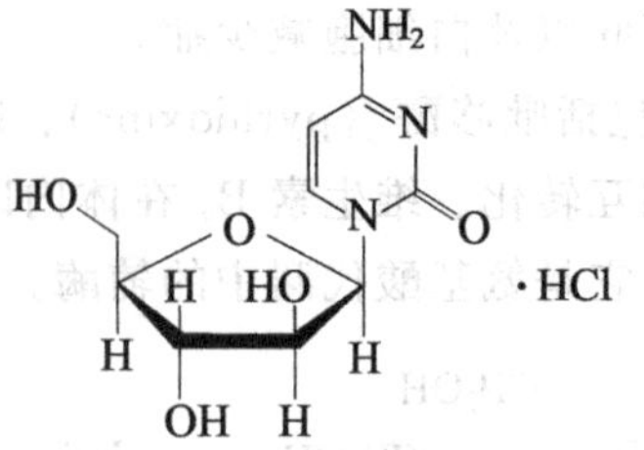　　　　　　盐酸阿糖胞苷

第六节　五元杂环化合物

一、吡咯、呋喃、噻吩

1. 吡咯、呋喃、噻吩的结构

吡咯、呋喃与噻吩都是含有一个杂原子的五元杂环,它们具有相似的电子结构,环上的碳原子与杂原子均以 sp^2 杂化轨道与相邻的原子彼此以 σ 键构成五元环,成环的五个原子位于同一平面,每个原子都有一个未参与杂化的 p 轨道与环平面垂直,碳原子的 p 轨道有一个 p 电子,而杂原子的 p 轨道有两个电子,这些 p 轨道相互侧面重叠形成封闭的大 π 键,大 π 键的 π 电子数为六个,符合 $4n+2$ 规则,因此,这些杂环具有芳香性。吡咯杂原子的第三个 sp^2 杂化轨道中有一个电子,与氢原子形成 N—H σ 键,呋喃和噻吩的杂原子均有一对未共用电子对(又称孤对电子),详见图19-6。

吡咯、呋喃和噻吩是具有六个 π 电子的五元芳杂环,环上电子云密度比苯环上的大,因

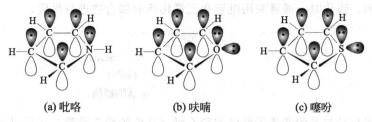

(a) 吡咯　　　　　(b) 呋喃　　　　　(c) 噻吩

图 19-6　吡咯、呋喃和噻吩的轨道结构示意图

此它们是"富电子"芳杂环，均比苯活泼，容易进行亲电取代反应。

由于杂原子（N、O、S）的电负性比碳大，导致吡咯、呋喃和噻吩杂环上的 π 电子云密度不像苯环那样均匀，这点从键长平均化程度的差异就得到证实：苯的碳碳键长均为 139pm，而吡咯、呋喃和噻吩的键长平均化程度远不如苯。因此，它们与苯在芳香性上，既有共性又有某些程度上的差别。

吡咯　143pm　137pm　N—138pm　H

呋喃　144pm　137pm　O　135pm

噻吩　145pm　135pm　S　172pm

2. 吡咯、呋喃、噻吩的化学性质

（1）亲电取代反应

亲电取代是吡咯、呋喃和噻吩的典型反应。由于它们环上的电子云密度比苯大，因此亲电取代反应比苯容易发生，反应活性为吡咯＞呋喃＞噻吩＞苯，主要发生在电子云密度高的 α 位。

$$\text{呋喃} + Br_2 \xrightarrow[0℃]{\text{二氧六环}} \text{α-溴呋喃}$$

$$\text{吡咯} + Br_2 \xrightarrow[0℃]{\text{乙醇}} \text{四溴吡咯}$$

$$\text{噻吩} + I_2 \xrightarrow{HgO} \text{α-碘噻吩}$$

$$\text{噻吩} + H_2SO_4 \xrightarrow{\text{室温}} \text{α-噻吩磺酸}$$

由于吡咯、呋喃的反应活性比噻吩要大，在强酸条件下，易发生杂原子质子化，导致芳香大 π 键被破坏，所以吡咯和呋喃的硝化、磺化反应不能在强酸性条件下进行，需选用较温

和的非质子试剂。磺化时，通常采用吡啶和三氧化硫的加合物进行反应。

$$\text{furan} + SO_3 \xrightarrow{\text{吡啶}} \text{furan-2-SO}_3H$$
(90%)
α-呋喃磺酸

而硝化则采用较温和的非质子性试剂硝乙酐（又称硝酸乙酰酯）在低温下进行：

$$\text{pyrrole} + H_3C-\underset{O}{\overset{O}{C}}-ONO_2 \xrightarrow{5℃} \text{2-nitropyrrole} + \text{3-nitropyrrole}$$
(83%) (7%)
α-硝基吡咯　β-硝基吡咯

$$\text{furan} + H_3C-\underset{O}{\overset{O}{C}}-ONO_2 \xrightarrow{-5\sim-30℃} \text{2-nitrofuran}$$
(35%)
α-硝基呋喃

呋喃、吡咯和噻吩也能发生傅-克反应，如傅-克酰基化反应：

$$\text{pyrrole} + (CH_3CO)_2O \xrightarrow{150\sim200℃} \text{2-acetylpyrrole-COCH}_3$$

$$\text{furan} + (CH_3CO)_2O \xrightarrow{BF_3} \text{2-acetylfuran-COCH}_3$$

$$\text{thiophene} + (CH_3CO)_2O \xrightarrow{H_3PO_4} \text{2-acetylthiophene-COCH}_3$$

（2）吡咯的酸碱性

吡咯虽具有仲胺的结构，但几乎没有碱性，这是由于吡咯分子中的氮原子上未共用电子对参与环的共轭，使N上的电子云密度降低，不再具有给电子的能力，难以与质子结合。相反，由于这种共轭作用，使吡咯的N—H键极性增加，氢显示出弱酸性（$pK_a^{\ominus}=17.5$）。吡咯在无水条件下可以与固体氢氧化钾共热成盐。

$$\text{pyrrole} + KOH \xrightarrow{\Delta} \text{pyrrole-K}^+ + H_2O$$

二、吲哚

吲哚（indole）由苯环与吡咯环稠合而成，存在于煤焦油、各种植物及粪便中，为无色晶体，熔点为 52℃，具有极臭的气味，但在极稀时则有香味，因此可以用作香料。

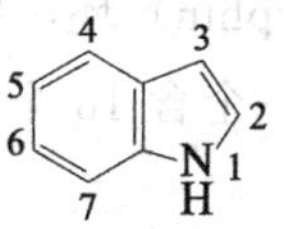

吲哚

吲哚为含有 10 个 π 电子的环状共轭体系，具有芳香性。吡咯环的电子云密度高于苯环，因此亲电取代主要在吡咯环上进行，反应一般发生在 C-3 位。

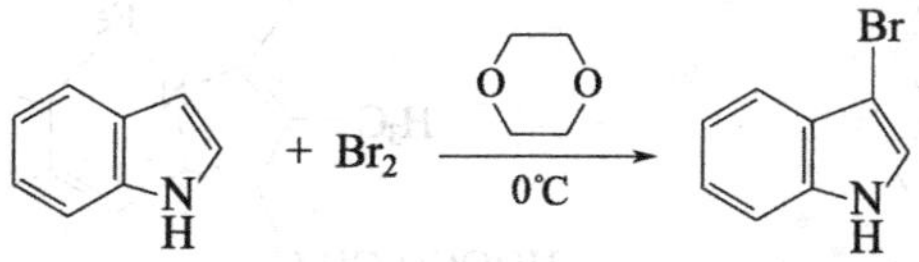

吲哚 + Br_2 → 3-溴吲哚

吲哚的衍生物具有重要的生理功能，如 β-吲哚乙酸是一种植物生长调节剂；色氨酸是一种人体必需的氨基酸；5-羟色胺存在于哺乳动物的脑中，是活跃于中枢神经系统中的神经递质和血管收缩剂。

β-吲哚乙酸的首次发现是从尿中获得的，它是一种植物生长激素。

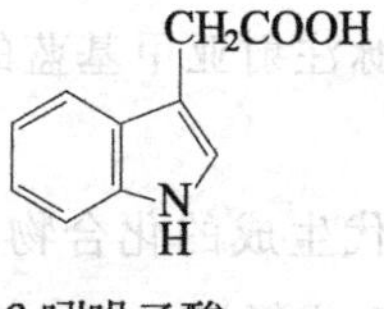

β-吲哚乙酸

少量 β-吲哚乙酸能促进植物生长，如用量大时则对植物有杀伤作用，侧链上如果再多一个 CH_2 就会失去其生理效能。

色氨酸广泛存在于天然蛋白质中，但是哺乳动物自身在体内并不能合成 L-色氨酸，而是必须要通过饮食从体外吸取，色氨酸在体内经过代谢以后主要生成 5-羟色氨。

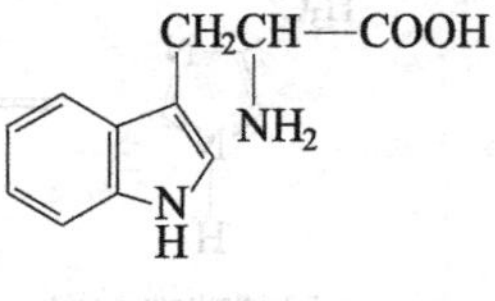

5-羟色氨

现代的研究初步证明，5-羟色氨在人的神经活动过程中起重大作用，也为神经营养物质，当人脑中的 5-羟色氨含量突然改变时，人就会表现出精神失常现象。

三、其他五元杂环化合物

1. 吡咯的衍生物

吡咯的衍生物在自然界分布很广，如植物的叶绿素、动物的血红蛋白（heme）、维生素

B_{12}以及许多生物碱等,它们都具有重要的生理活性。

血红蛋白的基本结构含有卟吩（porphin）环,卟吩环是由 4 个吡咯环之间 α-碳原子通过四个亚甲基（—CH＝）相连,形成一个含 18 个 π 电子的芳香体系。血红蛋白由珠蛋白和血红素结合而成。

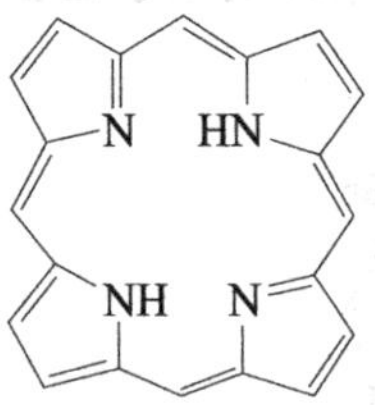

卟吩 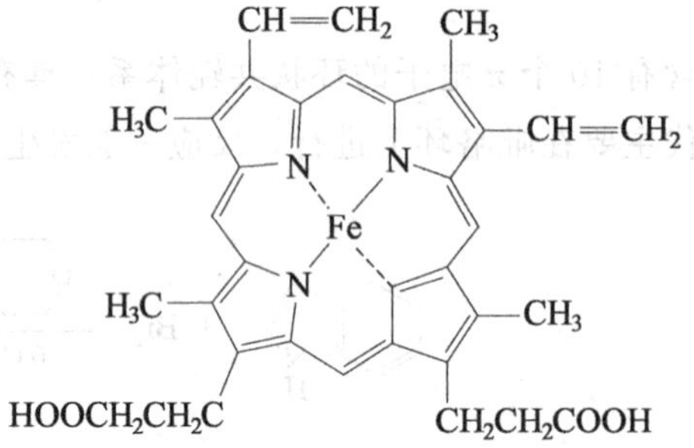　　　　　　　　　　血红素

血红蛋白存在于哺乳动物的红细胞中,是运输氧和二氧化碳的载体。另外,血红蛋白还可以与一氧化碳、氰离子结合,结合方式也与氧完全一样,所不同的是一氧化碳、氰离子与血红蛋白结合得比氧牢固得多,一氧化碳、氰离子和血红蛋白结合就很难分开,这就是煤气和氰化物中毒的原理。遇到这种情况时,可以使用其他与卟吩环结合能力更强的物质来解毒,比如一氧化碳中毒也可以通过静脉注射亚甲基蓝的方法来救治。

2. 咪唑及其衍生物

吡咯环上 3 位的 CH 被氮原子取代生成的化合物称为咪唑（结构式见表 19-1）,咪唑 1 位和 3 位的氮都是 sp^2 杂化,但咪唑 1 位氮以一对 p 电子参与共轭（与吡咯相似）,而咪唑中 3 位氮以一个 p 电子参与共轭（与吡啶相似）;咪唑 π 电子为 6,符合 Hückel 规则,具有一定的芳香性。

咪唑环中一个 N 原子上的 H 可以转移到另一个 N 原子上,能发生互变异构现象,例如甲基咪唑。

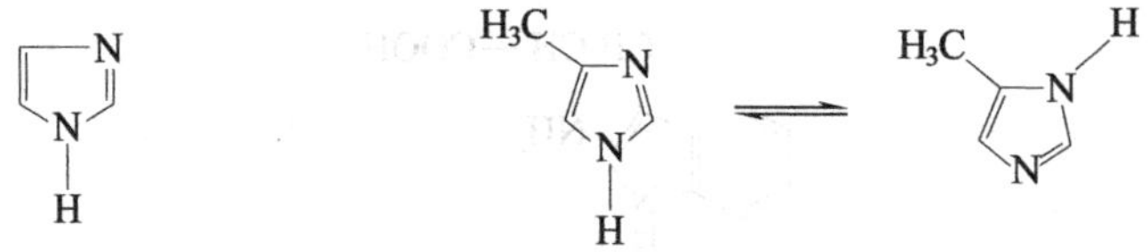

咪唑　　　　　　4-甲基咪唑　　　　　　5-甲基咪唑

4-甲基咪唑和 5-甲基咪唑就是两个互变异构体。但如果咪唑氮上的氢被其他原子或基团取代时,就不可能发生这种互变异构现象。

咪唑环既是质子给予体,又是质子接受体,在生物体内起着催化质子转移的重要作用。生物体内的组氨酸分子中含有一个咪唑基,它的 pK_a 值接近生理 pH 值（pH＝7.35）。它既是一个弱酸,又是一个弱碱。在生理环境中,它既能接受质子,又能解离质子,起到一种质子传递的作用。由于这些特性,组氨酸的咪唑基常是构成酶或蛋白质的活性中心的重要基团。

咪唑的衍生物广泛存在于自然界，如组氨酸（histidine）、毛果芸香碱（pilocarpine）、维生素 H（vitamin H 或辅酶 R）等。

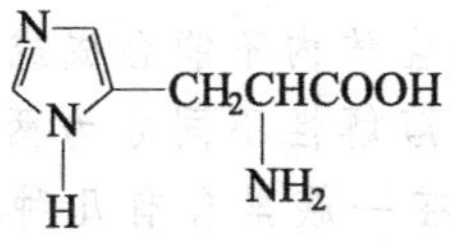

组氨酸 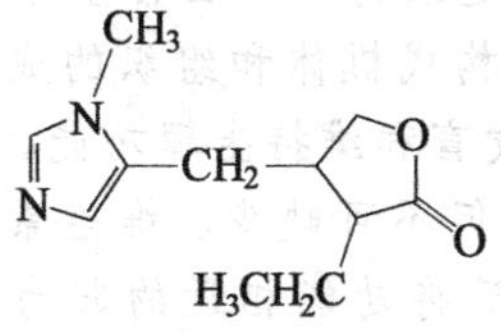　　　　　毛果芸香碱 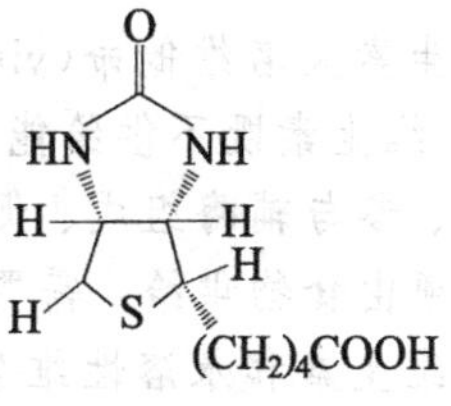　　　　　维生素H

毛果芸香碱是重要的药物，常用于治疗青光眼和排除体内的汞、铅等盐类毒物。

维生素 H 又称作辅酶 R。它是活细胞中的一种生长因素，也叫作生物素，在动物的肝脏中含量最丰富（0.0001%）。

3. 噻唑及其衍生物

噻唑是含有氮和硫的五元杂环化合物。噻唑上氮原子具有亲核性，可以发生烷基化反应，生成噻唑鎓盐。在青霉素和维生素 B_1 的结构中都含有噻唑或氢化噻唑环。

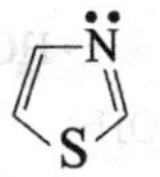

噻唑 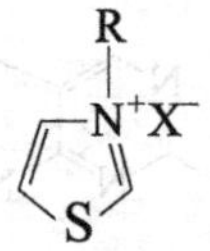　　　　　噻唑鎓盐

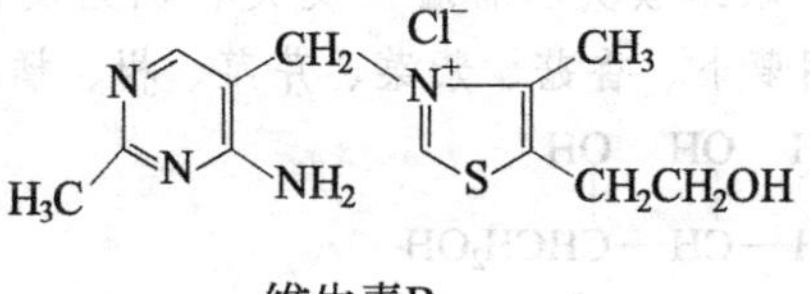

维生素B_1 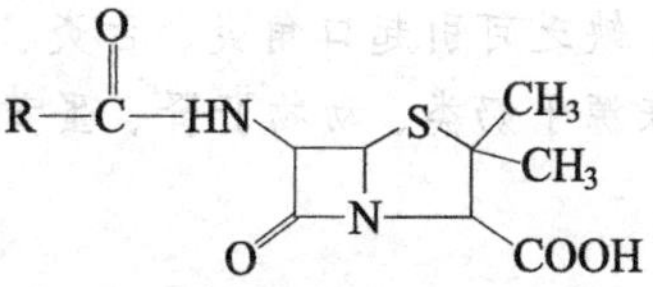　　　　　青霉素(基本结构)

青霉素属于 β-内酰胺类抗生素，该类抗生素作用机制被认为是抑制细菌细胞壁的合成。青霉素能够与进行生物合成的细胞壁主要酶上的氨基进行反应，使酶失去活性，如下所示：

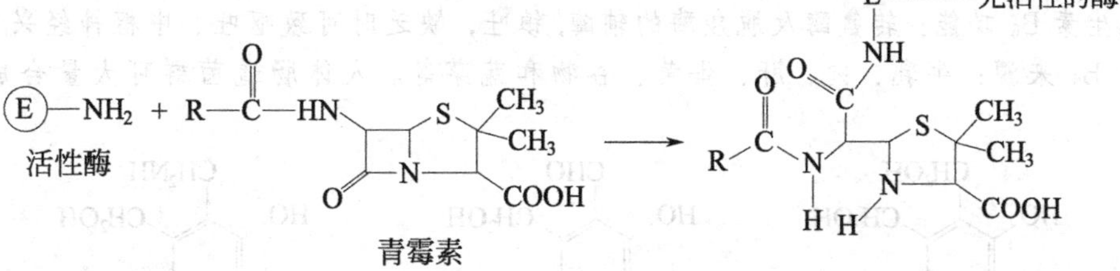

活性酶　　　　青霉素　　　　　　　　　　　E ← 无活性的酶

人类的细胞没有细胞壁，所以青霉素不会破坏人体细胞，副作用很小。

有些细菌对青霉素会产生耐药性，这是由于对青霉素产生耐药性的菌株产生了一种名为青霉素酶的酶，它使青霉素水解生成青霉酸。青霉酸分子中没有 β-内酰胺环，不能与进行生物合成的细胞壁主要酶上的氨基反应，因此不能阻止细菌细胞壁的合成。

阅读材料

维生素

维生素又名维他命(vitamin)，是维持人体正常生命活动所必需的一类小分子有机化合物。维生素既不供给能量，也不构成机体和组织的成分；它的作用主要是调节体内物质代谢、参与辅酶组成、促进生长发育和维持生理功能。维生素在体内不能合成或合成甚微，必须由食物供给，需要量很少，但不可缺少。维生素按照其溶解性不同分为两大类：脂溶性维生素和水溶性维生素，然后将功能相近的归为一族，在一族里含有几种维生素时，则根据化学结构的不同在字母右下方注以1、2、3等，如维生素A_1、维生素D_3。

1. 水溶性维生素

水溶性维生素包括B族维生素和维生素C、维生素P等。B族维生素包括维生素B_1、维生素B_2、烟酸和烟酰胺、泛酸、维生素B_6、生物素、叶酸和维生素B_{12}等。水溶性维生素在组织内浓度恒定，构成辅酶成分，参与物质代谢，无中毒症，过多即随尿排出。

维生素B_1功能：参与糖的代谢；促进能量代谢；维持神经与消化系统的正常功能。维生素B_1长期摄入不足会出现周围神经炎、浮肿、心肌变性、情绪急躁、精神惶恐、健忘等。维生素B_1来源：谷类、豆类、酵母、干果、动物内脏、蛋类、瘦肉、乳类、蔬菜、水果等。

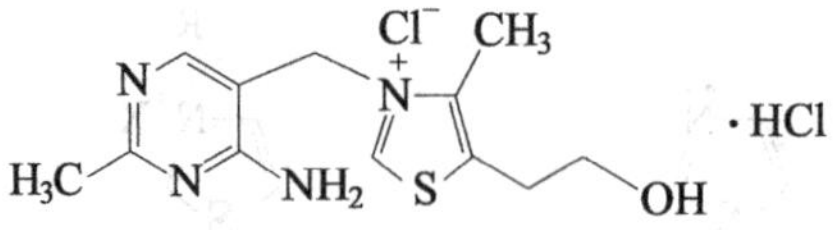

维生素B_1(硫胺素)

维生素B_2功能：促进糖、脂肪和蛋白质的代谢；维持皮肤、黏膜、视觉的正常机能。维生素B_2缺乏可引起口角炎、舌炎、口腔炎、眼结膜炎、脂溢性皮炎和视觉模糊等。维生素B_2来源于奶类、动物肝肾、蛋黄、鱼、胡萝卜、香菇、紫菜、芹菜、柑、橘等。

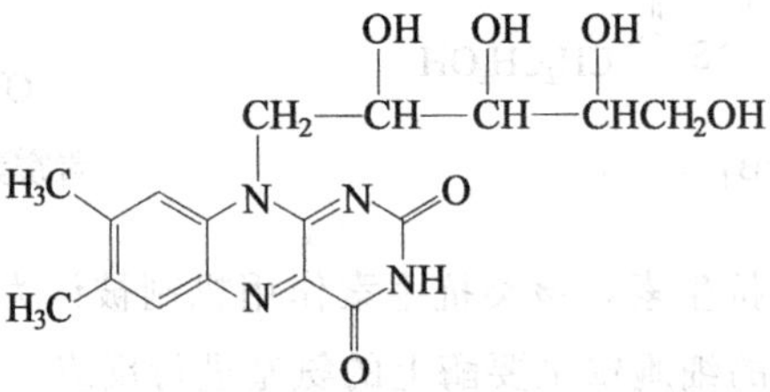

维生素B_2(核黄素)

维生素B_6功能：转氨酶及脱羧酶的辅酶，镇吐，缺乏时可致呕吐、中枢神经兴奋等。维生素B_6来源：牛乳、肉、肝、蛋黄、谷物和蔬菜等。人体肠道茵群可大量合成维生素B_6。

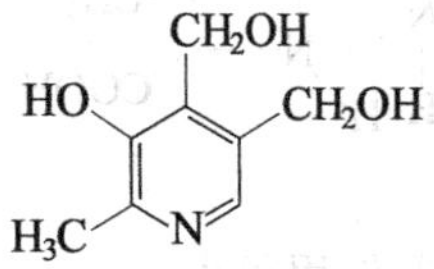

吡哆醇 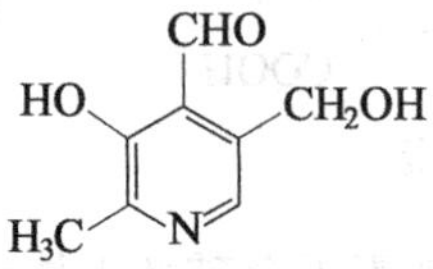   吡哆醛 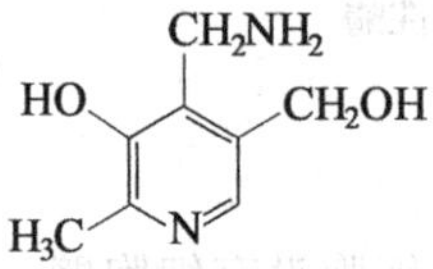   吡哆胺

维生素B_6

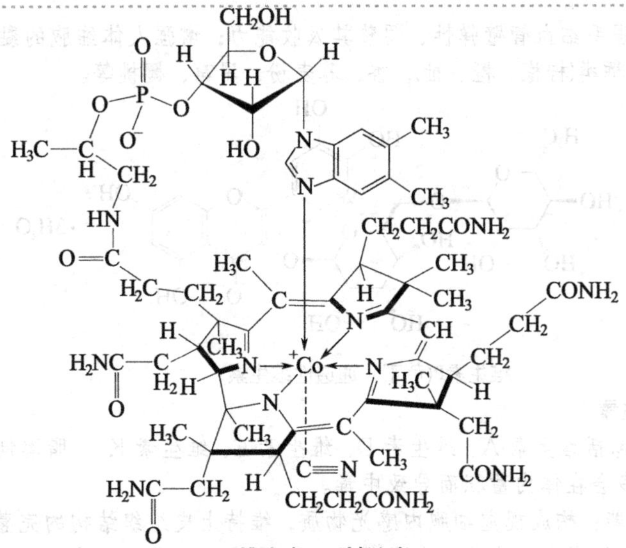

维生素B_{12}(钴胺素)

维生素B_{12}能促进红细胞的发育和成熟，使肌体造血机能处于正常状态，预防恶性贫血；能促进三大代谢；能促进蛋白质、核酸的生物合成。维生素B_{12}严重缺乏会导致恶性贫血及精神抑郁、记忆力下降等神经系统疾病。维生素B_{12}的来源：主要是动物性食品，如内脏、肉类、贝壳类、蛋类、奶等。

维生素PP的功能：脱氢酶的辅酶；参与糖、脂类、丙酮酸代谢及高能磷酸键的形成等。维生素PP缺乏可致癞皮病。维生素PP的来源：动物肝肾、瘦肉、鱼、卵、麦制品、花生、梨、枣、无花果等。

烟酸　　　　烟酰胺

维生素PP(预防癞皮病因子)

泛酸参与辅酶A的形成，是酶的转酰基辅因子，轻度缺乏可致疲乏、食欲差、消化不良等，重度缺乏可致肌肉协调性差、肌肉及胃肠痉挛等。泛酸的来源：肉类、动物肾脏与心脏、谷类、麦芽、绿叶蔬菜、啤酒酵母、坚果、糖蜜等。

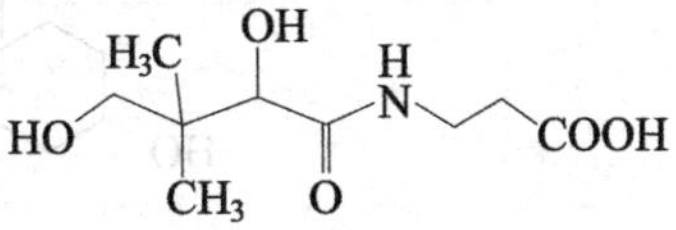

泛酸

维生素C是天然抗氧化剂，可防治坏血病，保护牙齿、骨骼，增加血管壁弹性，缺乏时可致坏血病，表现为疲劳、倦怠、易感冒，典型症状是牙龈出血、牙床溃烂、牙齿松动，毛细血管脆性增加，是最容易缺乏的维生素之一。维生素C的来源：新鲜水果和蔬菜。

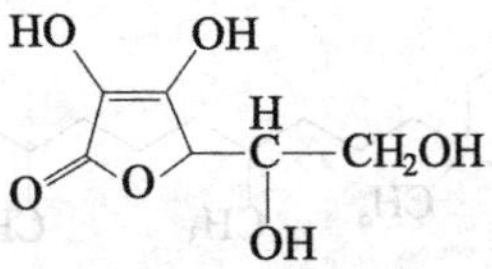

维生素C(抗坏血酸)

第十九章　含氮有机化合物和杂环化合物

维生素 P 能增强毛细血管壁弹性、调整其吸收能力；增强人体细胞的黏附力及维生素 C 的活性。其来源为柑橘类(柠檬、橙、柚)，杏，荞麦粉，黑莓，樱桃等。

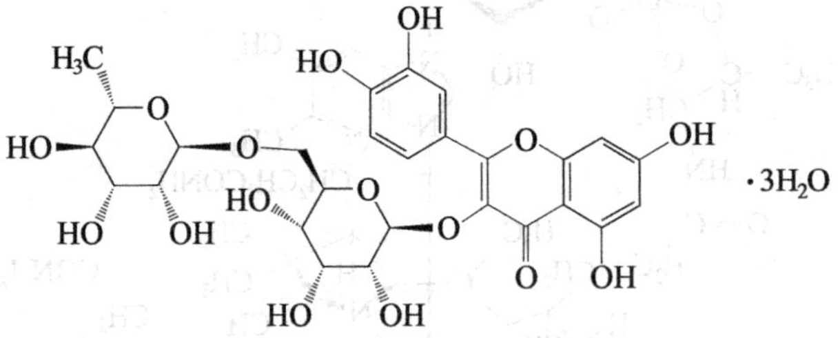

维生素P(芦丁、通透性维生素)

2. 脂溶性维生素

脂溶性维生素包括维生素 A、维生素 D、维生素 E、维生素 K。脂溶性维生素在体内的排泄较慢，摄入量过多会在体内蓄积而导致中毒。

维生素 A 的功能：构成视觉细胞内感光物质，维持上皮组织结构的完整，促进上皮细胞糖蛋白的合成，参与皮质激素、性激素合成及骨组织形成，促进生长发育。维生素 A 缺乏会导致黏膜干燥、干眼病；维生素 A 过量引起恶心、头痛、皮疹等。维生素 A 的来源：动物性食品如肝、蛋黄、奶油等，植物性食品如类胡萝卜素(维生素 A 原——本身不具有维生素 A 活性，但在体内可转变为维生素 A 的物质)。

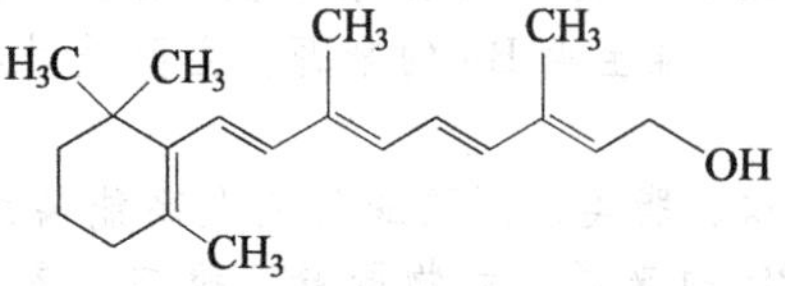

维生素A_1 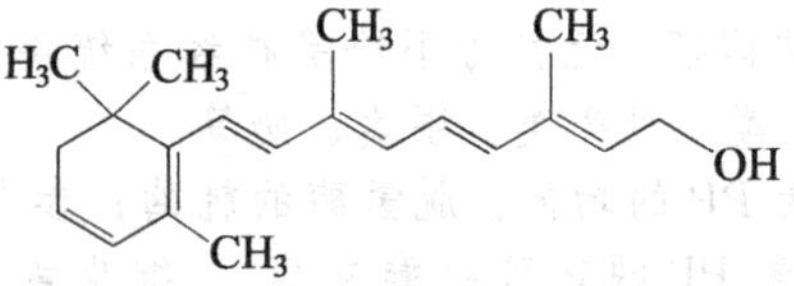   维生素A_2

维生素 D 是一类抗佝偻病维生素的总称，已知经发现至少 10 种，它们都是甾醇的衍生物，其中活性较高的是维生素 D_2 和维生素 D_3。维生素 D_2 和维生素 D_3 广泛存在于动物体中，含量最高的是鱼的肝脏，也存在于牛乳、蛋黄中。缺少维生素 D 会导致钙、磷吸收发生障碍，血液中钙、磷含量下降，影响骨骼、牙齿的正常发育。当维生素 D 严重不足时，婴儿引起佝偻病，成人则发生软骨病。日光浴是获得维生素 D_3 的最简易方法。

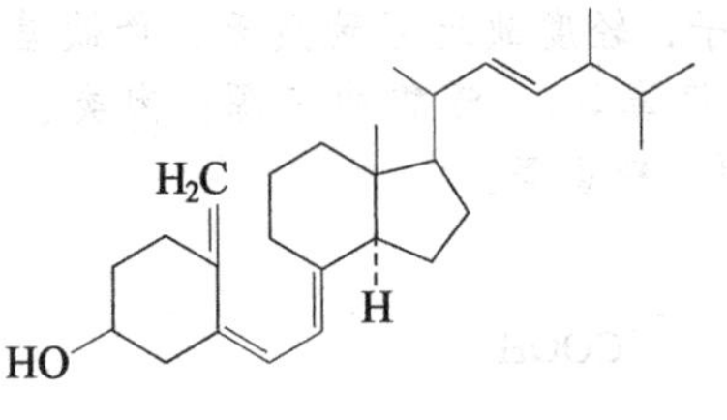

维生素D_2 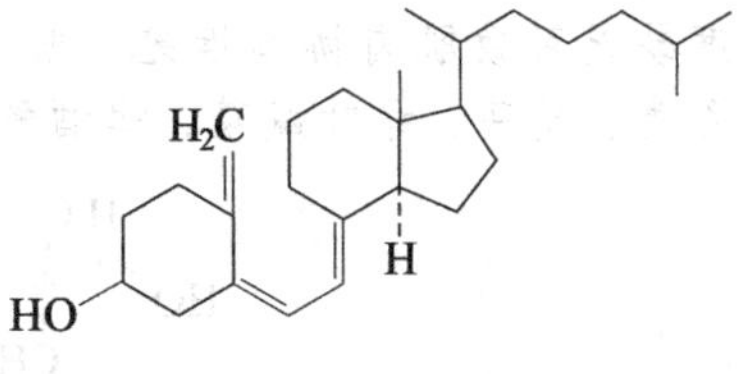   维生素D_3

维生素 E 的功能：参与多种酶活动，维持和促进生殖机能，是天然抗氧化剂，可起抗衰老、防癌及增强免疫作用。维生素 E 的来源：植物油、麦胚、硬果、种子类、豆类、谷类。

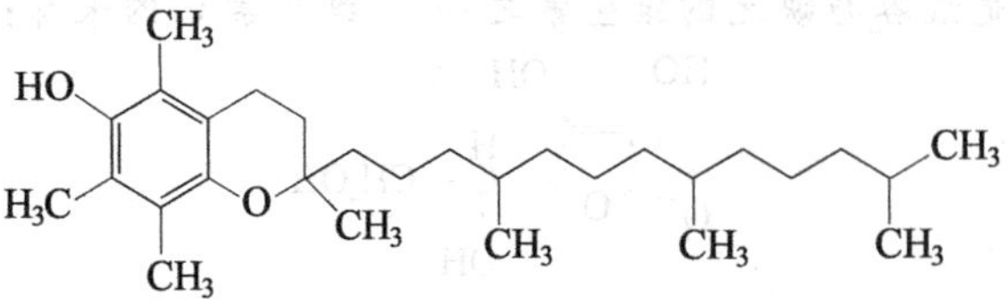

维生素E(生育酚)

维生素 K 的功能：促进凝血因子形成，加速血液凝固。维生素 K 缺乏会导致凝血功能障碍，出现全身多部位出血甚至颅内出血。维生素 K 的来源：深绿色蔬菜，富含乳酸菌的食品及肉、蛋等。

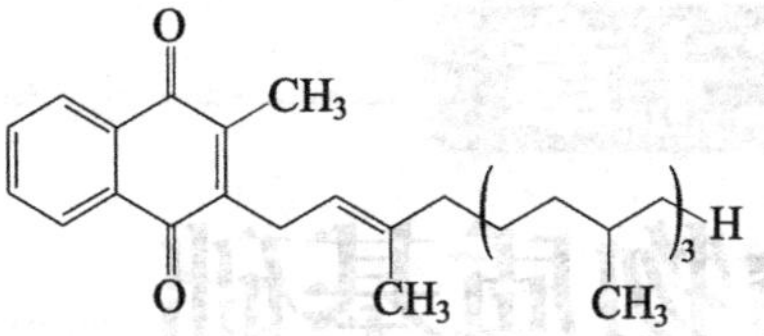

维生素 K_1

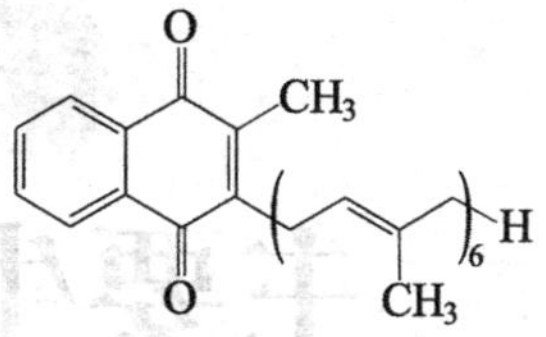

维生素 K_2

习 题

1. 命名下列化合物。

(1) $CH_3CH_2N(CH_3)_2$

(2) 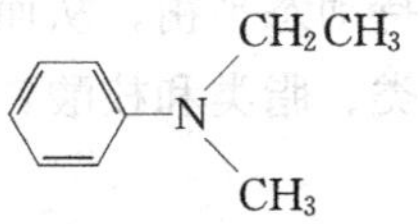 苯基-N(CH₂CH₃)(CH₃)

(3) 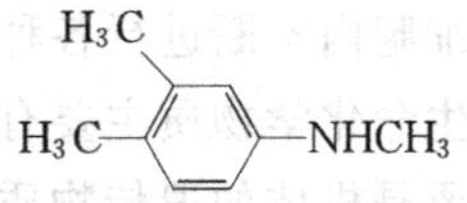 2,3-二甲基-N-甲基苯胺

(4) 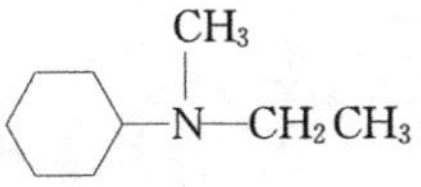 环己基-N(CH₃)(CH₂CH₃)

(5) 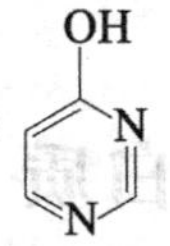 4-羟基嘧啶

(6) 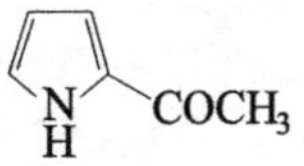 2-乙酰基吡咯

(7) 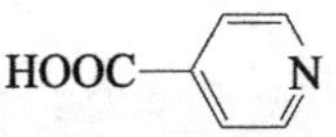 HOOC-吡啶（4位）

2. 写出下列化合物的结构式。
(1) N,N-二甲基苯胺 (2) 氢氧化四丁基铵 (3) 2-氨基乙醇 (4) 四氢呋喃
(5) 2-甲基吡啶 (6) 碘化四异丙基铵 (7) N-甲基苯磺酰胺 (8) 对氨基苯磺酰胺
(9) 4-甲基-1,3-苯二胺 (10) 4-甲基咪唑

3. 将下列各组化合物按碱性强弱次序排列。
(1) 乙胺、氨、苯胺、二苯胺、N-甲基苯胺
(2) 苯胺、乙酰苯胺、苯磺酰胺、N-甲基乙酰苯胺
(3) 对甲苯胺、苄胺、2,4-二硝基苯胺、对硝基苯胺
(4) 吡啶、苯胺、吡咯、咪唑

4. 完成下列反应方程式。

(1) 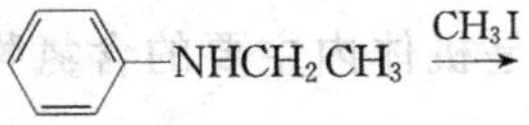 C₆H₅-NHCH₂CH₃ $\xrightarrow{CH_3I}$

(2) 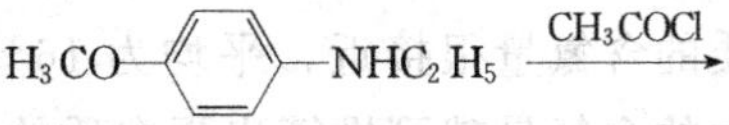 H₃CO-C₆H₄-NHC₂H₅ $\xrightarrow{CH_3COCl}$

(3) 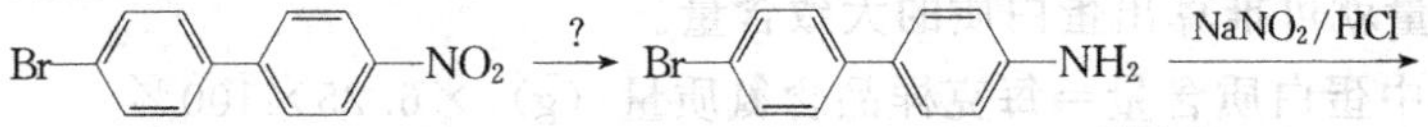 Br-C₆H₄-C₆H₄-NO₂ $\xrightarrow{?}$ Br-C₆H₄-C₆H₄-NH₂ $\xrightarrow{NaNO_2/HCl}$

(4) 呋喃 + (CH₃CO)₂O $\xrightarrow{BF_3}$

(5) β-乙基吡啶 $\xrightarrow[OH^-]{KMnO_4}$

(6) 喹啉 $\xrightarrow{HNO_3, H_2SO_4}$

(7) 吡啶 + H₂ $\xrightarrow[\text{加压}]{Pt}$

5. 用化学方法鉴别下列各组化合物。
(1) 苯胺、N-甲基苯胺、N,N-二甲基苯胺
(2) 苯胺、环己胺、苯甲酰胺
(3) 苯胺、苯酚、环己胺

6. 试比较吡咯与吡啶的结构特点及主要化学性质。

7. 为什么吡啶的碱性比六氢吡啶更弱？

第二十章

主要生命物质基础

所有的生命体都是由一定的化学物质按照严格的比例、含量和方式组成。这些化学物质在组织细胞内不断进行各种反应，并保持动态平衡，从而维持生命活动的正常进行。机体内重要的生命化学物质主要有蛋白质、糖类、脂类和核酸，前三者主要是机体的营养物质，而核酸主要是机体的遗传物质。

第一节 蛋白质

蛋白质是由氨基酸组成的生物大分子，是生命活动的物质基础，在机体内发挥着重要的生物学作用。例如蛋白质可作为酶，调节体内的各种代谢反应；可作为免疫球蛋白、补体，特异性识别和清除侵入机体的病原微生物；还可参与物质转运、凝血等。

一、蛋白质的分子组成

1. 蛋白质的元素组成

蛋白质种类繁多，结构各异，但其元素组成基本相同，主要有 C、H、O、N 和 S 等。其中各种蛋白质的含氮量很接近，平均为 16%。由于蛋白质是机体内主要的含氮物，因此测定生物样品中的含氮量就可推算出蛋白质的大致含量。

100g 样品中蛋白质含量＝每克样品含氮质量（g）×6.25×100%

2. 蛋白质的基本组成单位——氨基酸

蛋白质在酸、碱或蛋白酶的作用下水解为氨基酸，所以氨基酸是其基本组成单位。自然界中的氨基酸有 300 多种，但组成人体蛋白质的氨基酸只有 20 种。

（1）氨基酸的特点与分类

组成人体蛋白质的 20 种氨基酸均为 α-氨基酸（除脯氨酸为 α-亚氨基酸外），即 α-碳原子上连接一个氨基和一个羧基。R 为氨基酸的侧链基团。除甘氨酸外，其余 19 种氨基酸的 α-碳原子均为手性碳，有旋光性，空间排布均为 L 型（构型采用 D/L 法标记，即以甘油醛为参照，α-氨基在平面投影左侧的为 L 型，反之为 D 型）。

$$R-\overset{\underset{NH_2}{|}}{CH}-COOH \qquad \begin{array}{c}CHO\\OH-|-H\\CH_2OH\end{array} \qquad \begin{array}{c}COOH\\NH_2-|-H\\R\end{array}$$

氨基酸结构通式   L-甘油醛   L-氨基酸

氨基酸的不同主要在于侧链 R 基团。根据侧链 R 基团结构与性质的不同，组成人体蛋白质的 20 种氨基酸可分为以下三类（表 20-1）。

表 20-1   组成人体蛋白质的 20 种氨基酸

类别	氨基酸 R 基的结构式	名称	三字符号（单字符号）
中性氨基酸	—H	甘氨酸	Gly(G)
	—CH$_3$	丙氨酸	Ala(A)
	—CH$_2$—CH(CH$_3$)—CH$_3$	亮氨酸	Leu(L)
	—CH(CH$_3$)—CH$_2$—CH$_3$	异亮氨酸	Ile(I)
	—CH(CH$_3$)—CH$_3$	缬氨酸	Val(V)
	(吡咯烷环)—COO$^-$ (全结构式)	脯氨酸	Pro(P)
	—CH$_2$—C$_6$H$_5$	苯丙氨酸	Phe(F)
	—CH$_2$—CH$_2$—S—CH$_3$	蛋氨酸	Met(M)
	—CH$_2$—SH	半胱氨酸	Cys(C)
	—CH$_2$—C(=O)—NH$_2$	天冬酰胺	Asn(N)
	—CH(CH$_3$)—OH	苏氨酸	Thr(T)
	—CH$_2$—CH$_2$—C(=O)—NH$_2$	谷氨酰胺	Gln(Q)
	—CH$_2$—C$_6$H$_4$—OH	酪氨酸	Tyr(Y)
	—CH$_2$—OH	丝氨酸	Ser(S)
	—CH$_2$—(吲哚基)	色氨酸	Trp(W)

第二十章   主要生命物质基础

续表

类别	氨基酸 R 基的结构式	名称	三字符号（单字符号）
酸性氨基酸	—CH$_2$—C(=O)—OH —CH$_2$—CH$_2$—C(=O)—OH	天冬氨酸 谷氨酸	Asp(D) Glu(E)
碱性氨基酸	—CH$_2$—(咪唑环, N, NH) —CH$_2$—CH$_2$—CH$_2$—CH$_2$—NH$_3^+$ —CH$_2$—CH$_2$—CH$_2$—NH—C(NH$_2$)=NH$_2^+$	组氨酸 赖氨酸 精氨酸	His(H) Lys(K) Arg(R)

(2) 氨基酸的两性解离与等电点

所有氨基酸既含有酸性的羧基，又含有碱性的氨基，因此氨基酸是两性物质，具有两性解离的特性。氨基酸的解离方式取决于所处环境的 pH 值。在某一 pH 值的溶液中，氨基酸解离成阳离子和阴离子的趋势相等，成为两性离子，所带净电荷为零，此时溶液的 pH 值为该氨基酸的等电点（isoelectric point，pI）。通常酸性氨基酸的 pI<4.0，碱性氨基酸的 pI>7.5，中性氨基酸的 pI 在 5.0~6.5 之间。

$$\text{R—CH(NH}_3^+\text{)—COOH} \rightleftharpoons \text{R—CH(NH}_3^+\text{)—COO}^- \rightleftharpoons \text{R—CH(NH}_2\text{)—COO}^-$$

阳离子　　　两性离子　　　阴离子
pH<pI　　　pH=pI　　　pH>pI

(3) 氨基酸的连接与肽

氨基酸分子之间通过肽键连接。一个氨基酸的 α-羧基和另一个氨基酸的 α-氨基脱水缩合而成的酰胺键为肽键。

$$\text{H}_2\text{N—CH(R}^1\text{)—COOH} + \text{H}_2\text{N—CH(R}^2\text{)—COOH} \xrightarrow{-\text{H}_2\text{O}} \text{H}_2\text{N—CH(R}^1\text{)—CO—NH—CH(R}^2\text{)—COOH}$$

氨基酸分子通过肽键连接而成的化合物为肽。两个氨基酸缩合而成的肽为二肽，三个氨基酸缩合而成的肽为三肽，依此类推。10 个以内氨基酸相连而成的肽为寡肽，更多氨基酸连接而成的肽为多肽。蛋白质就是由多肽组成。肽链分为主链和侧链（R 基），有两个游离末端，一端是未参与形成肽键的 α-氨基，为氨基末端或 N-端；另一端是未参与形成肽键的 α-羧基，为羧基末端或 C-端。肽链的书写和命名均从 N-端开始指向 C-端。

二、蛋白质的分子结构

20 种氨基酸通过肽键相连形成多肽链，并进一步形成特定的三维空间结构，从而形成成熟的蛋白质，具有相应的生理学功能。蛋白质的分子结构包括一级结构和空间结构。

1. 蛋白质的一级结构

蛋白质分子中，从 N-端至 C-端的氨基酸排列顺序为蛋白质的一级结构。一级结构决定蛋白质的空间结构，因此也称为蛋白质的基本结构。稳定一级结构的化学键主要是肽键，有些蛋白质还有二硫键。牛胰岛素是世界上第一个被确定一级结构的蛋白质，由英国化学家 F. Sanger 在 1953 年测定。

2. 蛋白质的空间结构

在一级结构的基础上，蛋白质多肽链通过折叠、卷曲等方式形成特定的空间结构。蛋白质的空间结构包括二级、三级和四级结构。

蛋白质的二级结构是其分子中多肽主链原子的局部空间结构，不涉及侧链的空间排布。稳定二级结构的化学键主要是氢键。蛋白质的二级结构包括 α-螺旋、β-折叠、β-转角和无规卷曲四种形式。一个蛋白质分子中可含有多种二级结构，但是以 α-螺旋和 β-折叠为主。

蛋白质的三级结构是在二级结构的基础上，由于侧链 R 基团之间的相互作用（如盐键、氢键），多肽链进一步折叠、卷曲形成的空间结构，即多肽链所有原子的空间排布。由一条肽链组成的蛋白质，形成三级结构后便具有生物学活性。

许多蛋白质分子由两条或两条以上的多肽链组成，必须形成四级结构才具有生物学活性。每条具有独立三级结构的多肽链称为亚基。蛋白质的四级结构是其分子中各亚基之间以非共价键（如盐键、氢键、疏水作用力）连接形成的空间结构。

三、蛋白质的变性

在某些理化因素作用下，蛋白质的空间结构被破坏，导致其理化性质改变，生物学活性丧失的现象称为**蛋白质的变性**（denaturation）。自然界中大多数蛋白质变性后，不能再恢复其天然状态。

蛋白质变性的实质是二硫键和非共价键被破坏，但不涉及一级结构的改变。蛋白质变性后，其溶解度降低而易于沉淀，黏度增加，结晶能力消失，易被蛋白质酶水解。引起蛋白质变性的因素有多种，常见的有高温、高压、紫外线、重金属离子和乙醇等。

第二节 糖类

糖类是多羟基醛或多羟基酮及其衍生物的总称，广泛分布于动、植物体内。糖是机体维持生命活动所需能量的主要来源，还是机体重要的组成成分，具有多种生物学功能。根据其能否水解及水解产物的情况将糖分为单糖、低聚糖（最重要的是二糖）和多糖。

一、单糖

单糖是不能水解成更小分子糖的多羟基醛或多羟基酮。根据结构中是否含醛基或酮基将单糖分为醛糖和酮糖；根据分子中碳原子数量将单糖分为丙糖、丁糖、戊糖和己糖。自然界中最常见的是戊糖和己糖，其中与生命活动关系最密切的是葡萄糖（己醛糖）和果糖（己酮糖）等。本节中以葡萄糖为例，讨论单糖的结构性质。

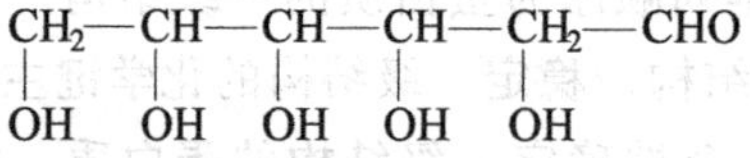

CH2—CH—CH—CH—CH—CHO
OH OH OH OH OH

葡萄糖

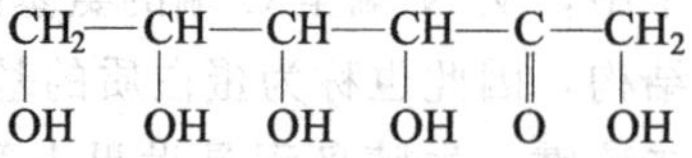

CH2—CH—CH—CH—C—CH2
OH OH OH OH O OH

果糖

1. 单糖的结构

（1）葡萄糖的开链结构和构型

葡萄糖的开链结构通常用费歇尔（Fischer）投影式或其简式（手性碳上的 OH 用短横线表示，H 不标出）表示。习惯上采用 D/L 法标记构型：凡是单糖分子中编号最大的手性碳原子的构型与 D-甘油醛构型相同者为 D 型；与 L-甘油醛构型相同者为 L 型。天然存在的葡萄糖均为 D 型，广泛分布于自然界，是许多低聚糖、多糖及糖苷等的组成成分。

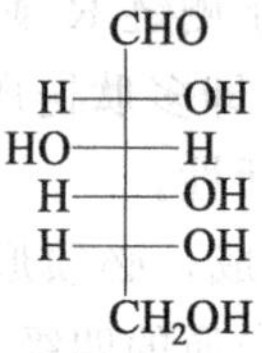

CHO
H OH
HO H
H OH
H OH
CH2OH

D-葡萄糖

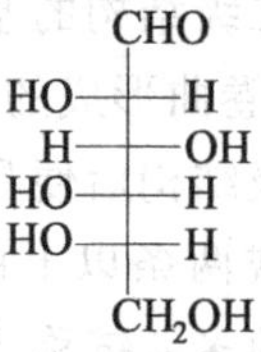

CHO
HO H
H OH
HO H
HO H
CH2OH

L-葡萄糖

（2）葡萄糖的环状结构

葡萄糖开链结构中手性碳原子上的基团有着固定的空间排列，一个结构代表一个化合物，应具有一定的熔点和比旋光度。而事实上 D-葡萄糖有两种结晶：从乙醇溶液中析出的 D-葡萄糖结晶，熔点为 146℃，比旋光度为＋112°；从吡啶中析出的 D-葡萄糖结晶，熔点为 150℃，比旋光度为＋18.7°。上述任何一种葡萄糖晶体新配制的水溶液在放置过程中，比旋光度都会自行逐渐变化，直至达到＋52.5°的恒定值，这种现象称为**变旋光**现象，此现象说明葡萄糖还存在其他的结构形式。

经实验证实，晶体葡萄糖是以环状结构形式存在的。这是由于 D-葡萄糖分子中的醛基与 C-5 的—OH 缩合形成较稳定的环状半缩醛。

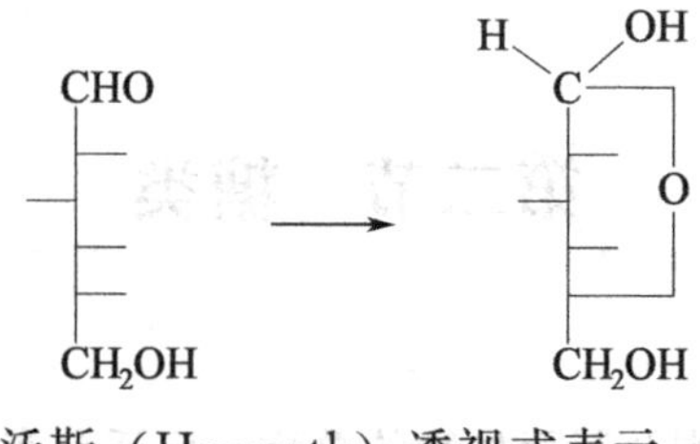

CHO
CH2OH
H
OH
C
O
CH2OH

葡萄糖的环状结构采用哈沃斯（Haworth）透视式表示。在哈沃斯式中把含氧的六元环单糖看成杂环吡喃的衍生物，称为吡喃糖；含氧的五元环单糖看成杂环呋喃的衍生物，称为呋喃糖。D-葡萄糖通常以吡喃糖的形式存在。

在哈沃斯式中，粗线表示在纸平面的前方，细线表示在纸平面的后方，各原子或基团写在平面上下。对 D-葡萄糖来说，费歇尔投影式中右边的—OH，在哈沃斯式中位于平面下方，左边的—OH，在哈沃斯式中位于平面上方；半缩醛羟基在平面下方者为 α 型，在平面上方者为 β 型。

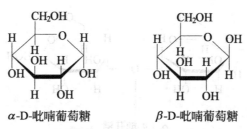

α-D-吡喃葡萄糖　　　　β-D-吡喃葡萄糖

在葡萄糖的水溶液中，以上各种结构互相转化直至达到动态平衡状态。平衡混合物中，β型约占64%，α型约占36%，而开链结构不足0.1%，比旋光度保持恒定。

2. 单糖的物理性质

单糖均为无色结晶体，有吸湿性，极易溶于水，难溶于有机溶剂。单糖有甜味，不同的单糖甜度不同（果糖最甜）。除二羟基丙酮外，单糖都有旋光性，比旋光度是鉴别单糖的重要物理常数。具有环状结构的单糖都有变旋光现象。

3. 单糖的化学性质

（1）氧化反应

土伦试剂、斐林试剂和班氏试剂是碱性的弱氧化剂，都能与单糖（包括醛糖和酮糖）发生氧化还原反应，土伦试剂与糖反应产生银镜现象，斐林试剂和班氏试剂与糖反应生成砖红色沉淀。

单糖能被弱氧化剂氧化，说明其具有还原性，所以称之为还原性糖。

$$单糖 \xrightarrow[\triangle]{土伦试剂} Ag\downarrow + 复杂氧化物$$

$$单糖 \xrightarrow[\triangle]{班氏试剂} Cu_2O\downarrow + 复杂氧化物$$

醛糖可被溴水（pH=6.0）氧化，生成糖酸并使溴水褪色。而酮糖不发生此反应，故可用此反应来鉴别醛糖和酮糖。

（2）成苷反应

在无水酸（如干燥HCl）条件下，单糖环状结构中的半缩醛（酮）羟基可与醇或酚的羟基作用，脱水生成具有缩醛（酮）结构的糖苷化合物，此反应为成苷反应。

糖苷分子中没有半缩醛（酮）羟基，不能再转变成开链结构而产生醛基，因此糖苷无还原性。糖苷在中性或碱性溶液中较稳定，但在稀酸溶液中可水解生成原来的糖和非糖部分。

二、二糖

二糖是两分子单糖通过羟基脱水形成糖苷键而生成的化合物，常见的有麦芽糖、蔗糖和乳糖。本节只介绍麦芽糖和蔗糖。

1. 麦芽糖

麦芽糖存在于麦芽中，可由麦芽中的淀粉酶将淀粉部分水解得到，饴糖是其粗制品。从结构上来看，麦芽糖是由两分子α-D-吡喃葡萄糖通过半缩醛羟基和醇羟基脱水形成α-1,4-糖苷键连接而成。由于其结构中仍保留着一个半缩醛羟基，因而具有还原性，能与土伦试剂等反应，也有变旋光现象。

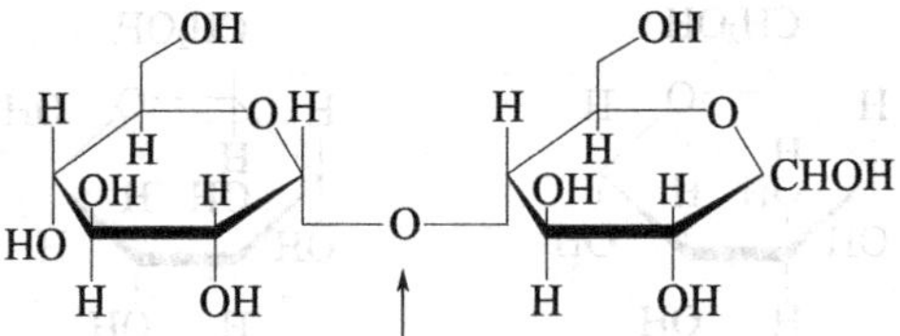

α-1,4-糖苷键

麦芽糖晶体含一分子结晶水，熔点为 104℃，易溶于水，甜度约为蔗糖的 70%，互变异构平衡时比旋光度为 +136°。

2. 蔗糖

蔗糖是最常见的二糖，广泛分布于植物界，尤其是在甘蔗和甜菜中含量较高，植物的果实中几乎都含有蔗糖。从结构上来看，蔗糖是由葡萄糖和果糖通过 α-1,2-糖苷键或 β-2,1-糖苷键连接而成。由于其分子中无半缩醛（或酮）羟基，因而无还原性，是非还原性二糖。

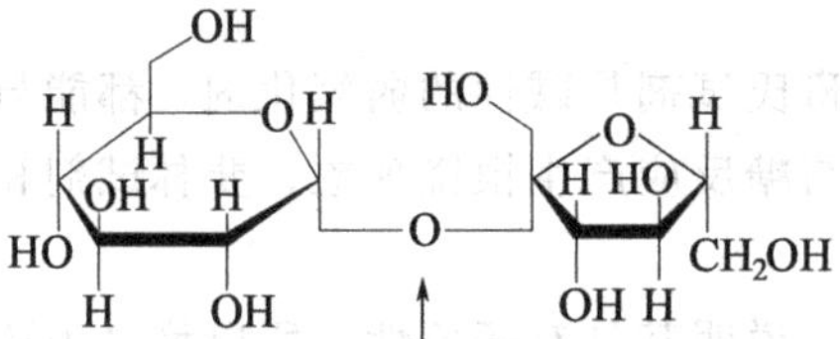

α-1,2-糖苷键

纯蔗糖为无色结晶体，易溶于水，难溶于乙醇和乙醚。蔗糖是右旋糖，比旋光度为 +66.5°，水解生成的葡萄糖和果糖混合物呈左旋性，比旋光度为 -19.75°。蔗糖水解后旋光方向发生变化，因而将蔗糖的水解过程称为转化，水解生成的混合物称为转化糖。蜂蜜中含有大量转化糖，比单独的葡萄糖和蔗糖更甜。

三、多糖

多糖是由多个单糖分子（至少 10 个）通过糖苷键相连形成的高分子糖类化合物。由相同单糖组成的多糖为均多糖，如淀粉、糖原、纤维素（均由 D-葡萄糖组成）；由不同的单糖及其单糖衍生物组成的多糖为杂多糖，如透明质酸、肝素等。

多糖在自然界分布广泛，有的参与植物和动物骨干结构的组成，如纤维素；有的作为机体内糖的储存形式，如糖原；有的具有特殊的生物学活性，如有抗凝血作用的肝素。

多糖在性质上与单糖和低聚糖有较大差别。多糖大部分为无定形粉末，无固定熔点，无甜味，难溶于水，少数在水中形成胶体溶液，一般无还原性和变旋光现象。

1. 淀粉

淀粉主要分布于植物的根和种子中，大米中含淀粉约 75%，大麦和小麦含淀粉约 60%~65%。在体内，淀粉在淀粉酶催化作用下逐步水解成麦芽糖，后者在麦芽糖酶催化下水解成葡萄糖供机体利用。根据结构和性质的不同，淀粉分为直链淀粉和支链淀粉两类。通常所说的淀粉是这两种淀粉的混合物。

（1）直链淀粉

直链淀粉又称可溶性淀粉,在淀粉中占20%~30%。其通常是由200~300个D-葡萄糖通过α-1,4-糖苷键连接而成的直链,支链很少。直链淀粉的链状分子排列成规则的螺旋状,每一圈螺旋约含6个葡萄糖单位。

直链淀粉不溶于冷水,能溶于热水形成透明的胶体溶液。直链淀粉遇碘显蓝色,是由于碘分子可嵌入直链淀粉的螺旋空隙中(图20-1),并依靠分子间引力与淀粉松弛结合,而且加热后二者分离可使蓝色褪去,利用此特性可鉴别淀粉。

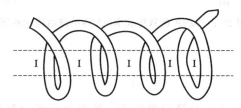

图20-1 碘分子嵌入直链淀粉螺旋结构示意图

(2) 支链淀粉

支链淀粉又称不溶性淀粉,在淀粉中占70%~80%。其在结构上除了由D-葡萄糖以α-1,4-糖苷键连接而成的主链外,还有以α-1,6-糖苷键连接而成的支链(每个支链约含20~25个葡萄糖单位)。

支链淀粉不溶于冷、热水,在热水中膨胀成糊状,遇碘显紫红色。

2. 糖原

糖原是存在于人和动物体内的多糖,又称动物淀粉,主要分布于肝脏和肌肉中,是机体活动所需能量的主要来源。

糖原的结构和支链淀粉相似,也是由D-葡萄糖以α-1,4-糖苷键连接形成主链,以α-1,6-糖苷键连接形成支链,但其分支更多、更短(每个支链约含12~18个葡萄糖单位),所以糖原的分子结构更复杂,分子量更高。

糖原不溶于冷水,加热不糊化,遇碘显棕红色。

第三节 核酸

核酸是由核苷酸聚合而成的一类生物大分子,具有复杂的结构和重要的生物学功能,广泛存在于动、植物细胞和微生物内。核酸是生命遗传的物质基础,携带遗传信息,并通过复制、转录、翻译等过程将遗传信息进行转代、传递和表达。

一、核酸的分类

核酸根据化学组成不同,分为核糖核酸(ribonucleic acid,RNA)和脱氧核糖核酸(deoxyribonucleic acid,DNA)两大类。

DNA是双链结构[图20-2(a)],主要分布于细胞核和线粒体内,携带遗传信息,决定细胞和个体的遗传型,并通过复制将遗传信息传代,是物种进化和繁衍的物质基础。

RNA是单链结构[图20-2(b)],主要分布于细胞液、细胞核和线粒体内,参与遗传信息的传递和表达。根据其功能不同，RNA 主要分为信使 RNA、转运 RNA 和核糖体 RNA 三类。

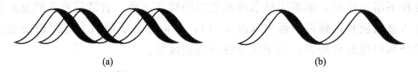

图 20-2　DNA 的双链和 RNA 的单链结构示意图

二、核酸的分子组成

核酸主要由 C、H、O、N、P 等元素组成。其中 P 元素含量较多，而且比较稳定，为 9%～10%，可通过测定 P 元素含量对核酸进行定量分析。

核酸在核酸酶的作用下水解为核苷酸，因此核酸的基本组成单位是核苷酸，而每一分子核苷酸又由碱基、戊糖和磷酸三种成分组成。

碱基是含氮杂环化合物，分为嘌呤和嘧啶两类。常见的嘌呤有腺嘌呤（adenine，A）和和鸟嘌呤（guanine，G）；常见的嘧啶有胞嘧啶（cytosine，C）、尿嘧啶（uracil，U）和胸腺嘧啶（thymine，T）。DNA 中的碱基主要是 A、G、C、T 四种；RNA 中的碱基主要是 A、G、C、U 四种。

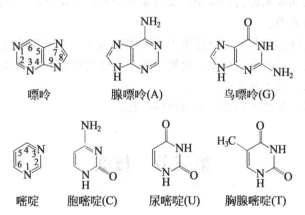

戊糖分为核糖与脱氧核糖两类，前者的 C-2′原子上连接羟基，而后者的 C-2′原子上没有羟基。核糖存在于 RNA 分子中，而脱氧核糖存在于 DNA 分子中。核酸分子中的磷酸均为无机磷酸（H_3PO_4）。

戊糖分子通过 C-1′的羟基与嘌呤环 N-9 或嘧啶环 N-1 的氢脱水形成糖苷键连接，连接而成的化合物为核苷。核苷通过 C-5′的羟基与磷酸脱水形成的磷酸酯键连接，最终形成核苷酸。根据戊糖不同，核苷酸分为核糖核苷酸与脱氧核糖核苷酸两类。根据磷酸数量不同，核苷酸分为一磷酸核苷酸、二磷酸核苷酸和三磷酸核苷酸三类（表20-2）。图20-3以核糖核苷酸为例来显示核苷酸的具体组成情况。

表20-2 DNA和RNA的分子组成

组成	DNA	RNA
碱基	A、G、C、T	A、G、C、U
戊糖	β-D-脱氧核糖	β-D-核糖
核苷酸	一磷酸脱氧核糖腺苷 一磷酸脱氧核糖鸟苷 一磷酸脱氧核糖胞苷 一磷酸脱氧核糖胸腺苷	一磷酸核糖腺苷 一磷酸核糖鸟苷 一磷酸核糖胞苷 一磷酸核糖尿苷

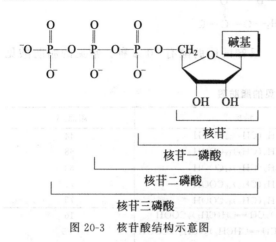

图20-3 核苷酸结构示意图

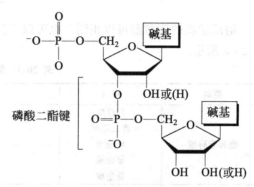

图20-4 磷酸二酯键示意图

三、核酸的结构

相邻两个核苷酸分子之间通过一个核苷酸 C-3′ 的羟基和另一个核苷酸 C-5′ 的磷酸脱水形成磷酸二酯键（图20-4）。通过此键多个脱氧核糖核苷酸分子连接形成脱氧核糖核苷酸链（图20-5），多个核糖核苷酸分子连接形成核糖核苷酸链。

两条脱氧核糖核苷酸链组装成双螺旋结构后再进一步形成特定的空间结构即转变为DNA分子。一条核糖核苷酸链进一步形成特定的空间结构即转变为RNA分子。

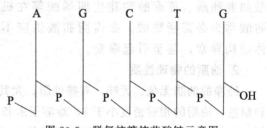

图20-5 脱氧核糖核苷酸链示意图

第四节 脂类化合物

脂类是油脂和类脂的总称。油脂是甘油和脂肪酸生成的酯。类脂是结构或理化性质与油脂相似的物质，包括磷脂、糖脂、甾醇、甾类激素和强心苷等。

一、油脂

1. 油脂的组成

油脂是由 1 分子甘油和 3 分子脂肪酸组成的酯化物。一般在室温下呈液态的为油，固态或半固态的为脂。从化学结构来看，它们都是高级脂肪酸的甘油酯，结构通式如下：

$$\begin{array}{c} \text{O} \\ \text{CH}_2\text{—O—C—R}^1 \\ \text{R}^2\text{—C—O—CH} \\ \text{O} \quad\quad \text{CH}_2\text{—O—C—R}^3 \\ \text{O} \end{array}$$

组成油脂的脂肪酸可以相同，也可以不同，已知的脂肪酸有 50 多种。常见的脂肪酸见表 20-3 所示。

表 20-3 常见的脂肪酸

类别	俗名	结构式	熔点/℃
饱和脂肪酸	月桂酸	$CH_3(CH_2)_{10}COOH$	44
	肉豆蔻酸	$CH_3(CH_2)_{12}COOH$	58
	软脂酸	$CH_3(CH_2)_{14}COOH$	63
	硬脂酸	$CH_3(CH_2)_{16}COOH$	70
	花生酸	$CH_3(CH_2)_{18}COOH$	75
不饱和脂肪酸	油酸	$CH_3(CH_2)_7CH=CH(CH_2)_7COOH$	16
	亚油酸	$CH_3(CH_2)_4(CH=CHCH_2)_2(CH_2)_6COOH$	−5
	亚麻酸	$CH_3CH_2(CH=CHCH_2)_3(CH_2)_6COOH$	−11.3
	花生四烯酸	$CH_3(CH_2)_4(CH=CHCH_2)_4(CH_2)_2COOH$	−49

油脂中的天然脂肪酸绝大多数都是直链的含偶数碳的高级脂肪酸，碳原子数一般在 12~20 之间（以 16 和 18 最多见）。多数天然脂肪酸能在人体内合成，少数脂肪酸如亚油酸、亚麻酸和花生四烯酸等在机体内不能合成，必须由食物供给，此类脂肪酸称为必需脂肪酸。必需脂肪酸供应不足或过多被氧化时，会导致细胞膜和线粒体结构异常，甚至引起癌变。

2. 油脂的物理性质

纯净的油脂无色、无味。有些油脂，尤其是植物性油脂，因混有维生素和色素而有香味和颜色。油脂的相对密度小于 1，难溶于水和冷的乙醇，易溶于乙醚、丙酮、氯仿等有机溶剂。油脂的熔点与其分子中脂肪酸的结构有关，脂肪酸链越长、饱和度越大，熔点越高；反之，熔点越低。天然的油脂是混合物，没有恒定的熔点和沸点。

3. 油脂的化学性质

（1）皂化反应

油脂在碱性溶液中的水解反应为皂化反应，生成甘油和高级脂肪酸盐。

$$\begin{array}{c} H_2C\text{—OOC—}R^1 \\ HC\text{—OOC—}R^2 \\ H_2C\text{—OOC—}R^3 \end{array} + 3NaOH \xrightarrow{\Delta} \begin{array}{c} H_2C\text{—OH} \\ HC\text{—OH} \\ H_2C\text{—OH} \end{array} + \begin{array}{c} R^1COONa \\ R^2COONa \\ R^3COONa \end{array}$$

1g 油脂完全皂化所需的氢氧化钾的质量（mg）称为皂化值。该值的大小可反映油脂的平均分子量。皂化值越大，油脂的平均分子量越小。

（2）加成反应

分子中含有不饱和脂肪酸的油脂，可催化加氢或与卤素发生加成反应。

油脂加氢后，熔点增大，可由液态的油转变为半固态或固态的脂肪，所以此反应称为油脂的硬化。硬化后油脂不易变质，利于保存和运输。

（3）酸败

油脂在空气中久置会变质，产生难闻的气味，此过程称为油脂的酸败。

油脂酸败的主要原因是油脂中的不饱和脂肪酸被氧化，生成过氧化物，后者分解产生有异味的小分子醛或羧酸等。

油脂酸败后有刺激性甚至毒性，不宜食用或药用。为防止酸败，可将油脂储存于密闭容器中，置于阴凉处，也可添加少量抗氧化剂（如维生素 E）。

二、类脂

1. 磷脂

磷脂是分子中含有磷酸基团的脂类，是细胞原生质重要的组成成分，广泛分布于动植物组织中，常见的有卵磷脂、脑磷脂和鞘磷脂等。

卵磷脂是分布最广的一类磷脂，在脑、神经组织、心、肝等器官和组织中含量较多，蛋黄里含量更多，故称卵磷脂。脑磷脂与卵磷脂同时存在于各组织中，因在脑组织中含量较多而得名。二者结构、性质相似，均为白色蜡状固体，吸水性较强，久置于空气易被氧化而变色。

卵磷脂不溶于水和丙酮，易溶于乙醚、乙醇等。脑磷脂易溶于乙醚，不溶于丙酮，而难溶于冷乙醇。因此可用乙醚和丙酮先提取，沉淀卵磷脂和脑磷脂，再用冷乙醇将二者分离。

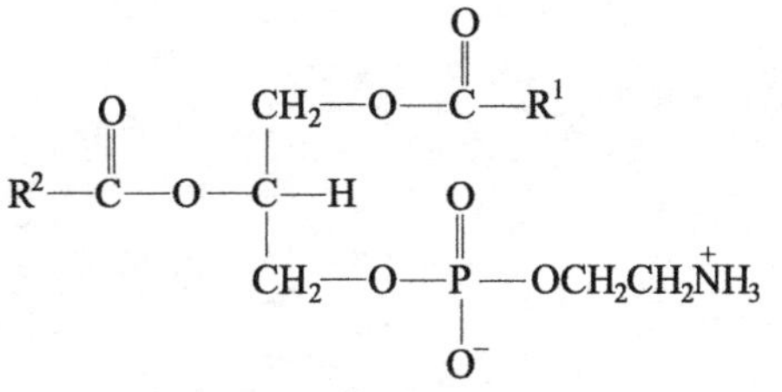

脑磷脂 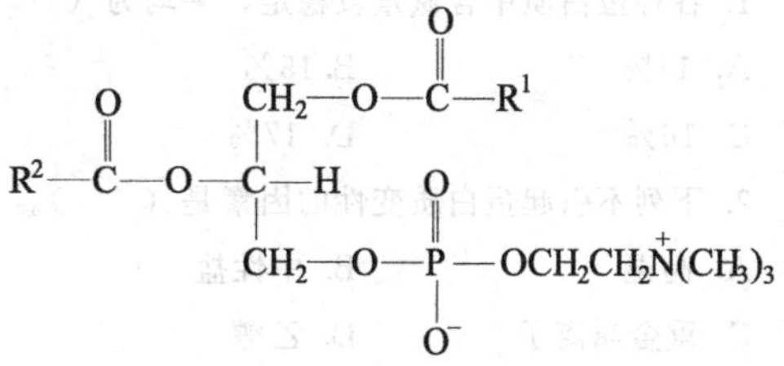　　　　　　　　　　　　卵磷脂

2. 糖脂

糖脂是分子中含有糖（半乳糖或葡萄糖）的脂类。它既是细胞结构的组成成分，也参与血型物质及细胞抗原的组成，在脑和神经髓鞘中含量最多。常见的有脑苷脂、神经节苷脂等。

3. 甾族化合物

甾族化合物是含有环戊烷骈多氢菲（甾核结构）的脂类，包括甾醇、胆甾酸、维生素 D、甾体激素等。其结构详见"第二十一章　天然有机化合物"。

> **阅读材料**
>
> ### 朊病毒蛋白与疯牛病
>
> 疯牛病原名牛海绵状脑病，是由朊病毒蛋白（prion protein，PrP）引起的一组人和动物中枢神经的退行性疾病。患者（或患牛）表现为神经错乱、痴呆，甚至死亡。该病于1985年首先发现于英国，而后在其他国家和地区相继有病例报道。目前，该病在全球呈蔓延趋势。
>
> 疯牛病具有传染性，其在动物间传播是由PrP组成的传染性颗粒完成的。正常的PrP水溶性强、对蛋白质酶敏感，二级结构为多个α-螺旋，称为PrP^C。在某种未知蛋白质作用下，PrP^C转变为二级结构为β-折叠的PrP致病分子，称为PrP^{SC}。PrP^{SC}不含核酸，具有复制能力，主要攻击脑细胞，导致患者（或患牛）中枢神经元出现空泡化和海绵状变化而发病。
>
> ### DNA指纹技术
>
> 1984年，英国遗传学家Jefferys及其合作者首次将分离的人源小卫星DNA用作基因探针，同人体核DNA的酶切片段杂交，获得了由多个位点上的等位基因组成的长度不等的杂交带图纹，这种图纹极少有两个人完全相同，如同人的指纹一样具有高度特异性，故称为DNA指纹。DNA指纹的图像可通过X光胶片呈现为一系列条纹，类似于商品上的条形码。DNA指纹图谱开创了检测DNA多态性的各种分析手段，如RFLP（限制性片段长度多态性）分析、RAPD（随机扩增多态性DNA）分析等。各种分析方法均以DNA多态性为基础，产生具有高度个体特异性的DNA指纹图谱。
>
> 由于DNA指纹图谱具有高度的特异性和稳定的遗传性，成为目前最具吸引力的遗传标记。DNA指纹技术被广泛应用于法医鉴定、医学诊断、亲缘关系确定等领域。

习 题

1. 各种蛋白质中含氮量较稳定，平均为（　　）。
   A. 14%   B. 15%
   C. 16%   D. 17%

2. 下列不引起蛋白质变性的因素是（　　）。
   A. 高温   B. 中性盐
   C. 重金属离子   D. 乙醇

3. 葡萄糖分子内的醛基与哪个原子的羟基缩合形成环状结构（　　）？
   A. C-3   B. C-4
   C. C-5   D. C-6

4. 下列不能与土伦试剂发生银镜反应的是（　　）。
   A. 葡萄糖   B. 果糖
   C. 麦芽糖   D. 蔗糖

5. 麦芽糖是由两分子葡萄糖通过何种键连接而成（　　）？
   A. α-1,2-糖苷键   B. α-1,4-糖苷键
   C. α-1,6-糖苷键   D. β-2,1-糖苷键

6. 核苷酸分子中碱基连接在戊糖的（　　）。
   A. C-1′　　　　　B. C-2′
   C. C-3′　　　　　D. C-4′

7. 必需脂肪酸不包括（　　）。
   A. 亚油酸　　　　B. 亚麻酸
   C. 软脂酸　　　　D. 花生四烯酸

8. 某种氨基酸的 pI＝5.0，其在何种 pH 溶液中带正电（　　）？
   A. 4.0　　　　　B. 6.0
   C. 7.0　　　　　D. 8.0

9. 维持蛋白质一级结构的化学键主要是（　　）。
   A. 氢键　　　　　B. 肽键
   C. 离子键　　　　D. 范德华力

10. 不属于多糖的是（　　）。
    A. 淀粉　　　　　B. 糖原
    C. 纤维素　　　　D. 麦芽糖

11. 戊糖分为核糖与脱氧核糖两类是根据 C-2′原子是否连接（　　）。
    A. —SH　　　　　B. —OH
    C. —NH$_2$　　　D. —COOH

12. 下列哪项不是为防止酸败采取的措施（　　）？
    A. 密闭保存　　　B. 添加维生素 E
    C. 久置于空气　　D. 放于阴凉处

第二十一章 天然有机化合物

天然有机化合物是来源于植物、动物、矿物和微生物等的有机化合物，种类繁多。与合成化合物相比，其在结构骨架和立体化学方面更具有多样性，而且其分子量和脂水分布系数范围更宽广，这些特点和优势使得天然有机化合物广泛参与各生命活动的多种过程。

第一节 概述

一、天然有机化合物的生物合成

天然有机化合物都是生物体通过生物合成反应产生的，其主要的生物合成途径大多数已用放射性核素示踪实验得到证明。

1. 一次代谢和二次代谢

以植物为例来说明机体体内的物质代谢和生物合成过程。绿色植物和藻类通过光合作用将 CO_2 和 H_2O 合成糖，并释放出氧气。生成的糖代谢后产生三磷酸腺苷（ATP）及辅酶 I 等维持植物生命活动必需的物质，以及丙酮酸、磷酸烯醇式丙酮酸（PEP）、赤藓糖-4-磷酸、核糖等物质。核糖是合成核酸的重要原料；PEP 和赤藓糖-4-磷酸可合成莽草酸；丙酮酸脱羧氧化后生成乙酰辅酶 A，后者进入三羧酸循环体系，可生成多种有机酸和丙二酸单酰辅酶 A（合成脂质的重要原料），并通过固氮反应生成多种氨基酸（合成肽和蛋白质的重要原料）。以上过程是维持植物生命活动所必需的，且几乎存在于所有绿色植物中，称为一次代谢过程。该过程产生的糖类、蛋白质、脂质和核酸等物质对维持植物生命活动来说是必需的，故称为一次代谢产物。

在特定条件下，一些一次代谢产物如乙酰辅酶 A、丙二酸单酰辅酶 A、莽草酸和部分氨基酸等，作为原料或前体，经过不同的代谢过程，生成如生物碱、萜类等化合物。因为该过程并非在所有植物中都能发生，对维持植物生命活动来说也不是必需的，故称之为二次代谢过程。此过程中产生的生物碱、萜类等化合物称为二次代谢产物。

2. 生物合成途径

（1）乙酸-丙二酸途径（acetate-malonate pathway，AA-MA 途径）

饱和、不饱和脂肪酸以及聚酮类化合物均由此途径合成。由聚酮合成芳香族化合物时，反应涉及羟醛缩合、羟化等多个反应。

(2) 甲戊二羟酸途径（mevalonic acid pathway，MVA 途径）和脱氧木酮糖磷酸酯途径（deoxyxylulose-5-phosphate pathway，DXP 途径）

萜类和甾体化合物由此途径合成。萜类化合物由异戊二烯单位头尾相接生成，而甾体化合物由三萜类化合物进一步修饰降解生成。

(3) 莽草酸途径（shikimic acid pathway）

芳香氨基酸类、苯甲酸类（C_6-C_1）和桂皮酸类（C_6-C_3）化合物由此途径合成，并且通过此途径进一步转化生成木脂素类、苯丙素类和香豆素类等 C_6-C_3 单位的化合物。

(4) 氨基酸途径（amino acid pathway）

天然产物中的生物碱类均由此途径合成。某些氨基酸先脱羧生成胺，再经过甲基化、氧化、还原、重排等反应转变为生物碱。

(5) 复合生物合成途径

结构较复杂的天然化合物如大麻二酚酸、查耳酮、二氢黄酮等分子中的各个部位来自不同的生物合成途径，此合成过程为复合生物合成途径。常见的有以下几种：①乙酸-丙二酸-莽草酸途径；②乙酸-丙二酸-甲戊二羟酸途径；③氨基酸-甲戊二羟酸途径；④氨基酸-乙酸-丙二酸途径；⑤氨基酸-莽草酸途径。

二、天然有机化合物的提取和分离

从原料中提取天然有机物的方法有溶剂提取法、水蒸气蒸馏法和升华法等。后两种方法的应用范围有限，以溶剂提取法最常用。

1. 溶剂提取法

溶剂提取法是根据"相似相溶"原理，选择适当溶剂将有机物从原料中提取出来。萜类、甾体等脂环类及芳香类化合物极性较小，易溶于三氯甲烷、乙醚等亲脂性溶剂中；糖苷、氨基酸等极性较大，易溶于水及含水醇中；酸性、碱性及两性化合物，因存在状态（分子或离子形式）随溶液而异，故溶解度随 pH 值而改变。

溶剂提取法按是否加热分为冷提法和热提法；按具体操作又分为浸渍法、渗漉法、煎煮法、回流提取法、连续回流提取法、超临界流体萃取法、超声波提取法和微波提取法。

2. 水蒸气蒸馏法

水蒸气蒸馏法适用于具有挥发性、能随水蒸气蒸馏而不被破坏且难溶或不溶于水的化合物的提取。用该方法提取的物质的沸点多在 100℃ 以上，并在 100℃ 左右有一定的蒸气压。

3. 升华法

固体物质在受热时不经过熔融直接转化为蒸气，此过程为升华；蒸气遇冷后又凝结成固体，此过程为凝华。

用上述提取方法所得的多为混合物，需根据物质的溶解度差别、物质在两相溶剂中分配比差别或物质的吸附性差别进一步进行分离和精制。

三、天然有机化合物的结构研究方法

合成化合物的原料已知、反应条件较为固定，故可一定程度地预测产物的结构。而天然有机化合物的未知因素较多,很难以经典的化学降解、衍生物合成等方法进行结构研究。自20世纪60年代起,化合物的结构研究主要依赖各种波谱技术进行综合解析,包括紫外-可见吸收光谱(UV-vis)、红外光谱(IR)、核磁共振谱(NMR)、质谱(MS)、旋光谱(ORD)、圆二色谱(CD)和X射线(X-ray)单晶衍射,这些方法都具有对样品的需要量较少、不破坏样品的结构等优点。

对化合物的结构研究首先是确定平面结构,再确定立体结构,主要程序如图21-1所示。

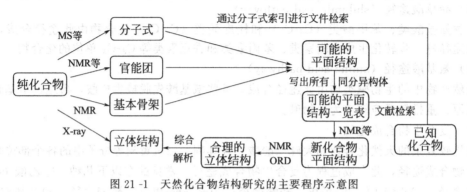

图 21-1 天然化合物结构研究的主要程序示意图

第二节 芳香类天然有机化合物

一、苯丙素类

苯丙素类是以苯环和3个直链碳连在一起为结构单元的有机物,可单独存在,也可多个单元聚合存在。根据具体组成情况,苯丙素类可分为苯丙酸类、香豆素类和木脂素类。

1. 苯丙酸类

植物中广泛分布的酚酸类成分的基本结构是由酚羟基取代的芳香环与丙烯酸组成,具有这类骨架的化合物为苯丙酸类。其分子中的取代基多为羟基、糖基,也可为植物中的脂类、萜类氨基酸等成分。许多苯丙酸类化合物以2个或多个分子通过酯键聚合的形式存在,也属于此类。常见的苯丙酸类有桂皮酸、对羟基桂皮酸、咖啡酸、阿魏酸和异阿魏酸等结构单元及其衍生物。

桂皮酸 $R^1 = R^2 = H$
咖啡酸 $R^1 = R^2 = OH$
阿魏酸 $R^1 = OCH_3$,$R^2 = OH$
异阿魏酸 $R^1 = OH$,$R^2 = OCH_3$

苯丙酸类及其衍生物大多具有一定的水溶性,且常与其他酚酸、鞣质等混合,需经多次分离才能纯化。因为分子中含有酚羟基,苯丙酸类可与$FeCl_3$等发生显色反应而得以鉴别。

许多苯丙酸类化合物是中草药中的有效成分,如绿原酸是咖啡酸和奎宁酸形成的酯,存在于茵陈、苎麻、金银花等常用的中药中,具有抗菌利胆的作用。

2. 香豆素类

香豆素类是邻羟基桂皮酸内酯类化合物的总称,都具有苯并 α-吡喃酮母核的基本骨架。除 35 种香豆素类化合物外,其他都具有在 7 位连接含氧官能团的特点。因此,7-羟基香豆素(伞形花内酯)被认为是香豆素类化合物的母体。

香豆素类(伞形花内酯)

多数香豆素类能形成淡黄色或无色结晶,部分具有香味,形成苷以后,一般呈粉末状,多数无香味。游离香豆素难溶或不溶于水,易溶于苯、乙醚、三氯甲烷等有机溶剂,而香豆素苷类可溶于甲醇、乙醇及水。

香豆素类的分子中有内酯结构,遇到稀碱溶液可开环,形成溶于水的顺式邻羟基桂皮酸盐;酸化后又立即合环,形成不溶于水的香豆素类。在碱性条件下,香豆素的内脂环打开,与盐酸羟胺缩合成异羟肟酸,后者在酸性条件下与 Fe^{3+} 络合呈现红色。

香豆素类广泛分布于高等植物的根、茎、叶、花、果实、皮和种子等部位,具有较强的抗病毒、抗肿瘤、抗骨质疏松和抗凝血等作用。

3. 木脂素类

木脂素类是由苯丙素氧化聚合而成的一类天然有机物,通常指的是其二聚物,少数是三聚物和四聚物。二聚物碳架多数是由侧链碳原子 C-8—C-8′ 连接而成。木脂素具有显著的生物学活性,如具有抗肿瘤、肝保护、抗氧化和抗 HIV 病毒等作用。

木脂素类的结构骨架(C-8—C-8′连接)

纯木脂素为无色结晶或白色粉末,多数为脂溶性,能溶于三氯甲烷、乙醚、丙酮和乙醇等有机溶剂,少数与糖结合后极性增大,有一定水溶性。

木脂素类结构中的烃基能在多种氧化剂的作用下形成酸,此反应可用于确定某些木脂素的骨架结构,如联苯环辛烯类木脂素五味子醇甲在高锰酸钾和稀碱的作用下被氧化成六甲氧基联苯二酸。

二、黄酮类

黄酮类化合物以前是指基本母核为 2-苯基色原酮的化合物，现在则泛指两个具有酚羟基的苯环（A 与 B 环）通过中央三碳原子相互连接而成的一类化合物，即由 $C_6—C_3—C_6$ 单位组成的化合物。

2-苯基色原酮　　　　$C_6—C_3—C_6$ 单位

黄酮类多为结晶固体，少数（如黄酮苷类）为无定形粉末。此类化合物是否有颜色与分子中是否存在交叉共轭体系及助色团（—OH、—OCH_3 等）有关。一般情况下，黄酮、黄酮醇及其苷类多显灰黄～黄色，查耳酮为黄～橙黄色，而二氢黄酮、二氢黄酮醇、异黄酮类因没有交叉共轭体系或共轭链短而不显色或显微黄色。在黄酮、黄酮醇分子中，尤其在 7 位及 4′ 位引入—OH 或—OCH_3 等后，化合物的颜色加深。

黄酮类的游离状态一般难溶或不溶于水，易溶于甲醇、乙醇、乙醚、丙酮等有机溶剂及稀碱水溶液。黄酮类分子中引入羟基后，在水中的溶解度增大；羟基甲基化后，其在有机溶剂中的溶解度增大；羟基糖苷化后，其在水中的溶解度增大，在有机溶剂中的溶解度减小。

黄酮类因分子中有酚羟基和 γ-吡喃酮环，可与多种试剂发生显色反应（表 21-1）。

表 21-1　各类黄酮类化合物的显色反应

试剂	黄酮	黄酮醇	二氢黄酮	查耳酮	异黄酮
盐酸＋镁粉	黄→红	红→紫红	红、紫、蓝	—	—
盐酸＋锌粉	红	紫红	紫红	—	—
四氢硼钠	—	—	蓝→紫红	—	—
硼酸-枸橼酸	绿黄	绿黄	—	黄	—
乙酸镁	黄	黄	蓝	黄	黄
三氯化铝	黄	黄绿	蓝绿	黄	黄
浓硫酸	黄→橙	黄→橙	橙→紫	橙、紫	黄

三、醌类

醌类化合物是分子中含有不饱和环二酮结构（醌式结构）或容易转变成此类结构的有机物，主要包括苯醌、萘醌、菲醌和蒽醌四种类型，其中蒽醌及其衍生物种类最多。

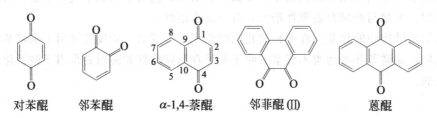

对苯醌　　邻苯醌　　α-1,4-萘醌　　邻菲醌(Ⅱ)　　蒽醌

醌类化合物因母核上有酚羟基和助色团而呈现一定的颜色，有黄色、橙色、棕红色及紫红色等。苯醌和萘醌多以游离状态存在，较易结晶，易溶于甲醇、乙醇、乙醚、苯和三氯甲烷等有机溶剂。蒽醌多以糖苷形式存在，因极性增大而不易结晶，易溶于甲醇、乙醇和热水（在冷水中溶解度降低）中，难溶或不溶于苯、乙醚和三氯甲烷等极性较小的有机溶剂中。

醌类化合物多含有酚羟基，少数含有羧基，因而有一定酸性，可在碱性水溶液中成盐溶解，加酸后转为游离态而从水中沉淀析出，此为"碱溶酸沉法"。某些醌类（如丹参酮ⅡA）含有易氧化的基团，对光不稳定，提取、分离和储存时应避光。

醌类因其氧化还原性和分子中的酚羟基而发生呈色反应。例如在碱性条件下醌类经加热能快速与醛类及邻二硝基苯反应，生成紫色化合物。

第三节　烃类天然有机化合物

一、萜类和挥发油

1. 萜类化合物

萜类化合物是以异戊二烯（C_5 单元）为基本结构单元的一类有机物。从生源上看，甲戊二羟酸是其生物合成的关键前体物质，因此萜类化合物也可看作是甲羟戊二酸衍生物，是分子式符合 $(C_5H_8)_n$ 通式的一类化合物及其衍生物。

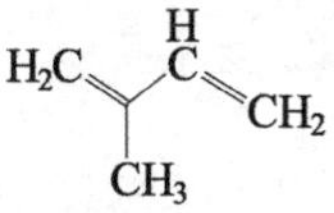

异戊二烯 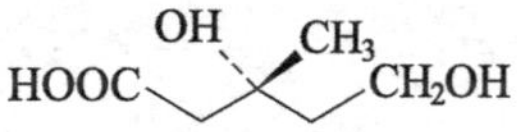　　　　　　　　甲羟戊二酸

根据分子中异戊二烯单元的数目，萜类化合物分为半萜、单萜、倍半萜、二萜、二倍半萜等（表21-2）。

表21-2　萜类化合物的分类及分布

分类	碳原子数	异戊二烯单元数目	分布
半萜	5	$n=1$	植物叶
单萜	10	$n=2$	挥发油
倍半萜	15	$n=3$	挥发油
二萜	20	$n=4$	树脂、苦味质、植物醇
二倍半萜	25	$n=5$	海绵、植物病菌、昆虫代谢物
三萜	30	$n=6$	皂苷、树脂、植物乳汁
四萜	40	$n=8$	植物胡萝卜素
多聚萜	$7.5 \times 10^3 \sim 3 \times 10^5$	$n>8$	橡胶、硬橡胶

单萜和倍半萜多为有香气的油状液体，在常温下可挥发，或为低熔点的固体。二萜和二倍半萜多为结晶性固体。萜类多具有苦味，有的味极苦，故此类化合物又称苦味素。但某些萜类有强甜味，如甜菊苷的甜味是蔗糖的300倍。

萜类化合物的亲脂性强，易溶于醇及脂溶性有机溶剂，难溶于水，但单萜和倍半萜能随水蒸气蒸馏。除三萜外，萜类的苷化物含糖数量不多，能溶于热水，易溶于甲醇、乙醇，不溶于亲脂性有机溶剂。萜类对高温、光、酸、碱较为敏感，易被氧化或发生重排反应，从而引起其结构变化。

2. 挥发油

挥发油又称精油，是一类有芳香气味的油状液体，多具有祛痰、止咳、平喘等药效作用，还可用于香料制备。构成挥发油的类型包括萜类、芳香族、脂肪族等，其中以萜类化合物最多见，主要是单萜、倍半萜及其含氧衍生物。

在常温下，挥发油多为无色或略带淡黄色，少数有其他颜色，如洋甘菊油显蓝色。挥发油多数具有特殊而浓烈的香气或其他气味（气味是其品质优劣的重要标志），有辛辣烧灼感，呈中性或酸性。挥发油在常温下为透明液体，某些在冷却时其主要成分可结晶析出，这种析出物为"脑"，如薄荷脑、樟脑等。挥发油在常温下可自行挥发而不留任何痕迹，这是其与脂肪油的本质区别。

挥发油可随水蒸气蒸馏，但不溶于水，易溶于石油醚、乙醚、油脂等有机溶剂。其与空气及光线接触会氧化变质，颜色加深，并失去香味，因此应在棕色瓶内密封并在阴凉低温处保存。

二、甾体化合物

甾体是含有环戊烷骈多氢菲（甾核结构）的一类化合物。甾核的四个环可有不同的稠合方式，C-3 位有羟基取代，可与糖结合成苷。甾核的 C-10 和 C-13 位有角甲基取代，C-17 位有侧链 R。

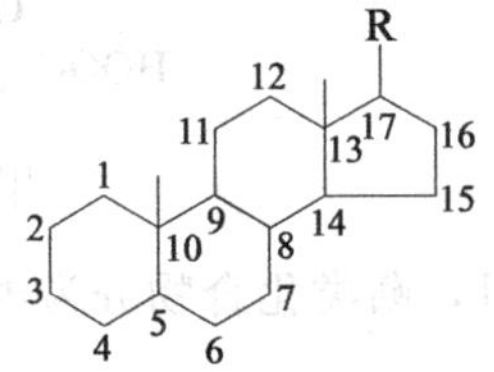

环戊烷骈多氢菲环(甾核结构)

根据侧链 R 结构的不同，天然甾体分为多种类型，见表 21-3。

表 21-3　天然甾体化合物分类及甾核的稠合方式

分类	侧链 R	A/B	B/C	C/D
C_{21} 甾类	甲羰基衍生物	反	反	顺
强心苷类	不饱和内酯环	顺、反	反	顺
甾体皂苷类	含氧螺杂环	顺、反	反	反
植物甾醇	脂肪烃	顺、反	反	反
昆虫变态激素	脂肪烃	顺	反	反
胆酸类	戊酸	顺、反	反	反

甾体化合物在无水条件下，遇强酸能产生各种颜色反应。例如将甾体溶于乙酸酐，加浓硫酸-乙酸酐（1∶20），可产生红→紫→蓝→绿→污绿等颜色变化，最后褪色。

三、生物碱

目前,生物碱的定义还没有定论,学界公认的此类化合物至少应具备以下几个特点:①结构中至少含有 1 个氮原子;②一般不包括分子量大于 1500 的肽类化合物;③具有碱性或中性;④氮原子源于氨基酸或嘌呤母核,或甾体与萜类的氨基化;⑤排除上述简单定义中所有例外的化合物。

生物碱多数为结晶固体,少数为无定形粉末,个别为液态。生物碱一般无色,少数具有较长共轭体系而表现出不同颜色。例如小檗碱、蛇根碱为黄色,小檗红碱为红色。当生物碱中共轭体系发生变化,颜色也随之改变。如小檗碱被还原成四氢小檗碱时,因共轭体系减小而变为无色。

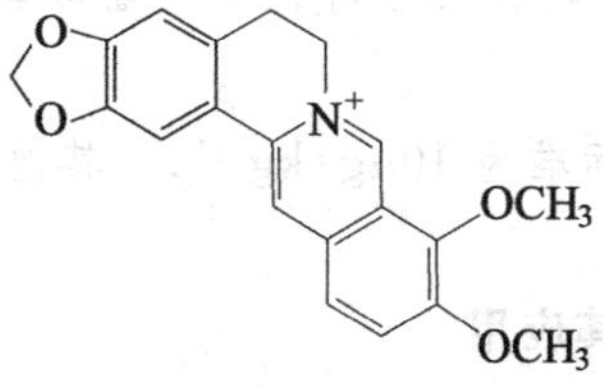

小檗碱(黄色) 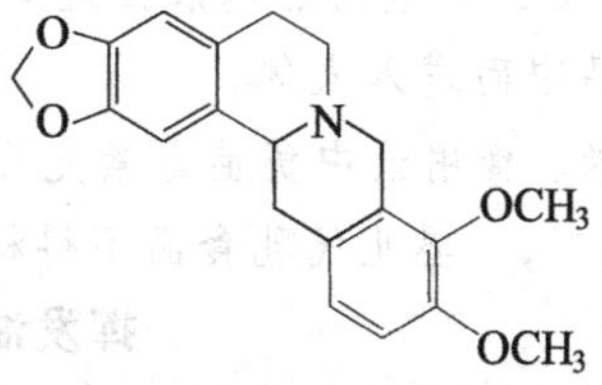　　　　四氢小檗碱(无色)

生物碱多数为脂溶性,易溶于苯、乙醚、卤代烷等亲脂性有机溶剂,在甲醇、乙醇、丙酮等亲水性有机溶剂中也有较好的溶解度。水溶性生物碱较少,其易溶于水、酸水和碱水。

在酸性条件下,多数生物碱可与某些试剂反应生成难溶于水的复盐或络合物而形成沉淀,此类反应称为生物碱沉淀反应。这些试剂则称为生物碱沉淀试剂(表 21-4)。此反应可用于生物碱的鉴别和分离。

表 21-4　常用生物碱沉淀试剂

试剂名称	试剂组成	主要产物
碘化铋钾试剂	$KBiI_4$	黄色至橘红色沉淀
碘-碘化钾试剂	$KI-I_2$	棕色至褐色沉淀
碘化汞钾试剂	K_2HgI_4	类白色沉淀
10%磷钼酸试剂	$H_3PO_4 \cdot 12MoO_3 \cdot H_2O$	白色或黄褐色无定形沉淀
10%硅钨酸试剂	$SiO_2 \cdot 12WO_3 \cdot nH_2O$	淡黄色或灰白色无定形沉淀
10%磷钨酸试剂	$H_3PO_4 \cdot 12WO_3 \cdot 2H_2O$	白色或黄褐色无定形沉淀
饱和苦味酸试剂	2,4,6-三硝基苯酚	显黄色晶形沉淀
三硝基间苯二酚试剂	三硝基间苯二酚	显黄色晶形沉淀
硫氰酸铬铵试剂	$NH_4[Cr(NH_2)_2(SCN)_4]$	难溶性紫红色复盐

> **阅读材料**
>
> **黄曲霉素与中毒**
>
> 　　香豆素因为有芳甜气味，长期以来被广泛应用于食品和药品中。但是它对肝脏的毒性作用应当引起高度重视，其中黄曲霉素在极低的浓度可损害动物肝脏而引起癌变。
>
> 　　黄曲霉素是黄曲霉菌、寄生曲霉菌等产生的代谢物，有剧毒(毒性为砒霜的60多倍)，还有致癌、致畸等作用。人体大量摄入时，可发生急性中毒，出现急性肝炎、出血性坏死和肝细胞脂肪变性等；微量持续摄入时，可造成慢性中毒，致使组织纤维增生，诱发癌变(主要为肝癌，骨癌、肾癌、直肠癌等也可见)。
>
> 　　黄曲霉素主要存在于被其污染的粮食、油及其制品中，如发霉的花生、玉米、大米和棉籽中最为常见。由于其在水中的溶解度较低，一般的洗涤、浸泡不能将其清除，而且其裂解温度为280℃，一般的烹调加工温度也不能将其破坏，故黄曲霉素易残留于各种被其污染的食物制品中而进入人体。
>
> 　　我国规定大米、食用油中黄曲霉素允许量标准为 $10\mu g \cdot kg^{-1}$，其他粮食、豆类及发酵食品为 $5\mu g \cdot kg^{-1}$，婴儿代乳食品不得检出。
>
> **挥发油及其应用**
>
> 　　挥发油多数具有芳香气味，广泛分布于种子植物尤其是芳香植物中，如菊科植物中的菊、蒿、艾等，芸香科植物中的芸香、花椒、橙等，伞形科植物中的川芎、当归、蛇床等，唇形科植物中的薄荷、藿香、紫苏等。
>
> 　　挥发油具有祛痰、止咳、平喘、驱风、健胃、解热、镇痛和抗菌消炎等作用，在医药上有重要的作用。例如香柠檬油对淋球菌、葡萄球菌、大肠埃希菌等有抑制作用；丁香油有局部麻醉、止痛效果；薄荷油有清凉、驱风、消炎作用。樟脑、冰片、薄荷脑、百里香草酚等在临床上也早已得到应用。
>
> 　　挥发油在香料工业也有广泛应用。例如芳香"浸膏""净油""香膏""头香"等制品多用低沸点的溶剂浸提制得，其中芳香"浸膏"就是以香花为原料，经浸提、浓缩而得的制品。
>
> 　　挥发油在日用食品工业及化学工业也是重要的原料。

习　题

1. 下列属于二次代谢产物的是（　　）。
   A. 多糖　　　　B. 蛋白质
   C. 核酸　　　　D. 生物碱
2. 提取天然有机物最常用的方法是（　　）。
   A. 升华法　　　B. 水蒸气蒸馏法
   C. 盐析法　　　D. 溶剂提取法
3. 苯丙素类的结构单元是以下哪项和3个直链碳连在一起形成的（　　）?
   A. 直链烷烃　　B. 苯环
   C. 直链烯烃　　D. 脂环烃
4. 桂皮酸可与 $FeCl_3$ 发生显色反应，是因为分子中含有（　　）。
   A. —NH_2　　　B. —COOH

C. —SH　　　　D. 酚羟基

5. 以下哪项在黄酮类化合物分子中与其颜色无关（　　）？
A. —OH　　　　B. 交叉共轭体系
C. —CH$_3$　　　D. —OCH$_3$

6. 萜类化合物的分子通式符合（　　）。
A. (C$_4$H$_6$)$_n$　　B. (C$_5$H$_8$)$_n$
C. (C$_6$H$_6$)$_n$　　D. (C$_7$H$_9$)$_n$

7. 甾核的两个角甲基位于（　　）。
A. C-9、C-13　　B. C-10、C-13
C. C-11、C-13　　D. C-12、C-13

8. 关于生物碱的描述错误的是（　　）。
A. 结构中至少含有2个氮原子
B. 一般不包括分子量大于1500的肽类化合物
C. 具有碱性或中性
D. 氮原子源于氨基酸或嘌呤母核，或甾体与萜类的氨基化

9. 樟脑丸由下列哪类有机化合物制得（　　）？
A. 苯丙酸类　　　B. 木脂素类
C. 醌类化合物　　D. 挥发油

10. 右侧的结构属于哪类化合物（　　）。
A. 香豆素类
B. 黄酮类
C. 甾体化合物
D. 萜类

部分习题答案

第二章 习题答案

1. 13cm³。此题应注意两点：① 有效数字的乘除运算以有效数字位数最少的为准；② "四舍六入五成双"规则。

2. （1）周长：$C=2\pi r=2\times3.14\times6371\times10^3\times10^2=4\times10^9$（cm）

（2）面积：$S=\pi r^2=3.14\times(6371\times10^3)^2=1.27\times10^{14}$（m²）
$=3.14\times(6371\times10^3\times10^2)^2=1.27\times10^{18}$（cm²）

（3）体积：$V=\dfrac{4}{3}\pi r^3=\dfrac{4}{3}\times3.14\times(6371\times10^3)^3=1.08\times10^{21}$（m³）

3. K=t℃+273，则 $t=209-273=-64$（℃）

4. 加入水的体积 $V_\text{水}=m_\text{水}/d_\text{水}=20.54/0.9970=20.60$（cm³）

则金属棒的密度 $d_\text{金}=m_\text{金}/V_\text{金}=m_\text{金}/(V_\text{瓶}-V_\text{水})=12.54/(25.00-20.60)=2.85$(g·cm⁻³)

5. $m=cV=1.8\times10^{-8}\times5.5\times10^{11}$
$=1.8\times10^{-8}\times5.5\times10^{11}\times100^3$
$=9.9\times10^9$（g）
$=9.9\times10^9/(1000\times1000)$（t）
$=9900$（t）

6. （1）铁原子的体积：

$$V=\dfrac{4}{3}\pi r^3=\dfrac{4}{3}\times3.14\times(1.26\times10^{-8})^3$$
$$=8.38\times10^{-24}\text{（cm}^3\text{）}$$

（2）铁原子的密度：

$$d=\dfrac{m}{V}=\dfrac{55.8\times1.67\times10^{-24}}{8.38\times10^{-24}}=11.1\text{（g·cm}^{-3}\text{）}$$

（3）因为铁块中铁原子之间存在间隙。

7. $m_P=3\times10^{24}\times0.12\%=3.6\times10^{21}$（g）$=3.6\times10^{21}\times10^{-6}$（t）$=3.6\times10^{15}$（t）

8. $V=\dfrac{m}{d}=\dfrac{(84.136-74.242)+(84.141-74.242)+(84.151-74.242)+(85.279-74.242)}{4\times0.9970}$

$=9.96$（mL）（结合实际，保留小数点后两位有效数字）

9. $m_\text{氮气}=m_\text{大气}\times78\%$

$m_\text{大气}=m_\text{氮气}/78\%=(9.4\times10^{22}/1000)/78\%=1.2\times10^{20}$（kg）

10. 根据表 2-5，估计硫酸铜溶液所吸收光波的主要波长范围应在 580~650nm。

11. （1）对。（2）不对，普通蒸馏即可。（3）对。

12. （1）可以通过称重或使用刻度移液管、滴定管的方法。

（2）甲烷燃烧生成水（H_2O）和二氧化碳（CO_2）；甲烷高温分解成 C 和 H；采用元素分析法。

（3）采用液态空气分级蒸馏法、气相色谱分离法、膜分离法。

13. (1) 2.04mol、2.78mol、1.20mol

(2) 122.64g

14. (1) 根据题目给出的数据可知该化合物含钙为51.3%。设有100g该化合物，则此化合物中Ca、F的质量分别为51.3g、48.7g。$n_{Ca} = \dfrac{51.3}{40} = 1.28$，$n_F = \dfrac{48.7}{19} = 2.56$，则$n_{Ca} : n_F = 1 : 2$，因此该化合物最简式为$CaF_2$。

(2) 根据题目给出的数据可知该化合物含氯39.2%。设有100g该化合物，则Na、O、Cl的质量分别为25.4g、35.4g、39.2g。那么，各元素物质的量分别为：

$$n_{Na} = \dfrac{25.4}{23} = 1.1 \text{ (mol)}$$

$$n_O = \dfrac{35.4}{16} = 2.2 \text{ (mol)}$$

$$n_{Cl} = \dfrac{39.2}{35.5} = 1.1 \text{ (mol)}$$

则：$n_{Na} : n_O : n_{Cl} = 1 : 2 : 1$

所以，化合物的最简式为$NaClO_2$。

15. (1) 由题可知碳元素以质量计为85.7%。

则100g乙烯中：

$$n_H = \dfrac{14.3}{1} = 14.3 \text{ (mol)}$$

$$n_C = \dfrac{85.7}{12} = 7.1 \text{ (mol)}$$

$$n_H : n_C = 2 : 1$$

即最简式为CH_2，式量为14，已知乙烯的摩尔质量是28g，则分子式应为C_2H_4。

(2) 类似上题，可得：

$$n_C = \dfrac{60}{12} = 5 \text{ (mol)}$$

$$n_H = \dfrac{13.3}{1} = 13.3 \text{ (mol)}$$

$$n_O = \dfrac{100 - 60 - 13.3}{16} = 1.67 \text{ (mol)}$$

$$n_O : n_C : n_H = 1 : 3 : 8$$

即最简式为C_3H_8O，根据异丙醇的摩尔质量为60g，可知最简式也是分子式。

16. $w_C = \dfrac{12 \times 9}{12 \times 9 + 1 \times 8 + 16 \times 4} \times 100\% = 60\%$

$w_H = \dfrac{1 \times 8}{12 \times 9 + 1 \times 8 + 16 \times 4} \times 100\% = 4.44\%$

$w_O = \dfrac{16 \times 4}{12 \times 9 + 1 \times 8 + 16 \times 4} \times 100\% = 35.56\%$

17. (1) A. $MgCl_2 + 2AgNO_3 \longrightarrow 2AgCl + Mg(NO_3)_2$

B. $6NH_4Cl + Fe_2(SO_4)_3 \longrightarrow 3(NH_4)_2SO_4 + 2FeCl_3$

C. $2H_2O_2 \rightleftharpoons 2H_2O + O_2$

  D. $4NH_3 + 5O_2 \longrightarrow 4NO + 6H_2O$

  E. $2KMnO_4 + 16HCl \longrightarrow 2MnCl_2 + 5Cl_2 + 2KCl + 8H_2O$

(2) $4PH_3 + 8O_2 \longrightarrow 6H_2O + P_4O_{10}$

(3) $PCl_5 + 4H_2O \longrightarrow H_3PO_4 + 5HCl$

18. (1) 设需要 $x\,mol\,PH_3$，则有：

$$4PH_3 + 8O_2 \longrightarrow 6H_2O + P_4O_{10}$$
$$\begin{array}{cc} 4 & 1 \\ x & 0.58 \end{array}$$
$$x = 0.58 \times 4 = 2.32\,(mol)$$

(2) $n_{PH_3} = 1.20/36 = 0.033\,(mol)$，设需要消耗 $x\,mol$ 氧气，则：

$$4PH_3 + 8O_2 \longrightarrow 6H_2O + P_4O_{10}$$
$$\begin{array}{cc} 4 & 8 \\ 0.033 & x \end{array}$$

$x = 0.067\,mol$

因此：$m_{O_2} = 34 \times 0.067 = 2.28\,(g)$

19. (1)

$$n_{PH_3} = \frac{6.80}{34} = 0.2\,(mol)$$

$$n_{O_2} = \frac{6.40}{32} = 0.2\,(mol)$$

从反应式可以看出，与 $1mol\,PH_3$ 反应需要 $2mol\,O_2$，因此 PH_3 是过量的，所以氧气是有限试剂。

(2) 根据反应式，理论上，$1mol\,O_2$ 反应后可以得到 $0.125mol\,P_4O_{10}$。

因此，P_4O_{10} 的理论产量：

$$m_{P_4O_{10}} = \frac{284 \times 0.2}{8} = 7.1\,(g)$$

(3) 产率 $= \dfrac{\text{实际产量}}{\text{理论产量}} \times 100\% = \dfrac{5.20}{7.1} = 73.24\%$

20. (1) $n_{C_6H_{12}O_6} = \dfrac{m_{C_6H_{12}O_6}}{M_{C_6H_{12}O_6}} = \dfrac{1}{12 \times 6 + 1 \times 12 + 16 \times 6} = 0.0056\,(mol)$

由反应式可知 $1mol$ 的葡萄糖发酵后可分别得到 $2mol$ 乙醇和二氧化碳，因此可得到乙醇和二氧化碳的质量为：

$$m_{C_2H_5OH} = 46 \times 0.0056 \times 2 = 0.515\,(g)$$
$$m_{CO_2} = 44 \times 0.0056 \times 2 = 0.493\,(g)$$

(2) $V_{CO_2} = \dfrac{m_{CO_2}}{d_{CO_2}} = \dfrac{0.493}{1.80} \times 1000 = 273.78\,(mL)$

21. (1) 由反应式可知，$1mol\,H_2O_2$ 可产生 $2mol$ 水，则：

$$n_{H_2O} = \frac{n_{H_2O_2} \times 2}{1} = \frac{\frac{m_{H_2O_2}}{M_{H_2O_2}} \times 2}{1} = \frac{6.19}{34} \times 2 = 0.364\,(mol)$$

(2) 1mol 联氨（即 32g）需消耗 2mol 过氧化氢（即 68g），所以质量比：

$$\frac{m_{H_2O_2}}{m_{N_2H_4}}=\frac{68}{32}=2.13$$

即 H_2O_2 对 N_2H_4 的质量比是 2.13：1。

22. 略。

第三章 习题答案

1. 溶剂分子透过半透膜自动扩散的过程叫作渗透。渗透现象的产生必须具备两个条件：一是有半透膜存在；二是半透膜两侧溶液存在浓度（应为渗透浓度）差。

2. 把稀溶液中能产生渗透作用的各种溶质分子和离子的总浓度称为渗透浓度，用符号 c_{os} 表示。$c_{os} = \sum_i c_i$

3. ① $c_{os} = 0.1 \text{mol·L}^{-1}$；② $c_{os} = (1/2) \times 3 \times 0.1 \text{mol·L}^{-1}$ ③ $c_{os} = (1/3) \times 4 \times 0.1 \text{mol·L}^{-1}$；④ $c_{os} = 2 \times 0.1 \text{mol·L}^{-1}$。

渗透压力大小顺序为：④＞②＞③＞①。

4. $c_{os(NaHCO_3)} = \frac{2\rho_{NaHCO_3}}{M_{NaHCO_3}} = \frac{2 \times 25.0}{84}$
$= 0.595 (\text{mol·L}^{-1}) = 595 (\text{mmol·L}^{-1})$。

故为高渗溶液。

5. $c_{Ca^{2+}} = \frac{4.0 \times 10^{-3}}{100 \times 10^{-3} \times 40} = 0.001 \ (\text{mol·L}^{-1})$

6. ① $n_{NaCl} = \frac{\rho_{NaCl} V}{M_{NaCl}} = \frac{9.0 \times 500 \times 10^{-3}}{58.5} = 0.077 (\text{mol})$

② $c_{NaCl} = \frac{\rho_{NaCl}}{M_{NaCl}} = \frac{9.0}{58.5} = 0.154 (\text{mol·L}^{-1}) = 154 \ (\text{mmol·L}^{-1})$

$c_{os(Na^+)} = c_{os(Cl^-)} = c_{NaCl} = 154 \ (\text{mmol·L}^{-1})$

7. 解：一支针剂中含乳酸钠的物质的量：

$$n_{乳酸钠} = \frac{\rho_{乳酸钠} V}{M_{乳酸钠}} = \frac{112 \times 20 \times 10^{-3}}{112} = 0.02 (\text{mol})$$

$$c_{乳酸钠} = \frac{\rho_{乳酸钠}}{M_{乳酸钠}} = \frac{112}{112} = 1.0 (\text{mol·L}^{-1})$$

$$c_{os(乳酸钠)} = 2c_{乳酸钠} = 2\text{mol·L}^{-1} = 2000\text{mmol·L}^{-1}$$

8. $c_{NaHCO_3} = \frac{\rho_{NaHCO_3}}{M_{NaHCO_3}} = \frac{5.00}{84} = 0.06 \ (\text{mol·L}^{-1})$

$$c_{os(混)} = 2c_{NaHCO_3} + 3c_{Na_2SO_4} + 2c_{NaCl}$$
$$= (2 \times 0.06 + 3 \times 0.200 + 2 \times 0.100)/3$$
$$= 0.307 \ (\text{mol·L}^{-1}) = 307 \ (\text{mmol·L}^{-1})$$

9. 已知 $T = 273 + 27 = 300(K)$；$R = 8.314 \ \text{J·mol}^{-1}\text{·K}^{-1}$；$\rho_{高分子量物质} = 10.0\text{g·L}^{-1}$。

解法一：根据公式 $\Pi = c_B RT$。

$$0.37\text{kPa} = c_B \times 8.314 \ \text{J·mol}^{-1}\text{·K}^{-1} \times 300\text{K}$$

$$c_B = 0.00015 \ (\text{mol·L}^{-1})$$

部分习题答案 | **333**

又根据公式：
$$c_B = \frac{\rho_B}{M_B}$$

$$M_{高分子量物质} = \frac{\rho}{c} = \frac{10.0}{0.00015} = 6.74 \times 10^4 \ (g \cdot mol^{-1})$$

解法二：直接根据公式求得。

$$M_B = \frac{m_B RT}{\Pi V} = \frac{10.0 \times 8.314 \times 300}{0.37 \times 1}$$
$$= 6.74 \times 10^4 \ (g \cdot mol^{-1})$$

第四章　习题答案

1. 质子理论通过能否给出和接受质子来对酸碱进行定义。酸碱质子理论认为：凡能给出质子（H^+）的物质都是酸，凡能接受质子的物质都是碱。即酸是质子的给体，碱是质子的接受体。酸和碱不是孤立的，酸给出质子后所余下的部分就是碱，碱接受质子即成为酸。

质子理论用给出质子的能力来衡量酸碱的强弱：酸给出质子能力越强，其酸性越强；碱接受质子能力越强，其碱性越强。

2. 上述各酸对应的共轭碱依次为：PO_4^{3-}、HPO_4^{2-}、OH^-、H_2O、HCO_3^-、CO_3^{2-}、NH_3、$NH_2 \cdot CH_2 \cdot COO^-$、$HS^-$、$S^{2-}$。

3. 上述各碱对应的共轭酸依次为：$H_2PO_4^-$、H_3PO_4、HCO_3^-、H_2CO_3、H_2O、H_3O^+、NH_4^+、NH_3、$[Al(H_2O)_6]^{3+}$、$NH_3^+ \cdot CH_2 \cdot COOH$。

4. $H_2O + H_2O \rightleftharpoons H_3O^+ + OH^-$

$HCO_3^- + H_2O \rightleftharpoons H_3O^+ + CO_3^{2-}$（酸式），$HCO_3^- + H_2O \rightleftharpoons OH^- + H_2CO_3$

$HSO_4^- + H_2O \rightleftharpoons H_3O^+ + SO_4^{2-}$（酸式），$HSO_4^- + H_2O \rightleftharpoons OH^- + H_2SO_4$

$H_2PO_4^- + H_2O \rightleftharpoons H_3O^+ + HPO_4^{2-}$（酸式），$H_2PO_4^- + H_2O \rightleftharpoons OH^- + H_3PO_4$

5. D

6. （4）＞（1）＞（3）＞（2）

7. D

8. 存在的几种离子浓度的大小排出顺序为：$H_3O^+ > H_2PO_4^- > HPO_4^{2-} > OH^- > PO_4^{3-}$。$H^+$ 浓度远大于 PO_4^{3-} 浓度的3倍,因为$[H^+] = (K_{a_1} c_a)^{1/2}$,而$[PO_4^{3-}] = (K_{a_2} K_{a_3})/[H^+]$。

9. (1) $K = K(HNO_2)/K(HCN) = 9.03 \times 10^5$，向右，正向；

(2) $K = K(HSO_4^-)/K(HNO_2) = 17.8$，向右，正向；

(3) $K = K(NH_4^+)/K(HAc) = 1.05$，基本不移，保持平衡；

(4) $K = K_w/K(HSO_4^-) = 1.0 \times 10^{-12}$，向左，逆向。

10. HCN 是一元弱酸，首先检查是否符合最简式两个条件。

$c_a K_a = 0.2 \times 4.9 \times 10^{-10} = 9.8 \times 10^{-11} > 20 K_w = 2.00 \times 10^{-13}$，$c_a / K_a = (0.2)/(4.9 \times 10^{-10}) = 4.08 \times 10^8 > 500$，满足最简式条件。

$$[H^+] = \sqrt{K_a c_a} = \sqrt{4.9 \times 10^{-10} \times 0.20} = 9.90 \times 10^{-6} \ (mol \cdot L^{-1}); \ pH = -\lg[H^+] = 5.00$$

$$\alpha = ([H^+]/c_a) \times 100\% = (9.90 \times 10^{-6}/0.2) \times 100\% = 0.005\%$$

11. （1）先假设该一元弱酸满足最简式条件：

$$\alpha = ([H^+]/c_a) \times 100\%$$

又因为$[H^+] = 10^{-pH}$，代入数据可得：$\alpha = (10^{-3.26}/0.02) \times 100\% = 2.7\%$

(2) 根据公式$[H^+] = \sqrt{K_a c_a}$，推导出 $K_a = [H^+]^2/c_a = 10^{-6.52}/0.02 = 1.5 \times 10^{-5}$

把最后结果代入两个判据，都满足条件，故本题可采用上述过程计算。

12. 首先判断是否满足两个判据，$c_a K_a = 0.0075 \times 3.0 \times 10^{-8} = 2.25 \times 10^{-10} > 20 K_w = 2.00 \times 10^{-13}$，$c_a/K_a = (0.0075)/(3.0 \times 10^{-8}) = 2.5 \times 10^5 > 500$，满足最简式条件。

所以有：$[H^+] = \sqrt{K_a c_a} = \sqrt{3.0 \times 10^{-8} \times 0.0075} = 1.5 \times 10^{-5} (\text{mol} \cdot L^{-1})$

又因为$[ClO^-] = [H^+]$，所以：$[ClO^-] = 1.5 \times 10^{-5}$ mol·L^{-1}，$[HClO] = c_a - [H^+] = 0.0075$ mol·L^{-1}

13. 氨水可以看作一元弱碱，先假设满足两个判据，可以用最简式来计算溶液中OH^-的浓度。则有：$[OH^-] = \sqrt{K_b c_b} = \sqrt{1.79 \times 10^{-5} c_b} = 1.0 \times 10^{-(14-11.26)}$

$$c_b = 0.185 \text{ mol} \cdot L^{-1}$$

同理把最后结果代入两个判据，都满足条件，故本题可采用上述过程计算。

14. 已知溶液的pH值，就可以求出各种离子的平衡浓度：

(1) $[H^+] = 10^{-pH} = 10^{-11.33} = 4.68 \times 10^{-12}$ mol·L^{-1}；

$[OH^-] = [C_{10}H_{15}ONH^+] = K_w/[H^+] = 2.14 \times 10^{-3}$ mol·L^{-1}

(2) 由$[OH^-] = \sqrt{K_b c_b} = \sqrt{K_b \times 0.0035} = 2.14 \times 10^{-3}$，$K_b = 1.31 \times 10^{-3}$

15. (1) 不同（计算过程略）；(2) 相同。

16. (1) 两物质反应方程式为 $HCl + NH_3 \cdot H_2O \rightleftharpoons NH_4Cl + H_2O$，就是要求 0.05 mol·L^{-1} NH_4Cl溶液的pH值，c_a为0.05 mol·L^{-1}。

$$[H^+] = \sqrt{K_a c_a} = \sqrt{5.59 \times 10^{-10} \times 0.05} = 5.29 \times 10^{-6}; \text{pH} = 5.28$$

(2) 两物质反应方程式为 $HAc + NH_3 \cdot H_2O \rightleftharpoons NH_4Ac + H_2O$，就是要求 0.05 mol·L^{-1} NH_4Ac溶液的pH值，该溶液为两性物质溶液。只是浓度 c 为 0.05 mol·L^{-1}（而该类物质只要浓度不是很小，符合$cK_a > 20K_w$ 和 $c > 20 K_a'$时，其pH值与浓度关系不大）。

$$\text{pH} = \frac{1}{2}(pK_a + pK_a') = \frac{1}{2} \times (9.25 + 4.76) = 7.00$$

(3) 两物质反应方程式为 $HCl + Na_2CO_3 \rightleftharpoons NaHCO_3 + NaCl$，就是要求 0.05 mol·L^{-1} $NaHCO_3$溶液的pH值，该溶液为两性物质溶液。只是浓度 c 为 0.05 mol·L^{-1}。

$$\text{pH} = \frac{1}{2}(pK_a + pK_a') = \frac{1}{2}(pK_{a_2} + pK_{a_1}) = \frac{1}{2} \times (10.25 + 6.37) = 8.31$$

(4) 两物质反应方程式为 $NaOH + Na_2HPO_4 \rightleftharpoons Na_3PO_4 + H_2O$，就是要求 0.05 mol·L^{-1} Na_3PO_4溶液的pH值，该溶液为多元弱碱物质溶液，但可以近似为一元弱碱来计算。只是物质由二元弱碱Na_2CO_3变为三元弱碱Na_3PO_4，且浓度c也变为0.05 mol·L^{-1}。各种平衡常数可以直接查附录，均为已知条件。

$$K_{b_1} = K_w/K_{a_3} = 1.0 \times 10^{-14}/(4.79 \times 10^{-13}) = 2.09 \times 10^{-2}$$
$$K_{b_2} = K_w/K_{a_2} = 1.0 \times 10^{-14}/(6.23 \times 10^{-8}) = 1.61 \times 10^{-7}$$
$$K_{b_3} = K_w/K_{a_3} = 1.0 \times 10^{-14}/(6.92 \times 10^{-3}) = 1.44 \times 10^{-12}$$
$$K_{b_1}/K_{b_2} = 2.09 \times 10^{-2}/(1.61 \times 10^{-7}) = 1.30 \times 10^5 > 10^2$$

第二步水解可以忽略（当然第三步水解更可以忽略），故可作一元弱碱处理。

$c_b K_{b_1} = 2.09 \times 10^{-2} \times 0.05 = 1.05 \times 10^{-3} > 20 K_w$，可忽略水的质子自递反应产生的 OH^-。

$c_b / K_{b_1} = 0.05 / (2.09 \times 10^{-2}) = 2.39 < 500$，不能用最简式，只能用式（3-13）：

$$[OH^-] = \sqrt{K_b(c_b - [OH^-])}$$

代入数据即可求出 $[OH^-] \approx 0.023 \text{mol} \cdot L^{-1}$；$pH = 14 - pOH = 14 - 1.64 = 12.36$。

（5）两物质反应方程式为 $H_3PO_4 + 2NaOH \rightleftharpoons Na_2HPO_4 + 2H_2O$，就是要求 $0.05 \text{mol} \cdot L^{-1}$ Na_2HPO_4 溶液的 pH 值，该溶液为两性物质溶液。

$$pH = \frac{1}{2}(pK_a + pK'_a) = \frac{1}{2}(pK_{a_2} + pK_{a_3}) = \frac{1}{2} \times (7.21 + 12.67) = 9.94$$

（6）两物质反应方程式为 $Na_3PO_4 + 2HCl \rightleftharpoons NaH_2PO_4 + 2NaCl$，就是要求 $0.05 \text{mol} \cdot L^{-1}$ NaH_2PO_4 溶液的 pH 值，该溶液为两性物质溶液。

$$pH = \frac{1}{2}(pK_a + pK'_a) = \frac{1}{2}(pK_{a_2} + pK_{a_1}) = \frac{1}{2} \times (7.21 + 2.12) = 4.66$$

17.（1）两物质反应方程式为 $H_3PO_4 + Na_3PO_4 \rightleftharpoons NaH_2PO_4 + Na_2HPO_4$，两种产物为两性物质，浓度均为 $0.10 \text{mol} \cdot L^{-1}$，且两者的阴离子属于共轭酸碱，前者离子酸式解离时，后者充当同离子，反之后者离子碱式解离时，前者充当同离子。由于两者共同存在体系中，以任何一种微粒作为研究对象都可以求出溶液的 pH 值。在此我们以 $H_2PO_4^-$ 的酸式解离为研究对象：

$$H_2PO_4^- + H_2O \rightleftharpoons H_3O^+ + HPO_4^{2-}$$

由于同离子效应，溶液中的 $[H^+]$ 将更小，则此时溶液中的各物质的平衡浓度为：
$[H_2PO_4^-] = 0.10 - [H^+] \approx 0.10 \text{mol} \cdot L^{-1}$；$[HPO_4^{2-}] = 0.10 + [H^+] \approx 0.10 \text{mol} \cdot L^{-1}$，

$$K_{a_2} = \frac{[H_3O^+][HPO_4^{2-}]}{[H_2PO_4^-]}$$

带入数据得：$[H_3O^+] \approx K_{a_2}$，所以 $pH = pK_{a_2} = 7.21$。

（2）两物质反应方程式为：$Na_2CO_3 + HCl \rightleftharpoons NaCl + NaHCO_3$，其中 Na_2CO_3 过量，反应以后的浓度为 $0.05 \text{mol} \cdot L^{-1}$；产物中 $NaHCO_3$ 也为 $0.05 \text{mol} \cdot L^{-1}$，且两者的阴离子属于共轭酸碱，前者离子碱式解离时，后者充当同离子，反之后者离子酸式解离时，前者充当同离子。类似上题的处理过程，$[H_3O^+] \approx K_{a_2}$，所以 $pH = pK_{a_2} = 10.25$。

第五章　习题答案

1. KH_2PO_4-Na_2HPO_4 缓冲溶液由浓度较大的 $H_2PO_4^-$ 和 HPO_4^{2-}，有同离子效应，处于质子传递平衡：

$$H_2PO_4^- + H_2O \rightleftharpoons HPO_4^{2-} + H_3O^+$$
$$HPO_4^{2-} + H_3O^+ \rightleftharpoons H_2PO_4^- + H_2O$$

其中 HPO_4^{2-} 是抗酸成分，当加入少量强酸时，HPO_4^{2-} 与 H_3O^+ 结合成 $H_2PO_4^-$ 而使平衡左移，$[H_2PO_4^-]$ 略为减少，$[HPO_4^{2-}]$ 略有增加，溶液的 H_3O^+ 浓度无显著增加。$H_2PO_4^-$ 是抗碱成分，当加入少量强碱时，OH^- 溶液的 H_3O^+ 生成 H_2O，平衡右移，

$H_2PO_4^-$ 进一步解离,提供更多的 H_3O^+。达到新的平衡时,$[H_2PO_4^-]$ 略为减少,$[HPO_4^{2-}]$ 略有增加,溶液的 H_3O^+ 浓度无显著的减少。

2. 缓冲容量是缓冲能力大小的量度。定义为单位体积的缓冲溶液 pH 值改变 1 个单位时($\Delta pH=1$),所需加入的一元强酸或强碱的物质的量。影响缓冲容量的主要因素是总浓度和缓冲比。由于影响缓冲容量的主要因素是总浓度和缓冲比,所以总浓度均为 $0.10 \text{mol} \cdot L^{-1}$ 的 HAc-NaAc 和 H_2CO_3-HCO_3^- 缓冲系,当缓冲比为 1 时,体系有最大缓冲容量,故二者最大缓冲容量相同,都等于 $0.576 c_{总}$。

3. (1)(2)(4)(5)可用来配制缓冲溶液。

4. (1)抗酸成分是分子中的 $NH_2CH_2COO^-$,抗碱成分是 $NH_3^+CH_2COO^-$,缓冲范围是 8.81~10.81。

(2)抗酸成分是 $CH_3CH_2COO^-$,抗碱成分是 CH_3CH_2COOH,缓冲范围是 5.86~6.86。

(3)可以形成两种缓冲对:HPO_4^{2-}-$H_2PO_4^-$ 以及 HPO_4^{2-}-PO_4^{3-}。前者抗酸成分是 HPO_4^{2-},抗碱成分是 $H_2PO_4^-$,缓冲范围是 6.21~8.21;后者抗酸成分是 PO_4^{3-},抗碱成分是 HPO_4^{2-},缓冲范围是 11.67~13.67。

(4)抗酸成分是 $NH_3^+CH_2COO^-$,抗碱成分是 $NH_3^+CH_2COOH$,缓冲范围是 1.25~3.35。

5. 缓冲比的计算可利用 Henderson-Hasselbalch 方程式:
$pK_a = 14.00 - pK_b = 14.00 - 4.75 = 9.25, pH = pK_a + \lg[NH_3]/[NH_4^+]$

(1) pH=9.00:$[NH_3]/[NH_4^+]=0.56$; (2) pH=8.80:$[NH_3]/[NH_4^+]=0.35$

(3) pH=10.00:$[NH_3]/[NH_4^+]=5.6$; (4) pH=9.60:$[NH_3]/[NH_4^+]=2.2$

6. 加 NaOH 溶液于柠檬酸氢钠(Na_2HCit)溶液中后,体系形成 $HCit^{2-}$-Cit^{3-} 缓冲对,其中抗酸成分是 Cit^{3-},抗碱成分是 $HCit^{2-}$,缓冲系的理论缓冲范围 5.39~7.39。加 HCl 溶液于柠檬酸氢钠(缩写 Na_2HCit)溶液中后,体系形成 H_2Cit^--$HCit^{2-}$ 缓冲对,其中抗酸成分是 $HCit^{2-}$、抗碱成分是 H_2Cit^-,缓冲系的理论缓冲范围 3.77~5.77。若继续加入 HCl 溶液,体系还能形成 H_3Cit-H_2Cit^- 缓冲对,其中抗酸成分是 H_2Cit^-、抗碱成分是 H_3Cit,缓冲系的理论缓冲范围 2.14~4.14。形成 $HCit^{2-}$-Cit^{3-} 缓冲对时,NaOH 溶液与柠檬酸氢钠溶液体积比为 1∶2 时,所配制的缓冲溶液有最大缓冲容量;体系形成 H_2Cit^--$HCit^{2-}$ 缓冲对时,HCl 溶液与柠檬酸氢钠溶液体积比为 1∶2 时,所配制的缓冲溶液有最大缓冲容量;体系形成 H_3Cit-H_2Cit^- 缓冲对时,HCl 溶液与柠檬酸氢钠溶液体积比为 1∶1 时,所配制的缓冲溶液有最大缓冲容量。

7. $pK_a(NH_4^+) = 14 - 4.75 = 9.25$

(1) $0.20 \text{mol} \cdot L^{-1}$ NH_3 溶液和 $0.10 \text{mol} \cdot L^{-1}$ NH_4Cl 溶液等体积混合后:
$pH = pK_a + \lg([NH_3]/[NH_4^+]) = 9.25 + \lg 2 = 9.55$

(2) $0.20 \text{mol} \cdot L^{-1}$ NH_3 溶液和 $0.10 \text{mol} \cdot L^{-1}$ HCl 溶液等体积混合后:
$pH = pK_a + \lg([NH_3]/[NH_4^+]) = 9.25 + \lg 1 = 9.25$

8. (1)相同浓度的 NaOH 溶液和 HCl 溶液等体积混合可以得到 pH=7.0 的溶液,所以需加入 50mL $0.10 \text{mol} \cdot L^{-1}$ HCl 溶液,得到的溶液不具有缓冲能力。

(2) 若是 0.10mol·L^{-1}NH$_3$ 水溶液中加入 0.10mol·L^{-1}HCl 溶液，则有：

$$pH = pK_a(NH_4^+) + \lg(n_{NH_3}/n_{NH_4^+}) = 9.25 + \lg(n_{NH_3}/n_{NH_4^+}) = 7$$

$$n_{NH_3}/n_{NH_4^+} = 0.0056$$

$$NH_3 + H^+ \rightleftharpoons NH_4^+$$

假设需要加入 0.10mol·L^{-1}HCl 溶液 V L，则有缓冲体系中：

$$n_{NH_3}/n_{NH_4^+} = (0.005 - 0.1V)/(0.1V) = 0.0056$$

计算得：$V = 0.0497$ L $= 49.7$ mL

体系有缓冲作用。

(3) 0.10mol·L^{-1}Na$_2$HPO$_4$ 溶液中加入 0.10mol·L^{-1}HCl 溶液，则有：

$$pH = pK_a(H_2PO_4^-) + \lg(n_{HPO_4^{2-}}/n_{H_2PO_4^-}) = 7.21 + \lg(n_{HPO_4^{2-}}/n_{H_2PO_4^-}) = 7$$

计算得：$n_{HPO_4^{2-}}/n_{H_2PO_4^-} = 0.62$

$$HPO_4^{2-} + H^+ \rightleftharpoons H_2PO_4^-$$

假设需要加入 0.10mol·L^{-1}HCl 溶液 V L，则有缓冲体系中：

$$n_{HPO_4^{2-}}/n_{H_2PO_4^-} = (0.005 - 0.1V)/(0.1V) = 0.62$$

计算得：$V = 0.0309$ L $= 30.9$ mL

体系有缓冲作用，且缓冲对物质量之比最接近 1，故缓冲能力最好。

9.
$$HB + OH^- \rightleftharpoons B^- + H_2O$$

混合后，体系中：$n_{B^-} = 0.002$mol；$n_{HB} = 0.003$mol

$$pH = pK_a(HB) + \lg(n_{B^-}/n_{HB}) = 5.25$$

解得：$pK_a(HB) = 5.43$，$K_a(HB) = 3.75 \times 10^{-6}$

10. (1) 此三者缓冲对中的共轭酸的 pK_a 分别为 4.75、7.21 和 9.25，所以，只有 KH$_2$PO$_4$-Na$_2$HPO$_4$ 体系的 pK_a 最接近于所要配制溶液的 pH 值，故选择之。

(2) 由 $pH = pK_a(H_2PO_4^-) + \lg(n_{Na_2HPO_4}/n_{KH_2PO_4})$
$$= 7.21 + \lg[x/(0.1-x)]$$
$$= 7.40$$

计算得：$x = 0.061$(mol)

所以需要共轭酸 0.039mol，共轭碱 0.061mol。

(3) 加入 0.40g（0.01mol）的 NaOH(s) 后：

$$pH = pK_a(H_2PO_4^-) + \lg[(n_{Na_2HPO_4} + 0.01)/(n_{KH_2PO_4} - 0.01)]$$
$$= 7.21 + 0.39$$
$$= 7.60$$

11. 由于 pK_{a_2} 更接近所需的缓冲溶液的 pH 值，所以应该选择 H$_2$Cit$^-$-HCit^{2-} 缓冲系，而 H$_2$Cit$^-$ 和 HCit^{2-} 是 H$_3$Cit 与 NaOH 反应生成：

$$H_3Cit + NaOH \longrightarrow H_2Cit^- + H_2O$$

第一步反应需要 NaOH 物质的量为 n_1，则：

$$n_1 = n_{H_3Cit} = 0.200 \times 1.00 = 0.200 \text{(mol)}$$

生成的 H$_2$Cit$^-$ 物质的量也相等，$n_{H_2Cit^-} = 0.200$mol。

设第二步反应所需 NaOH 物质的量为 n_2，则：

$$H_2Cit^- + NaOH \longrightarrow HCit^{2-} + H_2O$$

$$0.200(-)n_2 \quad n_2 \quad n_2$$

$$pH = pK_{a_2} + \lg(n_{HCit^{2-}}/n_{H_2Cit^-})$$

$$5.00 = 4.77 + \lg[n_2/(0.200-n_2)]$$

$$n_2 = 0.126\,mol$$

$$n_{NaOH} = n_1 + n_2 = 0.326\,mol$$

$$m_{NaOH} = n_{NaOH} M_{NaOH} = 0.326 \times 40.0 = 13.0(g)$$

12. 加入 200mg (0.005mol) NaOH 固体后溶液：

$$pH = pK_a + \lg[(n_{B^-} + 0.005)/(n_{HB} - 0.005)]$$
$$= 5.30 + \lg(n_{B^-} + 0.005)/0.020$$
$$= 5.60$$

$$n_{B^-} = 0.035\,mol$$

加入 NaOH 固体前溶液：

$$pH = pK_a + \lg[n_{B^-}/n_{HB}]$$
$$= 5.30 + \lg(0.035/0.025)$$
$$= 5.45$$

13. (1) 设需加 HCl 的物质的量为 n_{HCl}，则：

$$pH = pK_a + \lg[(n_{Tris} - n_{HCl})/(n_{Tris \cdot HCl} + n_{HCl})]$$
$$7.40 = 7.85 + \lg[(0.05 - n_{HCl})/(0.05 + n_{HCl})]$$
$$n_{HCl} = 0.024\,mol$$

所以需加 $0.100\,mol \cdot L^{-1}$ HCl 溶液 240mL。

(2) 总体积为 $V_{总} = 1.0L + 0.24L = 1.24L$，设加入的 NaCl 的质量为 m。

$$c_{os} = [2(m/58.5) + (0.05+0.024) \times 2 + (0.05-0.024)]/1.24 = 0.300\,(mol \cdot L^{-1})$$

$$m_{NaCl} = 5.80\,(g)$$

14. 混合后，体系中 $[Ac^-]/[HAc] = 1/2$；故缓冲溶液的 $pH = pK_a(HAc) + \lg 0.5 = 4.45$。

缓冲容量 $\beta = 2.303 \times [Ac^-][HAc]/c_{总} = 2.303 \times \dfrac{\dfrac{0.10}{4} \times \dfrac{0.20}{4}}{\dfrac{0.10+0.20}{4}} = 0.038\,(mol \cdot L^{-1} \cdot pH^{-1})$

15. 假设需要 KH_2PO_4 的质量为 m_1；NaOH 的质量为 m_2。

$$pH = pK_a(H_2PO_4^-) + \lg(n_{HPO_4^{2-}}/n_{H_2PO_4^-})$$
$$= 7.21 + \lg\frac{m_2/40}{m_1/136 - m_2/40} \quad (1)$$
$$= 7.21$$

又由于缓冲容量 $\beta = 2.303 \times [HPO_4^{2-}][H_2PO_4^-]/c_{总}$

$$= \frac{2.303 m_2/40 \times (m_1/136 - m_2/40)}{m_1/136} \quad (2)$$

将 (1)、(2) 式联立求解即得：$m_1 = 3.4g$，$m_2 = 0.5g$

16. (1) $pH = pK_{a_1}[CO_2(aq)] + \lg\{[HCO_3^-]/[CO_2(aq)]\} = 6.10 + 1.30 = 7.40$

正常

(2) $pH = pK_{a_1}[CO_2(aq)] + \lg\{[HCO_3^-]/[CO_2(aq)]\} = 6.10 + 1.21 = 7.31$ 酸中毒

(3) $pH = pK_{a_1}[CO_2(aq)] + \lg\{[HCO_3^-]/[CO_2(aq)]\} = 6.10 + 1.60 = 7.70$ 碱中毒

第六章 习题答案

1. (1) $n=2$，$l=1$ 2p

(2) $n=3$，$l=2$ 3d

(3) $n=5$，$l=3$ 5f

(4) $n=2$，$l=1$，$m=-1$ 2p

(5) $n=4$，$l=0$，$m=0$ 4s

2. 由于氮的价层电子分布是 $2s^2 2p^3$，用 4 个量子数分别表示每个电子的运动状态为：

$(2, 0, 0, +\frac{1}{2})$、$(2, 0, 0, -\frac{1}{2})$、$(2, 1, 0, +\frac{1}{2})$、$(2, 1, -1, +\frac{1}{2})$、$(2, 1, 1, +\frac{1}{2})$

或者 $(2, 0, 0, +\frac{1}{2})$、$(2, 0, 0, -\frac{1}{2})$、$(2, 1, 0, -\frac{1}{2})$、$(2, 1, -1, -\frac{1}{2})$、$(2, 1, 1, -\frac{1}{2})$

3. (1) 正确；l 取值范围是 $0、1、2 \cdots\cdots n-1$，所以不存在 $n=2$，$l=3$ 的轨道。

(2) 正确；s 轨道对应的角量子数是 0，不管是哪一层的 s 磁量子数轨道 l 均为 0。

(3) 错误；3s 轨道的量子数为 $(3, 0, 0)$；$n=3$，$l=1$，$m=0$ 代表 3p 轨道。

(4) 错误；电子运动无固定轨道。

(5) 错误；还与角量子数 l 有关。

4.

	电子分布式	外层电子构型
^{12}Mg	$1s^2 2s^2 2p^6 3s^2$	$3s^2$
^{25}Mn	$1s^2 2s^2 2p^6 3s^2 3p^6 3d^5 4s^2$	$3d^5 4s^2$
^{33}As	$1s^2 2s^2 2p^6 3s^2 3p^6 3d^{10} 4s^2 4p^3$ 3	$d^{10} 4s^2 4p^3$
^{47}Ag	$1s^2 2s^2 2p^6 3s^2 3p^6 3d^{10} 4s^2 4p^6 4d^{10} 5s^1$	$4d^{10} 5s^1$

5.

	电子分布式		外层电子构型
^{12}Mg	$1s^2 2s^2 2p^6 3s^2$	Mg^{2+}	$2s^2 2p^6$
^{13}Al	$1s^2 2s^2 2p^6 3s^2 3p^1$	Al^{3+}	$2s^2 2p^6$
^{25}Mn	$1s^2 2s^2 2p^6 3s^2 3p^6 3d^5 4s^2$	Mn^{2+}	$3s^2 3p^6 3d^5$

^{26}Fe $1s^2 2s^2 2p^6 3s^2 3p^6 3d^6 4s^2$ Fe^{2+} $3s^2 3p^6 3d^6$

6. F＞S＞As＞Zn＞Ca

在元素周期表中，同一周期从左至右电负性递增，从上至下电负性递减。

7. （1）2s 存在，1 个轨道

（2）3f 不存在

（3）4p 存在，3 个轨道

（4）5d 存在，5 个轨道

8. （1）分子的极性和键的极性

共价键的极性是由成键两元素的电负性决定的，电负性相差越大，键的极性就越大。分子的极性是分子中所有化学键极性的向量和，对双原子分子而言，键的极性即为分子的极性。

（2）共价键和配位键

由成键两原子各提供 1 个电子配对成键的称为共价键。

由成键两原子中的一个原子单独提供电子对进入另一个原子的空轨道共用而成键，称为配位键。

（3）等性杂化和不等性杂化

在形成多原子分子的过程中，中心原子的若干能量相近的原子轨道重新组合，形成一组新的轨道，这个过程叫作轨道的杂化。若杂化后所形成的几个杂化轨道所含原来轨道成分的比例不相等而能量完全相同，这种杂化称为等性杂化；杂化后所形成的几个杂化轨道所含原来轨道成分的比例不相等而能量不完全相同，这种杂化称为不等性杂化。

（4）σ 键和 π 键

以"头碰头"方式重叠而成的键叫 σ 键；以"肩并肩"方式重叠而成的键叫 π 键。

（5）永久偶极和瞬时偶极

极性分子由于正负电荷中心不重合而产生的偶极叫永久偶极；非极性分子由于共用电子对运动而造成的正负电荷中心瞬间不重合，由此产生的偶极叫瞬时偶极。

（6）范德华力和氢键

分子与分子间一种相互吸引的作用力，称为分子间力。它包括诱导力、取向力和色散力。

氢键是存在于 H 和 N、O、F 原子之间的一种较强的、有方向性和饱和性的范德华力。

9. 共价键成键时，一个原子有几个单电子就能与几个自旋方向相反的单电子配对，所以共价键的数目与单电子的数目是对应的，故有饱和性。成键时，为了使键尽可能牢固，轨道会沿最大重叠的方向进行重叠，使键长尽可能短，故有方向性。

10.

	NH_3	C_2H_2	C_2H_6	H_3O^+	CH_3Cl	BF_4^-
杂化类型	sp^3	sp	sp^2	sp^3	sp^3	sp^3

11. （1）ZnO＞ZnS   电负性 S＜O

(2) HI＜HBr＜HCl＜HF 电负性 I＜Br＜Cl＜F
(3) $H_2S > H_2Se > H_2Te$ 电负性 S＞Se＞Te

12. (1) $H_2 < Ne < CO < HF$

HF：取向力＋色散力＋氢键   CO：取向力＋色散力

H_2 取向力；分子量最小   Ne：取向力；分子量大于 H_2

(2) $CI_4 > CBr_4 > CCl_4 > CF_4$

同种类型的化合物，分子量越大，范德华力越大，沸点越高。

13. 乙醇分子间可形成氢键。

14. 苯和四氯化碳：色散力。乙醇和水：取向力＋色散力＋氢键。苯和乙醇：取向力＋诱导力＋色散力。液氨：取向力＋色散力＋氢键。

15. (1) ＞ (2) ＞ (3) 氢键的强弱与成键原子的电负性有关，电负性越大极性越大，氢键越强。

16. (1) 等性 sp^3 杂化的空间构型才是正四面体，所以能存在的杂化方式是 sp^3 杂化。

(2) 3.16－2.55＝0.61，A—B 键非极性共价键；AB_4 的空间构型是正四面体，对称性好，为非极性分子。

(3) 色散力。

(4) $SiCl_4$ 的熔点、沸点较高，因为分子量大于 AB_4

第七章 习题答案

1. B **2.** B **3.** A **4.** C **5.** C **6.** A **7.** D **8.** D

9.

配合物	中心原子	配位体	配位原子	配位数	命名
$(NH_4)_3[SbCl_6]$	Sb^{3+}	Cl^-	Cl	6	六氯合锑（Ⅲ）酸铵
$[Cu(NH_3)_4](OH)_2$	Cu^{2+}	NH_3	N	4	氢氧化四氨合铜（Ⅱ）
$Na_3[Ag(S_2O_3)_2]$	Ag^+	$S_2O_3^{2-}$	S	2	二（硫代硫酸根）合银（Ⅰ）酸钠
$H_2[PtCl_6]$	Pt^{2+}	Cl^-	Cl	6	六氯合铂（Ⅳ）酸
$H[Al(OH)_4]$	Al^{3+}	OH^-	O	4	四（氢氧根）合铝（Ⅲ）酸
$[Co(NO_2)_6]^{3-}$	Co^{3+}	NO_2^-	O	6	六（亚硝酸根）合钴（Ⅲ）酸根
$[Co(NH_3)_3(H_2O)Cl_2]^+$	Co^{3+}	$NH_3、H_2O、Cl$	N、O、Cl	5	二氯·三氨·一水合钴（Ⅲ）离子

配合物	中心原子	配位体	配位原子	配位数	命名
$[Pt(NH_3)_4(NO_2)Cl]$	Pt^{2+}	NH_3、NO_2、Cl	N、N、Cl	6	氯·亚硝酸根·四氨合铂（Ⅱ）
$[Ni(CO)_2(CN)_2]$	Ni^{2+}	CO、CN	C、C		二氰氢根·二羰基合镍（Ⅱ）
$[Co(en)_3]Cl_3$	Co^{3+}	en	N	6	三氯化三乙二胺合钴（Ⅲ）

10. (1) 六氰合铁三酸钾：$K_3[Fe(CN)_6]$
  (2) 五氰·一羰基合铁（Ⅱ）酸钠：$Na_3[Fe(CO)(CN)_5]$
  (3) 三氨·三硝基合钴（Ⅲ）：$[Co(NH_3)_3(NO_2)_3]$
  (4) 五羰基合铁：$[Fe(CO)_5]$
  (5) 二草酸根·二氨合钴（Ⅲ）酸钙：$Ca[Co(C_2O_4)_2(NH_3)_2]_2$
  (6) 氯化一氯·一硝基·四氨合钴（Ⅲ）：$[CoCl(NO_2)(NH_3)_4]Cl_2$

11. $[Pt(NH_3)_6]Cl_4$、$[Pt(NH_3)_3Cl_3]Cl$

12. (1) 能。$(NH_4)Fe(SO_4)_2$ 是可溶性复盐，在水中完全电离，因而溶液中存在大量 Fe^{3+}，与 SCN^- 发生配合反应形成配合物 $[Fe(SCN)_n]^{3-n}$，显示红色。
  (2) 不能。通过查阅配合物稳定常数可知 $[Fe(CN)_6]^{3-}$ 的稳定常数 $K_s[Fe(CN)_6]_3 = 1.0 \times 10^{42}$，而 $[Fe(SCN)_n]^{3-n}$ 在 $n=1,2$ 时的稳定常数分别为 8.9×10^2 和 2.3×10^3（其他稳定常数目前尚缺）。可以推测，$[Fe(CN)_6]^{3-}$ 的稳定常数远小于 $K_s[Fe(CN)_6]_3$，也就是 SCN^- 难以夺取 $[Fe(CN)_6]^{3-}$ 中的 CN^- 而形成 $[Fe(SCN)_n]^{3-n}$，因而溶液不能显示红色。

13.
配位反应： $Ag^+ + 2NH_3 \rightleftharpoons [Ag(NH_3)_2]^+$
起始浓度： 0.10 6.0   0
混合后浓度： 0.050 3.0   0
平衡浓度： x $3.0 - 0.050 \times 2$ $0.050 - x$

根据稳定常数公式可得：

$$[Ag^+] = x = \frac{[Ag(NH_3)_2]^+}{[NH_3]^2 K_s[Ag(NH_3)_2]^+} \approx \frac{0.050}{2.9^2 \times 1.1 \times 10^7}$$

$$= 5.4 \times 10^{-10}$$

14. 设 $[Cu(en)_2]^{2+}$ 溶液中 Cu^{2+} 浓度为 $x \; mol \cdot L^{-1}$，则根据配位平衡有以下关系：
配位反应：$[Cu(en)_2]^{2+} \rightleftharpoons Cu^{2+} + 2en$
平衡浓度：$0.10-x$ x $2x$

$$K_s = \frac{[Cu(en)_2^{2+}]}{[Cu^{2+}][en]^2} = \frac{0.10-x}{x \times (2x)^2} \approx \frac{0.10}{x \times (2x)^2} = 1.0 \times 10^{20}$$

$$[Cu^{2+}] = x = 6.3 \times 10^{-8} (mol \cdot L^{-1})$$

同理求得 CuY^{2-} 溶液平衡时：

$$[Cu^{2+}] = y = 1.4 \times 10^{-10} \; mol \cdot L^{-1}$$

虽然 $K_s([Cu(en)_2]^{2+}) = 1.0 \times 10^{20}$，大于 $K_s(CuY^{2-}) = 5.0 \times 10^{18}$，但 $x > y$，所以，CuY^{2-} 更稳定。

第八章 习题答案

1. D； **2.** D； **3.** C； **4.** A； **5.** B； **6.** D； **7.** C； **8.** B

9. 由题可知，KI 是过量的，过量的 KI 作为稳定剂。溶液中存在如下反应：

$$AgNO_3 + KI \longrightarrow KNO_3 + AgI\downarrow$$

胶团的结构表达式：

$$[\underbrace{\underbrace{(AgI)_m\ \underbrace{nI^-\ (n-x)K^+}_{\text{吸附层}}]^{x-}\ xK^+}_{\text{胶粒(带负电)}}}_{\text{胶团(电中性)}}$$

胶核　吸附层　扩散层

10.

性质	溶胶	高分子溶液
粒径	1～100nm	1～100nm
分散相存在单元	多分子组成的胶粒	单分子
半透膜透过性	不能透过	不能透过
热力学稳定性	不稳定	稳定
丁达尔效应	强	微弱
黏度	小，与介质相似	大
对电解质的敏感性	敏感	不太敏感
聚沉可逆性	不可逆	可逆

11. 这一现象是高分子物质对溶胶的保护作用在生理活动中的体现。血液中的钙盐以溶胶的形式存在，由于血液中存在大量的生物大分子蛋白质，对钙盐溶胶起着很好的保护作用，所以尽管血液中钙盐的浓度远大于溶度积，仍能稳定存在，不发生聚沉。

第九章 习题答案

1. $MgCl_2$ 与 $NH_3 \cdot H_2O$ 发生沉淀反应，生成的沉淀 $Mg(OH)_2$ 存在如下平衡：

$$Mg(OH)_2 \rightleftharpoons Mg^{2+} + 2OH^-$$

OH^- 可与 NH_4^+ 结合生成难电离的弱电解质 $NH_3 \cdot H_2O$，由于氯化铵浓度很高（饱和溶液），故可拉动平衡向右移动，导致溶液中氢氧根离子浓度降低，促使 $Mg(OH)_2$ 发生溶解。因此，$Mg(OH)_2$ 能溶于饱和 NH_4Cl 溶液中。

2.

元素	颜色	备注
Li	紫红	
K	浅紫	透过蓝色钴玻璃观察，以消除钠（黄色）的干扰
Rb	紫色	—
Ca	砖红色	—
Sr	洋红色	—

元素	颜色	备注
Co	淡蓝色	
Cu	绿色	
Ba	黄绿色	

焰色反应通常使用铂丝、镍丝或铁丝蘸取溶液。嵌于玻璃棒上的金属丝每次使用均须处理干净以消除杂质的干扰。使用时须先在盐酸里蘸一下，这是因为金属元素与盐酸反应生成氯化物，在灼烧时易于气化而挥发。

3. 玻璃的主要成分是二氧化硅，属酸性氧化物，可与强碱性物质发生反应，生成硅酸盐，磨口的玻璃会因此被腐蚀。所以，保存碱液的玻璃瓶应选用橡皮塞子，而不是磨口玻璃塞。

4. 硝酸是具有强氧化性的强酸，可能使反应物发生氧化反应，破坏反应体系，故通常不适用作反应介质。金属和稀硫酸或者稀盐酸反应，气体产物是氢气，而硝酸与金属反应生成的气体产物是氮氧化合物。

5. 铅白稳定性较好，但时间长久则会与空气中的硫化氢反应生成黑色的硫化铅，故画会由白变黑。用过氧化氢对变黑的画作进行处理的原理是黑色的 PbS 与 H_2O_2 作用生成白色硫酸铅（$PbSO_4$），该反应可用于古油画的修复，反应式为：

$$PbS + 4H_2O_2 \Longrightarrow PbSO_4 \downarrow + 4H_2O$$

6. 例1：指示淀粉及其降解产物。糖苷键对酸和酶敏感，所以淀粉在酸和体内淀粉酶的作用下被降解成单糖，这种降解过程是逐步进行的，降解的中间产物遇碘呈现不同的颜色：

淀粉 → 红色糊精 → 无色糊精
（紫蓝色） （红色） （无色）

碘与淀粉的这一反应常用作滴定分析的指示反应，如还原糖的滴定分析。

例2：指纹显示。利用单质碘具有亲脂性且受热易升华的特点，可以显示指纹。指纹含有汗水以及油脂等。而碘在受热时能不经过液态直接变成蒸气，即升华。同时，碘还具有亲脂性，易与指纹中的油脂、汗液等成分结合、潴留，从而显示指纹。

7. 蓝色硅胶是干燥剂，放在天平中易保持天平干燥，保证测定准确。硅胶呈现蓝色是因为硅胶中含有氯化钴（$CoCl_2$），用于指示天平室内是否干燥。其原理是：

$$CoCl_2（蓝色） + 6H_2O（浅红色）\Longrightarrow CoCl_2 \cdot 6H_2O$$

无水氯化钴呈现蓝色，若天平不再干燥，则 $CoCl_2$ 吸水，变成浅红色。可以通过加热使变为粉色的硅胶中水合氯化钴失去水分子恢复蓝色，所以变色硅胶可以重复使用。

8. 铬酸洗液具有很强的氧化性，可破坏器皿表面的还原性附着物，铬酸中的高价铬被还原为三价铬，失去氧化能力，溶液呈现绿色。因此，洗液变为绿色时表明已失效。

9. 把 Ag^+ 转变成银氨配离子主要有以下原因。

（1）银镜反应须在碱性介质进行，而银氨配离子可以存在碱性溶液中。

（2）银氨配离子是稳定的离子，可以避免银离子因水解而沉淀。

（3）银氨配离子是一种弱氧化剂，可以使银离子的还原过程较为温和而不剧烈，这样形成的银镜致密美观。

10. 戴手套的目的是避免皮肤接触到银离子形成蛋白银，而留在皮肤上。如果银离子留在皮肤上很快皮肤就会变黑，这是因为银对光敏感，在光照下发生光化学反应形成微小的银颗粒，表现为黑色。

11. 0.09mol·L^{-1}碘化汞钾与2.5mol·L^{-1}氢氧化钾的混合溶液称为奈斯勒试剂（Nessler 试剂），因由 Julius Nessler 首先使用而得名。该试剂与氨反应产生黄色或棕色（高浓度时）沉淀，是鉴定氨的著名试剂，反应灵敏。其反应式为：

$$NH_4^+ + 2[HgI_4]^{2-} + 4OH^- \longrightarrow HgO·Hg(NH_2)I + 7I^- + 3H_2O$$

幽门螺杆菌富含尿素酶，尿素酶可水解尿素而产生氨。如上所述，氨可以用奈斯勒试剂进行检测，故可用于幽门螺杆菌的检验。

第十章 习题答案

1. 指示剂的变色范围应当全部或部分落在滴定突跃内；指示剂变色需明显易于分辨。化学计量点是按照化学计量关系滴定剂与待测物恰好完全反应的点；滴定终点是指示剂变色的点，二者通常是不一致的，差别越大滴定误差就越大。

2. 4.31~6.31。

3. 8.72，可选择酚酞或百里酚蓝。

4. 0.1264 mol·L^{-1}

5. 3；2；2。

6. (1) 系统误差；(2) 系统误差；(3) 系统误差

7. 0.76~0.96

8. NaOH 14.00%；Na$_2$CO$_3$ 79.50%

9. 95.43%

第十一章 习题答案

1. 当入射光波长、溶剂、吸光物质种类和溶液温度一定时，溶液的吸光度与液层厚度及溶液浓度的乘积成正比。

吸收曲线是用不同波长的光透过某一固定浓度的溶液，分别测定其对不同波长的吸光度然后以吸光度 A 为纵坐标，以波长 λ 为横坐标作图得到的一条曲线。

标准曲线是指配制一系列已知准确浓度的标准溶液，在选定波长处分别测其吸光度 A，然后以标准溶液的浓度 c 为横坐标，以相应的吸光度 A 为纵坐标，绘制 A-c 关系图，得到的一条通过坐标原点的直线。

2. 当入射光波长、溶剂、吸光物质种类和溶液的温度一定时，厚度为1cm、浓度为1mol·L^{-1}溶液的吸光度。

3. λ_{max} 和 ε 不变，A 增大，T 减小。

4. 因为在最大吸收波长附近，ε 随波长的变化最小。

5. 显色剂的选择原则：选择性好，灵敏度高，生成的有色化合物有恒定的组成且化学性质稳定，显色剂与有色化合物之间的颜色差别大。

显色条件：显色剂的用量，溶液的酸度，显色时间，显色温度。

测定条件的选择：合适的波长，适当的吸光度范围，适当的参比溶液，吸光度读数范围位于标尺刻度中部。

6. 77.4%、0.111；46.5%、0.333。

7. 50.1%，2.9×10^2 L·g^{-1}·cm^{-1}，1.9×10^4 L·mol^{-1}·cm^{-1}。

8. 0.5277g。

9. 9.84%。

10. $1.12×10^2$ $L·g^{-1}·cm^{-1}$，$2.65×10^4 L·mol^{-1}·cm^{-1}$。

11. 18.7mg。

12. 94.2%，$0.246mg·L^{-1}$。

13. $c_A=3.9×10^{-3} mol·L^{-1}$，$c_B=4.3×10^{-3} mol·L^{-1}$。

第十二章 习题答案

1. (1) 均裂：成键的一对电子平均分给两个原子或原子团，生成两个自由基。

(2) 异裂：成键的一对电子在断裂时分给某一原子或原子团，生成正、负离子。在有机反应中，按异裂进行的反应叫作离子型反应。

(3) 官能团：在有机化合物中，决定一类有机物的化学特性的原子或原子团，称为官能团。

(4) 次序规则：各种原子或取代基按先后次序排列的规则称为次序规则。

2. 电子式：用元素符号和电子符号表示化合物的化学式叫电子式，也叫路易斯式。如乙烷的电子式。

价键式：用元素符号和价键符号表示化合物构造的化学式叫价键式。如乙烯的价键式。

键线式：把碳、氢元素符号省略，只写出碳原子的锯齿形骨架的表示式，叫键线式。如环戊烷的结构可表示为五元环，环己烷表示为六元环。

4. A. C=O 中碳原子为 sp^2 杂化，其余碳原子均为 sp^3 杂化；B. 碳碳三键中的两个碳原子为 sp 杂化，其余碳原子均为 sp^3 杂化；C. 分子中碳原子均为 sp^3 杂化；D. 分子中碳原子均为 sp^2 杂化；E. 分子中所有碳原子为 sp^2 杂化。

5. A. 羟基，属于醇；B. 氯原子，属于卤代烷；C. 羟基，属于酚；D. 羧基，属于羧酸；E. 酯基，属于酯

第十三章 习题答案

1. A；**2.** B；**3.** D；**4.** A；**5.** D；**6.** A；**7.** A

8. (1) 异丁烷：

(2) 反-1-甲基-3-异丙基环己烷的优势构象式：

9. (1) □ + H_2 ⟶

(2) △ + HCl ⟶ Cl

10. A. CH₃CH₂CH₂CH₂CH₃   B. (CH₃)₄C   C. (CH₃)₂CHCH₂CH₃

11. 碳链异构、构象异构。

第十四章 习题答案

1. (1) (Z,E)-2,4-己二烯　　(2) 1-戊烯-4-炔
(3) 5-庚烯-1,3-二炔　　(4) 环戊基乙炔
(5) 甲基异丙基乙炔

2. (1) (CH₃)₂C=CHCH₃ + HBr ⟶ (CH₃)₂C=CH-CH₂-Br + Br-C(CH₃)₂-CH=CH₂

(2) (CH₃)₂C=CHCH₃ + HBr ⟶ (CH₃)₂C(Br)CH₂CH₃

(3) CH₃CH=C(CH₃)CH₂CH₃ + HOBr ⟶ CH₃CH(Br)C(OH)(CH₃)CH₂CH₃

(4) 环己烯-CH₂-Br + HC≡C-Na ⟶ 环己烯-CH₂-C≡CH

(5) 环戊二烯 + 顺丁烯二酸酐 —Δ→ 双环加成产物

3. (1) 加入溴水不褪色的为 A，余下两者加入[Ag(NH₃)₂]⁺溶液，有白色沉淀生成的为 B，剩余者为 C。

(2) 加入 KMnO₄ 溶液不褪色的为 B，余下两者加入顺丁烯二酸酐，有白色沉淀生成的为 C，剩余者为 A。

4. 该化合物的结构是 CH₃CH=CHCH₂CH₂CH₃。

5. A 的结构式为 CH₃CH=CHCH(CH₃)CH₃；B 的结构式为 (CH₃)₂C=CHCH₂CH₃；C 的结构式为 (CH₃)₂CHCH₂CH₂CH₃。

第十五章 习题答案

1. (1) 1-甲基-4-异丙基苯　　(2) 1-乙基-2-丙基-5-丁基苯　　(3) 反-5-甲基-1-苯基-2-庚烯

2. (1) C₆H₆ + H₃C-CH₂-CHBr-CH₂ —AlCl₃→ C₆H₅-CH(CH₃)₂

(2) 间-(CH₂CH₃)(CH=CH₂)C₆H₄ —K₂Cr₂O₇/H₂SO₄,Δ→ 间-苯二甲酸

(3) 对-(COOCH₃)(OCOCH₃)C₆H₄ —HNO₃/H₂SO₄→ 2-硝基-1-乙酰氧基-4-甲氧羰基苯

(4) 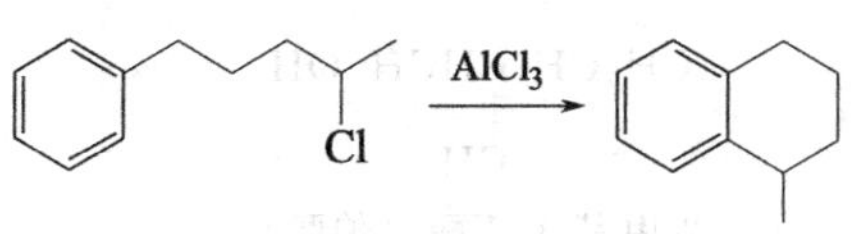 [structure: PhCH2CH2CH2CH(Cl)CH3 →AlCl3→ 1-methyltetralin]

(5) 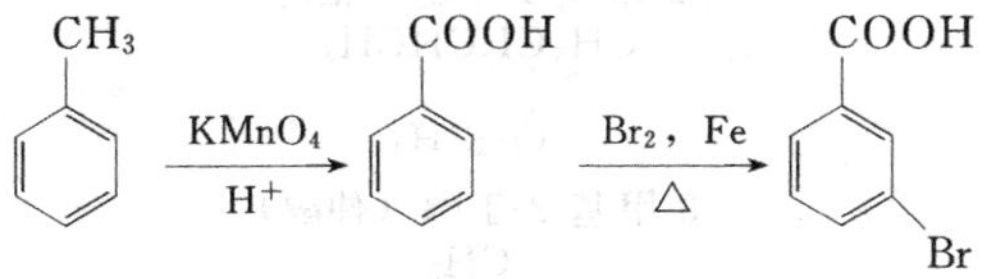 [toluene →KMnO4/H+→ benzoic acid →Br2,Fe,Δ→ 3-bromobenzoic acid]

3. D>B>C>A
4. D>B>C>A
5. A>B>D>C
6. D>C>A>B

7. 使用温热的高锰酸钾溶液，加入少量 H_2SO_4，能使之褪色的为 B。剩余二者中，能与温热混酸作用，生成比水重的黄色油状物硝基苯的为 A，剩余者为 C。

8. （1）A 和 B 能使 Br_2/CCl_4 溶液褪色，而 C 和 D 则不能。

（2）A 和 B 中，能使 $KMnO_4$ 溶液褪色的是 B。

（3）C 和 D 中，能使温热的 $KMnO_4$ 溶液（加少量 H_2SO_4）褪色的是 D。

9. 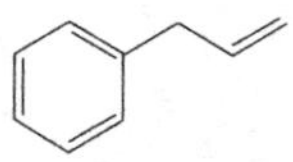 [PhCH2CH=CH2]

10. A: [4-ethyl-methylbenzene] B、C: [2-nitro-1-methyl-4-ethylbenzene] 或 [3-nitro-4-ethyl-1-methylbenzene] D: [2-nitro-terephthalic acid]

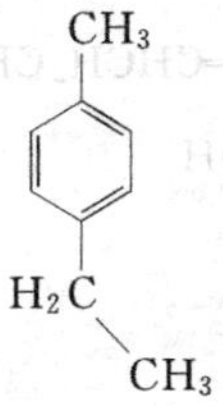

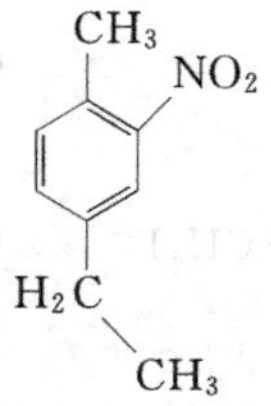

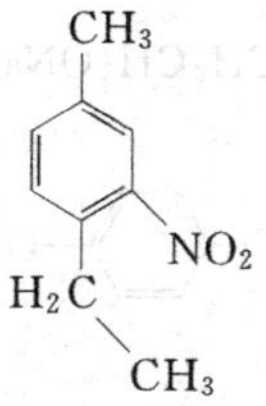

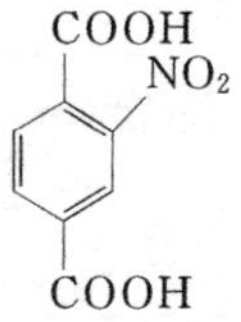

第十六章　习题答案

1. （1）2-甲基-1-丁醇　　（2）2-戊烯-1-醇　　（3）2,2-二甲基-1-丁醇
   （4）4-乙基苯酚　　（5）甲基丙基醚　　（6）对甲氧基甲苯（或 4-甲氧基甲苯）

2.
（1）$PhCH_2OH$

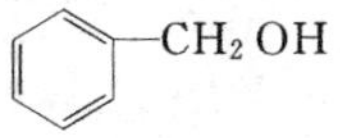

（2）$CH_3CH_2CH_2CH(CH_2CH_3)CH_2OH$

（3）$CH_3CH_2CH(OH)CH_2CH_2OH$

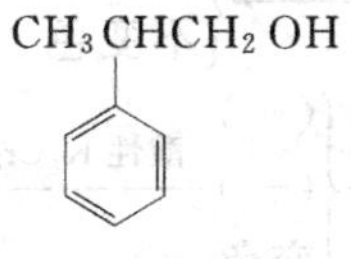

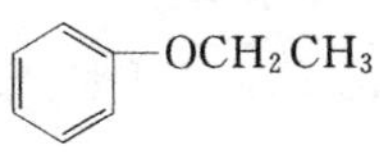

（4）$PhCH(CH_3)CH_2OH$ （苯基连在 CH 上）

（5）$PhOCH_2CH_3$

（6）间溴苯酚

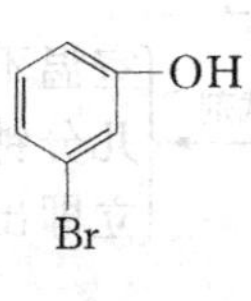

3. 戊醇的构造异构体共有八种，分别为：

$CH_3CH_2CH_2CH_2CH_2OH$　　　　　　$CH_3CH_2CH_2CH(OH)CH_3$
　　　1-戊醇（伯醇）　　　　　　　　　　　2-戊醇（仲醇）

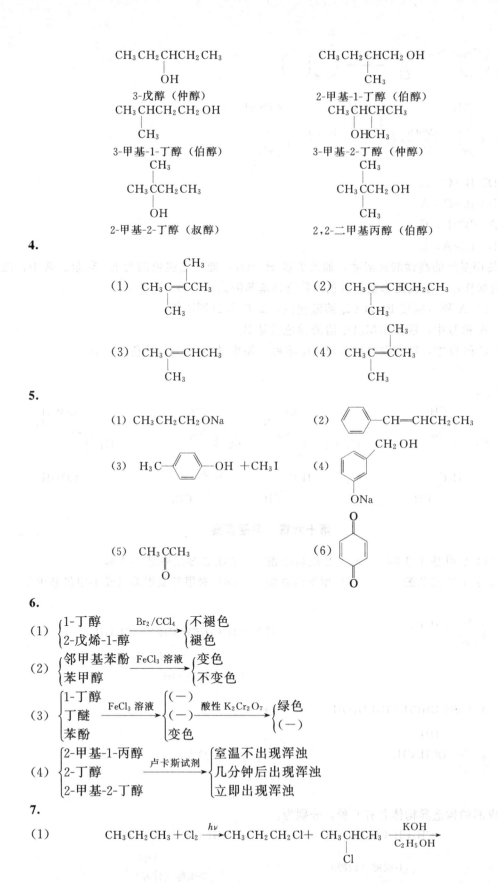

$$CH_3CH=CH_2 \xrightarrow{HCl} CH_3CHCH_3 \; (Cl) \xrightarrow{KOH}{H_2O} CH_3CHCH_3 \; (OH)$$

(2) $$CH_3CH_3CH_3 + Cl_2 \xrightarrow{h\nu} CH_3CH_2CH_2Cl + CH_3CHCH_3(Cl) \xrightarrow{KOH}{C_2H_5OH}$$

$$CH_3CH=CH_2 \xrightarrow{NBS} BrCH_2CH=CH_2 \xrightarrow{KOH}{H_2O} CH_2=CHCH_2OH$$

8. A 的名称是 3,3-二甲基-2-丁醇，其结构为：

$$H_3C-\underset{\underset{CH_3}{|}}{\overset{\overset{CH_3}{|}}{C}}-\underset{\underset{OH}{|}}{CH}-CH_3$$

有关反应式为：

$$H_3C-\underset{\underset{CH_3}{|}}{\overset{\overset{CH_3}{|}}{C}}-\underset{\underset{OH}{|}}{CH}-CH_3 + Na \longrightarrow H_3C-\underset{\underset{CH_3}{|}}{\overset{\overset{CH_3}{|}}{C}}-\underset{\underset{ONa}{|}}{CH}-CH_3 + H_2\uparrow$$

$$H_3C-\underset{\underset{CH_3}{|}}{\overset{\overset{CH_3}{|}}{C}}-\underset{\underset{OH}{|}}{CH}-CH_3 \xrightarrow{KMnO_4}{H_2SO_4} H_3C-\underset{\underset{CH_3}{|}}{\overset{\overset{CH_3}{|}}{C}}-\underset{\underset{O}{\|}}{C}-CH_3$$

$$H_3C-\underset{\underset{CH_3}{|}}{\overset{\overset{CH_3}{|}}{C}}-\underset{\underset{OH}{|}}{CH}-CH_3 \xrightarrow{浓H_2SO_4}{\Delta} H_3C-\underset{\underset{CH_3}{|}}{\overset{\overset{CH_3}{|}}{C}}-\underset{\underset{H}{|}}{C}=CH_2 \xrightarrow{H_2}{Ni} H_3C-\underset{\underset{CH_3}{|}}{\overset{\overset{CH_3}{|}}{C}}-CH_2CH_3$$

第十七章 习题答案

1.

(1) 苯乙酮 $C_6H_5COCH_3$

(2) 邻羟基苯甲醛（水杨醛）

(3) 4-硝基-3-氯苯甲醛

(4) $(CH_3)_2CH_2CHO$ 2-甲基丙醛

(5) $H_3C-C_6H_4-CH_2CHO$ 4-甲基苯乙醛

(6) $CH_3COCH(CH_3)_2$ 3-甲基-2-丁酮

(7) $CH_3COCH_2CH_2OH$ 4-羟基-2-丁醛

(8) $CH_3COCH_2COCH_3$ 2,4-己二酮

(9) 1-苯基-2-丙酮 $C_6H_5CH_2COCH_3$

(10) 戊二醛　　　　　(11) 2-苯基丙醛　　　　　(12) 2,5-己二酮

OHCCH₂CH₂CH₂CHO　　　Ph—CH₂CH₂CHO　　　CH₃COCH₂CH₂COCH₃

(13) 4-甲基环己酮　　(14) 4-戊烯-2-酮

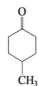

2. (1) CH₃CH=CHCHO $\xrightarrow[H_2O]{NaBH_4}$ CH₃CH=CHCH₂OH

(2) PhCOCH₂CH₃ $\xrightarrow[\text{加热}]{Zn-Hg/\text{浓}HCl}$ PhCH₂CH₂CH₃

(3) 环己酮 + O₂N—C₆H₃(NO₂)—NHNH₂ ⟶ O₂N—C₆H₃(NO₂)—NHN=环己基 + H₂O

(4) CH₃CH₂CHO + CH₃CH₂CHO $\xrightarrow{\text{稀}OH^-}$ CH₃CH(CHO)—CH(OH)—CH₂CH₃

(5) 环己酮 + H₃C—C(CH₃)(CH₂OH)—CH₂OH $\xrightarrow{\text{无水}HCl}$ 螺缩酮

(6) CH₃COCH₂CH₃ $\xrightarrow{I_2 + NaOH}$ CH₃CH₂COONa + CHI₃↓

3.

(1) 丙醛、丙酮、丙醇和异丙醇

丙酮　　　　　　　　　　　(+) 产生黄色晶体　　　　　　(−)
丙醛　} 2,4-二硝基苯肼 {(+) 产生黄色晶体 } Tollens试剂 {(+) 产生银镜
丙醇　　　　　　　　　　　(−)　　　　　　　　I₂ + NaOH　(−)
异丙醇　　　　　　　　　　(−)　　　　　　　　　　　　　(+) 产生淡黄色沉淀，并有特殊气味

(2) 戊醛、2-戊酮和环戊酮

戊醛　　　　　　　　(+) 产生银镜
2-戊酮 } Tollens试剂 {(−) } I₂ + NaOH {(+) 产生淡黄色沉淀,并有特殊气味
环戊酮　　　　　　　(−)　　　　　　　(−)

4. (1)

A 的结构式：　　　(CH₃)₂CHCH(OH)CH₃

反应式：(CH₃)₂CHCHCH₃ —[O]→ (CH₃)₂CHCCH₃
         | ‖
         OH   O
         A   B
         ↓ 浓硫酸
(CH₃)₂CH=CHCH₃ —KMnO₄→ CH₃COCH₃ + CH₃COOH
       C

(2)
A. (CH₃)₂CHCH₂CH₃   B. (CH₃)₂CHCH₂CH₃   C. (CH₃)₂C=CHCH₃
        ‖ |
        O   OH

D. CH₃CH₂CHO   E. CH₃CCH₃
                     ‖
                     O

各步反应式：

(CH₃)₂CHCH₂CH₃ —[H]→ (CH₃)₂CHCH₂CH₃ —浓硫酸→ (CH₃)₂C=CHCH₃
       ‖ |
       O   OH

—H₃O⁺→ CH₃CH₂CHO + CH₃CCH₃
                        ‖
                        O

5. 方法1：CH₃CHO + CH₃CH₂MgBr
方法2：CH₃CH₂CHO + CH₃MgBr

第十八章 习题答案

1. （1）2-甲基-2-戊烯酸 （2）3-羟基戊酸 （3）2-酮己二酸 （4）2-甲基-2-环己基丙酸 （5）4-硝基-3-溴苯甲酸 （6）3-苯基丁酸 （7）邻苯二甲酰亚胺 （8）3-硝基苯甲酸 （9）丙烯酰氯 （10）γ-己内酯

2.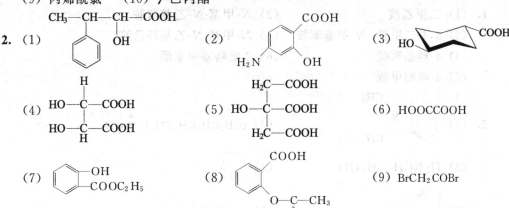

3.
（1）CH₃CH₂CH₂COCl   （2）C₂H₅—C—OCH₃   （3） C₆H₅—OH
                              ‖
                              O

(4) CH₃(CH₂)₄COCOOH (5) 环己烯-COOH (6) HOOC-环己酮

(7) 环己基-COOH (8) 苯甲酰-NHCH₂CH₃

(9) 苯丙酸异戊酯 + HCl (10) 邻-二(NHCOCH₃)苯

4. (1) 甲酸、草酸、乙酸 —土伦试剂→ Ag/无/无 —KMnO₄/H⁺→ 褪色/褪色/无

(2) 乙酸乙酯、丁酰胺、β-丁酮酸 —碳酸氢钠溶液→ (−)/(−)/(+)气泡 —氢氧化钠溶液(加热)→ (−)/产生氨气

5. (1) 环己基-COOH-C(CH₃)₃ > 环己基-COOH-CH₃ > 环己基-COOH > HCOOH

(2) (CH₃)₃COH > (CH₃)₂CHOH > CH₃CH₂OH > CH₃OH

6. (1) 丙二酸 > 甲酸 > 苯甲酸 > 乙酸 > 丙酸

(2) PhCOBr > (PhCO)₂O > PhCOOCH₃ > PhCONH₂

7. (1) A；(2) A；(3) C；(4) C。

第十九章 习题答案

1. (1) 二甲乙胺 (2) N-甲基-N-乙基苯胺
(3) 3,4-二甲基-N-甲基苯胺 (4) N-甲基-N-乙基环己胺
(5) 4-羟基嘧啶 (6) 2-吡咯基甲基酮
(7) 4-吡啶甲酸

2. (1) C₆H₅N(CH₃)₂ (2) (CH₃CH₂CH₂CH₂)₄N⁺OH⁻

(3) H₂NCH₂CH₂OH (4) 四氢呋喃

(5) 2-甲基吡啶 (6) (CH₃CH)₄N⁺I⁻ 带CH₃

(7) C₆H₅SO₂NHCH₃ (8) H₂N-C₆H₄-SO₂NH₂

(9) 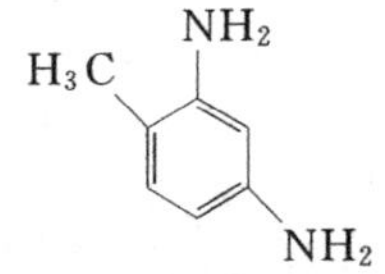 [结构式: 2-甲基-1,4-苯二胺] (10) 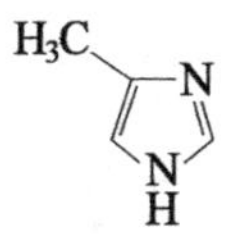 [结构式: 4-甲基咪唑]

3. (1) 乙胺＞氨＞苯胺＞N-甲基苯胺＞二苯胺

(2) 苯胺＞乙酰苯胺＞N-甲基乙酰苯胺＞苯磺酰胺

(3) 苄胺＞对甲苯胺＞对硝基苯胺＞2,4-二硝基苯胺

(4) 咪唑＞吡啶＞苯胺＞吡咯

4. (1) 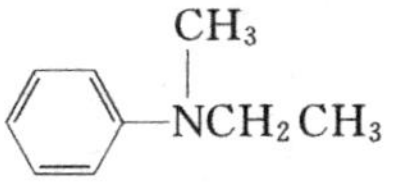 [结构式: N-甲基-N-乙基苯胺] (2) 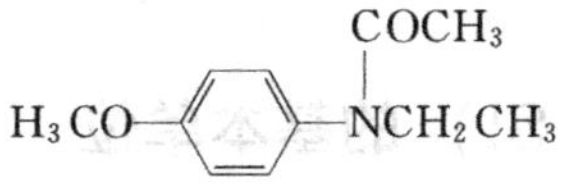 [结构式: 对甲氧基-N-乙基-N-乙酰基苯胺]

(3) 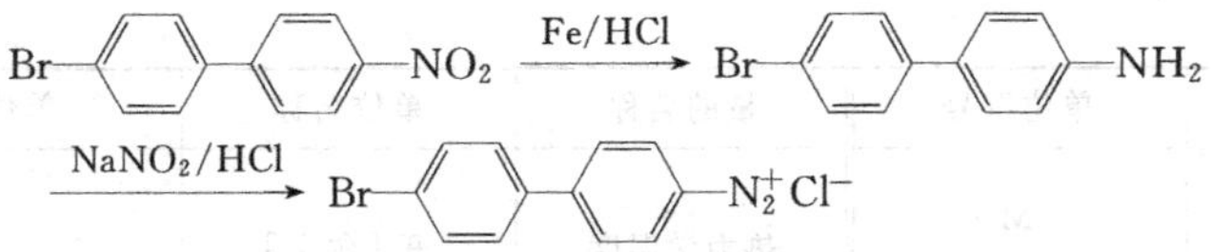 Br—C₆H₄—C₆H₄—NO₂ $\xrightarrow{Fe/HCl}$ Br—C₆H₄—C₆H₄—NH₂
$\xrightarrow{NaNO_2/HCl}$ Br—C₆H₄—C₆H₄—N₂⁺Cl⁻

(4) 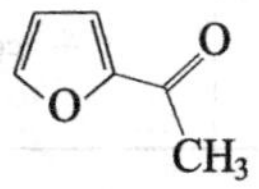 [2-乙酰基呋喃] (5) 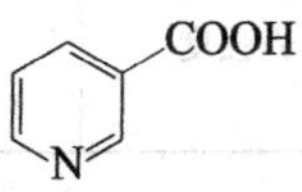 [烟酸] (6) 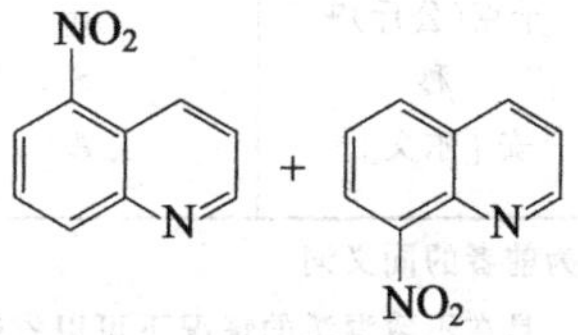 [5-硝基喹啉] + [8-硝基喹啉] (7) 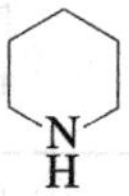 [哌啶]

5. (1) 苯磺酰氯或对甲苯磺酰氯

(2) 溴水、苯磺酰氯

(3) 溴水、FeCl₃

6. 吡咯，五元芳杂环，富π芳杂环，与苯环相比，易发生亲电取代反应；氮上氢有一定的弱酸性，可以与活泼金属钠、钾、氢氧化钠与氢氧化钾作用成盐。吡啶，六元芳杂环，缺π芳杂环，与苯环相比，亲点取代变难，亲核取代变易，氧化变难还原变易；氮原子有一孤对电子未参与成键，故具有碱性可以与酸反应生成盐，也可作为亲核试剂与卤代烃或酰卤反应生成盐。

7. 吡啶氮原子上的未共用电子位于 sp² 杂化轨道，六氢吡啶氮上的孤对电子位于 sp³ 杂化轨道，s 轨道成分越多，电子受核束缚力越强，给电子倾向越小，与质子结合越难，其碱性也就弱些，故吡啶碱性弱些。

第二十章 习题答案

1. C 2. B 3. C 4. D 5. B 6. A
7. C 8. A 9. B 10. D 11. B 12. C

第二十一章 习题答案

1. D 2. D 3. B 4. D 5. C
6. B 7. B 8. A 9. D 10. C

附　录

一、国际单位制（SI）的基本单位

量的名称	单位名称	单位符号	量的名称	单位名称	单位符号
长度	米	M	热力学温度	开[尔文]	K
质量	千克(公斤)①	kg	物质的量	摩[尔]	Mol
时间	秒	S	发光强度	坎[德拉]	cd
电流	安[尔文]②	A			

① （　）内的字为前者的同义词。
② [　]内的字，是在不致混淆的情况下可以省略的字。

二、SI 有关导出单位

量的名称	单位名称	单位符号	用 SI 单位表示
频率	赫[兹]	Ha	s^{-1}
力,重力	牛[顿]	N	$kg \cdot m \cdot s^{-2}$
压力,压强;应力	帕[斯卡]	Pa	$N \cdot m^{-2}$
能[量],功,热	焦[耳]	J	$N \cdot m$
功率,辐射通量	瓦[特]	W	$J \cdot s^{-1}$
电荷[量]	库[仑]	C	$A \cdot s$
电位,电压,电动势	伏[特]	V	$W \cdot A^{-1}$
电容	法[拉]	F	$C \cdot V^{-1}$
电阻	欧[姆]	Ω	$V \cdot A^{-1}$
电导	西[门子]	S	$A \cdot V^{-1}$
磁通[量]	韦[伯]	Wb	$V \cdot s$
磁通[量]密度,磁感应强度	特[斯拉]	T	$Wb \cdot m^{-2}$
电感	亨[利]	H	$Wb \cdot A^{-1}$
摄氏温度	摄[氏度]	℃	
光通量	流[明]	lm	$cd \cdot sr$
光照度	勒[克斯]	lx	$lm \cdot m^{-2}$
放射性活度	贝克[勒尔]	Bq	s^{-1}
吸收剂量	格[瑞]	Gy	$J \cdot kg^{-1}$
剂量当量	希[沃特]	Sv	$J \cdot kg^{-1}$

三、常用酸、碱的性质

名称	分子式	分子量	密度(20℃)	质量分数	物质的量浓度/mol·L^{-1}
甲酸	HCOOH	46.03	1.22	90	23.6
冰乙酸	CH$_3$COOH	60.05	1.05	99.8（优级纯） 99.0（分析纯）	17.4
盐酸	HCl	36.46	1.18～1.19	36～38	11.6～12.4
硝酸	HNO$_3$	63.02	1.39～1.40	65～68	14.4～15.2
硫酸	H$_2$SO$_4$	98.07	1.83～1.84	95～98	17.8～18.4
磷酸	H$_3$PO$_4$	98.00	1.69	85	14.7
高氯酸	HClO$_4$	100.5	1.67	70～72	11.7～12.0
氢氟酸	HF	20.00	1.13	40	22.5
氢溴酸	HBr	80.91	1.49	47.0	8.6
氨水	NH$_3$·H$_2$O	17.03	0.88～0.90	25～28	13.3～14.8

四、水的离子积常数

温度/℃	pK_w	温度/℃	pK_w	温度/℃	pK_w
0	14.944	35	13.680	75	12.699
5	14.734	40	13.535	80	12.598
10	14.535	45	13.396	85	12.510
15	14.346	50	13.262	90	12.422
20	14.167	55	13.137	95	12.341
24	14.000	60	13.017	100	12.259
25	13.997	65	12.908		
30	13.833	70	12.800		

注：本表数据录自 Lange's Handbook of Chemistry. 13th ed. 1985, 5～7。

五、弱电解质在水中的解离常数

化合物	化学式	温度/℃	分级	K_a(或 K_b)	pK_a(或 pK_b)
砷酸	H$_3$AsO$_4$	25	1	5.5×10^{-3}	2.62
			2	1.7×10^{-7}	6.76
			3	5.1×10^{-12}	11.29
亚砷酸	H$_2$AsO$_3$	25	—	5.1×10^{-10}	9.29
硼酸	HBO$_3$	20	1	5.4×10^{-10}	9.27
			2	—	>14
碳酸	H$_2$CO$_3$	25	1	4.5×10^{-7}	6.35
			2	4.7×10^{-11}	10.33
铬酸	H$_2$CrO$_4$	25	1	1.8×10^{-1}	0.74
			2	3.2×10^{-7}	6.49
氢氟酸	HF	25	—	6.3×10^{-4}	3.20
氢氰酸	HCN	25	—	6.2×10^{-10}	9.21
氢硫酸	H$_2$S	25	1	8.9×10^{-8}	7.05
			2	1.2×10^{-13}	12.90
过氧化氢	H$_2$O$_2$	25		2.4×10^{-12}	11.62

续表

化合物	化学式	温度/℃	分级	K_a(或 K_b)	pK_a(或 pK_b)
次溴酸	HBrO	25	—	2.0×10^{-9}	8.55
次氯酸	HClO	25	—	3.9×10^{-8}	7.40
次碘酸	HIO	25	—	3×10^{-11}	10.5
碘酸	HIO_3	25	—	1.6×10^{-1}	0.78
亚硝酸	HNO_2	25	—	5.6×10^{-4}	3.25
高碘酸	HIO_4	25	—	2.3×10^{-2}	1.64
磷酸	H_3PO_4	25	1	6.9×10^{-3}	2.6
		25	2	6.1×10^{-8}	7.2
		25	3	4.8×10^{-13}	12.32
正硅酸	H_4SiO_4	30	1	1.2×10^{-10}	9.9
			2	1.6×10^{-12}	11.8
			3	1×10^{-12}	12
			4	1×10^{-12}	12
硫酸	H_2SO_4	25	2	1.0×10^{-2}	1.99
亚硫酸	H_2SO_3	25	1	1.4×10^{-2}	1.85
			2	6×10^{-7}	7.2
氨水	NH_3	25	—	1.8×10^{-5}	4.75
氢氧化钙	$Ca(OH)_2$	25	2	4×10^{-2}	1.4
氢氧化铝	$Al(OH)_3$	25	—	1×10^{-9}	9.0
氢氧化银	AgOH	25	—	1.0×10^{-2}	2.00
氢氧化锌	$Zn(OH)_2$	25	—	7.9×10^{-7}	6.10
甲酸	HCOOH	25	1	1.8×10^{-4}	3.75
乙(醋)酸	CH_3COOH	25	1	1.75×10^{-5}	4.756
丙酸	C_2H_5COOH	25	1	1.3×10^{-5}	4.87
一氯乙酸	$CH_2ClCOOH$	25	1	1.4×10^{-3}	2.85
草酸	$C_2H_2O_4$	25	1	5.6×10^{-2}	1.25
			2	1.5×10^{-4}	3.81
柠檬酸	$C_6H_8O_7$	25	1	7.4×10^{-4}	3.13
			2	1.7×10^{-5}	4.76
			3	4.0×10^{-7}	6.40
巴比妥酸	$C_4H_4N_2O_3$	25	1	9.8×10^{-5}	4.01
甲胺盐酸盐	$CH_3NH_2\cdot HCl$	25	1	2.2×10^{-11}	10.66
二甲胺盐酸盐	$(CH_3)_2NH\cdot HCl$	25	1	1.9×10^{-11}	10.73
乳酸	$C_6H_3O_3$	25	1	1.4×10^{-4}	3.86
乙胺盐酸盐	$C_2H_5NH_2\cdot HCl$	20	1	2.2×10^{-11}	10.66
苯甲酸	C_6H_5COOH	25	1	6.25×10^{-5}	4.204
苯酚	C_6H_5OH	25	1	1.0×10^{-10}	9.99
邻苯二甲酸	$C_8H_6O_4$	25	1	1.14×10^{-3}	2.943
			2	3.70×10^{-6}	5.432
Tris-HCl		37	1	1.4×10^{-8}	7.85
氨基乙酸盐	$H_2NCH_2COOH\cdot 2HCl$	25	1	4.5×10^{-3}	2.35
			2	1.6×10^{-10}	9.78

六、常见难溶化合物的溶度积（25℃）

化合物	K_{sp}	化合物	K_{sp}	化合物	K_{sp}
AgAc	1.94×10^{-3}	$CdCO_3$	1.0×10^{-12}	$LiCO_3$	8.15×10^{-4}
AgBr	5.35×10^{-13}	CdF_2	6.44×10^{-3}	$MgCO_3$	6.82×10^{-6}
$AgBrO_3$	5.38×10^{-5}	$Cd(IO_3)_2$	2.5×10^{-8}	MgF_2	5.16×10^{-11}
AgCN	5.97×10^{-17}	$Cd(OH)_2$	7.2×10^{-15}	$Mg(OH)_2$	5.61×10^{-12}
AgCl	1.77×10^{-10}	CdS	8.0×10^{-27}	$Mg_3(PO_4)_2$	1.04×10^{-24}
AgI	8.52×10^{-17}	$Cd_3(PO_4)_2$	2.53×10^{-33}	$MnCO_3$	2.24×10^{-11}
$AgIO_3$	3.17×10^{-8}	$Co_3(PO_4)_2$	2.05×10^{-35}	$Mn(IO_3)_2$	4.37×10^{-7}
AgSCN	1.03×10^{-12}	CuBr	6.27×10^{-9}	$Mn(OH)_2$	2.06×10^{-13}
Ag_2CO_3	8.46×10^{-12}	CuC_2O_4	4.43×10^{-10}	MnS	2.5×10^{-13}
$Ag_2C_2O_4$	5.40×10^{-12}	CuCl	1.72×10^{-7}	$NiCO_3$	1.42×10^{-7}
Ag_2CrO_4	1.12×10^{-12}	CuI	1.27×10^{-12}	$Ni(IO_3)_2$	4.71×10^{-5}
Ag_2S	6.3×10^{-50}	CuS	6.3×10^{-36}	$Ni(OH)_2$	5.48×10^{-16}
Ag_2SO_3	1.50×10^{-14}	CuSCN	1.77×10^{-13}	α-NiS	3.2×10^{-19}
Ag_2SO_4	1.20×10^{-5}	Cu_2S	2.5×10^{-48}	$Ni_3(PO_4)_2$	4.74×10^{-32}
Ag_3AsO_4	1.03×10^{-22}	$Cu_3(PO_4)_2$	1.40×10^{-37}	$PbCO_3$	7.40×10^{-14}
Ag_3PO_4	8.89×10^{-17}	$FeCO_3$	3.13×10^{-11}	$PbCl_2$	1.70×10^{-5}
$Al(OH)_3$	1.1×10^{-33}	FeF_2	2.36×10^{-6}	PbF_2	3.3×10^{-8}
$AlPO_4$	9.84×10^{-21}	$Fe(OH)_2$	4.87×10^{-17}	PbI_2	9.8×10^{-9}
$BaCO_3$	2.58×10^{-9}	$Fe(OH)_3$	2.79×10^{-39}	$PbSO_4$	2.53×10^{-8}
$BaCrO_4$	1.17×10^{-10}	FeS	6.3×10^{-18}	PbS	8×10^{28}
BaF_2	1.84×10^{-7}	HgI_2	2.9×10^{-29}	$Pb(OH)_2$	1.43×10^{-20}
$Ba(IO_3)_2$	4.01×10^{-9}	HgS	4×10^{-53}	$Sn(OH)_2$	5.45×10^{-27}
$BaSO_4$	1.08×10^{-10}	Hg_2Br_2	6.40×10^{-23}	SnS	1.0×10^{-25}
$BiAsO_4$	4.43×10^{-10}	Hg_2CO_3	3.6×10^{-17}	$SrCO_3$	5.60×10^{-10}
CaC_2O_4	2.32×10^{-9}	$Hg_2C_2O_4$	1.75×10^{-13}	SrF_2	4.33×10^{-9}
$CaCO_3$	3.36×10^{-9}	Hg_2Cl_2	1.43×10^{-18}	$Sr(IO_3)_2$	1.14×10^{-7}
CaF_2	3.45×10^{-11}	Hg_2F_2	3.10×10^{-6}	$SrSO_4$	3.44×10^{-7}
$Ca(IO_3)_2$	6.47×10^{-6}	Hg_2I_2	5.2×10^{-39}	$ZnCO_3$	1.46×10^{-10}
$Ca(OH)_2$	5.02×10^{-6}	Hg_2SO_4	6.5×10^{-7}	ZnF_2	3.04×10^{-2}
$CaSO_4$	4.93×10^{-5}	$KClO_4$	1.05×10^{-2}	$Zn(OH)_2$	3×10^{-17}
$Ca_3(PO_4)_2$	2.07×10^{-33}	$K_2[PtCl_6]$	7.48×10^{-6}	α-ZnS	1.6×10^{-24}

七、常见配离子的稳定常数

配离子	$K_{稳}$	$\lg K_{稳}$	配离子	$K_{稳}$	$\lg K_{稳}$
$[Ag(NH_3)_2]^+$	1.0×10^7	7.2	$[Cu(NH_3)_4]^{2+}$	4.8×10^{12}	12.68
$[Ag(CNS)_2]^-$	4.0×10^8	8.6	$[HgCl_4]^{2-}$	1.2×10^{15}	15.1
$[Cu(NH_3)_2]^+$	7.4×10^{10}	10.87	$[Zn(CN)_4]^{2-}$	1.0×10^{16}	16.0
$[Ag(CN)_2]^-$	1.0×10^{21}	21.0	$[Cu(CN)_4]^{3-}$	2.0×10^{27}	27.3
$[Cu(CN)_2]^-$	10×10^{24}	24.0	$[HgI_4]^{2-}$	6.8×10^{29}	29.83
$[Au(CN)_2]^-$	2.0×10^{33}	38.3	$[Hg(CN)_4]^{2-}$	1.0×10^{41}	41.0
$[Al(C_2O_4)_3]^{3-}$	2.0×10^{16}	16.3	$[Co(NH_3)_6]^{2+}$	1.3×10^5	5.11
$[Fe(C_2O_4)_3]^{3-}$	1.6×10^{20}	20.2	$[Cd(NH_3)_6]^{2+}$	1.4×10^5	5.15
$[CdCl_4]^{2-}$	3.1×10^2	2.49	$[Ni(NH_3)_6]^{2+}$	5.5×10^5	8.74
$[Cd(CNS)_4]^{2-}$	3.8×10^2	2.53	$[AlF_6]^{3-}$	6.9×10^{19}	19.84

续表

配离子	$K_稳$	$\lg K_稳$	配离子	$K_稳$	$\lg K_稳$
$[Co(CNS)_4]^{2-}$	1.0×10^3	3.0	$[Fe(CN)_6]^{4-}$	1.0×10^{35}	35.0
$[CdI_4]^{2-}$	3.0×10^6	6.43	$[Co(NH_3)_6]^{3+}$	1.4×10^{35}	35.15
$[Cd(NH_3)_4]^{2+}$	1.0×10^7	7.0	$[Fe(NH)_6]^{3-}$	1.0×10^{42}	42.0
$[Zn(NH_3)_4]^{2+}$	2.9×10^9	9.46	$[Ag(S_2O_3)_2]^{3-}$	2.9×10^{13}	13.46

八、紫外-可见分光光度法测定波长的选择范围

溶液颜色	测定波长范围 λ/nm	互补色	溶液颜色	测定波长范围 λ/nm	互补色
黄绿	400~435	紫	紫	560~580	黄绿
黄	435~480	蓝	蓝	580~595	黄
橙	480~490	绿蓝	绿蓝	595~610	橙
红	490~500	蓝绿	蓝绿	610~750	红
红紫	500~560	绿			

九、罗马数字表

罗马数字	Ⅰ	Ⅱ	Ⅲ	Ⅳ	Ⅴ	Ⅵ	Ⅶ	Ⅷ	Ⅸ	Ⅹ
阿拉伯数字	1	2	3	4	5	6	7	8	9	10
罗马数字	XX	XXX	XL	L	LX	LXX	LXXX	XC	XCIX	C
阿拉伯数字	20	30	40	50	60	70	80	90	99	100
罗马数字	CC	CCC	CD	D	DC	DCC	DCCC	CM	CMXC	M
阿拉伯数字	200	300	400	500	600	700	800	900	990	1000

十、希腊字母及其读音

字母	英文注音	国际音标注音	字母	英文注音	国际音标注音
α	Alpha	ˈælfə	ν	Nu	njuː
β	Beta	ˈbeitə	ξ	Xi	ksai
γ	Gamma	ˈgæmə	ο	Omicron	ouˈmaikrən
δ	Delta	ˈdeltə	π	Pi	pai
ε	Epsilon	ˈepsilən	ρ	Rho	rou
ζ	Zeta	ˈziːtə	σ	Sigma	ˈsigma
η	Eta	ˈeitə	τ	Tau	toː
θ	Theta	ˈθiːtə	υ	Upsilon	ˈjuːpsilən
ι	Iota	aiˈoutə	φ	Phi	fai
κ	Kappa	ˈkæpə	χ	Chi	kai
λ	Lamda	ˈlæmdə	ψ	Psi	pˈsai
μ	Mu	mjuː	ω	Omega	ˈoumiegə

参考文献

[1] Masterton W L, Slowinski E L. 化学原理. 华彤文、方锡义, 等译. 北京：北京大学出版社, 1980.

[2] 北京师范大学, 华中师范大学, 南京师范大学无机化学教研组. 无机化学. 2版. 北京：高等教育出版社, 1982.

[3] 朗戈 F R. 普通化学. 蒋尚信, 陈美华, 沈美霞, 等译. 北京：高等教育出版社, 1982.

[4] 凯南 C W, 伍德 J H, 克莱因费尔特 D C. 大学普通化学（上册）. 北京：人民教育出版社, 1980.

[5] 姚士冰, 陈再鸿, 安丽思. 简明化学原理. 厦门：厦门大学出版社, 1992.

[6] 王夔. 化学原理和无机化学. 北京：北京大学医学出版社, 2005.

[7] 游文玮, 孙晓莉. 医用化学. 2版. 北京：化学工业出版社, 2017.

[8] 刘永民. 医用基础化学. 上海：第二军医大学出版社, 2013.

[9] 陈蓁, 余先纯. 医用化学. 北京：世界图书出版公司, 2010.

[10] 陈常兴. 医学化学. 6版. 北京：人民卫生出版社, 2009.

[11] Ralph H Petrucci, William S harwood, F Geoffrey Herring、Ceneral Chemistry：Principles and Modern Apllications, Eighth edition（普通化学：原理与应用. 第8版）. 北京：高等教育出版社, 2004.

[12] 王夔, 许善锦, 李荣昌. 医化学基础——疾病发生和发展的化学规律. 北京：北京大学出版社, 2001.

[13] David J, Holme, Hazel Peck. Analytical Biochemistry (third edition), Addision Wesley Longman Limited, United Kingdom, 1998.

[14] 郭伟强. 大学化学基础实验. 2版. 北京：科学出版社, 2010.

[15] 洪满贤, 林加涵. 细胞生物学实验. 厦门：厦门大学出版社, 1995.

[16] 肖培根. 新编中药志（第一、二卷）. 北京：化学工业出版社, 2002.

[17] 王继贵. 临床生化检验. 2版. 长沙：湖南科学技术出版社, 1996.

[18] 祁嘉义. 临床元素化学. 北京：化学工业出版社, 2000.

[19] Norbert W Tietz. Fundamentals of Clinical Chemistry. W. B. Saunders Company, 1987.

[20] 夏玉宇. 化验员实用手册. 3版. 北京：化学工业出版社, 2014.

[21] 姜忠义, 成国祥. 纳米生物技术. 北京：化学工业出版社, 2003.

[22] 高焕民, 柳耀泉. 纳米医学. 北京：军事医学科学出版社, 2006.

[23] 徐辉碧, 杨祥良. 纳米医药. 北京：清华大学出版社, 2004.

[24] 布里斯罗 R. 化学的今天和明天. 北京：科学出版社, 1998.

[25] 王光国. 生命化学基础——化学与健康. 厦门：厦门大学出版社, 1990.

[26] 刘旦初. 化学与人类. 3版. 上海：复旦大学出版社, 2015.

[27] 柏廷顿 J R. 化学简史. 胡作玄, 译. 北京：中国人民大学出版社, 2010.

[28] 中国医药集团上海化学试剂公司. 试剂手册. 3版. 上海：上海科学技术出版社, 2002.

[29] 徐春祥. 医学化学. 2版. 北京：高等教育出版社, 2008.

[30] 谢吉民. 医学化学. 5版. 北京：人民卫生出版社, 2004.

[31] 慕慧. 基础化学学习指导. 2版. 北京：科学出版社, 2002.

[32] 傅献彩, 沈文霞, 姚天扬. 物理化学. 4版. 北京：高等教育出版社, 1990.

[33] 孙毓庆. 分析化学（上、下）. 4版. 北京：人民卫生出版社, 2002.

[34] 魏祖期. 基础化学. 6版. 北京：人民卫生出版社, 2006.

[35] 祁嘉义. 基础化学. 北京：高等教育出版社, 2003.

[36] Brown T L. Chemistry The Central Science. 9th ed. Pearson Education, 2003.

[37] Timberlake K C. Chemistry. 7th ed. Addison Wesley Longman, 1999.

[38] Escher B I, Schwarzenbach R P, Westall J C. Evaluation of Liposome-Water Partitioning of Organic Acids and Bases. 1. Development of a Sorption Model. Environmental Science & Technology, 2000, 34(18)：3954-3961.

[39] 姚泰. 生理学. 6版. 北京：人民卫生出版社, 2003.

[40] 傅献彩. 大学化学. 北京：高等教育出版社, 1999.

[41] 祁嘉义, 仇佩虹. 基础化学. 北京：北京大学出版社, 高等教育出版社, 2006.

[42] 许春向, 邹学贤. 现代卫生化学. 北京：人民卫生出版社, 2000.

［43］徐春祥．基础化学．北京：高等教育出版社，2003．
［44］樊金串，马青兰．大学基础化学．化学工业出版社，2004．
［45］陈宗淇，戴闽光．胶体化学．北京：高等教育出版社，1984．
［46］武汉大学，吉林大学，中国科技大学等．分析化学．2 版．高等教育出版社，1982．
［47］陈寿椿．重要无机化学反应．3 版．上海：上海科学技术出版社，1994．
［48］张锡瑜．化学分析原理．北京：科学出版社，1991．
［49］孙毓庆，胡育筑，吴玉田．分析化学．3 版．北京：科学出版社，2006．
［50］吴性良，朱万森，马林．分析化学原理．北京：化学工业出版社，2004．
［51］周光明．分析化学习题精解．北京：科学出版社，2001．
［52］张正奇．分析化学．2 版．北京：科学出版社，2006．
［53］慕慧．基础化学．2 版．北京：科学出版社，2006．
［54］谢吉民，刘杰，张万民，等．基础化学．北京：科学出版社，2004．
［55］胡琴，彭金咏．分析化学．2 版．北京：科学出版社，2016．
［56］李发美．分析化学．7 版．北京：人民卫生出版社，2015．
［57］吕以仙，陆阳．有机化学．7 版．北京：人民卫生出版社，2008．
［58］邢其毅，等．基础有机化学．3 版．北京：高等教育出版社，2005．
［59］查锡良，药立波．生物化学与分子生物学．8 版．北京：人民卫生出版社，2017．
［60］苏宇．医用化学．北京：科学出版社，2015．
［61］吴立军．实用天然有机产物化学．北京：人民卫生出版社，2007．
［62］裴月湖，娄红祥．天然药物化学．7 版．北京：人民卫生出版社，2017．
［63］王夔，许善锦，李荣昌．医化学基础——疾病发生和发展的化学规律．北京：北京大学出版社，2001．
［64］陈宗淇，戴闽光．胶体化学．北京：高等教育出版社，1984．
［65］严拯宇．中药薄层色谱分析技术与应用．北京：中国医药科技出版社，2009．
［66］国家药典委员会．中华人民共和国药典（2015 年版）．北京：中国医药科技出版社，2015．
［67］王继刚，徐承超，王彦钧等．青蒿素——一种从中药中发现的神奇药物［J］．Engineering，2019，5（1）：32-39．

元 素 周 期 表

IUPAC 2013

95 Am 镅▲ $5f^77s^2$ 243.06138(2)✦ +2 +3 +4 +5 +6	
95	原子序数
Am	元素符号(红色的为放射性元素)
镅▲	元素名称(注▲的为人造元素)
$5f^77s^2$	价层电子构型
+2 +3 +4 +5 +6	氧化态(单质的氧化态为0，未列入；常见的为红色)
243.06138(2)✦	以 $^{12}C=12$ 为基准的原子量(注✦的是半衰期最长同位素的原子量)

s区元素　p区元素　d区元素　ds区元素　f区元素　稀有气体

周期＼族	1 ⅠA	2 ⅡA	3 ⅢB	4 ⅣB	5 ⅤB	6 ⅥB	7 ⅦB	8 ⅧB(Ⅷ)	9 ⅧB(Ⅷ)	10 ⅧB(Ⅷ)	11 ⅠB	12 ⅡB	13 ⅢA	14 ⅣA	15 ⅤA	16 ⅥA	17 ⅦA	18 ⅧA(0)	电子层
1	1 H 氢 $1s^1$ 1.008 −1 +1																	2 He 氦 $1s^2$ 4.002602(2)	K
2	3 Li 锂 $2s^1$ 6.94 +1	4 Be 铍 $2s^2$ 9.0121831(5) +2											5 B 硼 $2s^22p^1$ 10.81 +3	6 C 碳 $2s^22p^2$ 12.011 −4 +2 +4	7 N 氮 $2s^22p^3$ 14.007 −3 −2 −1 +1 +2 +3 +4 +5	8 O 氧 $2s^22p^4$ 15.999 −2 −1	9 F 氟 $2s^22p^5$ 18.998403163(6) −1	10 Ne 氖 $2s^22p^6$ 20.1797(6)	L K
3	11 Na 钠 $3s^1$ 22.98976928(2) −1 +1	12 Mg 镁 $3s^2$ 24.305 +2											13 Al 铝 $3s^23p^1$ 26.9815385(7) +3	14 Si 硅 $3s^23p^2$ 28.085 −4 +2 +4	15 P 磷 $3s^23p^3$ 30.973761998(5) −3 −2 +1 +3 +5	16 S 硫 $3s^23p^4$ 32.06 −2 +2 +4 +6	17 Cl 氯 $3s^23p^5$ 35.45 −1 +1 +3 +5 +7	18 Ar 氩 $3s^23p^6$ 39.948(1)	M L K
4	19 K 钾 $4s^1$ 39.0983(1) −1 +1	20 Ca 钙 $4s^2$ 40.078(4) +2	21 Sc 钪 $3d^14s^2$ 44.955908(5) +3	22 Ti 钛 $3d^24s^2$ 47.867(1) −1 0 +2 +3 +4	23 V 钒 $3d^34s^2$ 50.9415(1) 0 ±1 +2 +3 +4 +5	24 Cr 铬 $3d^54s^1$ 51.9961(6) −3 0 ±1 ±2 +3 +4 +5 +6	25 Mn 锰 $3d^54s^2$ 54.938044(3) −2 0 ±1 +2 ±3 +4 +5 +6 +7	26 Fe 铁 $3d^64s^2$ 55.845(2) −2 0 ±1 +2 +3 +4 +5 +6	27 Co 钴 $3d^74s^2$ 58.933194(4) 0 ±1 +2 +3 +4 +5	28 Ni 镍 $3d^84s^2$ 58.6934(4) 0 ±1 +2 +3 +4	29 Cu 铜 $3d^{10}4s^1$ 63.546(3) +1 +2 +3 +4	30 Zn 锌 $3d^{10}4s^2$ 65.38(2) +1 +2	31 Ga 镓 $4s^24p^1$ 69.723(1) +1 +3	32 Ge 锗 $4s^24p^2$ 72.630(8) +2 +4	33 As 砷 $4s^24p^3$ 74.921595(6) −3 +3 +5	34 Se 硒 $4s^24p^4$ 78.971(8) −2 +2 +4 +6	35 Br 溴 $4s^24p^5$ 79.904 −1 +1 +3 +5 +7	36 Kr 氪 $4s^24p^6$ 83.798(2) +2 +4	N M L K
5	37 Rb 铷 $5s^1$ 85.4678(3) −1 +1	38 Sr 锶 $5s^2$ 87.62(1) +2	39 Y 钇 $4d^15s^2$ 88.90584(2) +3	40 Zr 锆 $4d^25s^2$ 91.224(2) +1 +2 +3 +4	41 Nb 铌 $4d^45s^1$ 92.90637(2) 0 ±1 +2 +3 +4 +5	42 Mo 钼 $4d^55s^1$ 95.95(1) 0 ±1 ±2 +3 +4 +5 +6	43 Tc 锝▲ $4d^55s^2$ 97.90721(3)✦ 0 ±1 +2 +3 +4 +5 +6 +7	44 Ru 钌 $4d^75s^1$ 101.07(2) 0 +1 ±2 +3 +4 +5 +6 +7 +8	45 Rh 铑 $4d^85s^1$ 102.90550(2) 0 ±1 +2 +3 +4 +5 +6	46 Pd 钯 $4d^{10}$ 106.42(1) 0 +1 +2 +3 +4	47 Ag 银 $4d^{10}5s^1$ 107.8682(2) +1 +2 +3	48 Cd 镉 $4d^{10}5s^2$ 112.414(4) +1 +2	49 In 铟 $5s^25p^1$ 114.818(1) +1 +3	50 Sn 锡 $5s^25p^2$ 118.710(7) +2 +4	51 Sb 锑 $5s^25p^3$ 121.760(1) −3 +3 +5	52 Te 碲 $5s^25p^4$ 127.60(3) −2 +2 +4 +6	53 I 碘 $5s^25p^5$ 126.90447(3) −1 +1 +3 +5 +7	54 Xe 氙 $5s^25p^6$ 131.293(6) +2 +4 +6 +8	O N M L K
6	55 Cs 铯 $6s^1$ 132.90545196(6) −1 +1	56 Ba 钡 $6s^2$ 137.327(7) +2	57~71 La~Lu 镧系	72 Hf 铪 $5d^26s^2$ 178.49(2) +1 +2 +3 +4	73 Ta 钽 $5d^36s^2$ 180.94788(2) 0 ±1 +2 +3 +4 +5	74 W 钨 $5d^46s^2$ 183.84(1) 0 ±1 ±2 +3 +4 +5 +6	75 Re 铼 $5d^56s^2$ 186.207(1) 0 ±1 +2 +3 +4 +5 +6 +7	76 Os 锇 $5d^66s^2$ 190.23(3) 0 +1 +2 +3 +4 +5 +6 +7 +8	77 Ir 铱 $5d^76s^2$ 192.217(3) 0 ±1 +2 +3 +4 +5 +6	78 Pt 铂 $5d^96s^1$ 195.084(9) 0 +2 +3 +4 +5 +6	79 Au 金 $5d^{10}6s^1$ 196.966569(5) +1 +2 +3 +5	80 Hg 汞 $5d^{10}6s^2$ 200.592(3) +1 +2 +3	81 Tl 铊 $6s^26p^1$ 204.38 +1 +3	82 Pb 铅 $6s^26p^2$ 207.2(1) +2 +4	83 Bi 铋 $6s^26p^3$ 208.98040(1) −3 +3 +5	84 Po 钋 $6s^26p^4$ 208.98243(2)✦ −2 +2 +3 +4 +6	85 At 砹 $6s^26p^5$ 209.98715(5)✦ ±1 +5 +7	86 Rn 氡 $6s^26p^6$ 222.01758(2)✦ +2	P O N M L K
7	87 Fr 钫▲ $7s^1$ 223.01974(2)✦ +1	88 Ra 镭 $7s^2$ 226.02541(2)✦ +2	89~103 Ac~Lr 锕系	104 Rf 𬬻▲ $6d^27s^2$ 267.122(4)✦	105 Db 𬭊▲ $6d^37s^2$ 270.131(4)✦	106 Sg 𬭳▲ $6d^47s^2$ 269.129(3)✦	107 Bh 𬭛▲ $6d^57s^2$ 270.133(2)✦	108 Hs 𬭶▲ $6d^67s^2$ 270.134(2)✦	109 Mt 鿏▲ $6d^77s^2$ 278.156(5)✦	110 Ds 𫟼▲ 281.165(4)✦	111 Rg 𬬭▲ 281.166(6)✦	112 Cn 鿔▲ 285.177(4)✦	113 Nh 鿭▲ 286.182(5)✦	114 Fl 𫓧▲ 289.190(4)✦	115 Mc 镆▲ 289.194(6)✦	116 Lv 𫟷▲ 293.204(4)✦	117 Ts 鿬▲ 293.208(6)✦	118 Og 鿫▲ 294.214(5)✦	Q P O N M L K

★ 镧系	57 La★ 镧 $5d^16s^2$ 138.90547(7) +3	58 Ce 铈 $4f^15d^16s^2$ 140.116(1) +2 +3 +4	59 Pr 镨 $4f^36s^2$ 140.90766(2) +3 +4	60 Nd 钕 $4f^46s^2$ 144.242(3) +2 +3 +4	61 Pm 钷▲ $4f^56s^2$ 144.91276(2)✦ +3	62 Sm 钐 $4f^66s^2$ 150.36(2) +2 +3	63 Eu 铕 $4f^76s^2$ 151.964(1) +2 +3	64 Gd 钆 $4f^75d^16s^2$ 157.25(3) +3	65 Tb 铽 $4f^96s^2$ 158.92535(2) +3 +4	66 Dy 镝 $4f^{10}6s^2$ 162.500(1) +3 +4	67 Ho 钬 $4f^{11}6s^2$ 164.93033(2) +3	68 Er 铒 $4f^{12}6s^2$ 167.259(3) +3	69 Tm 铥 $4f^{13}6s^2$ 168.93422(2) +2 +3	70 Yb 镱 $4f^{14}6s^2$ 173.045(10) +2 +3	71 Lu 镥 $4f^{14}5d^16s^2$ 174.9668(1) +3
★ 锕系	89 Ac★ 锕 $6d^17s^2$ 227.02775(2)✦ +3	90 Th 钍 $6d^27s^2$ 232.0377(4) +3 +4	91 Pa 镤 $5f^26d^17s^2$ 231.03588(2) +3 +4 +5	92 U 铀 $5f^36d^17s^2$ 238.02891(3) +2 +3 +4 +5 +6	93 Np 镎 $5f^46d^17s^2$ 237.04817(2)✦ +3 +4 +5 +6 +7	94 Pu 钚 $5f^67s^2$ 244.06421(4)✦ +3 +4 +5 +6 +7	95 Am 镅▲ $5f^77s^2$ 243.06138(2)✦ +2 +3 +4 +5 +6	96 Cm 锔▲ $5f^76d^17s^2$ 247.07035(3)✦ +3 +4	97 Bk 锫▲ $5f^97s^2$ 247.07031(4)✦ +3 +4	98 Cf 锎▲ $5f^{10}7s^2$ 251.07959(3)✦ +2 +3 +4	99 Es 锿▲ $5f^{11}7s^2$ 252.0830(3)✦ +2 +3	100 Fm 镄▲ $5f^{12}7s^2$ 257.09511(5)✦ +2 +3	101 Md 钔▲ $5f^{13}7s^2$ 258.09843(3)✦ +2 +3	102 No 锘▲ $5f^{14}7s^2$ 259.1010(7)✦ +2 +3	103 Lr 铹▲ $5f^{14}6d^17s^2$ 262.110(2)✦ +3